U0300967

儿童遗传代谢性疾病

主　编｜刘　俐　罗小平　肖　昕

副主编｜王　斌　郝　虎

编　者｜（以姓氏笔画为序）

王　斌　南方医科大学珠江医院

刘　俐　西安交通大学第一附属医院

李　娜　广州医科大学附属妇女儿童医学中心

李思涛　中山大学附属第六医院

肖　昕　中山大学附属第六医院

应艳琴　华中科技大学同济医学院附属同济医院

沈　蔚　厦门市妇幼保健院

陈衍晨　南方医科大学珠江医院

周熙惠　西安交通大学第一附属医院

罗小平　华中科技大学同济医学院附属同济医院

胡　昊　广州医科大学附属妇女儿童医学中心

谭　宁　中山大学附属第五医院

郝　虎　中山大学附属第六医院

人民卫生出版社

·北京·

图书在版编目（CIP）数据

儿童遗传代谢性疾病 / 刘俐，罗小平，肖昕主编
. —北京：人民卫生出版社，2024.2
ISBN 978-7-117-36063-0

Ⅰ.①儿⋯ Ⅱ.①刘⋯ ②罗⋯ ③肖⋯ Ⅲ.①小儿疾
病－遗传性代谢病－诊疗 Ⅳ.①R725.8

中国国家版本馆 CIP 数据核字（2024）第 037406 号

人卫智网	www.ipmph.com	医学教育、学术、考试、健康，购书智慧智能综合服务平台
人卫官网	www.pmph.com	人卫官方资讯发布平台

儿童遗传代谢性疾病
Ertong Yichuan Daixie Xing Jibing

主　　编：刘　俐　罗小平　肖　昕
出版发行：人民卫生出版社（中继线 010-59780011）
地　　址：北京市朝阳区潘家园南里 19 号
邮　　编：100021
E - mail：pmph @ pmph.com
购书热线：010-59787592　010-59787584　010-65264830
印　　刷：北京华联印刷有限公司
经　　销：新华书店
开　　本：787×1092　1/16　印张：25
字　　数：515 千字
版　　次：2024 年 2 月第 1 版
印　　次：2024 年 3 月第 1 次印刷
标准书号：ISBN 978-7-117-36063-0
定　　价：128.00 元

打击盗版举报电话：010-59787491　E-mail：WQ @ pmph.com
质量问题联系电话：010-59787234　E-mail：zhiliang @ pmph.com
数字融合服务电话：4001118166　　E-mail：zengzhi @ pmph.com

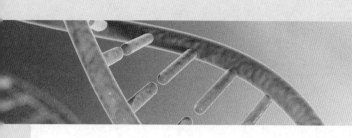

序

21世纪初，我国开始采用串联质谱技术对新生儿遗传代谢病进行筛查。随着医学科学的发展及检测技术的普及，特别是基因检测技术的突飞猛进，一些遗传代谢性疾病在新生儿期被诊断并得以持续治疗，成为新生儿科及儿科医生工作的重要部分，需要我们加强对这些疾病的学习和认识。

《儿童遗传代谢性疾病》是一本集现代新兴医疗技术、先进治疗方法及国内知名专家的诊疗经验于一体的专业参考书，凝集了从事遗传代谢性疾病研究的医学工作者的集体心血。目前，已知的新生儿遗传代谢病的种类超过了1000余种，多数新生儿及儿童期发病的遗传代谢性疾病临床表现缺乏特异性，可能累及全身器官，尤其是神经系统、消化系统和机体内环境。因此，儿童遗传代谢性疾病是一类极易被耽误诊治，且致残率和致死率高的疾病。如果对高风险人群进行产前诊断，生后尽快行血、尿质谱检测或基因检测，则可以预防疾病或为治疗疾病赢得更多时间。尽管人们现在对儿童遗传代谢性疾病的认识尚有很多盲区，但仍不乏可防可治的技术方法。二十余年来，我国在预防疾病、挽救生命、改善预后等方面取得了显著的成绩，但其根治性治疗仍面临着巨大挑战。

本书内容涵盖了儿童遗传代谢性疾病领域的国际先进技术和前沿知识，并详细介绍了其中比较常见的几十种遗传代谢性疾病，希望能够帮助广大读者提高对这些常见遗传代谢病的诊断和治疗水平。在此，向所有的医学专家及研究人员表示崇高的敬意和衷心的感谢！希望本书成为供广大儿科医生参考的实用性强且参考价值高的权威资料。

封志纯

2024年1月

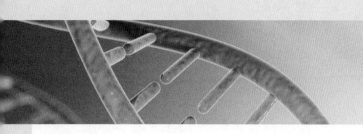

前　言

　　近年来,随着围产医学、新生儿医学、儿科学及基因检测技术的快速发展,儿童遗传代谢性疾病越来越多地被发现,但由于过去大家对遗传代谢性疾病的认识不足,面对遗传咨询和治疗方面出现的相关问题,急需对该类疾病相关知识的查阅、认识、学习和提高。目前,有关指导遗传代谢性疾病的诊断和治疗书籍较少、信息滞后、不能很好地为临床服务。为此,中国医师协会新生儿科医师分会首届内分泌遗传代谢病专家委员会,组织国内相关专家在查阅近年来遗传代谢性疾病诊疗新进展的基础上,共同撰写了这本《儿童遗传代谢性疾病》,目的就是为临床提供一本简明扼要、便于查阅及应用指导的书籍,为儿童遗传代谢性疾病的早期诊断和治疗提供重要参考。

　　本书作者都是奋战在临床、教学、科研和管理一线的专家,在繁忙工作的同时,不辞辛劳地为本书的编写加班加点工作。编写历程正逢我国遗传代谢病学科迅速发展阶段,为适应发展、紧跟前沿,本书多次易稿。为此,参编团队人员付出了巨大的努力,在此表示感谢! 同时,感谢艾婷、樊书娟、刘冰清、李菲、石聪聪、马艳梅、古霞、杨秋萍、蔡尧、刘梦娴等在资料收集、整理、审校等方面的支持和帮助! 此外,特别感谢中国医师协会新生儿科医师分会创始会长封志纯教授对本书的支持和指导!

　　本书出版之际,恳切希望广大读者在阅读过程中不吝赐教,欢迎发送邮件至邮箱 renweifuer@pmph.com,或扫描封底二维码,关注"人卫儿科学",对我们的工作予以批评指正,以期再版修订时进一步完善,更好地为大家服务。

刘俐　罗小平　肖昕

2024 年 1 月

目 录

第七章　线粒体病

第八章　溶酶体贮积症

第九章　过氧化物酶体病

第一章

总论

第一节
遗传代谢病分类和发病机制

　　一切细胞、组织、器官和机体的生存与功能维持都必须依赖不断进行的物质代谢,而代谢的每一步骤都有具有生物学活性的多肽和/或蛋白质组成的相应酶、受体、载体、膜泵等参与。当编码这些多肽和/或蛋白质的基因发生突变,不能合成或合成了无活性的产物时,就会导致相关代谢途径不能正常运转,造成体内生化物质在合成、代谢、转运和储存等方面异常,出现氨基酸、碳水化合物、脂肪酸、激素、核酸、金属元素等代谢紊乱和不同临床表现,即遗传代谢病(inherited metabolic disorders,IMD)或遗传性代谢缺陷(inborn error of metabolism,IEM)。

　　IMD 多属于单基因遗传病(孟德尔遗传病),绝大多数为常染色体隐性遗传,少数为常染色体显性遗传、X/Y 连锁伴性遗传或线粒体遗传。IMD 种类繁多,总数可高达数千种,其中常见 500 ~ 600 种;IMD 单一病种患病率低,但若将所有 IMD 种类相加,其总发病率则不低,有报道新生儿 IMD 患病率高达 0.5% 以上;随着基础和临床医学的发展,将有更多的 IMD 被发现,因而 IMD 并非"罕见病",理解为"少见病"可能比较贴切。

分类

　　IMD 种类繁多,涉及各种生化物质在体内的合成、代谢、转运和储存等方面的先天缺陷,因此有较多的分类方法。临床上,一般根据累及的生化物质分为小分子类和大分子(复合分子)类代谢异常。

(一)小分子类代谢异常

　　多数发病时间较早(半数以上新生儿期发病),起病较急,与喂养有关,病情重但不典型、无特异性;部分患儿病程呈缓慢进展,间歇反复性发作,应激状态下(发热、感染、手术、饥饿等)加重；一般外周血或尿液中可检测到异常的标志性代谢物。小分子类 IMD 有糖、氨基酸、蛋白质和脂质代谢缺陷,尿素循环障碍,有机酸、金属元素、内分泌代谢异常和骨代谢病等(表 1-1-1)。

表 1-1-1　小分子类遗传代谢病

分类	疾病
糖代谢缺陷	半乳糖血症、先天性乳糖酶缺陷症、糖原贮积症、蔗糖和异麦芽糖不耐受、果糖不耐受、磷酸烯醇式丙酮酸羧化酶缺陷症等
氨基酸代谢缺陷	苯丙酮尿症、四氢生物蝶呤缺乏症、枫糖尿症、酪氨酸血症、同型半胱氨酸尿症、高甲硫氨酸(蛋氨酸)血症、黑酸尿症、白化病、非酮症性高甘氨酸血症等
尿素循环障碍	鸟氨酸氨甲酰转移酶缺乏症、氨甲酰磷酸合成酶缺乏症、瓜氨酸血症、精氨酸代琥珀酸尿症、精氨酸血症、高鸟氨酸血症、高血氨 - 高鸟氨酸 - 高同型半胱氨酸血症(HHH 综合征)等
有机酸代谢异常	甲基丙二酸血症、丙酸血症、甲基丙二酸血症、异戊酸血症、戊二酸血症 I 型、生物素酶缺乏症、全羧化酶合成酶缺乏症等
脂肪酸代谢缺陷	原发性肉碱转运障碍、肉碱 - 脂酰基肉碱转位酶缺乏症、肉碱棕榈酰基转移酶 I / II 缺乏症、短链 / 中链 / 极长链 / 多种酰基辅酶 A 脱氢酶缺乏症等
蛋白质代谢异常	家族性异常 β- 脂蛋白血症、无白蛋白血症、先天性转铁蛋白缺乏症
金属元素代谢异常	肝豆状核变性(威尔逊病)和钢发综合征(门克斯病)
内分泌代谢异常	21-/11-/17- 羟化酶缺乏症、DAX-1 基因缺陷症、雄激素不敏感综合征等
骨代谢异常	低磷酸盐血症性佝偻病、软骨发育不全、成骨发育不全等
其他	西特林综合征(Citrin syndrome)、克纳综合征(Crigler-Najjar syndrome)、胆汁酸代谢障碍、卟啉病、乳清酸尿症、α₁- 抗胰蛋白酶缺乏症等

(二)大分子类代谢异常

主要根据大分子代谢异常所累及的细胞器进行分类,主要包括溶酶体病(lysosome diseases)、线粒体病(mitochondrial diseases)和过氧化酶体病(peroxisome diseases)等(表 1-1-2)。如溶酶体内含 60 多种可降解各种生物大分子(蛋白质、脂质、黏多糖、糖原及核酸等)的酸性水解酶,当这些酶中某个酶缺陷时,就会导致相应大分子不能正常降解而贮积在溶酶体内并使之发生肿胀,细胞功能受到影响,最终出现一系列临床表现。线粒体存在于人体内的每一个细胞(红细胞除外)中,其主要功能是提供细胞所需要的 ATP。由于线粒体在细胞内起关键作用,其功能障碍往往是致命的。线粒体病往往是由于线粒体 DNA(mtDNA)突变,线粒体氧化磷酸化功能,ATP 合成障碍所致,临床上可出现神经肌肉系统异常表现,如脑病、肌病、听力下降等。

过氧化物酶体是存在于真核细胞内的一种细胞器,含有 40 余种氧化酶和触酶,其功能主要是通过对毒性物质进行氧化作用(酚、甲酸、甲醛和乙醇等)解毒;催化 25% ~ 50% 的脂肪酸 β 氧化(另外 50% ~ 75% 在线粒体内进行),将极长链脂肪酸(very-long-chain fatty acids,VLCFA)分解为短链脂肪酸;此外,还参与氧自由基的清除和含氮物质(尿酸)的代谢等作用。近年来,越来越多的过氧化物酶体病被发现,过氧化物酶体病变时,血浆、成纤维细胞、羊水细胞中的 VLCFA 明显增高。临床上,大分子(复合分子)代谢异常多在婴幼儿期起病,起病缓慢,与饮食和应激无关,病情进行性加重,一般外周血或尿液中无异常的特异性代谢物,临床有一定特征性表现(骨骼畸形、受累器官肿大、肌肉萎缩、生长发育落后或倒退等)且 MRI、B 超、X 线等影像学检查可发现异常。

表 1-1-2 大分子类遗传性代谢病

分类	疾病
溶酶体病	戈谢病(Gaucher disease)、法布里病(Fabry disease)、黏多糖贮积症、异染性脑白质营养不良、GM1 神经节苷脂贮积症、家族性黑蒙性痴呆(Tay-Sachs disease)、尼曼 - 皮克病(Niemann-Pick disease)、氨基己糖苷酶缺乏症(Sandhoff disease)、糖原贮积症 Ⅱ 型(Pompe disease,蓬佩病)、岩藻糖苷贮积症、甘露糖苷贮积症、β- 甘露糖苷贮积症、涎酸贮积症、胆固醇酯沉积症(Wolman disease)
线粒体病	亚急性坏死性脑脊髓病 [利氏病(Leigh disease)]、线粒体脑肌病(Kearns-Sayre syndrome,KSS)、线粒体脑肌病伴高乳酸血症和卒中样发作(mitochondrial encephalomyopathy with lactic acidosis and stroke-like episode,MELAS)、莱伯遗传性视神经病变、肌阵挛性癫痫伴破碎红纤维综合征(myoclonic epilepsy with ragged red fibre,MERRF);其他如心肌病、慢性进行性眼外肌麻痹(chronic progressive external ophthalmoplegia,CPEO)、神经病 - 共济失调 - 色素性视网膜炎综合征、家族性双侧纹状体坏死、横纹肌溶解综合征和婴儿猝死综合征等
过氧化酶体病	X 连锁肾上腺脑白质营养不良、脑肝肾综合征(Zellweger syndrome)、婴儿雷夫叙姆病(infantile Refsum disease)、高六氢吡啶羧酸血症、肢近端型点状软骨发育不良等

发病机制

由于基因突变导致具有生物学活性的蛋白(转运蛋白或酶等)氨基酸顺序和空间结构发生改变,其转运或催化功能下降,体内出现一系列代谢改变是 IMD 的主要病理生理基础,其发生机制包括细胞膜转运蛋白功能障碍、主酶和辅酶缺陷,以及异常旁路代谢产生有毒代谢产物(图 1-1-1)。

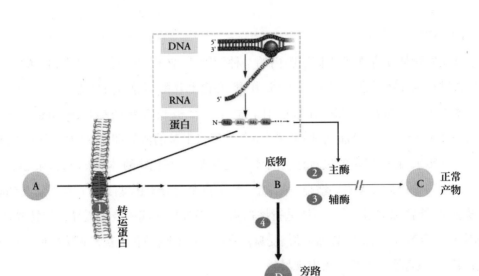

注:①膜转运蛋白功能障碍;②主酶缺陷;③辅酶缺陷;④旁路代谢

图 1-1-1　遗传性代谢病的发病机制

(一)转运蛋白功能障碍

　　许多重要物质进入细胞或线粒体需要具有生物学活性的膜转运蛋白参与,其编码基因突变可导致活性缺陷,影响物质代谢。例如,细胞膜上高亲和力的肉碱转运体(肉碱转运蛋白)编码基因突变导致其活性缺陷,从肠道吸收入血的肉碱再转入到细胞内的量明显减少,引起原发性肉碱缺乏症;又如肝线粒体内膜天冬氨酸/谷氨酸载体蛋白(Citrin 蛋白)缺陷,线粒体内产生的天冬氨酸不能转移至胞质参与尿素循环,导致机体代谢紊乱,新生儿可出现肝内胆汁淤积。

(二)酶活性降低或缺乏

　　酶的活性降低或缺乏可产生下列不良后果:①其催化的正常代谢途径中断,具有毒性作用前体物质(底物)堆积,导致机体中毒损伤,如蛋白质/氨基酸分解所产生的氨主要通过尿素循环转变成尿素经尿液排出而解毒;当尿素循环过程中所需酶活性降低或缺乏时,氨代谢受阻,血氨增高(高氨血症),导致中枢神经系统功能性和器质性损害。②正常代谢途径中断后,前体物质(底物)可经异常代谢途径产生有毒性作用的异常代谢产物,如苯丙酮尿症时,苯丙氨酸羟化酶缺乏,导致底物苯丙氨酸增高,代谢旁路加强,产生异常代谢产物苯乙酸和苯乳酸增高和蓄积,最终引起神经系统损害;又如甲基丙二酰辅酶 A 变位酶缺陷时,甲基丙二酰辅酶 A 不能转化成琥珀酰辅酶 A 而经异常代谢途径生成甲基丙二酸(甲基丙二酸血症),后者对中枢神经系统等具有明显损害作用。③具有生物学活性的终末代谢产物缺乏,如 21-羟化酶缺乏症中皮质醇和醛固酮缺乏可导致水、电解质代谢紊乱。

（三）能量代谢障碍

多见于糖代谢异常（糖原贮积症、糖异生缺陷症等）、先天性高乳酸血症、脂肪酸氧化缺陷（各种酰基辅酶 A 脱氢酶缺陷症）或线粒体呼吸链功能障碍等，可间接或直接导致心、脑、肝、肾等重要器官能量代谢障碍，继而功能衰竭，严重者危及生命。

（四）重要细胞器受累

在某些大分子 IMD（溶酶体病等），由于酶缺陷，生物大分子（核酸、蛋白质、脂质、黏多糖和糖原等）不能正常降解而贮积在细胞器内，并使其发生肿胀坏死，细胞功能丧失，例如戈谢病在细胞蓄积的葡萄糖脑苷脂不能被降解，在肝、脾、骨骼、肺和脑组织的单核巨噬细胞溶酶体中贮积，形成典型戈谢细胞，导致机体多器官受损。

（刘　俐）

第二节
遗传咨询及产前诊断

遗传咨询

随着人类基因组序列的确定，人们对遗传病的认知迅速发展并伴随基因检测技术的飞速进步，使得遗传咨询（genetic counseling）在临床遗传病诊疗中的作用越来越重要。为适应基因组学的快速发展及完善遗传咨询师本职的新要求，2006 年 5 月美国国家遗传咨询协会对遗传咨询进行了定义：遗传咨询是一个帮助人们理解和适应遗传因素对疾病的作用及对医学、心理和家庭的影响的程序。这一程序包括 3 个方面：①通过对家族史的解释来评估疾病的发生或再发风险率；②进行相关疾病的遗传、实验室检测、治疗处理及预防教育，并提供与疾病有关的各种可以求助的渠道及研究方向；③辅导促进知情选择和对所患疾病及其再发风险的逐步认知和接受。目前，在美国、德国等发达国家，遗传咨询已作为一门医学专科，有遗传病的患者及家属均建议寻求经过特殊训练的专业人员来进行诊断和咨询，这些专业人员包括遗传咨询师、临床遗传学专家、遗传护士和遗传学实验室专家。与国外相比，国内的遗传咨询处于刚起步的阶段，遗传咨询工作主要由相关专业的医师和遗传学专家共同担任。随着国内基因检测公司的蓬勃发展和临床需求的迅速增加，遗传咨询工作的缺口很大，正规的遗传咨询培训和遗传咨询专业有待建立。此外，遗传学领域发展十分迅速，不断地有新的基因和疾病被发现,新的诊断方法和处理手段被应用,这要求遗传咨询工作要不断地学习,掌握最新知识,虽然遗传咨询的基本原则不变,但遗传咨询的内容会随着新技术的发展不断更新。

(一)遗传咨询过程

遗传咨询是一个综合性的活动,也是一个独特的过程,由专业人员进行,目的在于帮助患者和家属了解相关遗传病,并做出适合于他们的个人的决定,其过程如下。

1. 信息收集 主要记录患者的个人信息、临床诊断和家族史,如患者的性别、体貌特征、家族史(三代血亲)、临床症状及诊断、生化病理和影像学检查等。其中家族史的获取是遗传咨询过程中的重要一环,通常用家系图谱来描述和记录先证者和家人的相互关系,以及表型或诊断。同时要对患者详细地询问病史,进行仔细的体格检查和必要的辅助检查,以及各种化验检查,得到确定的检查结果后分析所患疾病是不是遗传病。

值得注意的是,应该让咨询者及家人了解咨询师获取资料的目的。并且咨询师在整个咨询过程中需了解咨询者及家人对疾病原因的认识,他们的情感、经历及教育程度等。

2. 建立和证实诊断、风险评估 虽然遗传代谢病的诊断可以从临床诊断中获取,但是也有很多病例是通过细胞和分子遗传实验室检查后重新获得诊断,并且通过分子诊断可确定家系中的患者和携带者。在明确了病因、确定了遗传方式后,根据家庭中成员的发病情况绘制家系图谱,在此基础上根据遗传规律进行风险评估,如未来再生育或个体患病的风险。在进行风险评估时通常需要参考其他因素(如群体中携带者频率、已患病和未患病个体的数目、咨询者年龄等)加以修正。关于先天性畸形风险的评估,首先应该了解有关突变或致畸物质接触时间,然后查找相应的经验风险数据。

3. 提出对策和方法 遗传代谢病的诊断和再发风险被确定后,遗传工作者就要向患者或其家属进行相关遗传病的耐心解说,包括解释疾病的诊断;描述疾病的状况;解释遗传方式、个体发病的风险及再发风险;可以采取的对策、对策的优劣即其对于个体和家庭的意义等,以供患者或其家属自己决定如何选择。遗传工作者在向患者或其家属解释时,也需了解和处理一些常见的心理问题,如患者或其家属在得知诊断或疾病发生和再发风险时产生的强烈情绪波动、排除、迷茫或痛苦等,如果遇到一些过度或极端的心理反应,应介绍其到专门的遗传病和出生缺陷的心理治疗机构。

(二)传统遗传咨询对象

通常符合以下指征的人需要进行遗传咨询:①遗传筛查阳性者,在代谢病领域,主要是新生儿代谢病筛查阳性或遗传代谢病检测阳性者;②高龄孕妇,即孕妇年龄 ≥ 35 岁;③曾怀孕过遗传代谢病胎儿或生育过有遗传病、不明原因智力低下、先天畸形患儿的夫妇;④父母一方有遗传病家族史、遗传病患者或致病基因携带者；⑤有外环境致畸物接触史的夫妇；⑥有反复发生的自发性流产、超声异常或不孕不育病史的夫妇；⑦近亲婚配的夫妇；⑧生长发育异常。

(三)遗传咨询遵循的原则

1. 自愿原则 在遗传咨询时应实行的原则是完全尊重咨询者自己的意愿，咨询者必须知情、被检查者和家人必须自己做决定，尤其是有关遗传学检查和再生育问题，不能给咨询者任何外力压力和暗示性影响。

2. 平等原则 遗传咨询理论上应该平等地提供给所有需要的人们，但目前我国遗传咨询多在大城市进行，小城市、经济落后地区明显欠缺。

3. 教育咨询者原则 遗传咨询的重要特征是对咨询者的教育。一般针对特殊疾病对咨询者的教育应包括如下内容：①疾病特征、病史、疾病变异范围；②遗传或非遗传的基础；③如何诊断和处理；④在不同家庭成员中发生或再发的风险；⑤对经济、社会和心理可能的影响；⑥为困难的患者家庭介绍相应的求助机构；⑦提供改善或预防的策略。

4. 信息公开原则 遗传咨询工作者对咨询者进行解释时，应公开所有有关信息，但就"有关信息"的内容一直以来国内外均存在争议。大多数赞成应该告知咨询者有关遗传病的诊断，包括难以接受的诊断，如表型为女性的雄激素不敏感综合征患者，告知其核型为46，XY；但若基因检测发现"非亲生父亲"，在不涉及风险增加且当事人不要求时，可不告知。对于遗传咨询是否有资格告知不相关的潜在的遗传学意义也有争论。为了达到让咨询者知情的目的，遗传咨询工作者应向咨询者公开所有咨询者能理解且与做决定相关的遗传信息。

5. 非指导性咨询原则 坚持非指导性的方式是遗传咨询定义中最基本的特征。在咨询过程中，遗传咨询工作者不能带有偏好地陈述信息，更不能有任何鼓励采取某种特别措施的目的。但是，在某些情况下，尤其是在复杂的遗传学和医学情况下，咨询者面对矛盾的数据或存在道德问题的选择时，希望得到遗传咨询工作者提供的指导。如果这时完全采取非指导性的原则，会让咨询者感到不知所措，面对这种情况，咨询师应帮助咨询者进行综合分析，指出重点问题，最后由咨询者做出自己的选择。

6. 保护隐私原则 基于遗传病的特点和遗传病会潜在带给咨询者的焦虑和罪恶感、伦理道德、社会歧视等原因，保证咨询者信息安全是非常重要的。但是，当明确先征者的基因型，且预知家人发病风险是肯定的或严重的，而又具备有效的预防措施时，遗产咨询工作者有责任告知其家属有关遗传信息。此外，在极少的医学情形下（例如在心理治疗过程中，所要公开的包括严重的遗传性疾病在内的某些信息可能会威胁他人的生命安全的时候），才可以考虑采取适当的方法违背保护隐私原则。例如，在《健康保险便携性和责任法案》(The Health Insurance Portability and Accountability Act, HIPAA)条例保护下，美国医师可允许考虑违背患者的隐私,警告其家属有关肿瘤的再发风险。为了某种目的(如连锁遗传的研究、新生儿筛查、军事秘密的辨认等),可以通过正确的法律渠道获取遗传物质,或暴露一些不需要或有害的信息(如迟发疾病的风险、非亲生父亲问题)。由于电脑数据库和 DNA 样本保存的可能性及可索取机会的存在,遗传信息的保密已变得不严密,关于遗传信息的隐私权问题也就备受关注。今后,遗传信息的隐私问题可能会更多地成为诉讼和立法的原因。

7. 伦理道德问题 遗传咨询中的伦理道德问题在产前诊断工作的最为突出。产前诊断常涉及一个新生命的存亡问题,如果从事遗传和产前诊断工作的医务工作者完全不懂有关的道德、伦理问题,后果会很严重。从合乎普遍的伦理、道德标准来讲,产前诊断应该对可以严重影响个体生存质量、缺乏有效治疗方法、给个体及家庭都带来巨大痛苦和负担的疾病进行诊断,然后作出相对正确处理。有些疾病,如单纯性性分化异常,患者虽然也痛苦,但其智力和生存能力在正常范围,并未给家庭和社会带来额外负担;多指、单纯唇裂等,除了影响美观外,并不影响其生存。这些胎儿是否有生存的权利? 对于有生育问题的父母,如果这时草率地进行流产(引产),可能他们再也不能有一个自己的孩子。对于胎儿的生存权利,胎儿是否为一个个体,或是否应把他们视为一个个体,从而考虑胎儿的利益已是人们长期以来争论的问题。

(四)遗传咨询实例

以鸟氨酸氨甲酰转移酶缺乏症为例,展示对咨询者进行的遗传咨询。

首先收集患者详细的临床资料,根据临床诊断和实验室证据,对疾病作出初步的诊断。鸟氨酸氨甲酰转移酶缺乏症是先天性尿素循环障碍发病率最高的疾病,对临床中存在该症可疑的患者,应及时进行血氨测定、血尿氨基酸分析、肝肾功能检测,以及其他临床检查。初步的确诊需要结合尿液气相色谱 - 质谱(gas chromatography mass spectrometry,GC-MS)检测结果中的乳清酸和尿嘧啶浓度水平,以及血液串联质谱(tandem mass spectrometry,MS-MS)检测结果中鸟氨酸和谷氨酰胺等氨基酸浓度水平,最终确诊需要依赖酶活性分析和基因诊断。

(1)证实诊断、确定遗传方式并评估再发风险:鸟氨酸氨甲酰转移酶缺乏症是 X 连锁隐性遗传病,发病患儿多为男性。先证者通过基因检测确诊后,需评估家系中其他人员的发病风险。当男性患儿的父亲完全正常,且家中有 2 个或 2 个以上的患儿,则男性患儿的母亲为致病基因的携带者;如果家庭中仅有 1 名患儿,则母亲可以为携带者,也可能是患儿产生了新发突变;男性患儿同胞的再发风险取决于母亲携带致病基因的情况,如果母亲是携带者,则每一胎获得致病基因的概率为 50%,如果下一胎是男孩则有 50% 的概率发病,如果是女孩则有 50% 的概率为携带者;如果母亲未检测到致病基因,则下一胎的再发风险率很低,但因存在生殖细胞嵌合现象的可能再发风险率仍会高于普通人群;男性患儿的后代中女儿均为致病基因的携带者,而儿子则完全正常。

女性鸟氨酸氨甲酰转移酶缺乏症的患者,其致病基因可为新发突变,也可来自其父亲或母亲,如果先证者是家庭中的唯一患者,则其父母应行相应的基因分析;女性患儿同胞的再发风险取决于父母的遗传背景,如果母亲携带致病基因则每一胎获得致病基因的概率为50%;如果父亲携带致病基因,则所有的女性同胞均携带致病基因,所有的男性同胞均正常;如果父母亲均未检测到致病基因,则下一胎的再发风险率很低,但因存在生殖细胞嵌合现象的可能再发风险率仍会高于普通人群。女性患儿的后代中,每一胎获得致病基因的概率为50%,如果是男孩则有50%的概率发病,如果是女孩则有50%的概率为携带者并可能出现临床症状。

(2)提出遗传咨询对策:根据病因及年龄、发病时期的不同,应给予患者个体化的饮食与药物治疗,一方面促进血氨的排出,另一方面需限制蛋白质摄入、减少机体蛋白质分解以减少氨的产生。治疗分急性期和缓解期两个阶段。急性发作时,应在保证呼吸、循环的前提下限制天然蛋白质摄入,进行排氨、补液及对症治疗,并根据病因给予不同的药物治疗,如静脉滴注精氨酸、瓜氨酸、苯甲酸钠,严重时进行血浆置换或腹腔透析以促进氨的排出。为减少肠道产氨,应注意通便或口服适量抗生素,抑制肠道细菌的繁殖。缓解期在饮食治疗的基础上,给予苯甲酸、苯丁酸等药物,适当补充必需氨基酸,并保证充足热量供给。因使用丙戊酸钠、对乙酰氨基酚、阿司匹林等药物可能加重高氨血症诱发瑞氏综合征,所以治疗中应注意避免使用。肝移植可有效提高患者的生活质量与远期预后,其中活体部分肝移植排异反应小、移植成功率较高。

临床中因鸟氨酸氨甲酰转移酶缺乏症的致死率较高,先证者在明确致病突变后,需对家系进行携带者筛查,并建议和推荐女性携带者在怀孕早期(9～12周经绒毛膜绒毛取样)或中期(16～20周经羊膜腔穿刺取样)进行产前基因诊断,从而可有效预防患儿的出生。

产前诊断

遗传病的产前诊断是以孕早、中期的胎儿为对象,通过检测受孕个体是否罹患某种遗传性疾病,以期用淘汰受累胎儿的方式来预防人类遗传病发生的目的。遗传病包括各种染色体疾病、单基因疾病、多基因疾病、线粒体疾病等,其中基因和表型都明确的单基因遗传病有近5 000多种。这些遗传病可在胎内造成流产,也是造成新生儿死亡的常见原因之一。存活者也常常存在智力发育障碍或体格发育异常,给家庭带来严重不幸,给社会造成沉重负担。因此,人们希望找到一种早期诊断和治疗这些疾病的方法,产前诊断就是顺应这一要求而发展起来的。产前诊断是由细胞遗传学、分子遗传学、生化遗传学、影像学等学科和临床医学实践紧密结合起来形成的一门交叉学科,有很强的实际应用价值,对提高出生人口素质有重要价值。

(一)产前诊断指征

每个国家或每个地区对产前诊断的指征范围略有不同,其中目前公认的指征如下:

1. 母亲分娩时的年龄≥35 岁。

2. 血清学筛查异常,如 21- 三体综合征血清学筛查阳性者。

3. 不良孕产史,如不明原因的自然流产、畸胎、死胎或新生儿死亡史的孕妇。

4. 家族有遗传病史或生育过遗传病患儿的夫妇。

5. 夫妇一方有染色体异常(如平衡易位或倒位),或生育过染色体病患儿的孕妇,特别是表型正常,而有染色体异常的携带者。

6. 夫妇一方为遗传性疾病致病基因携带者。

除了以上公认的指征外,还有一些特异性指征也是需要进行产前诊断的,如超声检查胎儿或羊水量异常;孕早期有致畸因素接触史;妊娠期有风疹病毒、巨细胞病毒或弓形虫感染史等。某些地区性高发性遗传病,例如我国广东、广西和海南等地高发的地中海贫血,所有成年人在婚前检查中都应进行高频突变位点的筛查,对夫妻双方都是杂合携带者进行遗传咨询和产前诊断,可有效避免严重患病儿的出生。

(二)产前诊断样本采集

用于产前基因诊断的样本有孕妇外周血、脐带血、羊水、绒毛及其他组织。产前诊断取材方法分为侵入性和非侵入性两类。侵入性产前诊断主要绒毛取样、羊膜腔穿刺、脐血管穿刺;非侵入性产前诊断技术包括超声检查,以及母血胎儿细胞检查、母血胎儿游离 DNA 检查等。在众多的取材方法中,侵入性产前诊断多年来一直为临床广泛应用,近十年来虽然涌现了一些新的取材方法,但侵入性产前诊断仍然为主流的取材方法。

1. 羊膜腔穿刺 可在妊娠中期 16 ～ 20 周进行,羊水采集不少于 5 ～ 10ml,在一次性、无菌、密闭试管里室温下立即送检,应无母血污染。

2. 经腹壁绒毛穿刺 可在妊娠 9 ～ 12 周进行,取绒毛量一般不超过 20mg,采集后立即送检。

3. 经皮脐血管穿刺 可在妊娠后期进行,脐血取血量不超过 5ml,鉴别确系胎儿血液,采血后立即送检。

4. 孕妇外周血取样 抽取外周静脉血 3 ～ 5ml,外周血标本必须用乙二胺四乙酸(ethylenediaminetetraacetic acid,EDTA)或枸橼酸钠抗凝(不可用肝素抗凝),采血后立即轻轻摇匀,2 小时内送检。

(三)产前诊断技术

目前,常用的产前诊断技术主要有细胞遗传学诊断、基因诊断、生化诊断及医学影像学诊断。

1. 基因诊断 产前基因诊断可分为两类:一类是直接检查致病基因本身的异常,它通常使用基因本身或紧邻 DNA 序列作为探针,或通过 PCR 扩增产物,以探查基因有无突变、缺失等异常及其性质,这称为直接基因诊断。它适用于已知基因异常的疾病,常用的诊断技术有 PCR 检测缺失 / 插入和动态突变、甲基化检测、PCR 限制性酶切、变性梯度凝胶电泳(denaturing gradient gel electrophoresis,DGGE)、单链构象多态性(single stranded conformational polymorphism,SSCP)检测及高通量 DNA 测序等。另一类是基因间接诊断:当疾病确诊及致病基因确定,但其突变细节尚属未知时;虽然突变基因明确,但其突变类型众多,确定患者基因突变细节繁杂时;或致病基因已经定位,但基因尚未分离获得时,都可以通过对受检者及其家系进行连锁分析,以推断受检者是否获得了带有致病基因的染色体,常用的诊断技术有变性梯度凝胶电泳检测单核苷酸多态性(single nucleotide polymorphism,SNP),PCR 检测短串联重复序列(short tandem repeat,STR)多态性位点进行连锁分析等。

在开展基因诊断时应该特别注意以下两点:①目前遗传病的基因分析是以临床诊断为基础的,没有准确的临床诊断或明确致病基因的先证者,产前诊断的基因分析便无法进行;②取材的准确性至关重要,产前诊断的误差往往是样本的污染导致。血性羊水要通过羊水细胞培养,去除母亲血细胞方能分析。在实验过程中,标本的误标、高灵敏度 PCR 检测的污染等需要高度引起重视,要做好分子实验室的合理布局及一系列的质量控制。

2. 细胞遗传学诊断　父母一方为平衡易位携带者,或母亲有多次流产史者,或家族中有染色体病者,妊娠时应做染色体检查。怀疑胎儿染色体病可采用绒毛组织或细胞进行常规的染色体核型分析。常规的染色体显带技术有 G 显带、C 显带和 Q 显带,其中 G 显带技术仍是染色体检查的金标准。高分辨率显带技术研究染色体结构异常,可发现更多的染色体病。原位杂交技术是细胞遗传学与分子遗传学方法的结合产物,可提高诊断的分辨率和准确性。荧光原位杂交(fluorescence in situ hybridization,FISH)检查必须预先知道异常发生部位并有针对性地选择特异性探针只能对个别问题进行分析,主要用于染色体上的微小缺失和易位等。

3. 医学影像学诊断　最常用的是超声检查。B 超因图像清晰、分辨力强而应用广泛。在怀孕的不同时期进行检查,可以确定胎儿是否存活、胚胎数目;可以发现胎儿体表畸形,如无脑儿、脊柱裂、畸胎瘤等病变;可以发现某些心脏畸形,食管闭锁、小肠闭锁、肾积水和多囊肾等内脏畸形;可以通过测定胎儿指标判断有无生长迟缓;可以通过测量股骨长度判断与肢体畸形有关的遗传病。

对于遗传代谢病的产前诊断,基因检测是最常用的手段。在准确的临床诊断和先证者致病基因明确的情况下,基因检测的结果是产前诊断确诊的指标。其不仅能明确胎儿是否患病,而且还能部分预示出生后的临床表现,例如某些基因突变的表型为重症或轻症。基因检测是遗传代谢病产前诊断的可靠依据。

(刘　俐　肖　昕)

第三节

新生儿遗传性代谢病的筛查

新生儿疾病筛查（newborn screening）是指医疗保健机构在新生儿群体中，用快速、简便、敏感的生化检测等方法，对危及儿童生命和生长发育，导致儿童智能障碍的一些先天性疾病、遗传性疾病进行群体筛检。从而使患儿在临床未出现疾病表现，而其体内生化、激素水平已有明显变化时就作出早期诊断。并结合有效治疗，避免患儿重要脏器出现不可逆性的损害，保障儿童正常的体格和智能发育的系统服务。

新生儿遗传代谢病（inherited metabolic disease，IMD）是新生儿疾病筛查的主要内容之一，已在全世界范围内推广应用。经过半个多世纪的发展，新生儿疾病筛查的疾病病种逐渐增多，由最初苯丙酮尿症（phenylketonuria，PKU）增加到几十种，且筛查技术不断提高。新生儿疾病筛查逐步由发达国家向发展中国家普及，并且其社会效益和经济效益得到广泛认可。

新生儿疾病筛查发展史

新生儿疾病筛查与遗传代谢病的发展密切相关，遗传代谢病认识中的某些事件对新生儿疾病筛查和诊断具有里程碑意义。1914 年，英国医学生化学家 Garrod 通过研究尿黑酸尿症（alkaptonuria）发现尿黑酸（homogentisic acid，HGA）正常代谢途径阻断的原因是尿黑酸氧化酶缺乏，后者与基因之间存在确定关系，因而首次提出"一个基因一个酶（蛋白质）"的概念和"遗传性代谢缺陷"这一类疾病名称，从理论和实践上开创了遗传性代谢病诊断的新局面。1934 年，挪威生化学家 Folling 首次通过患儿尿 $FeCl_3$ 实验来诊断 PKU。1961 年美国 Guthrie 建立了半定量测定血中苯丙氨酸的细菌抑制法和干血滤纸片血样采集法，并用于新生儿 PKU 的筛查，从 40 余万美国新生儿中筛查出 20 名 PKU 患儿，开创了新生儿疾病筛查的先河。由于受到经济条件、社会环境和技术的限制，在随后几年内只有美国等少数发达国家开展新生儿疾病筛查。1966 年，新西兰将新生儿疾病筛查提高到国家决策层面；1967 年，澳大利亚开展了新生儿疾病筛查；亚洲最早开展新生儿筛查的国家是新加坡（1965 年）。1972 年，美国 Klein 医生首先通过测定脐带血促甲状腺素（thyroid stimulating hormone，TSH）进行新生儿先天性甲状腺功能减退症（congenital hypothyroidism，CH）的筛查；1975 年，Irie 和 Naruse 在日本采用干血滤纸片法进行 CH 筛查获得成功，5 年内共筛查出 CH 患儿 400 多名。由于此方法灵敏简便，迅速在欧美等国家普遍展开，此后以 PKU 和 CH 为主要疾病的新生儿疾病筛查在欧美等发达国家迅速掀起并逐步普及，同时随着血斑取样自动化实现（血斑打孔），大大提高了检测效率和灵敏度。20 世纪 80 年代，越来越多的国家相继开展了新生儿疾病筛查。1982 年，在日本东京召开的第二届国际新生儿疾病筛查大会，提出了适合大规模筛查的四种疾病,即苯丙酮尿症、先天性甲状腺功能减退症、先天性肾上腺皮质增生症与半乳糖血症。

近年来,基于现代微量反应板的血斑苯丙氨酸含量测定技术(McCaman 和 Robings 法)的推出,是 PKU 筛查技术的又一重大突破,现已经大规模应用于新生儿 PKU 筛查。时至今日,有关 CH 的筛查方法仍不断更新,先后出现了酶联免疫吸附分析法、荧光酶免疫分析法和时间分辨荧光免疫分析法,测定精确度不断提高。

上述 IMD 筛查方法均属于"一种实验检测一种疾病",诊断周期长、成本高而效率低,不适用于多种 IMD 疾病的群体筛查。1990 年,美国杜克大学 Millington 等科学家首次将串联质谱(tandem mass spectrometry,MS-MS)用于新生儿 IMD 检测,实现了"从一种实验检测一种疾病"到"一种实验检测多种疾病"的转变。随后该技术继续得以完善,发展到只需数滴血并且在 2～3 分钟内就可以对同一标本进行几十种代谢产物分析,筛查和诊断包括氨基酸 / 有机酸代谢紊乱、尿素循环障碍和脂肪酸氧化缺陷等在内的 40 余种 IMD,大大提高了诊断效率,降低了检测成本。串联质谱法开辟了新生儿疾病筛查的新领域,目前,这项技术已在许多国家广泛应用,对 IMD 筛查起到了重要的作用。包括 IMD 在内的新生儿疾病筛查已经逐步得到发展和认可,但由于受各国经济、疾病谱和发病情况的影响,新生儿筛查开展时间、筛查病种及管理模式呈现明显的地域差异性,即使在同一国家,不同的地区,新生儿疾病筛查的疾病种类也不尽相同。

我国新生儿疾病筛查历史与现状

我国新生儿疾病筛查起步于 20 世纪 80 年代。1981 年,上海市儿科医学研究所开始对新生儿筛查 CH、PKU 和半乳糖血症。1983 年首次报道 31 862 例新生儿疾病筛查结果,PKU 发病率为 1 : 15 930 ; CH 为 1 : 6 309 ; 未检出半乳糖血症。1985 年武汉同济医院开展新生儿 CH 筛查。1982—1985 年,北京医科大学第一医院组织了全国 11 个省市 PKU 筛查协作组,共筛查新生儿约 20 万,发现 PKU 发病率为 1 : 16 500。1986 年,上海市儿科医学研究所研制成功国产低苯丙氨酸奶粉,使 PKU 的广泛治疗成为可能。20 世纪 90 年代初北京医科大学研制了 PKU 治疗奶粉及其他治疗辅食,丰富了 PKU 患者的饮食。1986 年,上海市儿科医学研究所改良 Guthrie 细菌生长抑制检测法,在 PKU 筛查试剂中添加青霉素酶,用于消除青霉素引起的细菌抑制环干扰,提高了实验准确性和可靠性。1988 年,上海市儿科医学研究所鉴别出首例四氢生物蝶呤(tetrahy- drobiopterin,BH$_4$)缺乏引起的非经典型 PKU,建立了高效液相色谱法(high performance liquid chromatography,HPLC)方法进行尿蝶呤谱分析,开展了 BH$_4$ 缺乏的筛查、诊断和治疗。1992—1993 年,我国卫生部与世界卫生组织(World Health Organization,WHO)合作,在沈阳、天津、北京、济南、上海、成都和广州 7 个城市推广新生儿疾病筛查项目,筛查新生儿 23 万。2003 年,上海在国内率先应用串联质谱开展新生儿遗传代谢病筛查,经过近 20 年的发展,串联质谱筛查新生儿遗传代谢病已经在全国多个省市开展。近年来,随着二代测序技术的发展,已在部分地区探索性地开展了新生儿遗传病的基因筛查,进一步扩大了筛查的疾病谱。此外,听力筛查、先天性心脏病筛查等针对单一病种的筛查已在我国开展。

除技术发展外,我国相继出台了一系列的政策法规,从新生儿筛查的各个环节保障了筛查质量。1994 年 10 月《中华人民共和国母婴保健法》颁布,第 1 次以法律形式确定了新生儿疾病筛查在疾病预防方面的地位。1998 年,卫生部临床检验中心对全国 16 个省市 18 个新生儿疾病筛查中心进行新生儿疾病筛查实验室能力比对检验(质量控制),提高了各筛查实验室的质量意识。2001 年 6 月国务院公布了《中华人民共和国母婴保健法实施办法》,新生儿疾病筛查的推广和提高是其中的重要内容之一。2006 年卫生部发布了《医疗机构临床实验室管理办法》,国家质量监督检验检疫总局和国家标准化管理委员会共同发布了《临床实验室室间质量评价要求》,规范了临床检验,要求各检验科室参加实验室室间质量评价。2008 年 12 月卫生部通过了《新生儿疾病筛查管理办法》,规范新生儿疾病筛查的管理,建立新生儿筛查网络,保证新生儿疾病筛查工作质量。2009 年以后卫生部相继发布了《新生儿疾病筛查管理办法》《新生儿采血规范》《新生儿疾病筛查技术规范 2010 版》等,对实施新生儿筛查的机构、人员、采血要求、检测方法、切割值及报告反馈等均有明确要求,从多个层面规范新生儿疾病筛查工作,保证了新生儿筛查质量。

新生儿疾病筛查成本效益

由于筛查疾病发病率相对较低,在卫生部门经费有限的范围内,使卫生资源获得最大的经济效益和社会效益十分重要,要在全国甚至世界范围内进行新生儿疾病筛查,就必须要进行成本效益分析。成本效益分析也是卫生部门制定新生儿疾病筛查决策的重要依据。

新生儿疾病筛查成本包括直接成本和间接成本。直接成本包括直接医疗成本和直接非医疗成本,其中直接成本的计算包括筛查费、确诊费、随访费用、特殊治疗费用等;直接非医疗费用为随访的交通费。间接成本为父母照顾患儿的误工费。新生儿疾病筛查效益也包括直接效益和间接效益。直接效益包括节省的直接医疗费用和直接非医疗费用,计算方法与直接成本相同;间接效益包括患儿早亡损失、亲人误工费、患儿特殊教育费用等。

通过开展新生儿疾病筛查工作,可以在早期支付一定额度的筛查治疗费用,避免后期大量对疾病儿童治疗、抚养和特殊教育费用的发生,在很大程度上减轻了家庭治疗负担,提高了患儿及患儿家庭的生活质量,也会节省巨大的卫生和民政资源。根据国外的相关研究,筛查 PKU 的成本效益比在 1:(2.5 ~ 8.3),筛查 CH 的成本效益比为 1:(6.7 ~ 12.2)(表 1-3-1)。国内外的相关研究均表明,新生儿疾病筛查工作具有较高的经济效益。

表 1-3-1　不同国家新生儿疾病筛查项目的成本效益比

国别	PKU	CH
法国	1:6.6	1:13.8
日本	1:25	—
比利时	1:6.1	—
伊朗	1:16	—

同一国家,由于受经济发展影响,不同地区对同一疾病计算成本效益比会有较大差异。在新生儿疾病筛查成本效益因素分析中,新生儿的筛查和治疗成本计算较容易,但要完全用文字描述所有的效益较困难。事实上,新生儿疾病筛查的社会效益,特别是无形效益,也较难从经济数据上反映出来。例如,儿童智能落后对社会、对家庭的影响,对父母造成的精神负担等无法用货币量化,患者早期诊断、早期治疗以后的生命质量提高从成本效益分析中也不能很好反映。

提高新生儿疾病筛查成本效益主要在于降低成本,可从新生儿疾病筛查的各个环节来降低成本。

1. **科学合理配置新生儿疾病筛查点,建立和逐步完善新生儿疾病筛查网络**　新生儿疾病筛查点的设立应以人口为中心,筛查中心的规模至少每年应该筛查 3 万 ~ 5 万份以上,避免筛查点设立过多造成人力、物力的浪费。建立和逐步完善新生儿疾病筛查网络,做好标本采集、递送及监测各环节的质量控制,异常检测结果通过网络及时反馈和溯源,召回患儿进一步确诊,避免延误诊断而增加成本。

2. **降低检测成本**　研发和推广国产实验室筛查仪器,提高国产筛查试剂盒的质量,降低检测成本。在实验室要严格进行质量控制,最大限度提高筛查的准确度和灵敏度,减少假阴性率,间接提高效益;减少假阳性率,直接减少召回所造成的成本增加。

3. **提高医疗单位的诊疗水平**　提高各医疗单位的诊疗水平,做到确诊患者就近诊治,减少父母往返就诊的误工费、交通费等。

新生儿疾病筛查质量管理体系

新生儿疾病筛查的病种多数在新生儿期无任何临床症状,因此实验检测结果往往是疾病诊断的唯一依据,因此对实验室检测要求非常高。同时新生儿疾病筛查是一项多环节组成的系统工程,新生儿疾病筛查涉及新生儿血样的采集、递送、实验室检测,实验报告发出、复查、召回,以及阳性患儿的确诊、治疗、随访等多个环节,任何一个环节出现疏漏都会引起延误诊治,出现不良后果,导致法律纠纷。因此,建立新生儿疾病筛查质量管理体系十分必要。一个良好的质量管理体系,不仅要求正确采集标本、可靠的实验室检测、正确及时的诊断、有效的治疗措施及随访,也要求建立协调的组织管理网络。

早期新生儿疾病筛查主要关注新生儿筛查技术,而对整个筛查系统的组织管理、对新生儿疾病筛查机构和技术人员的要求、筛查样本与信息的管理,以及病例的追踪和规范化随访、治疗等都缺乏明确的要求和管理。随着新生儿疾病筛查的不断发展,新生儿筛查质量管理逐渐被提出。1997年美国疾病控制与预防中心开始实验室室间质量评估,评估各筛查机构的实验室能力,提高筛查的可靠性和不同筛查实验室检测结果的可比性,目前该质量保证计划已覆盖50余个国家的近400个筛查实验室。20世纪80年代,随着计算机技术的发展,美国建立了实验室信息管理系统,出版了美国新生儿疾病筛查指南,以促进筛查项目规范化,尝试将病例的管理与追访整合到该系统中,要求美国所有的新生儿疾病筛查中心将筛查项目相关信息上报到国家新生儿疾病筛查信息系统,以便进行项目评估,如今该系统已经发展成实时在线系统,并对公众开放。

新生儿疾病筛查质量管理体系的内容包括:①成立新生儿疾病筛查质量管理组织;②制订各筛查环节的质量标准;③建立新生儿疾病筛查质量管理制度和人员职责;④实施新生儿疾病筛查采血、实验质量保证计划。

(罗小平　应艳琴)

第四节
新生儿遗传性代谢病的诊断和鉴别诊断

在胎儿时期,由于母胎循环的存在,大部分有毒代谢产物可经胎盘清除,使宫内胎儿免受损害,故很多存在有IMD的新生儿在生后几天内可不出现症状或症状轻微而未引起注意;出生后几天,随着肠内外营养支持的开始和继续,进入新生儿体内的某些氨基酸、脂肪和碳水化合物等前体物质不能进行正常代谢而发生紊乱,导致有毒代谢产物蓄积而发病。半数以上IMD在新生儿期发病,病情往往较重,由于对疾病的反应能力不成熟,临床上以呈现非特异性症状为主,如反应差、拒食、频繁呕吐、脱水、呼吸困难、肌张力增高或减低、顽固性惊厥、嗜睡及昏迷等,发病后常呈进行性加重,许多常规治疗方法难以奏效。因此,当患儿出现不能用其他疾病或原因解释的非特异性表现,且常规治疗效果欠佳时均应想到IMD可能。对于临床怀疑IMD患儿,常规实验室检查可提供重要的诊断线索,如无法解释的酸中毒伴阴离子间隙增高、顽固性低血糖、高氨血症、乳酸血症和酮症等均提示需要进一步应用MS-MS和气相色谱-质谱联用技术(gas chromatography mass spectrometry,GC-MS)进行分析,在临床和生化层面进行IMD诊断。部分危重患儿在确诊前死亡,而死后传统尸检又无特殊发现,往往通过特殊生化检测（血 MS-MS 和尿 GC-MS 检测）、酶学或基因检测才确诊。

一、临床及生化诊断

在新生儿 IMD 诊断过程中,需详细了解患儿家族中是否有 IMD 患者,患儿父母是否近亲结婚,母亲是否有多次不良妊娠/生育史,兄弟姐妹中是否有相似临床表现或早期死亡者。由于绝大多数 IMD 属单基因遗传病,其遗传方式符合孟德尔定律,以常染色体隐性遗传最常见,故在分析家族史时应注意这些遗传方式的特征,如甲基丙二酸血症为常染色体隐性遗传,父母只在一条染色体存在基因突变,仅为携带者而不发病,且子女中男女有相同概率发病。

在此基础上,应充分认识患儿发病情况和临床表现,并做相关的常规生化和影像学检查,可以发现怀疑 IMD 的重要线索,从中分析出可能的 IMD 种类,指导我们有的放矢地进行特殊生化检测,最终作出 IMD 的诊断和鉴别诊断。新生儿 IMD 常见临床表现和生化异常如下:

1. 神经系统表现 多数 IMD 都有不同程度的神经系统表现,新生儿时期可出现反应差、嗜睡、昏迷、肌张力改变和惊厥等,即所谓"急性代谢性脑病"。以单一抽搐为首发症状的新生儿疾病常见于维生素 B_6 缺乏症、镁代谢障碍、亚硫酸盐氧化酶缺乏症和生物素酶缺乏症等。肌张力低下多数由于缺氧缺血性脑损伤和重症感染等非遗传性疾病造成;部分由于非代谢性遗传性疾病引起,如遗传性神经肌肉病变和染色体畸变等;少数由 IMD 引起,如尿素循环缺陷、有机酸血症、先天性高乳酸血症、氨基酸血症(枫糖尿症)和非酮症性高甘氨酸血症等,患儿早期可因反应差,进食少、呕吐、呼吸暂停或呼吸过快而被注意,逐渐出现嗜睡、昏迷、肌张力改变等危及生命的急性代谢性脑病表现(易被误诊为败血症或颅内病变)、低血糖症、严重代谢性酸中毒和高氨血症,脑电图常可见棘波和棘慢复合波等,是中枢神经系统异常代谢产物累积的毒性效应。新生儿 IMD 所致急性代谢性脑病抢救成功有赖于及时正确诊断和鉴别诊断,其步骤如下(图 1-4-1)。

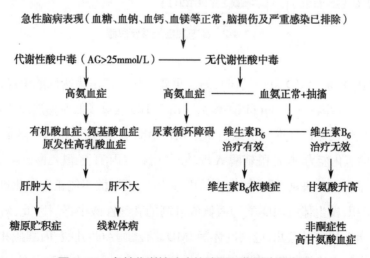

图 1-4-1 急性代谢性脑病的诊断和鉴别诊断步骤

2. 高氨血症 高氨血症是IMD所致急性代谢性脑病的常见生化异常,其基本特征是患儿一般出生时正常,在进食数日后逐渐出现嗜睡、拒食、呕吐、肌张力减低,有时可见交替性肢体强直和不正常动作,严重者惊厥、昏迷、死亡。许多代谢紊乱或缺陷可导致高氨血症:尿素循环酶缺陷所致高氨血症常无酸中毒而伴呼吸性碱中毒,主要因中枢性过度通气,呼吸过快引起;由脂肪酸氧化缺陷及生物素酶缺乏症引起者常伴轻度代谢性酸中毒;支链氨基酸代谢紊乱引起者则有中度代谢性酸中毒;多数有机酸血症如甲基丙二酸血症、丙酸血症、异戊酸血症等引起者多伴有严重代谢性酸中毒。在排除新生儿败血症和肝炎等所致的肝功能衰竭所致高氨血症(一般为轻度升高)基础上,新生儿及婴幼儿高氨血症的诊断思路如下(图1-4-2)。

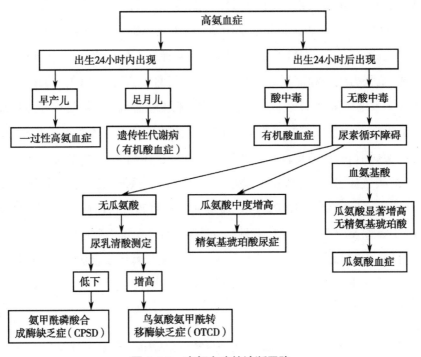

图1-4-2 高氨血症的诊断思路

3. 代谢性酸中毒 IMD急性发作时另一重要生化特征是代谢性酸中毒,常伴阴离子间隙(anion gap,AG)增高(> 16mmol/L),多数是由于细胞缺氧或低血糖造成能量供应不足,体内乳酸和其他酸性代谢产物堆积所致。新生儿肾功能不成熟,当体内乙酰辅酶 A 的生成超过三羧酸循环的氧化能力时,乙酰辅酶 A 即还原成酮体(丙酮、乙酰乙酸、γ-羟丁酸),造成酮症酸中毒和酮尿。由于缺氧、糖酵解过盛等因素影响,丙酮酸不能正常氧化进入三羧酸循环时,乳酸大量累积,发生伴有丙酮酸和丙氨酸升高的乳酸性酸中毒。因此,对于存在严重而不易纠正的代谢性酸中毒患儿,应高度怀疑 IMD,结合血 AG、乳酸、丙酮酸和有机酸等水平进行综合考虑作出正确的判断,诊断思路如图1-4-3。AG增加的严重代谢性酸中毒患儿中,最常见的疾病为有机酸血症(甲基丙二酸血症、丙酸血症和异戊酸血症)、枫糖尿症和全羧化酶缺陷症等;酮症酸中毒最常见的是糖尿病性酮症酸中毒,其次为 IMD 所致。在以代谢性酸中毒伴 AG 增高为主线的 IMD 诊断和鉴别诊断过程中,下列几点值得注意:①血乳酸和丙酮酸升高时,首先应除外感染或组织缺氧等因素所致;②中度乳酸血症(3 ~ 6mmol/L)常见于有机酸血症和尿素循环障碍;当血乳酸超过 6mmol/L 并伴 AG 增高超过 25mmol/L 时,常提示有机酸血症等 IMD 存在;③检测同一标本中乳酸(L)、丙酮酸(P)、γ- 羟基丁酸(γ-OHB)和乙酰乙酸(AA)含量、L/P 和 γ-OHB/AA 的比值等,可反映细胞质和线立体氧化还原状态,有助于 IMD 的诊断和鉴别诊断。正常情况下,L/P 为 25,γ-OHB/AA < 1;丙酮酸羧化酶缺乏时,L/P > 50;丙酮酸脱氢酶缺乏时,L/P < 25;脂肪酸氧化障碍所致的有机酸血症时,血浆 γ-OHB/AA > 1。

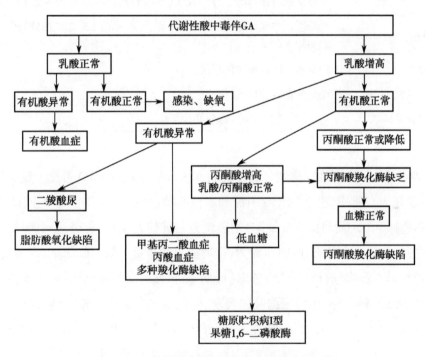

图 1-4-3　代谢性酸中毒的诊断和鉴别诊断思路

4. 低血糖症　新生儿低血糖症(< 2.2mmol/L)一般见于内分泌紊乱、糖代谢缺陷、有机酸和氨基酸代谢紊乱、脂肪酸 β- 氧化障碍等(表 1-4-1),其主要临床表现为反应差、阵发性发绀或苍白、震颤、凝视、惊厥、呼吸暂停等,易与原发疾病症状相混淆。新生儿低血糖发生在进食后,补给葡萄糖症状无明显缓解,或伴有明显酮症酸中毒或其他代谢紊乱,或反复发生低血糖时,需考虑由 IMD 引起:低血糖伴心功能不全,应考虑脂肪酸 β- 氧化障碍,其母亲常有溶血肝功能异常血小板减少综合征(HELLP 综合征),生化检测可发现非酮症低血糖、代谢性酸中毒、高氨血症、肌酸磷酸激酶升高和血尿酸升高等。低血糖伴肝功能衰竭常见于半乳糖血

症、遗传性果糖不耐受症、酪氨酸血症Ⅰ型,也可以是脂肪酸 β- 氧化障碍所致,表现为喂给乳类食物后数天出现呕吐、拒食、体重不增及嗜睡等症状,继而出现脑病合并内脏脂肪变性综合征(瑞氏综合征)表现(严重黄疸、肝肿大和肝功能异常),病程中血糖纠正后肝功能衰竭持续存在,生化检测发现低血糖、酸中毒和高氨血症等。糖原贮积症Ⅰ型患儿常表现为顽固性低血糖,补充葡萄糖后低血糖也很难纠正。低血糖伴肝大见于糖原贮积症Ⅲ型和 1,6- 二磷酸果糖酶缺陷,临床特征为持续葡萄糖液输入下血糖水平正常,肝进行性肿大而肝功能正常。

表 1-4-1　导致低糖血症的内分泌和主要遗传性代谢病

病因	疾病
内分泌紊乱	高胰岛素血症、胰高血糖素缺乏症、垂体激素缺乏症、肾上腺皮质或髓质功能减退症、11p 部分三体综合征(贝 - 维综合征)、胰岛细胞增生症
糖代谢缺陷	糖原贮积病、果糖不耐受症、半乳糖血症、果糖 1,6- 二磷酸酶缺乏症、糖原合成酶缺乏症
有机酸血症	甲基丙二酸血症、丙酸血症
氨基酸代谢紊乱	酪氨酸血症、枫糖尿症
脂肪酸 β 氧化障碍	中、长链酰基辅酶 A 脱氢酶缺乏症

5. 重要器官(心脏、肝脏)病变　以心脏病变为首发症状的 IMD 可见于脂肪酸 β- 氧化障碍,主要表现为心肌病变、室性传导阻滞和室性心动过缓,严重者心跳停止;此外,呼吸链功能缺陷和蓬佩病(α- 葡萄糖苷酶缺陷)则表现为心脏扩大、心力衰竭、心肌病变、心律失常等,并伴有进行性肌张力低下、呼吸肌无力、运动能力和体重下降。临床上,许多疾病可导致肝大、肝功能不全(肝病综合征),除应考虑引起小儿肝脏病变的常见病因(严重感染、病毒性肝炎、血液病和肿瘤等)外,还应根据临床表现、生化检测和影像学检查结果所提供的线索,考虑是否存在 IMD。涉及肝大、肝功能不全(肝病综合征)的"常见"小儿 IMD 及其临床特征见表 1-4-2。此外,还可见于黏多糖贮积症、神经鞘脂贮积症、肝豆状核变性等。若肝脾均肿大,还应注意与溶酶体贮积症鉴别,如戈谢(Gaucher)病Ⅱ型、GM1 神经节苷脂贮积症和尼曼 - 皮克(Niemann-Pick)病 A 型等。严重黄疸伴生长迟缓常见于克纳综合征、西特林(Citrin)综合征、α_1- 抗胰蛋白酶缺乏症、过氧化物酶体病、胆汁酸代谢障碍、尼曼 - 皮克病 C 型和致死性肝内胆汁淤积综合征(Byler syndrome,拜勒综合征)等。

表 1-4-2　发生肝病综合征的 IMD 及其临床特征

IMD	临床和生化特征
半乳糖血症	黄疸、肝大、低血糖症

IMD	临床和生化特征
酪氨酸血症 I 型	血甲胎蛋白（α-fetoprotein，AFP）明显升高、琥珀酸丙酮尿
遗传性果糖不耐受症	乳酸性酸中毒、高尿酸血症
糖原贮积症 IV 型	低血糖症、肝功能衰竭、凝血障碍
脂肪酸 β 氧化障碍	
中链酰基辅酶 A 脱氢酶缺乏症	低酮性低血糖症、代谢性脑病、中链二羧酸尿症
长链酰基辅酶 A 脱氢酶缺乏症	低酮性低血糖症、代谢性脑病、心肌病、长链二羧酸尿症
长链 3-羟酰基辅酶 A 脱氢酶缺乏症	代谢性脑病、心肌病、长链单羧酸尿症、长链二羧酸尿症、母亲 HELLP 综合征
碱棕榈酰基转移酶缺乏症	低酮性低血糖症、代谢性脑病、心肌病、特殊面容、成纤维细胞 CPT II 缺陷
线粒体病	神经症状、肌病、乳酸性酸中毒
西特林综合征	阻塞性黄疸（胆汁淤积、直接胆红素升高）、血 AFP 明显升高、多种代谢紊乱
脑肝肾综合征	神经症状、特殊面容、肝肾损害

6. 特殊气味或颜色　某些代谢产物经尿中大量排出时可使尿液或汗液呈现特殊的气味，主要见于氨基酸和有机酸代谢紊乱。尿液/汗液存在特殊气味/颜色提示患儿体内存在异常代谢产物蓄积并经尿液或汗液排出体外，往往是临床医生首先注意到的线索，应高度重视（表 1-4-3）。

表 1-4-3　IMD 的异常代谢产物与体味/颜色的关系

疾病	气味或颜色	异常代谢产物
苯丙酮尿症（经典型）	鼠尿味、霉臭味	苯乙酸
甲基丙二酸血症	酸味	甲基丙二酸
异戊酸血症	汗脚味	异戊酸
枫糖尿症	枫糖浆味或焦糖味	α-支链酮酸
酪氨酸血症 I 型	酸败黄油味	氧代甲硫丁酸
3-甲基巴豆酰甘氨酸尿症、生物素酶缺乏症	猫尿味	3-羟基异戊酸
甲硫氨酸吸收障碍	烂白菜味	甲硫氨酸
胱氨酸尿症	甲硫味	硫化氢

续表

疾病	气味或颜色	异常代谢产物
三甲胺尿症	臭鱼味	三甲胺
尿黑酸尿症	黑色	尿黑酸
卟啉病	红色	卟啉及其前体(δ- 氨基 -γ- 酮戊酸和胆色素原)

7. 其他 生长发育迟缓、面部丑陋和畸形常见于能量代谢异常和复合分子代谢紊乱:能量代谢异常包括戊二酸尿症 II 型、脂肪酸氧化缺陷、线粒体呼吸链功能障碍等;复合分子代谢紊乱多见于黏多糖贮积症和神经鞘脂贮积症,可见于过氧化物酶体病;此外,胆酸合成缺陷、先天性高胰岛素血症、骨软骨发育不良和先天性糖基化障碍等也有类似的临床表现。皮肤或毛发色素减少主要见于 PKU、白化病、同型胱氨酸尿症等;皮肤黏膜色素加深则见于先天性肾上腺皮质增生症、肾上腺脑白质营养不良;生物素酶缺乏症可导致严重的皮肤溃烂;α-半乳糖苷酶法布里(Fabry)病可出现皮下结节或皮肤血管角质瘤。角膜混浊见于黏多糖贮积症、黏脂贮积症和法布里病等;白内障见于半乳糖血症、同型胱氨酸尿症和眼脑肾综合征(Lowe syndrome)等;同型胱氨酸尿症、眼脑肾综合征等可发生青光眼和晶体半脱位;神经节苷脂贮积症和尼曼 - 皮克病等眼底可见黄斑部樱桃红点。耳聋见于黏多糖贮积症、鞘磷脂沉积病、门克斯(Menkes)病(钢发综合征)和肾上腺脑白质营养不良等。

酶学及基因诊断

酶活性测定是通过检测催化生化反应的酶蛋白活性,进行特异性 IMD 确诊的一种方法,可特异性确定某些 IMD 及其分型。临床上主要用于溶酶体贮积病(黏多糖贮积症、神经鞘脂贮积病和糖原贮积病等)疾病的诊断,其他 IMD(如鸟氨酸氨甲酰转移酶缺乏症、线粒体肌病及过氧化物酶体病等)也可通过酶学分析得以诊断。根据检测酶的类型不同可选择血清、红细胞、白细胞、皮肤成纤维细胞、肝和肾组织等作为分析样本。由于酶活性测定操作较复杂,耗时较长,不能指导 IMD 早期临床治疗,加之基因测序的迅猛发展,使其临床应用受限。

基于生化技术的生化标志物可为小分子 IMD 的诊断提供正确的方向,但由于大(复合)分子 IMD 极少存在生化改变,加之环境因素的影响,患儿体内生化标志物水平会有所波动而出现一定的假阳性和假阴性,故不能作为 IMD 诊断的金标准。遗传物质的改变是发生 IMD 的分子基础,通过对 DNA 拷贝数变异及序列分析(分子诊断或基因诊断)在 IMD 确诊中具有重要意义,是 IMD 诊断的金标准。与传统生化检测比较,DNA 分析具有特异、灵敏和准确的特点,对于 IMD 确诊具有无法比拟的优势。但由于时限关系,对临床首次发作的危重 IMD 患儿无法做到及时诊断和指导早期临床治疗,但对先征者的确诊及其对再次妊娠的产前诊断具有重要意义。分子(基因)诊断可在产前或产后进行:产前诊断最好有基因分析确诊的先征者存在,可取羊水分离出胎儿细胞或绒毛膜细胞,从中抽提出 DNA 进行 DNA 扩增和基因分析;产后诊断可从新生儿外周血白细胞或其他组织(如口腔黏膜细胞或皮肤成纤维细胞)提取 DNA,细胞核 DNA 和线粒体 DNA 基因突变分析均可用于 IMD 的基因诊断。部分 IMD 必须通过突变基因检测才能诊断和分型,如甲基丙二酸血症(methylmalonic academia,MMA)可根据甲基丙二酰变位酶 A 编码基因及其辅酶腺苷钴胺素编码基因的突变种类进行分型。

随着分子生物学技术的迅猛发展和人们对测序技术的需求日益增大,除第一代测序技术(sanger sequencing)继续发扬光大外,还促成二代测序(next-generation sequencing,NGS)技术出现。NGS 具有高通量、高灵敏的优势,可以一次性快速完成一个样品全部 DNA 序列测定,揭示个体 DNA 序列多态性、点突变、缺失或重复等变化,已应用于临床 IMD 的确诊。针对具有相似临床表现而可能致病基因不同的单基因 IMD 患儿,相对于应用全基因组测序,全外显子组测序(whole exome sequencing)或目的基因测序(target sequencing or panel sequencing)是一种有效和相对低廉的测序策略。由于 NGS 应用于临床时间较短,技术还在不断完善中,对发现的患儿 DNA 突变需用一代测序验证并与父母基因相应位点比较。基因序列分析在临床中的应用,使得新的基因突变类型被陆续发现,如在 MMA 的 mut0、mut- 型中,又分别发现三四种新的突变基因,对一些意义不明的新变异,还需进一步进行功能研究,以确定变异是否有病理意义。许多代谢病基因型和表型的关系尚不完全清楚,难以找到目的基因进行序列分析。部分代谢病的基因突变存在组织特异性,如线粒体脑肌病基因突变,在肌组织突变与外周血白细胞中突变比例存在差异,故采集标本进行基因突变分析时应注意这一点。

其他检查

(一)细胞形态学检查

肝脏、骨髓及肌肉等组织活检对部分大分子 IMD 的诊断可提供有价值的信息,如戈谢病患儿的骨髓、肝、脾等组织中可发现戈谢细胞,尼曼 - 皮克病患儿的骨髓涂片可以找到典型泡沫细胞等。不过,由于诊断特异性更强的酶学及基因分析技术的发展和临床应用,细胞形态学检查已逐渐少用。

(二)影像学检查

X 线、CT、MRI 或 MRS 等影像学方法可辅助某些大分子 IMD 的诊断,如骨骼(长骨和脊柱等)进行 X 线检查可协助黏多糖贮积症等骨代谢性疾病的诊断;头颅 CT、MRI 或 MRS 特征性变化(脑白质发育异常、脑萎缩、基底节等)有助于肾上腺 / 异染性脑白质营养不良、海绵状白质脑病(Canavan disease,卡那万病)、亚历山大病(Alexander disease)或线粒体脑肌病的诊断。

(罗小平　应艳琴)

第五节

新生儿遗传性代谢病的处理

目前,对于多数 IMD 仍无特殊治疗方法,但通过相应的支持或对症治疗,许多 IMD 病情可以得到有效控制。大多数小分子 IMD(氨基酸、有机酸、脂肪酸、糖代谢异常)多以饮食治疗为主,部分疾患可通过维生素、肉碱和辅酶等进行治疗。近年来,酶替代治疗、基因治疗和器官移植开始用于 IMD 治疗,已在少数 IMD 中取得成功,使"不治之症"变成为"可治之症"。IMD 的处理应该遵循如下原则:①病因未明但高度怀疑 IMD 的危重患儿,应做到诊断与治疗同步进行,即在积极治疗的同时进行相关检查以查明病因;②诊断明确的 IMD 患儿除采取综合治疗外,应调整营养支持方案,限制前体物质摄入,减少有毒代谢产物蓄积并促进其排出体外,同时应注意补充必需的营养需要。

急性期处理

一些 IMD 患儿在间歇期无症状或症状轻微,在某种诱因刺激下出现急性严重代谢紊乱,起病急,病情重,死亡率高,即所谓的"代谢危象"。多为小分子代谢异常所致,患儿多存在严重代谢性酸中毒、低血糖症、高氨血症和能量代谢障碍等(表 1-5-1)。应用 MS-MS 和 GC-MS 检测氨基酸和有机酸等可以确诊 IMD,但须在 24 ~ 72 小时内完成,故对疑似 IMD 危重患儿不要一味等待分析结果,应立即实施适当的干预,即使最终诊断可能被排外,也应该立即开始治疗,因为及时干预可能是救命的,可降低死亡率和减少神经系统后遗症发生率。急性期治疗目的在于维持血糖水平,纠正严重酸中毒,降低高血氨。腹膜透析、血液透析及连续性肾脏替代疗法(continuous renal replacement therapy,CRRT)是"代谢危象"的有效治疗方法,已在有机酸血症和尿素循环障碍性疾病中应用。

表 1-5-1　危重 IMD 的代谢危象及其触发因素

触发因素	疾病
禁食、感染、接种、发热	蛋白质、氨基酸、糖代谢障碍

触发因素	疾病
手术、摄入高蛋白	氨基酸血症、有机酸血症、尿素循环障碍
迅速吸收过多碳水化合物	高胰岛素血症、线粒体病
果糖、蔗糖	果糖不耐受症
乳糖、乳制品	半乳糖血症
高脂饮食	脂肪酸氧化缺陷、脂蛋白酶缺乏
磺胺、非甾体解热镇痛药	卟啉病、脂肪酸氧化缺陷

（一）有机酸血症的紧急处理

1. 首先去除有机酸异常代谢产物，若怀疑 IMD（半乳糖血症、果糖 -1,6- 二磷酸酶缺乏和苯丙酮尿症等）急性起病与乳糖、果糖、蛋白质摄入有关，对摄入的相关营养物质应该立即停止。在禁食的同时，应输入葡萄糖以维持血糖水平在正常高值，避免因机体蛋白分解代谢造成毒性产物继续堆积。

2. 存在明显持续性代谢性酸中毒者（pH < 7.2 或 HCO_3^- < 14mmol/L），应大剂量静脉给予碳酸氢钠，一般 1mmol/kg 静脉缓慢推注后，再以相同的剂量静脉维持滴注；应用期间，动态监测酸碱状态并做出相应的调整。严重酸中毒用碳酸氢钠不能纠正者，应考虑腹膜透析、血液透析或 CRRT。出现呼吸衰竭、脑功能衰竭者，应及早实施机械通气。

3. 怀疑为有机酸血症时，应肌内注射维生素 B_{12} 1mg，以期证实 B_{12} 敏感的 MMA。生物素酶缺乏症患儿对生物素敏感，应口服或鼻饲生物素 10mg。有机酸血症、脂肪酸氧化缺陷症和乳酸性酸中毒常伴发肉碱缺乏，疑诊患儿在等待结果期间应常规补充 L- 肉碱 [50 ～ 100mg/（kg·d），静脉或口服给药]，不良反应有恶心、呕吐及腹泻等。肉碱是小分子水溶性氨基酸衍生物，为各种代谢途径的辅助因子，对脂肪酸 β- 氧化具有重要作用，可携带长链脂肪酸进入线粒体降解而产生能量，从线粒体移出毒性复合物经尿排出体外。

（二）高氨血症的紧急处理

1. 首先去除氨等积累的代谢产物，并立即停止摄入相关蛋白质。

2. 高氨血症的危重患儿血液透析或 CRRT 必须立即进行，没有必要等着那些饮食调整、药物治疗或其他辅助的治疗措施。

3. 对不伴酸中毒的明显高氨血症（尿素循环障碍）患儿，可持续静脉滴注（90 分钟以上）10% 的盐酸精氨酸 6ml/kg；对于瓜氨酸血症和精氨琥珀酸尿的患儿，该处理常可使血氨水平迅速降低。此外，也可应用苯甲酸钠、苯乙酸钠治疗，但应注意患儿肝功能情况。

饮食疗法

1953 年，德国 Bickel 医生首创通过低苯丙氨酸饮食疗法治疗 PKU 并获得成功后，这种疗法被逐步推广，成为氨基酸、有机酸、脂肪酸、碳水化合物等多种 IMD 治疗的经典方法。饮食疗法的目的是限制前体物质摄入，减少了有害代谢产物在体内的代谢和堆积。通过饮食治疗，许多 IMD 可取得较好的疗效。用不含异亮氨酸、缬氨酸、苏氨酸及蛋氨酸等支链氨基酸(有毒代谢产物甲基丙二酸和丙酸的前体物质)的特殊奶粉喂养 MMA 患儿就是饮食疗法一个很好的例子。需要注意的是，由于支链氨基酸多为必需氨基酸，机体本身不能合成，长时间限制其摄入又可能导致患儿出现其他代谢紊乱，如体内缬氨酸含量过低，可引发患儿严重皮疹等不良反应。因此，饮食治疗过程中需要动态检测患儿体内甲基丙二酸水平，合理制订饮食治疗方案，必要时给予部分普通奶粉，在特殊奶粉和普通奶粉喂养间寻求平衡。其他一些 IMD 的饮食疗法如表 1-5-2。

表 1-5-2　IMD 的饮食治疗

IMD	饮食
有机酸血症（MMA、丙酸血症）	特殊奶粉喂养，低蛋白、高热量饮食
PKU	低苯丙氨酸饮食，苯丙酮尿症特殊奶粉
枫糖尿症	严格限制支链氨基酸饮食
高氨血症	低蛋白、高热量饮食
半乳糖血症	无乳糖、无半乳糖饮食
家族性高胆固醇血症	限制胆固醇饮食
肝豆状核变性	低铜饮食
糖原贮积症	生玉米淀粉喂养
脂肪酸代谢障碍	低脂肪饮食，预防饥饿

药物治疗

药物治疗的目的就是补充缺乏物质或辅酶，促进蓄积物的排泄。维生素作为辅酶参与物质代谢，而一些 IMD 就是辅酶代谢障碍所致。一些 IMD 通过维生素治疗，可增加残留酶的活性，有助于正常代谢的运行。MMA、同型胱氨酸血症、戊二酸血症Ⅱ型、枫糖尿症、线粒体病、高乳酸血症和生物素酶缺乏症等 IMD 通过大剂量维生素治疗，可取得良好疗效。此外，其他药物对 IMD 也有很好的治疗效果，如青霉胺治疗肝豆状核变性，苯甲酸钠、苯乙酸钠治疗尿素循环障碍所致高氨血症，四氢生物蝶呤(BH₄)、L- 多巴和 5- 羟色胺联合治疗异型 PKU等(表 1-5-3)。

表 1-5-3　IMD 的治疗药物及其用量

IMD	药物及其用法
枫糖尿症	维生素 B_1（100 ~ 1 000mg/d）
高乳酸血症	维生素 B_1（100 ~ 1 000mg/d）、左旋肉碱 [50 ~ 100mg/（kg·d）]、辅酶 Q_{10}[100 ~ 200mg/（kg·d）]、二氯乙酸钠
戊二酸尿症Ⅱ型	维生素 B_2（100 ~ 300mg/d）
同型半胱氨酸血症（维生素 B_6 反应型）	维生素 B_6（50 ~ 500mg/d）
同型半胱氨酸血症（维生素 B_6 无反应型）	甜菜碱（1 000 ~ 3 000mg/d）
同型半胱氨酸血症（Ⅲ型）	叶酸（15mg/d）
MMA（维生素 B_{12} 反应型）	维生素 B_{12}（1 ~ 5mg/d），左旋肉碱 [100 ~ 300mg/（kg·d）]
尿黑酸尿症	维生素 C（300mg/d）
线粒体病	维生素 K_1[0.4mg/（kg·d）]、维生素 E（10 ~ 100IU）
生物素酶缺乏症	生物素 [维生素 H,10 ~ 100mg/（kg·d）]、左旋肉碱 [50 ~ 300mg/（kg·d）]
全羧化酶缺乏症	生物素 [维生素 H,10 ~ 100mg/（kg·d）]、左旋肉碱 [50 ~ 300mg/（kg·d）]
异型 PKU	BH_4、5- 羟色氨酸、左旋多巴
脂肪酸氧化缺陷	左旋肉碱 [50 ~ 300mg/（kg·d）]
肝豆状核变性	D- 青霉胺、锌剂
尿素循环障碍导致高氨血症	苯甲酸钠、苯乙酸钠、苯丁酸钠
鸟氨酸氨甲酰基转移酶缺乏症	瓜氨酸、苯丁酸
瓜氨酸血症	精氨酸 [50 ~ 100mg/（kg·d）]、苯丁酸
糖原贮积症	葡萄糖
肉碱缺乏症	左旋肉碱 [50 ~ 300mg/（kg·d）]
酪氨酸血症Ⅰ型	2-(2- 硝基 -4- 三氟苯甲酰)-1,3 环己二醇
甘油尿症	氢化可的松
异戊酸血症	甘氨酸 [150mg/（kg·d）]
门克斯病	组氨酸铜、硫酸铜

酶替代治疗

　　酶缺陷是 IMD 的病因之一，理论上补充相应的酶可纠正代谢紊乱。目前戈谢病Ⅰ型（葡糖脑苷脂酶缺乏）、法布里病（α- 半乳糖苷酶缺乏）、蓬佩病（α- 葡萄糖苷酶缺乏）、黏多糖贮积症Ⅰ型及Ⅱ型(分解黏多糖的特定酶缺陷)等疾病可通过酶替代治疗取得良好的效果。但由于酶制剂价格昂贵,如戈谢病Ⅰ型的每年治疗费用约 100 万 ~ 200 万元,且须终身治疗。由于静脉输注的酶不能通过血脑屏障进入脑内,对于伴有神经系统症状的戈谢病治疗效果不佳。

其他治疗

目前,骨髓造血干细胞移植治疗已成为 IMD 的一种治疗方法,已应用于黏多糖贮积症、肾上腺脑白质营养不良、戈谢病、法布里病、岩藻糖苷贮积症、神经节苷脂贮积症和神经元蜡质样脂褐质沉积症等的治疗,取得一定的疗效。近年来,肝、肾移植也实验性应用于临床,糖原贮积症、西特林综合征、肝豆状核变性、家族性高胆固醇血症、有机酸血症及尿素循环障碍等 IMD 通过器官移植,部分患儿临床症状得以缓解。器官移植治疗现阶段仍具有较高风险,需要充分向患儿家属进行沟通,权衡利弊,慎重选择。

通过修正缺陷基因是治疗单基因遗传病的根本途径,理论上基因治疗适用于所有的 IMD。在实验室及临床研究水平,此法用于腺苷脱氨酶缺乏症和镰状红细胞病等疾病已取得了成功。由于基因治疗需病毒作为载体,存在一定的风险,且缺陷基因克隆、基因转染率及潜在致瘤性等关键问题均未得到妥善解决,真正应用于临床还有很长的路要走,任重道远。

预防

1. 避免近亲结婚。

2. 产前诊断为防止同一遗传性代谢病在家庭中重现的重要措施。在明确 MMA 先证者的基因分型基础上,若母亲再次妊娠,可在妊娠 16 ~ 20 孕周时经羊水穿刺或 10 ~ 12 周经绒毛膜取样提取胎儿细胞 DNA,可对突变已知家系进行基因产前诊断。

3. 开展新生儿遗产性代谢病筛查,及早发现 MMA 患儿,以便及时干预,减少病死率和致残率。

(刘 俐 肖 昕)

参考文献

[1] SERIVER C R, BEAUDET A L, SLY W S, et al. The metabolic and molecular bases of inherited disease. 8th ed .New York ;McCraw-Hill, 2001.

[2] GUTHRIE R, SURI A. A simple phenylalanine method for detecting phenylketonuria in large populations of newborn infants. Pediatrics, 1963, 32:338-343.

[3]   MATSUMOTO I, ZHANG C, KUHARA T, et al. Studies of inborn error metabolism during Asian countries using GC/MS chemical diagnosis. Inherit Metab Dis, 1998, 14 (2):138.

[4]   TOMIKO K. Diagnosis and monitoring of inborn errors of metabolism using urease-pretreatment of urine, isotope dilution, and gas chromatography–mass spectrometry. J of Chromatography B, 2002, 781:497-517.

[5]   CARPENTER K H, WIELRY V. Application of tandem mass spectrometry to biochemical genetics and newborn screening. Clin Chim Acta, 2002, 322(1-2):1-10.

[6]   CHACE D H, KALAS T A. A biochemical perspective on the use of tandem mass spectrometry for newborn screening and clinical testing. Clin Biochem, 2005, 38(4):296-309.

[7]   COPELAND S. A review of newborn screening in the era of tandem mass spectrometry: What is new for the pediatric neurologist? Semin Pediatr Neurol, 2008, 15(3):110-116.

[8]   NITTONO H, TAKEI H, UNNO A, et al. Diagnostic determination system for high-risk screening for inborn errors of bile acid metabolism based on an analysis of urinary bile acids using gas chromatography-mass spectrometry: results for 10 years in Japan. Pediatr Int, 2009, 51(4):535-543.

[9]   FANOS V, BARBERINI L, ANTONUCCI R, et al. Metabolomics in neonatology and pediatrics. Clin Biochem, 2011, 44: 452-454.

[10]   FANOS V, ANTONUCCI R, BARBERINI L, et al. Clinical application of metabolomics in neonatology. J Matern Fet Neo Med, 2012, 37:132-138.

[11]   CAMPOS H D. Tandem mass spectrometry as screening for inborn errors of metabolism.Rev Med Child, 2011, 139(10):1356-1364.

[12]   GU X H, YE J, HAN L S, et al.   Neonatal Screening for Inborn Errors of Metabolism in Shanghai. Clin Pediatr, 2009, 27(2): 101-105.

[13]   HUANG X, YANG L, TONG F, et al. Screening for inborn errors of metabolism in high-risk children: A 3-year pilot study in Zhejiang Province, China. BMC Pediatr, 2012, 24(12):18.

[14]   SUN W H, WANG Y, YANG Y, et al. The screening of inborn errors of metabolism in sick Chinese infants by tandem mass spectrometry and gas chromatography/mass spectrometry. Clinica Chimica Acta, 2011, 412: 1270-1274.

[15]   HAO H, XIAO X, SONG Y Z, et al. Urease Pretreatment-Gas Chromatography-Mass Spectrometry in the diagnosis of methylmalnic aciduria. J Inherit Metab Dis, 2006, 29:41.

[16]   SONG Y Z, LI B X, HAO H, et al. Selective screening of inborn errors of metabolism and secondary methylmalonic aciduria in pregnancy at high risk district of neural tube defects: A human metabolomic study by GC-MS in China. Clin Biochem, 2008, 12(20):224-226.

[17]   顾学范. 临床遗传代谢病. 北京: 人民卫生出版社, 2016.

[18]   秦炯. 积极开展遗传代谢疾病诊断与治疗的研究. 中华儿科杂志, 2001, 39(9):514-515.

[19] 穆莹.遗传代谢病诊治的过去和未来.中华儿科杂志,2003,41(4):241-242.

[20] 罗小平,张李霞.遗传代谢性疾病的临床诊治进展.中国新生儿科杂志,2006,21(4):249-251.

[21] 杨艳玲.遗传代谢病的诊断与治疗.国外医学内分泌分册,2005,25(4):238-240.

[22] 王洪允,江骥,胡蓓.串联质谱在新生儿遗传代谢性疾病筛查中的应用.质谱学报,2011,32(1):24-30.

[23] 郝虎,宋元宗,肖昕,等.双胞胎同患甲基丙二酸尿症合并同型半胱氨酸血症一例.中华儿科杂志, 2007,45(4):99-100.

[24] 吴玲玲,徐艳华,赵正言.我国新生儿疾病筛查的发展与展望.实用儿科临床杂志,2009,24(11):805- 808.

[25] 王婵,何玺玉,封志纯,等.5400例新生儿期遗传代谢性疾病筛查结果分析.中国当代儿科杂志, 2010,12(9):753-755.

[26] 肖昕,郝虎.质谱技术在小儿遗传性代谢病筛查中的应用.中国新生儿科杂志,2013,28(1):4-7.

[27] 应艳琴,罗小平.新生儿遗传代谢病筛查与基因诊断的现状与展望.中华围产医学杂志,2021,24(2):85-88.

[28] FABIE N A V, PAPPAS K B, FELDMAN G L. The current state of newborn screening in the united states. Pediatr Clin North Am, 2019 ,66(2):369-386.

[29] LIANG X, WANG Q, JIANG Z, et al. Clinical research linking Traditional Chinese Medicine constitution types with diseases: a literature review of 1639 observational studies. J Tradit Chin Med, 2020 ,40(4):690-702.

[30] 余永国,傅启华,顾学范.新生儿基因组筛查进展与挑战及机遇.中华预防医学杂志,2022,56(9):1190- 1195.

第二章

氨基酸代谢病

第一节

苯丙酮尿症

概述

苯丙酮尿症（phenylketonuria，PKU）是由于苯丙氨酸羟化酶（phenylalanine hydroxylase，PAH）缺乏引起血苯丙氨酸（phenylalanine，Phe）浓度增高，并引起一系列临床症状的常染色体隐性遗传病。Phe 是人体代谢过程中必需氨基酸之一，摄入体内的 Phe 有将近 90% 在肝细胞中的 PAH 作用下，以四氢生物蝶呤（tetrahydrobiopterin，BH₄）作为辅助因子转化为酪氨酸（tyrosine，Tyr），以进一步合成甲状腺素、肾上腺素和黑色素等多种物质（图 2-1-1）。

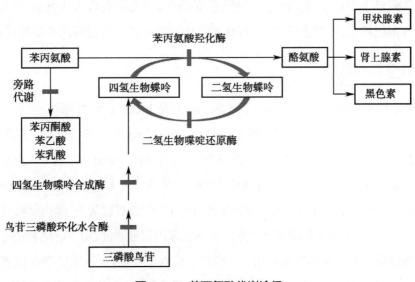

图 2-1-1　苯丙氨酸代谢途径

人 PAH 基因位于染色体 12q232 上,其 DNA 序列全长 171 266 bp,由 13 个外显子构成,转录和翻译后形成由 452 个氨基酸构成的 PAH 单体,单体再进一步聚合成有酶活性的四聚体,其蛋白质产物包含调控、催化及四聚体 3 个结构域。由于 PAH 基因突变导致无 PAH 产物或酶活性降低,或者 BH₄ 缺乏均影响了 Phe 的正常代谢。一方面,血液中 Phe 累积,并通过代谢旁路转化为大量苯丙酮酸、苯乳酸和羟基苯乙酸,导致汗液、尿液有鼠尿味;脑组织中高浓度 Phe 对丙酮酸脱羧酶有抑制作用,导致髓磷脂形成缺陷,引起智力发育落后。另一方面,酪氨酸的缺乏使 5- 羟色氨酸、多巴胺、去甲肾上腺素和肾上腺素的合成受到影响,并造成脑细胞数量、大脑重量和脱氧核糖核苷酸数量降低,导致了肤色白皙、智力落后及精神症状。

目前根据病因不同,可以从分子水平上将 PKU 分为苯丙氨酸羟化酶(PAH)缺乏型 PKU 即经典型 PKU 和四氢生物蝶呤(BH₄)缺乏型 PKU 即非经典型 PKU。

PAH 缺乏症发病率在不同种族和地区有差异。爱尔兰约为 1∶4 500,北欧、东亚约为 1∶10 000,日本约为 1∶143 000。我国平均发病率为 1∶11 800。

临床表现

PKU 的临床表现有以下几个方面:

1. 神经系统的进行性损害 未经治疗的患儿在初生时正常,在 1 个月内开始对神经系统产生损伤,以后随着时间进行性加重,在 6 个月时将出现明显临床特征。可能出现易激惹、语言障碍、癫痫发作、小头畸形、肌张力增高、帕金森步态、腱反射亢进、多动或孤独症、焦虑、具侵略性和回避社交等症状。

2. 身体鼠尿味和皮肤湿疹 由于过多的 Phe 及其旁路代谢产物的排泄导致患儿汗液及尿液中常有鼠尿味,以及皮肤湿疹。

3. 黑色素缺乏 由于低 Tyr 水平导致色素减少,患儿常表现为头发黄,皮肤和虹膜色浅,同时伴有多巴胺、去甲肾上腺素、5- 羟色胺产生减少导致的情绪低落等精神症状。

实验室及辅助检查

1. 血液苯丙氨酸浓度检测 血液 Phe 水平一直是 PKU 筛查和诊断检测的主要标志物。正常摄入蛋白后,正常人血液中 Phe 水平一般为 0.6 ~ 2mg/dl,经典型 PKU 患者血液中 Phe 水平会超过 20mg/dl(1 200μmol/ L),非经典型 PKU 患者血液中 Phe 水平为 6 ~ 20mg/dl(600 ~ 1 200μmol/L),轻型高苯丙酮尿症患者血液中 Phe 水平为 2 ~ 6mg/dl(120 ~ 600μmol/L)。可以根据 Guthrie 细菌生长抑制检测法、酶定量检测法(苯丙氨酸脱氢酶、苯丙氨酸裂解酶、苯丙氨酸脱氨酶)、化学荧光法等实验室检查方法评估血苯丙氨酸浓度,用于诊断和治疗效果评估。

2. 尿液分析检测 应用气相色谱 - 质谱技术检查未经治疗的 PKU 患者尿液,可发现尿液的代谢物中苯丙酮酸、2- 羟基苯乙酸、4- 羟基苯乙酸、苯基乳酸和苯乙酸含量明显异常,通过这 5 种标志代谢物的分析能够快速、准确并且无创的实现对 PKU 的诊断,具有较高准确率,是目前临床推荐的实验室检测方法。

尿蝶呤图谱分析血苯丙氨酸增高,除了有苯丙氨酸羟化酶活性降低外,还必须要与辅酶 BH_4 缺乏症鉴别,人体内的 BH_4 来源于三磷酸鸟苷在其合成和再生途径中必须经过三磷酸鸟苷环化水解酶、6-丙酮酰四氢蝶呤合成酶和二氢生物蝶啶还原酶的催化。BH_4 缺乏症的发生率占高苯丙氨酸血症的 10% ~ 15%,诊断主要依靠尿蝶呤谱分析。

3. 基因诊断检测 98% ~ 99% 的 PKU 都是由 PAH 缺乏或活性降低引起,目前已有 500 多种 PAH 突变被鉴别出来,突变位点多且不集中;荟萃分析显示,在目前收集到的 2 325 个 PKU 突变等位基因中,97% 的 PAH 基因缺陷为微小突变;大片段基因缺失或重复突变占 1% ~ 2%;还有约 2% 的等位基因变异不明确,可能位于外显子测序不能覆盖的区域这些基因突变都与表型有一定相关性,反映了 PAH 活性的改变。通过对基因型分析不仅能够对 PKU 进行筛查诊断,而且还可以通过对父母基因型分析提前预知孩子患病的可能性和程度,对高危家庭的遗传咨询提供了可靠依据。

诊断及鉴别诊断

1. 诊断标准

(1)临床表现:头发黄、皮肤白、尿液鼠尿味、精神运动发育落后。新生儿筛查诊断的患儿可无临床表现。

(2)血 Phe 浓度 > 120μmol/L。

(3)尿蝶呤谱正常。

(4)BH_4 负荷试验:在血苯丙氨酸浓度较高(> 600mmol/L)情况下,直接给予口服 BH_4 片 20mg/kg,BH_4 服前,服后 2、4、6、8、24 小时分别取血作 Phe 测定。对于血苯丙氨酸浓度 < 600mmol/L 者,可作苯丙氨酸-四氢生物蝶呤联合负荷试验,即给患儿先口服苯丙氨酸(100mg/kg),服后 3 小时再口服 BH_4。四氢生物蝶呤负荷试验主要鉴别患者是否对四氢生物蝶呤负荷有反应,在服用 BH_4 后 24 小时内,其血 Phe 浓度下降超过 30% 为有反应,见于四氢生物蝶呤缺乏症和部分 PKU 患者,后者称为四氢生物蝶呤反应性苯丙氨酸羟化酶缺乏症(BH_4 反应性 PAH 缺乏症)。多数经典 PKU 患者 BH_4 负荷试验血 Phe 浓度下降不明显。

(5)检测到 PAH 基因变异。

2. 鉴别诊断

(1)早产儿因肝功能不成熟可导致暂时性 HPA,发热、感染、肠道外营养或输血等也可导致的血 Phe 浓度增高,可能出现暂时性或一过性高苯丙氨酸血症;而蛋白摄入不足可导致假阴性,有上述情况时判断需谨慎,有必要进行复查鉴别。

(2)排除其他原因所致的继发性血 Phe 增高,如酪氨酸血症、希特林蛋白缺乏症等。

治疗

1. 治疗原则 PKU 是一种可通过饮食控制治疗的遗传代谢病。天然食物中均含一定量的苯丙氨酸,而低蛋白饮食将导致营养不良影响生长发育,因此要用低苯丙氨酸饮食治疗,原则如下。

(1)明确诊断后,应尽早给予低蛋白饮食和低 Phe 配方奶粉,轻度 HPA 可不治疗,但需要定期检测血 Phe 水平,若血 Phe 浓度持续 2 次超过 360μmol/L 则需要治疗。开始治疗的年龄越小,预后越好,新生儿早期治疗者智能发育可接近正常人。晚期治疗者都有严重程度不等的智力发育障碍。3 ~ 5 岁后治疗者,可减轻癫痫发作和行为异常,智能障碍可有部分改善。

(2)苯丙氨酸是一种必需氨基酸,是婴幼儿及儿童生长发育和体内代谢所必需。患者低苯丙氨酸饮食治疗后需检测血 Phe,使血 Phe 控制在相应年龄理想范围,在快速增长期或更换食谱时尤其要密切监测,根据患者年龄控制血 Phe 浓度,避免过度治疗导致苯丙氨酸缺乏,以及长期低 Phe 浓度造成脑发育和功能损害。

(3)对未规范治疗患儿,需常规评估血常规、血氨基酸水平、必需脂肪酸、甲状腺素转运蛋白、铁蛋白、白蛋白、肝功能、肾功能、25 羟维生素 D、维生素 B_{12}、维生素 A、微量元素及叶酸等。对规范治疗患儿,至少每年 1 次监测血常规、甲状腺素转运蛋白、铁蛋白、25 羟维生素 D 等的水平,评估 PKU 患儿的营养状况和发育情况。

(4)家长的积极合作对患儿的治疗至关重要。如果家长充分了解治疗原则,严格按照医嘱进行饮食控制,则患儿有着较好的预后,反之,即使早期治疗,患者仍有后遗症。

对成年女性 PKU 患者如果不控制饮食就怀孕,其后代虽然不是 PKU,但母亲增高的血苯丙氨酸仍可能对胎儿造成影响,使胎儿出生后可能出现智力发育障碍、小头畸形、先天性心脏病、出生低体重儿等,称为母源性 PKU 综合征。为避免此类事件发生,应告知女性 PKU 患者怀孕之前 6 个月起直至分娩需严格控制血 Phe 浓度在 120 ~ 360μmol/L。

2. 治疗方法

(1)低或无苯丙氨酸饮食治疗:PKU 患者一经诊断,应暂停天然饮食。患者应给予无苯丙氨酸特殊配方奶喂养,特殊配方奶中的氨基酸剔除了苯丙氨酸同时富含脂肪、碳水化合物、常量和微量元素、多种维生素等,基本能满足儿童生长发育需要。待血苯丙氨酸浓度降至理想控制范围时,可逐渐少量添加母乳,因母乳中苯丙氨酸含量较低,为理想的天然食品;对年长患儿应减少天然蛋白质摄入,添加食品应以低蛋白、低苯丙氨酸食物为原则,并根据血苯丙氨酸浓度调整饮食。根据患儿酶的缺陷严重程度不同,能添加的食物种类和量差异较大。较轻患者可根据血 Phe 浓度按 3∶1 或 2∶1 配制无 Phe 特殊奶粉与普通奶粉,而严重缺乏者则需要严格限制天然食品的摄入。

(2)BH_4 治疗:对饮食治疗依从性差的 BH_4 反应性 PAH 缺乏症患者,国外报道口服 BH_4

5 ~ 20mg/(kg·d),分 2 ~ 3 次,可使血 Phe 含量下降 30%,BH₄ 起着分子伴侣和防止蛋白降解的双重作用,可以提高缺陷 PAH 的酶活性;在临床上联合低 Phe 饮食,可有效提高患者生活质量及改善营养状况。目前我国批准的 BH₄ 药物的适应证为 BH₄ 缺乏症,对 BH₄ 反应性 PAH 缺乏症的治疗经验有限。

(3)其他探索性治疗:由于 PKU 长期饮食治疗有着依从性不高,口味欠佳,营养缺乏等问题,常规饮食治疗面临挑战,需要研究其他且有效的治疗方法;其中包括大分子中性氨基酸(large neutral amino acid,LNAA)、奶酪乳清提取的无 Phe 的天然蛋白质糖巨肽(glycomacropeptides,GMP)等方面的研发。同时还有苯丙氨酸脱氨酶口服制剂、酶替代疗法、基因治疗等处于试验阶段。

3. **随访** 患儿特殊奶粉治疗开始后每 3 天测定血 Phe 浓度,建议空腹(婴儿期后)或喂奶 2 小时(婴儿期)后采血,评估 Phe 浓度水平,以及时调整饮食,添加天然食物。血 Phe 控制稳定后,监测频率可适当调整:< 1 岁,每周 1 次;1 ~ 12 岁,每 2 周至每个月 1 次;12 岁以上,每 1 ~ 3 个月测定 1 次。如生长发育迅速、更换食谱、感染应激等情况下,需密切检测血 Phe 浓度。各年龄段血 Phe 浓度控制的理想范围:1 岁以下 120 ~ 240μmol/L;1 ~ 12 岁120 ~ 360μmol/L;12 岁以上患儿控制在 120 ~ 600μmol/L 为宜。患者需定期进行体格及运动发育评估,在 1 岁、3 岁、6 岁时进行智力发育评估。同时关注患儿的精神及行为发育情况,必要时做好心理辅导及干预。

预防

1. **遗传咨询** PKU 是常染色体隐性遗传病,患者通常为 PAH 基因纯合突变或复合杂合突变,其父母均为杂合子。根据遗传定律,在不做基因分析的情况下,患者正常同胞杂合子概率为 2/3。杂合子同胞的子女有 1/2 风险仍为杂合子,其他血亲为携带者的风险随亲缘系数(n)增加而递减。如配偶为近亲,则生育患病儿的风险明显增加。因此,避免近亲结婚,同时,有家族史的血亲个体在生育前对自己及配偶行基因检测,进行遗传咨询,能有效避免患儿出生。

2. **风险评估** 产前诊断对 PAH 缺乏症高危家庭防止同一遗传病在家庭中重现的是重要和必须的。对有 PKU 家族史的夫妇及先证者完善基因检测,明确患者突变类型。产前诊断于孕 10 ~ 13 周取绒毛膜或 16 ~ 22 周取羊水细胞进行 DNA 分析。由于遗传多态性连锁分析不是直接检测基因突变,因此必须在检测前明确患者的基因突变类型及位点,避免将非 PAH 基因突变的患者当成 PAH 缺乏症来进行连锁分析诊断。在产前诊断中还必须避免母源性有核细胞的污染,影响诊断结果。

3. **新生儿筛查** 1996 年,PKU 被列为法定新生儿筛查项目,随着我国新生儿疾病筛查的开展和普及,及早发现 PAH 缺乏症患儿,尽早开始治疗,使防止发生智力低下变为了可能。

新生儿筛查采集出生 72 小时(哺乳 6 ~ 8 次以上)的新生儿足跟血,制成专用干血滤纸片,采用荧光法或串联质谱法测定血 Phe 浓度进行筛查。筛查原标本血 Phe 浓度 > 120μmoL/L,需召回复查,复查仍阳性则需进行鉴别诊断。需注意蛋白摄入不足可导致假阴性,有上述情况时判断需谨慎,有必要进行复查。

(刘 俐 郝 虎)

参考文献

[1] 黄尚志,宋昉.苯丙酮尿症的临床实践指南.中华医学遗传学杂志,2020, (03): 226-234.

[2] 伏宣霖,王瑞,何江,等.二代测序技术在苯丙酮尿症基因突变检测中的应用.中国优生与遗传杂志,2017, 25(05): 11-13.

[3] 杨艳玲,叶军.高苯丙氨酸血症的诊治共识.中华儿科杂志,2014, 52(06): 420-425.

[4] 沈明.重视母源性苯丙酮尿症的防治.中华实用儿科临床杂志,2016, 31(20): 1521-1524.

[5] VOCKLEY J, ANDERSSON H, ANTSHEL K, et al. Phenylalanine hydroxylase deficiency: diagnosis and management guideline. Genetics in medicine : official journal of the American College of Medical Genetics, 2014, 16(2): 188-200.

[6] SINGH R, ROHR F, FRAZIER D, et al. Recommendations for the nutrition management of phenylalanine hydroxylase deficiency.Genet Med, 2014, 16(2): 121-131.

[7] SINGH R, CUNNINGHAM A, MOFIDI S, et al. Updated, web-based nutrition management guideline for PKU: An evidence and consensus based approach. Molecular Genetics and Metabolism, 2016, 118(2): 72-83.

第二节

四氢生物蝶呤缺乏症

概述

高苯丙氨酸血症(hyperphenylalaninemia,HPA)是一种常见的先天性氨基酸代谢异常性疾病,为常染色体隐性遗传。HPA 中 98% ~ 99% 是由于苯丙氨酸羟化酶(phenylalanine hydroxylase,PAH)基因突变导致的苯丙酮尿症(phenylketonuria,PKU);另一种类型是 PAH

的辅酶——四氢生物蝶呤（tetrahydrobiopterin，BH₄）合成或代谢途径中某种酶的先天性缺陷引起的四氢生物蝶呤缺乏症（tetrahydrobiopterin deficiency，BH₄D）。BH₄D 是一种发病率极低的常染色体隐性遗传代谢病。

BH₄ 不仅是苯丙氨酸羟化酶的辅酶，还参与其他 3 种芳香族氨基酸羟化反应，BH₄ 的缺乏将导致大脑组织内神经递质左旋多巴和 5- 羟色胺的生成减少。除造成 HPA 外，还将影响到大脑中髓鞘蛋白质的合成，造成神经介质的减少。

合成 BH₄ 需要 3 种酶：即鸟苷三磷酸环化水解酶（GTP cyclohydrolase，GTPCH）Ⅰ 型、6-丙酮酰四氢蝶呤合成酶（6-pyruvoyl tetrohydropterin synthase，PTPS）和墨蝶呤还原酶（sepiapterin，SR）。再生 BH₄ 需要 2 种酶：二氢蝶啶还原酶（dihydropteridine reductase，DHPR）和蝶呤 -4-α- 甲醇氨脱水酶。这其中任何一种合成酶或还原酶缺乏均可导致 BH₄ 生成不足或完全缺乏；BH₄ 缺乏将影响苯丙氨酸羟化酶的稳定性，从而降低酶的活性，影响苯丙氨酸的代谢，导致 Phe 在体内蓄积，出现类似经典 PKU 的临床表现，同时由于降低了酪氨酸、色氨酸羟化酶活性，从而导致脑组织内神经递质左旋多巴和 5- 羟色胺合成受限，因此，患者出现严重的神经系统损害症状和体征，故未治疗者临床症状比经典 PKU 更严重，预后更差。

临床表现

BH₄ 缺乏症的具有高度异质性，临床上将其分为 3 种类型：

1. **中枢型** 表现为脑脊液中神经递质代谢产物的减少和严重的神经系统症状，具体包括婴儿吸吮力低下、吞咽困难、大运动发育迟缓等；至幼儿及儿童期则表现为肌张力低下，眼睑下垂、嗜睡、反应极差，难以控制的抽搐，不明原因高热，严重的发育迟缓等。

2. **周围型（温和型）** 脑脊液中神经递质代谢产物的水平正常。

3. **短暂型** 表现为一过性的新生儿 HPA。

由于患者血中苯丙氨酸浓度升高，故经常出现经典型 PKU 的临床表现，如智力发育迟缓、头发黄、皮肤白皙、抽搐、湿疹、汗液和尿液鼠尿味等。除此之外，BH₄ 缺乏症突出特征性的临床表现是肌张力低下和难以控制的抽搐。当进行早期正规的低 Phe 饮食治疗且血 phe 控制时，如神经系统症状无改善或仍有进行性加重，则需要高度怀疑 BH₄ 缺乏症。新生儿筛查发现的 HPA 患儿，较难通过临床表现将 PKU 与 BH₄D 相鉴别，必要时行实验室检查以协助诊断。

实验室检查

1. **BH₄ 负荷试验** BH₄ 负荷试验是一种快速而可靠的协助诊断方法。在血 Phe 浓度较高（> 600μmol/L）情况下，直接给予口服 BH₄ 片负荷量 20mg/kg，在服 BH₄ 前及服后 2、4、6、8、24 小时分别取血进行 Phe 浓度测定；此外，服前、服后 4 ~ 8 小时分别留尿进行蝶呤分析。对于血 Phe 浓度 < 600μmol/L 者,可作 Phe+BH₄ 联合负荷试验,即给患儿先口服 Phe(100mg/kg),服后 3 小时再口服 BH₄,服 Phe 前及后 1、2、3 小时,服 BH₄ 后 2、4、6、8、24 小时分别采血测 Phe 浓度,并于 BH₄ 负荷前及服后 4 ~ 8 小时分别留尿进行尿蝶呤分析。BH₄ 缺乏者,当给予 BH₄ 后,能明显促进 PAH 活性恢复,血 Phe 水平明显下降;其中,PTPS 缺乏者,血 Phe 浓度在服用 BH₄ 后 4 ~ 6 小时下降至正常;DHPR 缺乏者,血 Phe 浓度一般在服用 BH₄ 后 8 小时或以后下降至正常,但尚有一部分患者下降不明显;经典型 PKU 患者因本身 PAH 缺乏或活性降低,血 Phe 浓度无明显变化。近年来研究发现约 30% 的 PAH 缺乏的患儿对口服 20mg/kg BH₄ 的负荷试验也有反应,称为"BH₄ 反应性高苯丙氨酸血症"。

2. **尿液蝶呤分析** 目前多以高效液相色谱仪进行尿液蝶呤分析是筛查 BH₄D 的有效方法,该方法分为直接法和间接法两种。直接法是直接测定尿液中的 BH₄ 含量,并根据 BH₄ 的有无和新蝶呤(nepterin,N)、生物蝶呤(biopterin,B)及二氢生物蝶呤的含量来鉴别 PKU 和各种类型的 BH₄D。间接法为尿液经前处理后,将二氢生物蝶呤和四氢生物蝶呤氧化成生物蝶呤,通过测定尿液中新蝶呤及生物蝶呤的含量及比值 [B/(B+N)%] 来鉴别 PKU 和 BH₄D。新鲜尿液收集后马上加入抗坏血酸(每毫升尿液加入 10mg 抗坏血酸),混匀后避光保存于 − 20℃待测或滴注于专用滤纸上,避光晾干后邮寄至检测实验室。

结果判断:①PTPS 缺乏时,尿新蝶呤(N)明显增加,生物蝶呤(B)明显降低,N/B 升高,B% 往往 < 10%;②DHPR 缺乏时,尿新蝶呤(N)可正常或稍高,生物蝶呤(B)明显增加,N/B 降低,B% 增高或正常,有些患者尿蝶呤谱也可正常,需进行 DHPR 活性测定明确诊断;③GTPCH 缺乏时,新蝶呤、生物蝶呤均降低,N/B 正常;④PCD 缺乏时最大的特点是尿中出现 7- 生物蝶呤(7-biopterin)。

3. **特异酶测定** 目前可用干血滤纸片进行红细胞内 DHPR 活性测定,DHPR 缺乏者该酶活性极低或测不出。采用红细胞或皮肤成纤维细胞作 PTPS 活性测定,PTPS 缺乏者酶活性降低。采用肝活检或被刺激过的单核细胞作 GTPCH 活性测定。肝活检测定 PCD 活性。

4. **脑脊液蝶呤和神经递质代谢产物测定** 在脑脊液中加入一定量的维生素 C 以保存,其蝶呤分析方法与尿蝶呤相同。此外,可用气相色谱法测定脑脊液中神经递质代谢产物,例如:3- 甲氧基 -4- 羟苯乙醇(MHPG)、高香草酸(homovanillic acid,HVA)和 5- 羟基吲哚乙醇(HIAA)。典型 BH₄D 者其脑脊液中神经递质代谢产物水平有不同程度的下降,这些患儿往往会出现不同程度的神经系统损害症状;外周型 BH₄D 者,脑脊液中神经递质代谢产物水平多正常,往往无明显神经系统损害症状。

5. **基因检测** PTPS 缺乏是最常见的 BH₄D 缺乏类型。国外一般通过肝组织或皮肤成纤维细胞培养物获得 RNA,也可以从干血滤纸片中提取 RNA,通过反转录聚合酶链反应(reverse transcription PCR,RT-PCR)进行基因突变检测。目前,已经可以采用 RNA 进行基因突变分析。

诊断及鉴别诊断

1. 诊断 强调早期诊断、早期治疗。对于每一位高苯丙氨酸患儿,都应常规作尿液蝶呤分析、BH_4 负荷试验及干血滤纸片 DHPR 活性测定进行鉴别 PKU 和 BH_4D。

2. 鉴别诊断

(1)经典型:苯丙酮尿症(PKU)生物蝶呤所占比例 [B%=B/(B+N)×100%] 正常(> 50% 或偏高),BH_4 负荷试验无反应,DHPR 活性正常。

(2)BH_4 反应性苯丙氨酸羟化酶(BH4-reaction PAH)缺乏型:B% 正常(> 50% 或偏高),BH_4 负荷试验部分反应,DHPR 活性正常。一般而言,如果口服 BH_4 的负荷试验剂量增加为 20mg/kg 可看到明显变化(血 phe 下降 > 30%)。

(3)GTPCH 缺乏型:B% 正常(> 50%),但新蝶呤及生物蝶呤含量很低,BH_4 负荷试验有反应,DHPR 活性正常。

(4)PTPS 或 SR 缺乏型:B% < 10%,BH_4 负荷试验有反应,DHPR 活性正常。

(5)DHPR 缺乏型:B% > 80%,BH_4 负荷试验部分反应,DHPR 活性很低。一般而言,如果口服 BH_4 负荷试验剂量增加为 20mg/kg 可看到明显反应。

(6)PCR 缺乏型:在尿液高效液相层析图谱中,会出现 7- 生物蝶呤物质。

治疗

治疗的目的在于纠正苯丙氨酸血症和中枢神经系统神经递质的缺乏。

1. 对于 BH_4 缺乏症患者而言,控制血浆苯丙氨酸浓度非常重要,因为高水平的苯丙氨酸将影响神经递质前体(色氨酸和酪氨酸)进入脑组织。所以,血浆苯丙氨酸浓度应尽可能维持于正常水平(小于 6mg/dl)。一般,低苯丙氨酸饮食以及 BH_4 替代疗法的联合可以达到上述目的。BH_4 替代疗法(每日 5 ~ 10mg/kg)在鸟苷三磷酸环化水解酶(PTPS)缺陷的疗效较二氢蝶呤还原酶(DHPR)缺陷要好,但对于后者,一旦 BH_4 剂量加至 20mg/(kg·d),血浆苯丙氨酸水平也可控制。

2. 在 BH_4 替代疗法控制血苯丙氨酸水平的基础上,因为外源性 BH_4 不能进入脑组织参与神经递质合成,所以临床治疗上推荐合用 L- 多巴和 5- 羟色胺等神经递质。必要时可根据脑脊液神经递质代谢产物水平或结合临床表现调节药物剂量。多巴剂量与泌乳素浓度有明显相关性,因此血清泌乳素可作为多巴剂量调节的参考指标。二氢蝶呤还原酶缺陷者还需补充叶酸。

预后

生后 3 个月内开始用 BH_4 替代疗法联合神经递质前体正规治疗,且血 phe 浓度控制理想者,智力发育评估较好。治疗开始较晚或单独使用一种药物治疗,血 phe 浓度控制不理想或神经递质前体治疗不当者则疗效差,仍存在不同程度的智能发育障碍。国外有报道个别 BH₄D 患者尽管早期治疗,但仍存在不同程度的智能发育障碍,可能与胎内发生脑损伤有关。在中日友好医院就诊的 26 例 BH₄D 患者中,11 名在 3 个月内治疗的患者,智能和体格发育均正常,因此,新生儿 PKU 筛查中发现高苯丙氨酸血症的患儿,应立即进行 PKU 和 BH₄ 缺乏症的鉴别诊断,以尽早争取相应的治疗,改善预后。

(郝　虎)

参考文献

[1]　贝尔曼,克里格门,詹森.尼尔森儿科学.沈晓明,朱建幸,孙锟,译.17 版.北京:北京大学医学出版社,2007.

[2]　CLEARY M A. Phenylketonuria. Paediatr Child Health,2011,21(2):6l-64.

[3]　刘宾,方竞,杨晓林,等.苯丙酮尿症新生儿筛查及诊断方法研究进展.国际生物医学工程杂志,2012,35(5):298-302.

[4]　叶军,刘晓青,马燮琴,等.中国南方高苯丙氨酸血症者中四氢生物蝶呤缺乏症的筛查(英文).Chinese Medical Journal,2002,115(2):217-221.

[5]　王琳,喻唯民,李晓雯,等.中国北方人群四氢生物蝶呤缺乏症的研究.中华医学遗传学杂志,2006,23(3):275-279.

[6]　叶军,顾学范,张雅芬,等.769 例高苯丙氨酸血症诊治和基因研究.中华儿科杂志,2002,40:210-213.

第三节

尿黑酸尿症

概述

尿黑酸尿症(alkaptonuria,AKU),又称褐黄病(ochronosis),是一种罕见的酪氨酸代谢异常的代谢性疾病,属于染色体隐性遗传。本疾病是在苯丙氨酸和酪氨酸的代谢过程中,由于尿黑酸 -1,2- 双加氧酶(homogentisate-1,2-dioxygenase HGD)缺陷导致中间代谢产物尿黑酸

（HGA）不能转变为延胡索酸和乙酰乙酸，在体内异常蓄积的 HGA 的经肾脏排出体外，暴露在空气中时，发生氧化聚合反应，转化为黑色不溶性物质，使尿液变黑，故称为尿黑酸尿症。

HGD 编码六聚体蛋白，2 个三聚体（类似盘子样三聚体折叠成六聚体），活性部位以 c 端结构域和三聚体表面构成，包括 His292、His335、His365、His371 及 Glu341。HGA 通过 Fe 与 Glu341、His335 及 His371 活性部位结合。HGD 基因突变可通过以下几个方面影响 HGD 功能：①直接影响活性区域残基，干扰辅因子结合；②间接影响活性区域，干扰活性区域构象；③影响 HGD 亚基折叠，干扰内部疏水结构或干扰静电相互作用力，或从一个重要位置移走一个极性氨基酸，或引入不利空间联系；④在三体或三体之间影响内部亚基相互作用；⑤ c- 端截断突变——导致内部作用消失并且正常结构缺陷。

据报道，本病发生率仅为 1∶250 000；1996 年通过基因的克隆研究揭示尿黑酸症基因定位于 3q21-23 位点；此病出生后即存在，尿黑酸是儿童期唯一特点，该病潜伏期长，约 40 岁出现症状，男性多于女性，男女发病比例约为 2∶1。多米尼加共和国和斯洛伐克共和国最多见。

临床表现

AKU 主要临床特征：

1. 尿黑酸随尿液排出，在空气中静置后颜色变暗，形成所谓的"黑尿"或将尿液加入碱性试剂后变黑，新生儿期即可由尿排出大量尿黑酸，通常因为尿布或内裤上发现黑色污迹引起家长的注意。然而也有些确诊患者尿液放置数小时未观察到尿液异常。

2. 成年后，尿黑酸尿症更多被诊断为褐黄病，随着年龄的增加，肾脏清除尿黑酸能力下降，聚合物混合沉积的色素长期增加，可能在脊柱、骨关节，以及结缔组织，包括软骨、心脏瓣膜及巩膜附着；结缔组织病变通常出现在 30 岁以后，包括跟腱增厚、肌腱炎、疝气；而软骨的色素沉着可引起耳郭、巩膜、鼻等变为褐色或蓝黑色，甚至出现在汗液中，污染衣物；而在骨关节的损害方面，大量尿黑酸的长期沉积破坏关节软骨，主要受累部位为脊柱和大关节。临床症状中，脊柱疼痛、僵硬等往往作为首发症状，在疾病后期出现类似强直性脊柱炎的症状，并最终发生继发性退行性骨关节病。其他表型有色素沉积、主动脉瓣或二尖瓣钙化或关闭不全或是主动脉扩张、肾结石、前列腺结石等。色素沉着未见影响视力报道。

实验室及辅助检查

1. **生化检测** 健康人 24 小时尿液 HGA 水平为 20 ~ 30mg，对可疑患者行尿液气相色谱检测，检出大量 HGA 确诊。患者尿液尿黑酸水平通常为 1 ~ 8g/24h。

2. **影像学检查** X 线检查可见脊柱椎体边缘多发骨刺、椎间隙变窄、椎间盘钙化、关节周围软组织及肌腱钙化等。心脏检查可能出现心瓣膜病变、冠状动脉钙化、肾结石或前列腺结石等。

3. 基因检测　检测可疑患者 HGD 基因进行基因分析,以明确诊断。

诊断及鉴别诊断

目前临床早期确诊主要通过尿液颜色改变,特定部位色素沉积及影像学特征。尿液尿黑酸水平升高和基因检测中发现 HGD 基因突变也可诊断该病。

鉴别诊断:

1. 医源性色素沉着　当患者长期使用石炭酸、抗疟药、四环素类或对苯二酚时,可能引起继发性褐黄病样色素沉着。

2. 褐黄病性关节炎　需要与强直性脊柱炎、风湿性关节炎和骨关节炎等相鉴别。

治疗

目前,全世界对尿黑酸尿症,没有较为明确疗效的治疗方法;原有的抗坏血酸和低蛋白饮食治疗目前经过统计未发现明显疗效。目前,国外有新药尼替西农,但仍处于探索阶段。本病的预后尚可,但可因关节和脊柱受累而致残,死因多为心血管疾病和尿毒症。因此,目前治疗建议为定期随访并监测心血管功能及肾功能。

(郝　虎)

参考文献

[1]　沈晓明,朱建幸,孙锟.尼尔森儿科学.17版.北京:北京大学医学出版社,2007.

[2]　杨利,黄慧,杨玉,等.尿黑酸尿症一家系基因诊断及分析.中华实用儿科临床杂志,2015,3(8):608-610.

[3]　SAKTHIVEL S,ZAIKOVA A,NEMETHOVA M A,et al. Mutation screening of the HGD gene identifies a novel alkaptonuria mutation with significant founder effect and high prevalence. Ann Hum Genet,2014,78(3):155-164.

[4]　李洁,王静敏,姜玉武,等.一个 Canavan 家系天冬氨酸酰基转移酶基因突变分析.实用儿科临床杂志,2009,24(8):572-574.

[5]　方润桃,刘洁玉,杨艳玲,等.小儿脂质沉积性肌病的临床、病理及分子遗传学分析.中华实用儿科临床杂志,2014,29(14):1095-1099.

第四节
白化病

概述

　　白化病（albinism）是一组与色素合成相关基因变异导致的多种遗传性疾病的总称。主要表现为黑色素合成减少或缺失导致的皮肤、毛发、眼睛的部分或完全的色素减退。本病有遗传异质性，与黑素形成及转运相关的多种基因均可导致疾病表型的发生。根据临床表型和基因型，白化病可分为非综合征性白化病和综合征性白化病。非综合征性白化病又可根据色素缺失受累部位的不同，将白化病分为两类，即眼皮肤白化病（oculocutaneous albinism，OCA）（色素减少或缺失累及皮肤、毛发、眼睛）分为 1～7 型（OCA1～7）和仅限于眼睛的眼白化病Ⅰ型（ocular albinism typeⅠ，OAⅠ）。综合征性白化病则包括赫曼斯基-普德拉克综合征（Hermansky-Pudlak syndrome）、白细胞异常色素减退综合征（Chediak-Higashi syndrome）、格里塞利综合征（Griscelli syndrome）等。白化病总体发病率约为 1:17 000[1:(1 000～20 000)]，OA 在美国新生儿中患病率为 1:50 000；非洲一些国家的发病率可高达 1:1 400，主要患病类型为 OCA2 型，这可能是缘于近亲婚配和奠基者效应。白化病总体致病基因携带率大概在 1/100。中国人群白化病的总体发病率为 1:18 000。白化病患者的视觉系统受损，且损伤不可逆，这是其主要致残原因。白化病视觉系统的缺陷包括视网膜中央凹发育不良、视网膜色素上皮细胞及虹膜色素丢失、视神经交叉投射异常、畏光及眼球震颤等。

　　在黑色素的合成过程中，酪氨酸酶是合成过程中的限速酶。酪氨酸酶活性降低将阻断黑色素合成途径，在任何黑色素细胞中均无黑色素形成，导致皮肤、毛发色素减少。

　　目前，非综合征性白化病包括眼皮肤白化病 1～7 型（OCA1～7）和单纯眼白化病Ⅰ型（OAⅠ）。综合征性白化病，其较 OCA 或 OA 更为少见，这类疾病累及除色素细胞外的其他细胞，具有更加严重的临床表型。目前已知赫曼斯基-普德拉克综合征可分为 1～10 型（HPS1～10），以及白细胞异常色素减退综合征（Chediak-Higashi syndrome，CHS）。随着基因技术的发展，迄今为止已明确的白化病相关基因有 18 个（表 2-4-1），而新的突变类型及致病基因仍不断地被发现。

表 2-4-1　白化病相关基因信息

基因	染色体定位	白化病类型	OMIM
TYR	11q14.3	OCA1	#203100

基因	染色体定位	白化病类型	OMIM
OCA2	15q12-q13.1	OCA2	#203200
TYRP1	9p23	OCA3	#203290
SLC45A2	5p13.2	OCA4	#696574
n.d	4q24	OCA5	#615312
SLC24A5	15q21.1	OCA6	#609802
C10/F11	10q22.2-q22.3	OCA7	#615179
GPR143	Xp22.2	OA1	#300500
LYST	1q42.3	CHS	#214500
HPS1	10q24.2	HP1S	#203300
AP3B1	5q14.1	HPS2	#608233
HPS3	3q24	HPS3	#614072
HPS4	22q12.1	HPS4	#614073
HPS5	11p15.1	HPS5	#614074
HPS6	10q24.32	HPS6	#614075
DTNBP1	6p22.3	HPS7	#614076
BLOC1S3	19q13.32	HPS8	#614077
BLOC1S6	15q21.1	HPS9	#614171
HPS10/AP3D	19p13.3	HPS10	#607246

注.OCA:眼皮肤白化病;OA:眼白化病;HPS:赫曼斯基 - 普德拉克综合征;CHS:白细胞异常色素减退综合征;OMIM:人类孟德尔遗传病在线数据库。OCA1 可再被细分为两个亚型:OCA1A（OMIM#203100）和 OCA1B（OMIM#606952），分别表现为完全或部分色素缺失。

临床表现

1. 眼的异常表现　眼的异常表现是眼皮肤白化病最重要的临床表现之一。由于黑色素的缺乏,在眼的生长发育过程中,会引起眼的一系列异常改变,如明显畏光、视网膜颜色浅淡、虹膜半透明、体视觉差、高度屈光不正、视力低下等临床表现。黄斑中央凹的发育不良和视神经通路的异常改变是白化病最重要的异常改变,即在视交叉处视网膜神经节细胞轴突发生了异常的交叉。视觉通路的异常与黄斑发育不良将引起斜视、眼球震颤和视力低下等。眼球震颤表现为眼睛不自主随意运动,一般发生在出生后的数个月内,随着年龄的不断增长可逐渐减轻。白化病患者通常依靠头部的倾斜或转动减轻震颤带来的视觉不稳。斜视的产生与视神经的发育有关。

2. 皮肤与毛发的异常　眼皮肤白化病患者毛发和皮肤缺乏色素,皮肤呈乳白色或粉红色,干燥,易发生各种日旋光性损害;毛发呈银白或淡黄色,纤细。

实验室检查

1. 光镜或电镜检查　在光镜或电镜下观察患者皮肤活检组织,可以见到角质形成细胞及黑色素细胞中存在有巨大黑色素小体。

2. 基因检测　目前针对 OA Ⅰ 和 OCA 均已建立相应的基因诊断技术方法;同时随着全基因扫描的广泛应用和新病例的出现,新的突变位点和基因也在不断被发现。随着基因诊断技术的进步,皮肤活检诊断的方法已经较少应用。

诊断方法

1. 根据患者皮肤毛发和眼部的临床表现,结合基因诊断结果,可确诊不同类型的非综合征性白化病。

2. 遗传咨询及产前诊断

(1)对胎儿头皮或皮肤毛囊进行活检:观察黑素细胞中是否有成熟的黑素小体。

(2)如家系基因型或变异位点不明确,可在孕 19 ~ 27 周,在 B 超引导下于羊水池最深处应用胎儿镜进入羊膜腔,观察胎儿头发颜色,根据中国人黑发特征,判断胎儿是否患病,进行白化病产前诊断。

(3)产前基因诊断:在明确家系致病突变的前提下,可在孕 10 ~ 12 周通过绒毛穿刺,提取胎儿基因组 DNA 进行分析,从而达到产前诊断的目的。

鉴别诊断

白化病主要需与其他色素减低疾病相鉴别:

1. 白癜风　本病为后天发生的色素减退性疾病。病因不明,临床表现为其周围皮肤色素加深。精神创伤/化学刺激可能诱发或加重病情,随病情变化,白斑形态可以增多、减少或消失。泛发性白癜风可累及全身,白斑部位毛发也可变白,可能与眼皮肤白化混淆,但根据其后天发病的病史,皮损面积逐渐扩大的疾病过程及组织病理上白癜风表皮中缺乏黑素细胞等表现可以进行鉴别。

2. 脱色性色素失调症　主要与染色体镶嵌有关。皮疹局限性累及躯干、四肢,表现为泼墨样色素减退斑,偏侧分布。病变局部可呈凹陷性萎缩或隆起。同时可以伴有中枢神经系统、眼、骨骼及肌肉的遗传。根据特征性的皮损形态可以与白化病进行鉴别。

3. 斑驳病　又名"图案状白斑病(patterned leukoderma)"是一种常染色体显性遗传病,以色素减少为特征。病因是源于神经嵴细胞的黑色素母细胞增殖或分化缺陷导致黑色素细胞局部缺乏。经常患者出生时即开始有色素脱失斑,常见于面部、前胸、腹部等身体前侧,但也可见于身体任何部位。色素缺失部位形状不规则,大小不一;最具特征的是发生在额部中央的三角形或菱形白斑,并伴有横跨发际的局限性白发。根据特征性皮损及基因等可与白化病进行鉴别。

治疗

白化病通常不影响寿命,发育、智力水平、生育能力均正常。目前没有根治白化病的方法,主要是对症处理。多数患者视力低下,不易从事有视力要求的工作,外出时可使用太阳镜或特殊滤光镜改善成像异常。减少户外特别是阳光直射下的活动,户外活动时注意戴帽子和穿长袖外衣。对患者及患者家属进行科普及宣传教育,注意患者心理健康。

(郝 虎)

参考文献

[1] 沈晓明,朱建幸,孙锟.尼尔森儿科学.17版.北京:北京大学医学出版社,2007.

[2] 胡浩,贾政军.白化病的分子遗传学研究进展.医学综述,2016,2(8):1471-1473.

[3] 肖健江,罗晓刚,刘斌,等.眼皮肤白化病的临床表现及研究进展.中国眼耳鼻喉科杂志,2008,8(2):122-123.

[4] ROORYCK C,MORICE-PICARD F, ELCIOGLU N H, et al. Molecular diagnosis of oculocutaneous albinism: new mutations in the OCA1-4 genes and practical aspects. Pigment Cell Melanoma Res,2008,21(5):583-587.

[5] SUMMERS C G. Albinism: classification, clinical characteristics, and recent findings. Optom Vis Sci,2009,86(6):659-662.

[6] 李巍,魏爱华.白化病的临床实践指南.中华医学遗传学杂志,2020,37(3):252-257.

第五节

枫糖尿症

概述

枫糖尿症（maple syrup urine disease，MSUD）是一种常染色体隐性遗传性支链氨基酸代谢病，主要是由于支链酮酸脱氢酶复合体缺陷导致各种支链氨基酸的酮酸衍生物氧化脱羧作用受阻，大量支链氨基酸及相应酮酸衍生物在体内蓄积，通过与其他大分子中性必需氨基酸竞争载体，干扰氨基酸转运入脑，抑制脑内蛋白合成，导致髓鞘生成障碍；从而造成严重的脑损伤及一系列中枢神经系统损害。因尿中排出大量支链 α- 酮酸，具有特殊枫糖气味而得名。该病在人群中比较罕见，新生儿筛查资料显示，MSUD 患病率美国为 1/180 000；澳大利亚为 1/250 000；德国为 1/177 978；日本为 1/500 000；中国台湾为 1/100 000；中国大陆为 1/139 000。

该病是由于支链酮酸脱氢酶复合体（branched-chain keto acid dehydrogenase，BCKAD）基因缺陷，使支链酮酸（branched-chain keto acid，BCAA）转氨基反应后形成支链 α- 酮酸（branched-chain keto acid，BCKA）：α- 酮异己酸（α-ketoisocaproic acid，α-KIC）、α- 酮 -β- 甲基戊酸及 α- 酮异戊酸不能氧化脱羧，组织中 BCAA 和 BCKA 异常增高，引起神经系统损害，并排出带有枫糖浆香甜味的尿液（图 2-5-1）。

BCKAD 为线粒体中的一类多酶复合体，组织分布以骨骼肌最高，其次是肝、肾，脑内也有少量分布。1 个完整的 BCKAD 由 1 个二氢硫辛酰胺乙酰基转移酶（E2）为核心，及环绕其周的 12 个支链 α- 酮酸脱羧酶（E1，又分为 E1α、E1β 两个亚单位），6 个二氢硫辛酰胺酰基脱氢酶（E3）及 1 个磷酸化激酶组成。E1α、E1Bβ、E2、E3 分别由支链酮酸脱氢酶 E1α 多肽（branched-chain keto acid dehydrogenase E1，alpha polypeptide，BCKDHA）、支链酮酸脱氢酶 E1β 多肽（branched-chain keto acid dehydrogenase E1，beta polypeptide，BCKDHB）、二氢硫辛酰胺支链转酰基酶（dihydrolipoamide branched-chain transacylase E2，DBT）及二氢硫辛酰胺脱氢酶（dihydrolipoamide dehydrogenase，DLD）基因编码，任一基因的突变均可导致 BCKAD 活性下降而出现 MUSD 表现。

按照 *BCKDHA*、*BCKDHB*、*DBT*、*DLD* 受累基因的不同将该病分为 Ⅰ A 型（OMIM 608348）（编码 E1α 亚基的 *BCKDHA* 基因突变）、Ⅰ B 型（0MIM 248611）（编码 E1β 亚基的 *BCKDHB* 基因突变）、Ⅱ 型（OMIM 248610）（编码 E2 亚基的 *DBT* 基因突变）、Ⅲ 型（OMIM 238331）（编码 E3 亚基的 *DLD* 基因突变）4 种基因型。目前已发现的突变类型超过 80 种，以 *BCKDHA*、*BCKDHB* 点突变最常见，其中 34% 的基因突变发生在 *BCKDHA* 基因上，29% 基

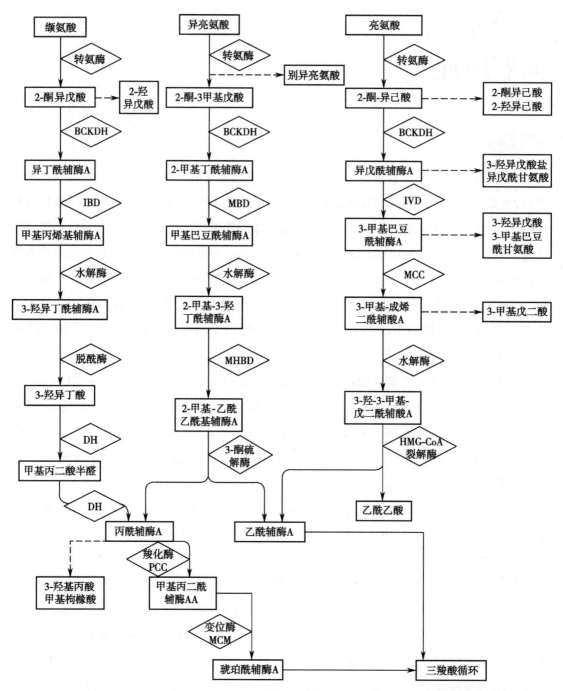

BCKDH. 支链酮酸脱氢酶；DH. 脱氢酶；IBD. 异丁酰辅酶 A 脱氢酶；MBD. 甲基丁酰辅酶 A 脱氢酶；IVD. 异

戊酰辅酶 A 脱氢酶；MCC.3- 甲基巴豆酰辅酶 A 羧化酶；MHBD.2- 甲基 -3- 羟基丁酰辅酶 A 脱氢酶；PCC.

丙酰辅酶 A 羧化酶

图 2-5-1　支链氨基酸代谢示意图

因突变发生在 *BCKDHB* 基因上，24% 在 *DBT* 基因上，13% 在 *DLD* 基因上。且基因型具有一定的种族差异。

分型及临床表现

按照 BCKAD 残余酶活性、临床表现及发病年龄将该病分为：

1. 经典型枫糖尿症（MSUD）　最常见，75% 为此型。

（1）出现枫糖浆气味：通常患儿出生 12 小时后，在耵聍中即出现枫糖浆气味；生后 12 ～ 24 小时在尿液和汗液中有特殊的枫糖浆气味。

（2）血浆支链氨基酸（BCAA）：亮氨酸、异亮氨酸、缬氨酸及别异亮氨酸水平增高，伴随全身血浆氨基酸成分比失调。生后 12 ～ 24 小时正常蛋白饮食患儿，可发现血浆异亮氨酸或缬氨酸水平降低或正常，亮氨酸、别异亮氨酸水平升高。

（3）生后 2 ～ 3 天，出现酮尿、易激惹、喂养困难。

（4）4 ～ 5 天出现脑病加重征象，包括昏睡、间歇性呼吸暂停，出现刻板动作比如"击剑""脚踏"动作。

（5）生后 7 ～ 10 天可能出现昏迷和中枢性呼吸衰竭，若不及时治疗，大多数的患儿在出生后数天发生严重代谢紊乱而导致死亡。

2. 轻（或中间）型（intermediate MSUD）　BCKAD 活性为 3% ～ 30%。各年龄段均可发病。主要表现为喂养困难、精神运动发育迟缓、癫痫，偶可见急性代谢危象。血 BCAA 及 BCKA 水平持续升高但不及经典型。

3. 间歇型（intermittent MSUD）　BCKAD 活性为 5% ～ 20%。各年龄段均可发病。发病前生长发育及智力正常，在感染、手术等应激情况下诱发，可出现急性代谢危象表现，或复发性的共济失调、意识障碍、酮症酸中毒、精神症状等。生化表现不发病时正常，发病时同经典型。

4. 维生素 B 有效型　尚不确定该型是否独立存在。理论上各年龄段均可发生，BCKAD 活性为 2% ～ 40%。表现与中间型类似，除智能发育轻度落后外，无明显神经系统症状，但维生素 B_1（10 ～ 1 000mg/d）治疗有效。该型可能是因 E2 蛋白的变异导致支链酮酸脱氢酶（branched-chain keto acid dehydrogenase，BCKDH）与 TPP 的结合能力下降所致。

5. 二氢硫辛酰胺基脱氢酶 E3 缺乏型　该型极为罕见。临床表现类似轻型，BCKAD 活性为 0 ～ 25%，患者表现为肌张力低下、高乳酸血症及发育迟缓。使用生物素、二氯乙酸、硫辛酸治疗可能有效。

除神经系统损伤表现外，MSUD 还可表现为贫血、四肢皮炎、脱发、厌食、骨质疏松、头颅生长停滞、生长障碍等。少数患者表现多动、抑郁和焦虑。经新生儿筛查早期诊断和早期干预治疗的 MSUD 患者可无典型的临床表现。

诊断方法

MSUD 的诊断要点：

1. 尿液及汗液中有特殊的枫糖气味。

2. 多种中枢神经系统受损表现 出生时多正常,生后 2 ～ 3 天逐渐出现呕吐、喂养困难、酮尿;继之在 1 ～ 2 周出现反应低下、意识障碍、肌张力障碍、惊厥、中枢性呼吸困难,甚至呼吸衰竭表现,轻型在婴儿后期或儿童期在空腹/感染等应激情况下出现症状,如生长发育迟缓、复发性脑病症状等。

3. 血氨基酸分析 疑诊者生后 18 ～ 24 小时行血氨基酸检测,若亮氨酸显著升高超过 1 000μmol/L 即可确诊,若仍不确定但高度疑诊者,应在 24 ～ 36 小时后重复采血测定 BCAA。血氨基酸检查除发现血亮氨酸显著升高外,血异亮氨酸、缬氨酸通常也升高,但两者也可正常或略低。由于血亮氨酸升高伴随其他氨基酸浓度的降低,故血氨基酸分析还可见亮氨酸与其他氨基酸(丙氨酸、谷氨酸、色氨酸、蛋氨酸、组氨酸、苯丙氨酸及酪氨酸)的浓度比改变。血浆中异亮氨酸高于 5μmoL/L 被认为是诊断各型 MSUD 最特异且敏感的指标。

4. 尿 BCKA 检测 通过气相色谱法检测可发现尿中分支氨基酸及其相应的酮酸增多。生后 48 ～ 72 小时行尿二硝基苯肼试验,呈黄色沉淀或三氯化铁试验呈灰绿色亦提示尿中 BCKA 升高。

5. BCKAD 酶活性测定 不是诊断的必要依据,且采用体外方法及在体内方法测定酶活性,结果存在差异。

6. 维生素 B_1 负荷试验 所有患者均应进行维生素 B_1 负荷试验,大剂量维生素 B_1 200 ～ 300mg/d[或 10mg/(kg·d)],同时低蛋白饮食治疗至少 3 周,血亮氨酸及缬氨酸水平下降 30% 以上,临床症状改善,判断为维生素 B_1 有效型,需终身大剂量维生素 B_1 口服治疗。

7. 其他实验室检查 约半数患儿可见低血糖及酮尿,血及脑脊液中乳酸水平常可升高,高氨血症并不常见。

8. 头颅影像学 急性期常见弥漫性脑水肿,若治疗及时得当,水肿改变可逆。慢性期由于患儿脑白质发生海绵状变性和髓鞘形成障碍,可见对称性基底节、丘脑、齿状核、大脑脚部位损害。现在进行的新生儿枫糖尿病筛查多采用生后 24 ～ 48 小时干血滴纸片查全血中亮氨酸+异亮氨酸/丙氨酸+苯丙氨酸比值,并逐渐取代了 Guthrie 细菌生长抑制检测法。

9. 基因检测 对导致 MUSD 的致病基因进行第一代(Sanger)或二代基因测序,明确分子诊断。

鉴别诊断

1. 新生儿脑病 如新生儿窒息、低血糖脑损伤、癫痫持续状态、胆红素脑病、中枢神经系统感染等。

2. 其他导致新生儿脑病的遗传代谢性疾病　如尿素循环障碍、甘氨酸脑病及有机酸血症(如甲基丙二酸血症或丙酸血症)等。

3. 新生儿败血症　新生儿 MSUD 发病初期在临床上常表现为呕吐、拒食、精神反应差等非特异性症状,极易误诊为败血症。败血症患儿 C- 反应蛋白、降钙素原和血常规有异常、尿液无枫糖气味、MS-MS 分析有助鉴别。此外,遗传代谢病可继发败血症,需要排除遗传代谢病的可能。

治疗和预后

1. 目标

(1)入院 24 小时内血浆亮氨酸浓度降低大于 750μmol/L。

(2)给予充足的异亮氨酸、缬氨酸,急性发作期其浓度为 400 ~ 600μmol/L。

(3)尽量减少低张液体的摄入,保持血清钠离子浓度 138 ~ 145mmol/L。

(4)保持尿量 2 ~ 4ml/(kg·h),尿渗透压 300 ~ 400mmol/L。

2. 一般治疗

(1)去除诱发因素如感染、发热。

(2)足够能量供给,新生儿约 1 700kcal/(m²·d),儿童约 1 500kcal/(m²·d),成人约 1 200kcal/(m²·d)。给予不含 BCAA(亮氨酸、异亮氨酸、缬氨酸)的必需氨基酸和非必需氨基酸 2.5 ~ 3.5g/(kg·d);代谢危象时提供其他特殊氨基酸如异亮氨酸和缬氨酸 20 ~ 120mg/(kg·d),谷氨酰胺和丙氨酸各 150 ~ 400mg/(kg·d),可根据年龄和临床表现做调整。

3. 急性期治疗　目的为排除积存在组织及体液中的分支氨基酸及其代谢产物,改善代谢环境,并促进蛋白合成、抑制蛋白分解。腹膜透析是急性期治疗的最佳方法。在急性失代偿期也可行持续血液透析,24 小时血亮氨酸清除率应大于 750μmol/L,在确诊后 2 ~ 4 天内将血亮氨酸水平降至 400μmol/L 以下。同时应补充必需与非必需氨基酸,蛋白质量 3 ~ 4g/(kg·d),异亮氨酸和缬氨酸各 80 ~ 120mg/(kg·d),谷氨酰胺和丙氨酸各 250mg/(kg·d)。静脉注射 10%及 25% 葡萄糖,注意监测血糖,必要时补充胰岛素,保证患儿足够热量 120 ~ 140kcal/(kg·d),脂肪摄入占总热量的 40% ~ 50%;血钠维持在 140 ~ 145mmol/L 水平,异亮氨酸和缬氨酸水平维持在 400 ~ 600μmol/L 水平。

(1)脑水肿预防及处理:每天血浆渗透压降低超过 8mmol/L 可导致致命性脑癌。需要加强监测,注意监测头围、囟门大小、有无颅内压增高的迹象(如视乳头水肿、定向障碍、意识减低、难治性呕吐、反射亢进、心动过缓性高血压)及脑疝迹象(如瞳孔不对称、眼肌麻痹等)。为预防脑水肿,可抬高头部,监测体重或尿量、适时调整电解质和水的摄入,保持血液渗透压为290 ~ 300mmol/L,尿液渗透压 < 300 ~ 400mmol/L,尿比重 < 1.010。

（2）已发生脑水肿者应及时治疗：呋塞米 0.5 ~ 1mg/kg，每 6 小时 1 次，预防水潴留；甘露醇 0.5 ~ 1.0g/kg，3% ~ 5% 高渗盐水 5 ~ 10mmol/L，血钠维持在 140 ~ 145mmol/L。

4. 慢性期治疗 目的是供给足够的热能和营养以满足其生长发育所需，给予无支链氨基酸特殊奶粉喂养，必要时适当补充亮氨酸 60 ~ 90mg/（kg·d）、异亮氨酸和缬氨酸 40 ~ 50mg/(kg·d)，以及其他必需氨基酸，控制血亮氨酸浓度在 100 ~ 300μmol/L 患儿需定期检测发育商、智商等。青少年和成人 MSUD 出现注意缺陷多动障碍（attention deficit and hyperactive disorder，ADHD）、抑郁、焦虑的风险增加，给予精神兴奋药和抗抑郁药有效。维生素 B_1 有效者，每日 100 ~ 300mg，口服，长期治疗。

Strauss 报道，在选择性肝移植成功治疗 11 例经典型 MSUD 患者中，采取不限制支链氨基酸饮食治疗，避免了急性代谢紊乱的发生。Mazariegos GV 等，研究了 37 位因 MSUD 进行肝移植的随访患者，(4.5 ± 2.2)年移植存活率达100%，BCAAs 水平在术后数小时下降正常，并保持稳定，亮氨酸耐受性提高 10 倍。但由于原位肝移植导致的手术风险、免疫抑制剂的终身使用、供体来源不足等因素限制了其在临床中的应用。

枫糖尿症开始治疗的时间与预后密切相关。经典型 MSUD 最佳治疗时机是 7 天以内，出生 14 天后已造成不可逆神经系统损害，治疗预后较差，如不积极治疗，则在生后数周内死于代谢紊乱和神经功能障碍，存活者存在生长障碍、智力低下、痉挛性瘫痪等后遗症。故早期诊治十分重要。

新生儿遗传代谢病筛查在该病的诊断中极为重要，可使患儿能够早期诊断，早期治疗，预防严重的代谢危象发生，降低死亡率；家系中如出现先证者，根据遗传规律，先证者的父母均为无症状的致病变异携带者。先证者的同胞有 25% 的概率为患者，约 50% 的概率为无症状的携带者，25% 的概率为正常个体。尽量对先证者及其家系进行基因诊断，明确致病位点，其父母再次生育时于孕 10 ~ 13 周采集绒毛或孕 14 ~ 16 周采集羊水进行产前诊断，亦可植入前诊断。如果患者得到临床诊断但只检测出一个致病变异时，可以通过测定 BCKAD 酶活性进行产前诊断。必要时可阻止患儿出生，达到二级预防目的。

（郝　虎）

参考文献

[1] 李婕. 枫糖尿症诊治进展. 临床儿科杂志, 2013,31(7):683-686.

[2] SIMON E, SCHWARZ M, WENDEL U. Social outcome in adults with maple syrup urine disease(MSUD). J Inherit Metab Dis, 2007, 30(2):264.

[3] 何大可, 张建明, 邵新华, 等. 81 例遗传代谢病患儿神经系统损害和症状分析. 上海交通大学学报：医

学版,2011,31(10):1444-1447.

[4]　范国清.枫糖尿症研究进展.国际儿科学杂志,2013,4(5):514-517.

[5]　杨楠,韩连书,叶军,等.枫糖尿病患者临床表现及质谱检测结果分析.中华医学杂志,2012,92(40):2839-2842.

[6]　李溪远,丁圆,刘玉鹏,等.枫糖尿症患儿13例临床、生化及基因研究.中华实用儿科临床杂志,2016,31(8):569-572.

[7]　NELLIS M M, KASINSKI A, CARLSON M, et al. Relationship of causative genetic mutations in maple syrup urine disease with their clinical expression. Molecular Genetics and Metabolism, 2003, 80(1/2):0-195.

[8]　FRAZIER D M, ALLGEIER C, HOMER C, et al. Nutrition management guideline for maple syrup urine disease: An evidence- and consensus-based approach. Molecular Genetics & Metabolism, 2014, 112(3):210-217.

[9]　KENNESON A, OSARA Y, PRINGLE T, et al. Natural history of children and adults with maple syrup urine disease in the NBS-MSUD Connect registry. Molecular Genetics & Metabolism Reports, 2018, 15:22-27.

[10]　PATRICK B, JENNIFER G, FILIPPO P E V, et al. Maple syrup urine disease: mechanisms and management. Application of Clinical Genetics, 2017, 10:57-66.

第六节
酪氨酸血症

概述

酪氨酸血症(tyrosinemia)是一种常染色体隐性遗传病,其代谢途径中酶的缺陷可导致多种不同表型的疾病。酪氨酸(tyrosine,Tyr)在体内分别经酪氨酸氨基转移酶(tyrosine aminotransferase,TAT)、4-羟基苯丙酮酸双加氧酶(4-hydroxyphenylpyruvate dioxygenase,4-HPPD)、尿黑酸-1,2-双加氧酶(homogentisate-1,2-dioxygenase,HGD)及延胡索酰乙酰乙酸水解酶(fumaryl acetoacetate hydrolase,FAH)的作用下转化生成延胡索酸(fumarate)、乙酰乙酸(acetoacetate),参与三羧酸循环(tricarboxylic acid cycle,TCA cycle)及酮体(ketone bodies)的肝外组织氧化利用。这些酶的缺陷使 Tyr 正常代谢途径中断,引起血中 Tyr 和琥珀酰丙酮(succinylacetone,SA)等异常代谢产物蓄积,导致神经、肝脏、肾脏等多系统损伤(图 2-6-1)。根据症状和遗传缺陷可分为Ⅰ、Ⅱ和Ⅲ型酪氨酸血症。Ⅰ型酪氨酸血症(FAH 缺陷),又名肝肾酪氨酸血症,是最常见且较严重的类型,FAH 缺陷导致体内马来酰乙酰乙酸、延胡索酸乙酰乙酸、其旁路代谢产物琥珀酰乙酰乙酸(succinylacetoacetate,SAA)和 SA 蓄积,造成肝、肾功能损伤。Ⅱ型酪氨酸血症(TAT 缺陷),又名眼皮肤酪氨酸血症,TAT 活性降低导致酪氨酸在体内大量蓄积。由于酪氨酸溶解度很低,容易在角膜上皮细胞中形成晶体,晶体破坏细胞中的溶酶体并产生炎症反应;在皮肤中,酪氨酸的累积导致手掌和脚底角化过度。Ⅲ型酪氨酸血症(4-HPPD 缺陷或暂时性活性降低及 HGD 缺陷)是最罕见的类型之一,有三种不同的情况与 4-HPPD 的功能障碍有关:4-HPPD 缺陷导致Ⅲ型酪氨酸血症;新生儿 4-HPPD 水平暂时降低,导致暂时性酪氨酸血症;还有尿黑酸尿症,它是 4-羟基苯丙酮酸转化成尿黑酸的中间过程中 HGD 缺陷引起的。

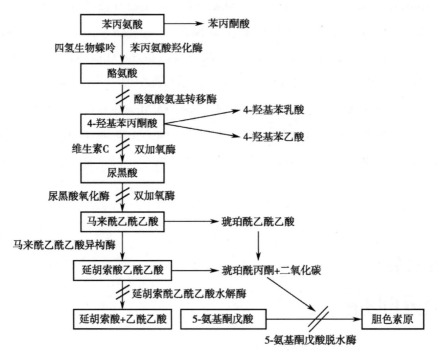

图 2-6-1　酪氨酸代谢途径及酶缺陷

　　酪氨酸血症属于常染色体隐性遗传的单基因代谢病,根据人类基因突变数据库,酪氨酸血症的编码基因及突变情况见表 2-6-1。

　　Ⅰ型酪氨酸血症在世界范围内发病率约 1/10 万,在挪威、加拿大的某些地区更常见,发病率高达约 1/1.6 万。Ⅱ型酪氨酸血症在世界范围内发病率低于 1/25 万。Ⅲ型酪氨酸血症比较罕见,至今只报道过几例。在我国此病的患病率尚不清楚。近几年随着质谱技术在遗传代谢病检测中的应用,使得更多的患者得到诊断。

表 2-6-1　各型酪氨酸血症编码基因及突变情况

疾病	基因	定位	编码蛋白	基因OMIM	突变种数
Ⅰ型酪氨酸血症	*FAH*	15q23-q25	延胡索酰乙酰乙酸酶	613871	102

续表

疾病	基因	定位	编码蛋白	基因OMIM	突变种数
Ⅱ型酪氨酸血症	*TAT*	16q22.1	酪氨酸氨基转移酶	613018	36
Ⅲ型酪氨酸血症	*HPD*	12q24-qter	4-羟基苯丙酮酸双加氧酶	609695	9

临床表现

1. Ⅰ型酪氨酸血症　临床表现个体差异很大,受影响的个体可以在从新生儿期至成年期的任何时候出现临床表现。即使在同一家庭成员之间,临床表现也有相当大的差异。一般在临床上可根据症状开始时的年龄进行分类,这与疾病的严重程度有广泛的相关性。分为急性型:在生后 6 个月前出现的急性肝衰竭,若不及时治疗,患者多于生后 6 ~ 8 个月内因肝衰竭而死亡;亚急性型:表现在生后 6 个月至 1 岁之间,患有肝病、生长迟缓、凝血障碍、肝脾肿大、佝偻病和肌张力减低等;慢性型:在出生第 1 年之后,表现为慢性肝病、肾病、佝偻病、心肌病和 / 或类似卟啉症。

肝脏是Ⅰ型酪氨酸血症患者受影响的主要器官,是发病和死亡的主要原因。肝病可表现为急性肝衰竭、肝硬化或肝细胞癌;这三种情况都可能发生在同一患者身上。一般来说,肝功能尤其是肝脏合成功能与凝血功能受影响最大。急性肝功能衰竭可能是最初的发病表现,也可能随后由肝肿大和凝血功能障碍的肝危象而引起。慢性肝病导致的肝硬化最终发生在大多数Ⅰ型酪氨酸血症的患者身上,这既可以是早期发病的幸存者的晚期并发症,也可以是晚期发病形式的一种表现。肝硬化通常表现为一种具有不同程度脂肪变性的混合微 - 大结节型病变。早期发生肝细胞癌的风险高达 37%。不幸的是,这些结节的大小和脂肪含量的差异使得恶变难以检测。

大多数患者在出现症状时可检测到不同程度的肾功能障碍,范围从轻度肾小管功能障碍到肾衰竭不等。近端肾小管病很常见,在肝危象期间可严重恶化。低磷性佝偻病是近端肾小管病最常见的表现,但普遍的氨基酸尿、肾小管酸中毒和糖尿也可能存在。其他不太常见的肾脏表现包括远端肾小管疾病、肾结石和肾小球滤过率降低。

急性神经系统危象可发生在任何年龄。通常情况下,在厌食和呕吐的基础上出现轻微感染之后容易发生,并分为两个阶段:持续 1 ~ 7 天的活跃期,其特点是伴有疼痛的感觉异常和自主症状,可能会发展为瘫痪;随后进入几天的恢复期。并发症包括癫痫、角弓反张、自残、呼吸麻痹及死亡。

心肌病是一个比较常见的偶然发现,但在临床上可能是有意义的。无症状的胰腺细胞肥大可在酪氨酸血症出现症状时发现,但高胰岛素血症和低血糖是比较罕见的。

2. Ⅱ型酪氨酸血症　主要特征为眼部症状,表现为生后数月出现流泪、畏光和结膜充血等症状,继而出现角膜溃疡和混浊、眼球震颤等,周岁以后出现手掌和足底水疱、溃疡和过度角化。半数患儿伴有智力障碍,少数伴有行为问题、癫痫和小头畸形等异常。

3. Ⅲ型酪氨酸血症 4-HPPD 持续缺陷者通常会出现神经异常、智力迟钝和轻度共济失调，但尚未形成比较一致的表型。新生儿暂时性酪氨酸血症一般无症状；尿黑酸尿症患儿在出生时都没有症状，直到断奶或食用高蛋白配方奶粉后会出现代谢性酸中毒和发育不良等症状。

实验室及辅助检查

1. 常规检查 多数患者肝功能检查异常，如转氨酶及胆红素水平升高、低蛋白血症、凝血功能明显异常等；肾小管功能受损，出现蛋白尿、氨基酸尿和高磷尿等；因血红素合成受到抑制，可出现贫血；血浆甲胎蛋白水平可升高。

2. 尿有机酸分析 应用 GC-MS 检测尿 4- 羟基苯乳酸、4- 羟基苯乙酸、4- 羟基苯丙酮酸及 SA 水平对于诊断酪氨酸血症有重要意义。由于患者体内积聚的 SA 可抑制红细胞尿卟啉原合成酶活性，5- 氨基酮戊酸（5-aminolevulinate，5-ALA）从尿中排出增多。

3. 血氨基酸谱检测 应用 MS-MS 检测患儿血氨基酸及 SA 水平，发现血 Tyr 及 SA 水平增高，部分患者伴有血 Phe 增高。

4. 酶学分析 Ⅰ型酪氨酸血症患者 FAH 活性低下或缺失，可通过测定肝活检组织、成纤维细胞或外周血淋巴细胞中 FAH 活性诊断此病。Ⅱ型酪氨酸血症可进行肝细胞中 TAT 的活性检测。

5. 基因检测 Ⅰ型酪氨酸血症的致病基因 FAH 定位于人染色体 15q23-q25，其中最常见的突变是 IVS12+5（G → A），这些突变多为单个碱基的突变，如错义突变、无义突变或剪辑点突变。Ⅱ型酪氨酸血症的基因突变位于 16q22.1，Ⅲ型酪氨酸血症的基因突变位于 12q24-qter。

诊断和鉴别诊断

1. 诊断

（1）根据患儿肝脏、肾脏受损的临床表现，尤其是肝脏合成功能严重受损，凝血功能障碍和 / 或低蛋白血症，并出现蛋白尿、氨基酸尿和高磷尿；在血 Tyr 水平升高的前提下，尿有机酸分析中检测到 SA 定量显著升高可作为诊断Ⅰ型酪氨酸血症的确诊依据。当然，肝活检组织测定活性、成纤维细胞或淋巴细胞中 FAH 活性测定也可确诊Ⅰ型酪氨酸血症。

（2）根据患儿眼、皮肤等临床表现，血 MS-MS 检测示血 Tyr 水平升高，约 600 ~ 3 300μM（正常时 < 90μM）；尿 GC-MS 检测示酪氨酸代谢产物如 4 羟基苯丙酮酸盐的排泄增多，基本可诊断Ⅱ型酪氨酸血症；当然，通过测定肝脏活检中 TAT 的酶活性可得到确诊，但这通常是不必要的。

（3）因Ⅲ型酪氨酸血症患者无特异性的临床表现，根据血 Tyr 水平（355 ~ 640 μM）和尿 GC-MS 检测到的酪氨酸代谢物（4- 羟基苯乳酸和 4- 羟基苯乙酸）显著增加可以推断出Ⅲ型酪氨酸血症的诊断。

2. 鉴别诊断

(1)急性型Ⅰ型酪氨酸血症以急性肝功能损害为主要表现,所以主要与其他可能导致早期急性肝损害的疾病鉴别,如感染性肝病、citrin 缺陷所致新生儿肝内胆汁淤积症(neonatal intrahepatic cholestasis caused by citrin deficiency,NICCD)及脂肪酸氧化缺陷等。

(2)亚急性和慢性型Ⅰ型酪氨酸血症以佝偻病体征及肾小管功能不全表现突出,所以主要与肾小管酸中毒、抗维生素 D 性佝偻病、原发性范科尼综合征及肝豆状核变性等鉴别。

治疗

治疗原则　减少酪氨酸的摄入和有毒代谢产物的堆积,从而减轻酪氨酸及其代谢产物对机体的损伤。不论急性或慢性型患儿,都应给予低酪氨酸、低苯丙氨酸饮食,两种氨基酸的每日摄入量均应控制在 25mg/kg 以下。饮食疗法除对肝功能改善效果不佳外,对于改善肾小管功能、降低血 Tyr 及其代谢产物的浓度效果较好。

(1)对于Ⅰ型酪氨酸血症,目前最佳的治疗药物为 2-(2- 硝基 -4- 三氟苯甲酰)-1,3- 环己二醇 [2-(2-Nitro-4-trifluorobenzoyl)-1,3-cyclohexanediol,NTBC],它是一种 4-HPPD 的抑制剂,从而阻止延胡索酸乙酰乙酸及其衍生物 SA 的形成。推荐起始服用剂量为 1mg/(kg·d),分 2 ~ 3 次服用,后续服用剂量根据血 SA 或 Tyr 水平进行调整。对于 NTBC 的最佳药物浓度,目前还没有形成统一的标准。有作者提出 NTBC 浓度低至 50 ~ 60μmol/L 时可完全控制酪氨酸代谢通路,但需要规律服药和密切监测血药浓度。对于无法解释的肝功能衰竭且未排除Ⅰ型酪氨酸血症患者,NTBC 作为急救治疗,应尽快给予患者口服。NTBC 并不能预防肝细胞癌的发生,唯一的有效治疗是进行肝移植,但肝移植风险高,且需长期服用免疫抑制剂。

(2)对于Ⅱ型酪氨酸血症,通过同时限制苯丙氨酸和酪氨酸饮食,可在 1 ~ 2 周内缓解眼睛和皮肤的症状及体征。然而,对于何时开始治疗以及预防神经系统受累所需的血酪氨酸的最佳治疗水平,目前还没有达成共识。酪氨酸水平 < 600μM 被认为是合理的目标值。所以必须进行更多的研究来进一步评估饮食限制的治疗效果。

(3)对于Ⅲ型酪氨酸血症,仍需要限制苯丙氨酸和酪氨酸的摄入量。此外,维生素 C 可能有助于增加 4-HPPD 酶的活性,尽管这一点还没有完全被证实。对于新生儿暂时性酪氨酸血症,通常不必要治疗,因为大多数病例是良性的,肝脏转氨酶在 2 ~ 3 个月后可恢复正常,然而,限制蛋白和维生素 C 需谨慎。

预后

Ⅰ型酪氨酸血症患者总体来讲预后较差,疾病的严重程度与起病时的年龄相关;Ⅱ型酪氨酸血症患者通过控制体内酪氨酸水平后眼部及皮肤症状可缓解,但如何预防神经系统受累目前尚未知晓;Ⅲ型酪氨酸血症患者,一过性的酪氨酸升高预后好,持续性的酪氨酸升高会累及神经系统,因此预后一般。

(郝 虎)

参考文献

[1] 顾学范.临床遗传代谢病.北京:人民卫生出版社,2015.

[2] 江载芳,申昆玲,沈颖.诸福棠实用儿科学.8版.北京:人民卫生出版社,2014.

[3] SAUDUBRAY J M, BAUMGARTNER M R, WALTER J. Inborn metabolic diseases: diagnosis and treatment, 2016.

[4] STENSON P D, MORT M, BALL E V, et al. The Human Gene Mutation Database (HGMD®): optimizing its use in a clinical diagnostic or research setting. Hum Genet, 2020,139(10):1197-1207.

[5] BLA U, NENA D. Physician's guide to the diagnosis, treatment, and follow-up of inherited metabolic diseases. Berlin/Heidelberg: Springer, 2014.

[6] HEYLEN E, SCHERER G, VINCENT M F, et al. Tyrosinemia type Ⅲ detected via neonatal screening: management and outcome Molecular Genetics & Metabolism, 2012, 107(3):605-607.

[7] MACSAI M S, SCHWARTZ T L, HINKLE D, et al. Tyrosinemia type Ⅱ: nine cases of ocular signs and symptoms. American Journal of Ophthalmology, 2001, 132(4):522-527.

第七节
同型半胱氨酸尿症

概述

同型半胱氨酸尿症(homocystinuria),又称假性马方综合征,是一种常染色体隐性遗传病,是蛋氨酸(methionine,Met)代谢过程中由于酶缺陷所致的含硫氨基酸先天性代谢障碍。Met在体内主要参与甲硫氨酸循环(methionine cycle),正常情况下,ATP 分子的腺苷转移至 Met生成 S- 腺苷蛋氨酸(S-adenosyl methionine,SAM),后者通过转甲基反应生成 S- 腺苷同型半胱氨酸,并进一步水解成同型半胱氨酸(homocysteine,Hcy),Hcy 可与丝氨酸合成胱硫醚,也可再甲基化而形成 Met(图 2-7-1)。在这种转化过程中,因多种酶的缺陷导致正常代谢途径被中断,经异常代谢途径生成 Met、Hcy,过多的 Hcy 激活凝血因子,抑制胶原的形成,引起以血管损害为著的组织损伤。其主要的临床表现是多发性血栓栓塞、智力落后、晶体异位和指 / 趾过长。因此有"假性马方综合征"之称。

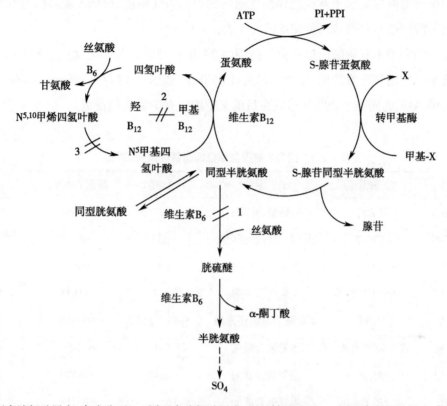

1. 同型半胱氨酸尿症,合成酶型;2. 同型半胱氨酸尿症,甲基转移酶型;3. 同型半胱氨酸尿症,还原酶型

图 2-7-1 蛋氨酸代谢和同型半胱氨酸尿症

同型半胱氨酸尿症根据其生化缺陷不同可分 3 型:

(1)胱硫醚合成酶(cystathioine β-synthase,CBS)缺乏型,简称合成酶型。此型最常见,包含维生素 B_6 反应和无反应两种情况。由于同型半胱氨酸不能转化为胱硫醚,前者通过再甲基化形成 Met,因此患者血和尿中同型半胱氨酸和 Met 浓度均升高。同型半胱氨酸生成胱硫醚的反应受胱硫醚合成酶催化,该酶需维生素 B_6 作为辅酶。因此,维生素 B_6 反应患者使用大剂量维生素 B_6 治疗有效。

(2)甲基四氢叶酸 - 同型半胱氨酸甲基转移酶缺乏型,简称甲基转移酶型。甲基转移酶型患者的甲基转移酶蛋白活性正常,而辅酶甲基维生素 B_{12} 有缺陷。正常时,同型半胱氨酸在甲基转移酶的作用下经过甲基化作用形成 Met,所需辅酶是甲基维生素 B_{12}。此型患者由

于体内维生素 B_{12} 代谢异常,不能将体内吸收的维生素 B_{12} 在细胞内转化为甲基维生素 B_{12} 所致。

(3)$N^{5,10}$- 甲烯四氢叶酸还原酶缺乏型,简称还原酶型,该酶催化 $N^{5,10}$- 甲烯四氢叶酸还原为 N^5- 甲基四氢叶酸,后者可提供甲基参与 Met 代谢。该酶缺乏时,N^5- 甲基四氢叶酸生成减少,导致 Hcy 甲基化不足而沉积于体内,并形成同型半胱氨酸尿症。

同型半胱氨酸尿症属于常染色体隐性遗传的单基因代谢病,根据人类基因突变数据库,同型半胱氨酸尿症的编码基因及突变情况见表 2-7-1。

最常见的同型半胱氨酸尿症在世界范围内 20 万 ~ 33.5 万人中至少有 1 人患病,这种疾病似乎在某一些国家更为常见,比如爱尔兰(1/65 000)、德国(1/17 800)、挪威(1/6 400)和卡塔尔(1/1 800);罕见的同型半胱氨酸尿症在目前文献中仅有少量病例报道。

表 2-7-1　同型半胱氨酸尿症编码基因及突变情况

类型	编码基因	编码蛋白	定位	基因 OMIM	突变种数
合成酶型	CBS	胱硫醚合成酶	21q22.3	613381	211
还原酶型	MTHFR	甲烯四氢叶酸还原酶	1p36.3	607093	131
cblC 型	MMACHC	蛋氨酸合成酶	1p34.1	609831	94
cblD 型	MMADHC	蛋氨酸合成酶	2q23	611935	13
cblE 型	MTRR	蛋氨酸合成酶还原酶	5p15.3-p15.2	602568	34
cblF 型	LMBRD1	蛋氨酸合成酶	6q13	612625	9
cblG 型	MTR	蛋氨酸合成酶	1q43	156570	42
cblJ 型	ABCD4	蛋氨酸合成酶	14q24.3	603214	8

临床表现

1. 典型的症状见于胱硫醚合成酶缺乏型的病例。患儿初生时正常,生后 5 ~ 9 个月开始起病,主要症状是晶状体脱位、骨骼异常、血栓形成、智力发育落后及惊厥等。儿童期过后,患者几乎总是会发生骨质疏松症,常见的后果是脊柱侧凸和出现病理性骨折和椎体塌陷的倾向。与马方综合征一样,同型半胱氨酸尿症患者一般身高都很高,约一半患者在接近青春期时出现细长指,长骨变薄变长,干骺端和骨骺增大,尤其表现在膝关节,其他的骨骼畸形包括膝关节多节膝骨、高弓足、鸡胸或漏斗胸,关节活动受限,特别是在四肢,与马方综合征的关节松弛形成对比。X 线检查可见椎间盘扁平,胫骨远端生长停滞线、手足干骺端小梁、腕骨扩大、月骨发育迟缓及第四掌骨缩短。眼部症状多发生于 3 ~ 10 岁之间,晶状体脱位、近视和青光眼是常见且严重并具有特征性的症状,最终可能发生视网膜脱离和变性、视力萎缩和白内障。晶状体通常是向下脱位,而马方综合征晶状体通常是向上脱位,这是由于原纤蛋白1基因突变而引起的同型半胱氨酸尿症的表型。近视可能先于晶状体脱位发生,后逐渐加重。血栓栓塞可发生于任何器官,是发病和死亡的主要原因。血管栓塞的部位和程度影响预后。血栓性静脉炎和肺栓塞是最常见的血管意外。大中型动脉血栓形成,特别是颈动脉和肾动脉,是常见的死亡原因。缺血性心脏病是同型半胱氨酸尿症的一个不太突出的特征。神经系统症状较明显,大约60%的患者会出现程度不一的发育迟缓和智力迟钝。大约一半的病例报道有癫痫、脑电图异常和精神障碍。局灶性神经体征可能是脑血管意外的结果。

2. 甲基转移酶缺乏型的临床表现轻重不一,严重者可有智力和体格发育落后、马方综合征样外观、反复感染和不同程度的神经症状如惊厥等。部分病例可表现为肝脾肿大和巨幼红细胞贫血。晶状体脱位、骨骼异常和血管闭塞则较少见。与有机酸血症中的甲基丙二酸尿不同,本型有甲基丙二酸尿,但没有严重的酮症酸中毒症状。

3. 还原酶型同型半胱氨酸尿症,主要表现为神经系统症状,患者可出现惊厥、周围神经病变、肌病、精神分裂症样表现、肌张力增高、腱反射亢进、共济失调及智力低下等。此型中还有一些患者以同型半胱氨酸尿症、甲基丙二酸尿症和巨幼红细胞性贫血为主要临床表现。

实验室及辅助检查

1. 常规检查　甲基转移酶型有巨幼红细胞性贫血,血中叶酸升高。

2. 尿有机酸、血氨基酸谱分析　血和尿中同型半胱氨酸过高;合成酶缺乏型血中Met升高;转移酶缺乏型和还原酶缺乏型血、尿中胱硫醚增多。

3. 酶活性测定　肝活检测定酶活性,也可用皮肤成纤维细胞测定酶活性;产前诊断可测羊水细胞的酶活性。

4. 基因检测　如前所述,编码胱硫醚合成酶的基因为CBS;编码蛋氨酸合成酶(cblC型、cblD型、cblF型、cblG型、cblJ型)的基因分别为 *MMACHC*、*MMADHC*、*LMBRD1*、*MTR*、*ABCD4*;编码 $N^{5,10}$-甲烯四氢叶酸还原酶的基因为 *MTHFR*。应用NGS测序技术进行基因突变分析,可确诊同型半胱氨酸尿症并可明确其基因分型。

5. 其他　X线检查提示骨质疏松症的迹象,椎间盘扁平,胫骨远端生长停滞线、手足干骺端小梁、腕骨扩大、月骨发育迟缓及第四掌骨缩短;眼部可发现晶状体脱位、近视、青光眼及视网膜脱离等表现;血管钙化,血管造影血管内膜呈条纹波浪状外观,体循环和肺血管阻塞(血栓形成和栓塞)。

诊断和鉴别诊断

1. 诊断　根据临床特征,怀疑本病者,需依靠实验室检查确诊。尿中同型半胱氨酸增多,可用肝活检和培养的皮肤成纤维细胞以测定酶的活性或基因检测确定疾病分型。新生儿筛选试验在生后第 4 天即可进行,其方法是通过尿 GC-MS、血 MS-MS 测定尿中同型半胱氨酸和血中 Met 水平。产前检查,可以通过培养羊水细胞以测定酶活性,从而进行早期诊断。

2. **鉴别诊断** 本病需与马方综合征鉴别,共同点是两者均有晶体异位、骨骼异常及血栓形成表现,不同点是两者的遗传方式和病情发展不同,本病为常染色体隐性遗传,马方综合征为常染色体显性遗传;马方综合征指 / 趾细长自出生即可见到,而同型半胱氨酸尿症在初生时指 / 趾为正常,数年后骨骼的生长不成比例,四肢不断加长;更重要的不同点是马方综合征没有本病的生化代谢异常。

治疗

1. **胱硫醚合成酶缺乏型** 应试用大剂量维生素 B_6(100 ~ 500mg/d)和低蛋氨酸饮食治疗,对于大剂量维生素 B_6 完全无效者,应补充胱氨酸,加用甜菜碱。对维生素 B_6 敏感者,可加用叶酸和维生素 B_{12},这三种维生素结合在一起可以降低同型半胱氨酸水平,并提供临床益处。测量同型半胱氨酸水平可用于监测治疗效果。

2. **亚甲基四氢叶酸还原酶缺乏型** 则无须限制蛋白质摄入量,通过口服甜菜碱(3 ~ 6g/d,最大量可达 10g/d)和亚叶酸 [0.5 ~ 1.5mg/(kg·d)] 可获得良好的控制。

3. **甲基转移酶型** 需使用羟钴胺或甲钴胺治疗,每次肌内注射 1mg,每周 2 ~ 3 次,患者巨细胞贫血可纠正,但神经系统损伤很难恢复,预后大多不良。

预后

合成酶缺乏型预后较差,若不经治疗,多于 20 ~ 30 岁死于血管并发症。少数甲基转移酶缺乏型,可早期死于反复感染。还原酶缺乏型可存活到成人。

（郝　虎）

参考文献

[1]　顾学范 . 临床遗传代谢病 . 北京 : 人民卫生出版社 , 2015.

[2]　江载芳 , 申昆玲 , 沈颖 . 诸福棠实用儿科学 .8 版 . 北京 : 人民卫生出版社 , 2014.

[3]　SAUDUBRAY J M, BAUMGARTNER M R, WALTER J. Inborn metabolic diseases: diagnosis and treatment. 2016.

[4]　STENSON P D, MORT M, BALL E V, et al. The Human Gene Mutation Database (HGMD®): optimizing its use in a clinical diagnostic or research setting. Hum Genet, 2020, 139(10):1197-1207.

[5]　BLAU, NENAD. Physician's guide to the diagnosis, treatment, and follow-up of inherited metabolic diseases. Berlin/Heidelberg: Springer, 2014.

[6]　ADAM S, ALMEIDA M F, CARBASIUS W E, et al. Dietary practices in pyridoxine non-responsive homocystinuria: A European survey[J]. Molecular Genetics & Metabolism, 2013, 110(4):454-459.

[7]　SAID M F, BADII R, BESSISSO M S, et al. A common mutation in the CBS gene explains a high incidence of homocystinuria in the Qatari population. Human Mutation, 2010, 27(7):719.

[8]　SCHIFF M, BLOM H J. Treatment of inherited homocystinuria. Neuropediatrics，2012, 43(6):295-304.

[9]　SADEQ D W, NASRALLAH G K. The Spectrum of mutations of homocystinuria in the MENA region. Genes (Basel)，2020，11(3):330.

第八节

高甲硫氨酸血症

概述

高甲硫氨酸血症（hypermethioninemia）又称高蛋氨酸血症，引起蛋氨酸（methionine，Met）升高的主要原因包括遗传性和非遗传性两方面因素。非遗传性疾病包括肝病，肝功能障碍可引起不同程度的高蛋氨酸血症；低出生体重儿和 / 或早产儿可能引起短暂的高蛋氨酸血症；摄入相对较多的 Met，即使是足月正常出生的婴儿也可能导致高蛋氨酸血症。遗传性疾病主要与 Met 在体内代谢途径中的酶缺陷有关。Met 代谢途径包括转硫作用与转氨作用两个过程。Met 生成同型半胱氨酸（homocysteine，Hcy）的转硫途径（图 2-8-1）为蛋氨酸经 S-腺苷转移酶催化生成 S- 腺苷蛋氨酸（S-adenosyl methionine，SAM），SAM 经甲基转移酶催化转变成 S- 腺苷同型半胱氨酸（S-adenosylhomocysteine，AdoHcy），AdoHcy 再经水解酶催化生成 Hcy。上述代谢途径中任何一种酶的相关基因突变，均可导致酶活性降低，使得血中 Met 水平增高，Hcy 水平降低。蛋氨酸转氨代谢途径中的蛋氨酸转氨酶或 2- 酮 -4- 甲基硫代丁酸氧化脱羧酶的相关基因突变均可影响转氨，并导致血中 Met 增高。本节主要描述 Met 转硫代径酶缺乏所致的高蛋氨酸血症。

多数情况下高蛋氨酸血症遗传方式为常染色体隐性遗传，而常染色体显性遗传较为少见。单纯性高蛋氨酸血症为单基因病，根据人类基因突变数据库，单纯性高蛋氨酸血症的编码基因及突变情况见表 2-8-1。

单纯性高蛋氨酸血症,指不是由其他疾病或过量摄入蛋氨酸引起的,一般罕见;中国台湾报道 1 701 591 名新生儿筛查统计单纯性高甲硫氨酸血症的发生率为 1/106 349。然而,由于许多高蛋氨酸血症患者没有症状,实际发病率难以确定。

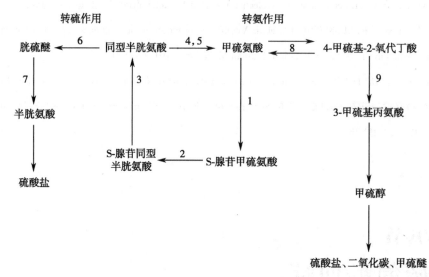

1. 甲硫氨酸 S- 腺苷转移酶;2. 多种甲基转移酶(甘氨酸 N- 甲基转移酶);3. S- 腺苷同型半胱氨酸水解酶;4. 甜菜碱 - 同型半胱氨酸 S- 甲基转移酶;5. N^5- 甲基四氢叶酸同型半胱氨酸 S- 甲基转移酶;6. 胱硫醚合成酶;7. 胱硫醚裂解酶;8. 甲硫氨酸转氨酶(被谷氨酰胺转氨酶催化);9. 2- 酮 -4- 甲基硫代丁酸氧化脱羧酶(被支链 2- 酮酸脱氢酶催化)

图 2-8-1　甲硫氨酸代谢途径

表 2-8-1　单纯性高蛋氨酸血症编码基因及突变情况

疾病	基因	定位	编码蛋白	基因OMIM	突变种数
蛋氨酸 S- 腺苷转移酶型	MAT1A	10q22	蛋氨酸 S- 腺苷转移酶	610550	76
甘氨酸 N- 甲基转移酶型	GNMT	6p12	甘氨酸 N- 甲基转移酶	606628	6
S- 腺苷同型半胱氨酸水解酶	AHCY	20cen-q13.1	S- 腺苷同型半胱氨酸水解酶	180960	13

临床表现

许多患者是通过新生儿筛查发现的,到目前为止绝大多数患者都没有症状。然而,在少数患者中观察到由于 SAM 形成不足导致的神经异常和脑脱髓鞘,如生长发育迟滞、甘蓝样气味、呼吸有恶臭味,这可能与酶缺乏的严重程度有关。GNMT 缺陷者可出现轻度的肝大。AHCY 缺陷者可出现严重的精神运动发育延迟和严重的肌病。

实验室及辅助检查

1. 氨基酸测定 用常用的色谱方法检测,血浆和尿液中的 Met 升高,Hcy、SAM 不高,高度提示蛋氨酸 S- 腺苷转移酶缺乏,但应排除其他导致高蛋氨酸血症的原因。GNMT 缺陷患者的 SAM 水平大约高出正常上限 10～30 倍,但血浆中的肌氨酸、AdoHcy 和 Hcy 均未升高。血浆中 S- 腺苷同型半胱氨酸(大约升高 100 倍)和 S- 腺苷蛋氨酸(大约升高 30 倍)的水平明显升高提示 AHCY 缺陷症。

2. MRI 检查 头颅 MRI 检查可发现大脑脱髓鞘病变。

3. 确诊性检查 肝脏活检测定蛋氨酸 S- 腺苷转移酶活性或行基因检测。

诊断和鉴别诊断

1. 诊断

(1)生长发育迟滞、甘蓝样气味、呼吸有恶臭味,应高度怀疑此病;新生儿筛查可以利用串联质谱仪分析技术测定 Met 的含量,正常值为 7～55μmol/L,当浓度持续高于 60μmol/L,血 Hcy 降低或正常,排除其他原因导致者可诊断 MAT1A 缺陷。

(2)SAM 水平大约高出正常上限 10～30 倍,但血浆中的肌氨酸、AdoHcy 和 Hcy 均未升高者,提示 GNMT 缺陷。

(3)血浆中 AdoHcy(大约升高 100 倍)和 SAM(大约升高 30 倍)的水平明显升高提示 AHCY 缺陷;进一步行基因检测可明确诊断。

2. 鉴别诊断

(1)主要与血中 Met、SAM 和 AdoHcy 升高的疾病相鉴别,如Ⅰ型酪氨酸血症,血中 Tyr、Met 水平升高,但临床表现主要以肝、肾受累为主,且血 SA 增高是其特异性诊断指标。

(2)胱硫醚合成酶缺陷型同型胱氨酸尿症,血 Hcy 及 Met 均升高,但临床表现类似马方综合征,并有晶状体脱位、骨质疏松、血管栓塞等表现可予以鉴别。

(3)Citrin 蛋白缺乏所致的新生儿肝内胆汁淤积、肝脏疾病也会导致继发性蛋氨酸增高;早产儿摄入富含蛋氨酸奶粉或高蛋氨酸饮食导致暂时性高蛋氨酸血症。

治疗

1. 对于 MAT1A 缺陷者,通常不需要治疗,但对于有脱髓鞘迹象的患者,使用 SAM 可以改善这种化合物的不足。如果特定突变导致严重酶缺乏之间的假设关联成立,那么在这种情况下使用 SAM 治疗可能是可取的。

2. 对于 GNMT 缺陷者,据推测,含有胱氨酸的低蛋氨酸饮食可能是有益的,但目前尚无相关数据。

3. 对于 AHCY 缺陷症,治疗方法是严格限制蛋氨酸摄入,以蛋黄的形式给予磷脂酰胆碱,这使得血浆代谢物的降低和临床情况的改善,但远期的效应仍不清楚。

预后

大部分患者预后良好,酶缺乏严重合并神经系统异常者,预后较差。

（郝　虎）

参考文献

[1] 顾学范.临床遗传代谢病.北京:人民卫生出版社,2015.

[2] SAUDUBRAY J M, BAUMGARTNER M R, WALTER J. Inborn metabolic diseases: diagnosis and treatment, 2016.

[3] STENSON P D, MORT M, BALL E V, et al. The Human Gene Mutation Database (HGMD®): optimizing its use in a clinical diagnostic or research setting. Hum Genet, 2020, 139(10):1197-1207.

[4] MUDD S H. Hypermethioninemias of genetic and non-genetic origin: A review. Am J Med Genet C Semin Med Genet, 2011, 157C(1):3-32.

[5] MUDD S H, LEVY H L, TANGERMAN A, et al. Isolated persistent hypermethioninemia. Am J Hum Genet, 1995, 57(4):882-892.

[6] KIM S Z, SANTAMARIA E, JEONG T E, et al. Methionine adenosyltransferase I/III deficiency: two Korean compound heterozygous siblings with a novel mutation. Journal of Inherited Metabolic Disease, 2003, 25(8):661-671.

[7] AUGOUSTIDES-SAVVOPOULOU P, LUKA Z, KARYDA S, et al. Glycine N-methyltransferase deficiency: a new patient with a novel mutation. Journal of inherited metabolic disease, 2003, 26(8): 745-759.

[8] BARIC I, FUMIC K, GLENN B, et al. S-adenosylhomocysteine hydrolase deficiency in a human: a genetic disorder of methionine metabolism. Proc Natl Acad Sci U S A, 2004, 101(12):4234-4239.

[9] BROSNAN J T, BROSNAN M E. The sulfur-containing amino acids: an overview. Journal of Nutrition, 2006, 136(6 Suppl):1636S.

[10] CHOU J Y. Molecular genetics of hepatic methionine adenosyltransferase deficiency. Pharmacology & Therapeutics, 2000, 85(1):1-9.

[11] ZHANG Z, WANG Y, MA D, et al. Analysis of five cases of hypermethioninemia diagnosed by neonatal screening. J Pediatr Endocrinol Metab, 2020, 33(1):47-52.

[12] HARVEY M S, BRAVERMAN N, POMPER M, et al. Infantile hypermethioninemia and hyperhomocysteinemia due to high methionine intake: a diagnostic trap. Molecular Genetics & Metabolism, 2003, 79(1):6-16.

第九节
非酮性高甘氨酸血症

【概述】

非酮性高甘氨酸血症(nonketotic hyperglycinemia,NKH)又称甘氨酸脑病,是一种罕见的先天性遗传代谢性疾病,为常染色体隐性遗传,因甘氨酸裂解酶系统(glycine cleavage system,GCS)活性降低导致甘氨酸(glycine,Gly)降解受阻,在体内各器官组织,尤其是脑脊液中异常蓄积而引起脑部症状。Gly 的分解代谢包括多个途径(图 2-9-1),其中 GCS 的作用

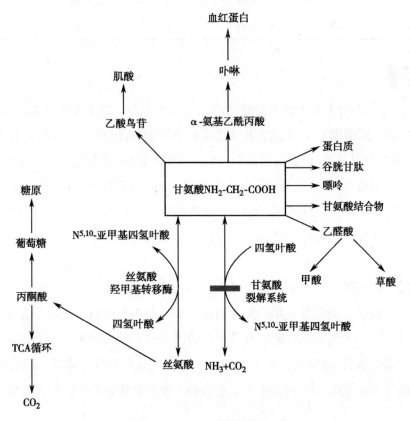

图 2-9-1　甘氨酸代谢途径

最为重要。这种多酶复合物将 Gly 降解为 NH_3 和 CO_2，从而也将四氢叶酸转化为 $N^{5,10}$- 亚甲基四氢叶酸。GCS 是一种线粒体酶复合体，由四种独立成分组成。它们是 P- 蛋白即磷酸吡哆醛依赖甘氨酸脱羧酶（glycine decarboxylase，GLDC）、T- 蛋白即四氢叶酸依赖的氨甲基转移酶（aminomethyltransferase，AMT）、H- 蛋白即甘氨酸裂解酶系统氢载体蛋白（glycine cleavage system H protein，GCSH）及 L- 蛋白即二氢硫辛酰胺脱氢酶（dihydrolipoamide dehydrogenase，DLD）。这四种特殊的蛋白质使得 Gly 在肝脏、肾脏和大脑中降解。若因基因突变导致 GCS 缺陷，导致 Gly 降解障碍，在体内蓄积，引起体内各器官组织等多系统损伤。

NKH 属于常染色体隐性遗传的双等位基因代谢病。根据人类基因突变数据库，NKH 的编码基因及突变情况见表 2-9-1。

NKH 在世界范围内的发病率尚不清楚。目前只在少数几个地区研究过新生儿发病率：芬兰约为 1/5.5 万，加拿大不列颠哥伦比亚约为 1/6.3 万。

表 2-9-1　NKH 编码基因及突变情况

疾病	基因	编码蛋白	定位	基因 OMIM	突变种数
P 蛋白缺陷	GLDC	P- 蛋白	9p22	238300	425
T 蛋白缺陷	AMT	T- 蛋白	3p21.2-p21.1	238310	95
H 蛋白缺陷	GCSH	H- 蛋白	16q23.2	238330	2

临床表现

NKH 通常分为两种主要的临床类型：新生儿型和迟发型。新生儿型是最常见的。

1. 新生儿型（经典型）　大多数患儿在出生时表现正常，但可在最初几个小时内发展为进行性脑病，其特征是昏睡、四肢张力减退，Moro 试验低反应，呼吸变得越来越不规则，最终以呼吸暂停发作而告终，此时患儿处于深度昏迷状态并出现肌阵挛，最后出现强直性或阵挛性发作。打嗝也经常出现。患儿低张力逐渐演变为痉挛。大多数患者在 6 天至 5 岁之间死亡。幸存的患儿有严重的智力缺陷和顽固性癫痫。男性患儿比女性患儿更易存活，生长发育影响更小。

2. 迟发型（非经典型）　患者在新生儿期无异常症状或体征，但此后出现不同程度非特异性神经症状。发病年龄从婴儿期到成年后期不等。非典型中最常见的是婴儿型，患有这种疾病的儿童在生后大约 6 个月前发育是正常的，6 个月后他们可能会发育迟缓，出现癫痫发作。随着年龄的增长，许多人会出现智力障碍、不自主运动和行为障碍。其他非典型类型的甘氨酸脑病出现在儿童或成年后期，并引起各种主要影响神经系统的医学问题。

实验室及辅助检查

1. 血浆及脑脊液中 Gly 测定　正常值随年龄而变化,新生儿期脑脊液(cerebrospinal fluid,CSF)和血浆 Gly 浓度均较高,在生命最初几个月迅速下降(如在 > 1 岁时,CSF 的 Gly 浓度的正常值 < 12μmol/L,血浆 Gly 浓度 < 350μmol/L)。不同类型血浆及脑脊液中 Gly 浓度及其比值见表 2-9-2。值得注意的是,血浆和 CSF 标本须同时获得。

表 2-9-2　NKH 患者 CSF 和血浆中 Gly 浓度　　　　　　　　　　　　　　单位:μmol/L

分类	甘氨酸脑病类型		正常对照
	新生儿型	非经典型	
CSF 的 Gly 浓度	>80	>30	<20
血浆 Gly 浓度	460 ~ 2 580	340 ~ 920	125 ~ 450
CSF/ 血浆的 Gly 比值	>0.08	0.04 ~ 0.2	<0.02

2. 尿气相色谱　阴性,无酮体排出。

3. ^{13}C- 甘氨酸呼气试验　快速非侵袭性酶活性检查方法,口服 ^{13}C- 甘氨酸 10mg/kg(最大剂量为 100mg)后 15、30、45、60、90、120、180、240、300 分钟分别收集 150 ~ 250ml 的气体,用红外线 ^{13}CO$_2$ 分析机检测呼吸样本中 ^{13}CO$_2$ 量,从而推测 GCS 活性。健康新生儿在 5 小时后 ^{13}CO$_2$ 恢复 (21.5 ± 4.3)%,有报道 NKH 患儿 5 小时后 ^{13}CO$_2$ 恢复仅有 (8.3 ± 2.3)%。

4. 酶活性测定　肝脏活检或淋巴母细胞中 GCS 活性测定是确诊性检查。

5. 基因检测　GLDC、AMT、GCSH 基因检测以确诊,GLDC 基因突变为疾病的主要原因。

6. 其他　头颅 MRI 胼胝体 T$_1$ 加权像高密度,T$_2$ 加权像低密度,DWI 高信号;进行性皮质萎缩,胼胝体变薄,髓鞘发育迟缓,尤其是在顶叶,锥体束、小脑中蒂和齿状核信号高。在磁共振波谱学中,乳酸和肌酸增加,N- 乙酰天冬氨酸和肌醇 - 甘氨酸的水平可能是预后指标。早期脑电图显示出一种爆发 - 抑制(burst-suppression,BS)模式,由持续 1 ~ 3 Hz 的高振幅活动周期组成,周期性地出现在低活跃背景下,且无时空分化。这种爆发在两个大脑半球上大多是不同步的,包括不规则的慢波、锐波和尖峰。BS 从出生开始就存在,并且先于临床症状出现,它在生命的第一个月结束时便消失了,变成了高幅失律。

诊断和鉴别诊断

1. 诊断　当临床怀疑 NKH 时,在没有丙戊酸盐治疗的情况下,应行血浆氨基酸分析。如果发现 Gly 单独升高,则必须通过尿液有机酸和 / 或血浆酰基肉碱分析排除酮症性高甘氨酸血症(最常见的是丙酸或甲基丙酸血症)。如果没有发现异常代谢物,则在血浆和脑脊液中同时测量 Gly 水平。在 NKH 中,所有其他氨基酸水平均保持在正常值之内。诊断 NKH 的依据是发现脑脊液中 Gly 绝对值增加,或脑脊液与血浆 Gly 比值增加。为了通过测量 GCS 的总体活性来确认诊断,并通过甘氨酸 $-CO_2$ 交换反应来确定缺乏的蛋白,需进行肝活检。在从 B 淋巴细胞中获得的淋巴母细胞中可以检测到 GCS 的总体活性。在鉴定出缺陷蛋白后,可以对相应的基因进行编码区和内含子 / 外显子边界的测序。

2. 鉴别诊断 突发爆发 - 抑制(BS)不是 NKH 特有的。新生儿癫痫合并 BS 相当频繁,其病因多种多样,从先天代谢异常到畸形等。患有代谢性疾病的 BS 的抑制成分通常特别长,长达 20 秒。BS 在吡哆醇依赖中也是一种常见的发现,也是吡哆醇磷酸氧化酶缺乏症的临床表现的一部分,吡哆醇依赖和吡哆醇磷酸氧化酶缺乏症都可能与脑脊液 Gly 的一过性升高有关,这可能导致与 NKH 的诊断混淆。

在罕见的 D- 甘油酸、甲基丙二酸和丙酸血症、亚硫酸盐和黄嘌呤氧化酶缺乏症、伴有高氨血症的氨甲酰磷酸合成酶缺乏症及门克斯病中偶有发现 BS。

与 BS 相关的畸形包括艾卡尔迪综合征、脑裂、多孔脑、半大脑和橄榄齿状发育不良。然而,这些经常与强直性发作有关,而不是与肌阵挛有关。

在 MRI 上,一种称为消失性白质的特殊脑白质营养不良可能与 NKH 混淆,因为在这两种条件下,Gly 都可能升高到相似的数值。

治疗

用苯甲酸钠治疗通常是无效的,除了少数罕见的短暂病例。泛酸已被提出,因为它作为辅酶 A 的前体可激活苯甲酸钠。在一迟发型病例中,低蛋白饮食、苯甲酸钠和丙米嗪的联合使用被报道是有效的。

预后

由于 NKH 没有有效的治疗方法,因此经常需要产前诊断。并通过新生儿串联质谱筛查早期发现血 Gly 增高以及早期诊断和治疗,改善预后。

(郝 虎)

参考文献

[1] 顾学范 . 临床遗传代谢病 . 北京:人民卫生出版社 , 2015.

[2] SAUDUBRAY J M, BAUMGARTNER M R, WALTER J. Inborn metabolic diseases: diagnosis and treatment,

2016.

[3] STENSON P D, MORT M, BALL E V, et al. The Human Gene Mutation Database (HGMD®): optimizing its use in a clinical diagnostic or research setting. Hum Genet, 2020, 139(10):1197-1207.

[4] HOOVERFONG J E, SHAH S, VAN HOVE J L, et al. Natural history of nonketotic hyperglycinemia in 65 patients. Neurology, 2004, 63(10):1847-1853.

[5] BLAU, NENAD. Physician's guide to the diagnosis, treatment, and follow-up of inherited metabolic diseases. Berlin/Heidelberg: Springer, 2014.

[6] CHIEN Y H, HSU C C, HUANG A, et al. Poor outcome for neonatal-type nonketotic hyperglycinemia treated with high-dose sodium benzoate and dextromethorphan. Journal of Child Neurology, 2004, 19(1):39.

[7] DIDEM A A.YŞE T A, COŞKUN T, et al. Transient nonketotic hyperglycinemia: two case reports and literature review. Pediatric Neurology, 2003, 28(2):151-155.

[8] APPLEGARTH D A, TOONE J R. Glycine encephalopathy (nonketotic hyperglycinemia): comments and speculations. American Journal of Medical Genetics Part A, 2010, 140(2):186-188.

[9] DINOPOULOS A, MATSUBARA Y, KURE S. Atypical variants of nonketotic hyperglycinemia . Molecular Genetics & Metabolism, 2005, 86(1):61-69.

第十节
其他氨基酸代谢病

一、高组氨酸血症

概述

高组氨酸血症(histidinemia)是一种罕见的常染色体隐性遗传病,为组织中的组氨酸酶缺陷所致。组氨酸(histidine,His)是婴儿期的一种必需氨基酸。正常情况下,组织中的 His 经过组氨酸酶催化生成尿刊酸并进一步代谢生成谷氨酸。组氨酸酶缺陷使组氨酸降解受阻,导致血液及脑脊液中 His 浓度升高,从而尿中排出的 His 增多;同时 His 通过转氨、甲基化等方式经旁路代谢生成咪唑丙酮酸、咪唑乳酸及咪唑乳乙酸等,并从尿中排出(图 2-10-1)。

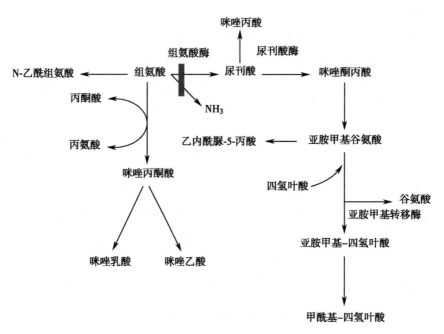

图 2-10-1　组氨酸代谢途径

根据人类基因突变数据库,编码组氨酸酶的基因 HAL,定位于 12q22-q24.1,基因 OMIM 为 609457,目前相关突变有 11 种,包括 6 种错义突变、2 种剪切突变和 2 种缺失突变。

高组氨酸血症在加拿大魁北克发病率约为 1/8 600,日本发病率为 1/9 600,纽约发病率为 1/180 000。

临床表现

高组氨酸血症被认为是良性的,因为大多数患者没有临床症状,早期的研究相关证据得出,高组氨酸血症与多种发育症状相关,包括多动症、语言障碍、发育迟缓、学习困难,有时还有智力障碍。然而,这些说法后来被认为是巧合,因为大量的婴儿被检测出 His 呈阳性,但他们的智商和语言特征都是正常的;因此,组氨酸血症被重新归类为良性的先天性代谢障碍。

实验室及辅助检查

1. **血氨基酸谱检测**　正常人血 His 浓度不超过 2mg/dl,尿刊酸 / 组氨酸比值在 1 左右。高组氨酸血症患儿血中 His 浓度升高,浓度为正常人的 4 ~ 10 倍,但血中的 His 浓度与摄入的蛋白质的量有关。一般认为普通饮食时超过 3.0mg/dl,禁食时大于 2.5mg/dl 应视为异常。组氨酸血症患儿血液中丙氨酸含量也会增高。用串联质谱测定干滤纸血片中 His 浓度,或氨基酸分析仪测定患者血浆、尿及脑脊液中 His 浓度增高,尿刊酸降低。

2. **尿液代谢产物测定**　3- 甲基组氨酸较正常值高 2 倍以上可作为分解代谢增强的标

志。组胺、N- 甲基组胺、咪唑乙酸、咪唑乳酸及咪唑丙酮酸排出增多,与血浆 His 水平高低有关。尿 FeCl₃ 试验及尿 2,4- 二硝基苯肼试验可阳性,但无特异性。

3. 酶活性测定　肝脏或皮肤角质层组氨酸酶活性降低可确诊。

4. 基因检测　编码组氨酸酶基因为 HLA,应用 NGS 测序技术进行基因突变分析,可确诊高组氨酸血症。

诊断和鉴别诊断

1. 诊断　已报道的大多数病例是通过新生儿疾病筛查诊断的,患儿临床表现的多样化给临床带来了一定的困难。根据血液中 His 水平增高,组氨酸尿和尿中有咪唑丙酮酸异常排出,可初步诊断高组氨酸血症。肝脏或皮肤酶活性缺乏或检测到 HLA 基因突变可确诊。

2. 鉴别诊断　苯丙酮尿症患者尿 FeCl₃ 试验及尿 2,4- 二硝基苯肼试验可阳性,但结合临床表现(皮肤白、头发黄、尿液和汗液有鼠尿臭味)和血苯丙氨酸升高测定可鉴别诊断。

尿刊酸酶缺乏症是一种极为罕见的染色体隐性遗传病,虽然血浆和尿液中 His 浓度可增高,但尿刊酸浓度也增高,因此可与高组氨酸血症鉴别。

治疗

有人建议,治疗高组氨酸血症的一种可能的方法是通过采用低 His 摄入量的饮食。然而,对于 99% 的高组氨酸血症患者来说,这种饮食限制的要求通常是不必要的。

预后

由于高组氨酸血症多属于良性疾病,预后通常比较好。

二、高脯氨酸血症

概述

高脯氨酸血症(hyperprolinemia)是一种常染色体隐性遗传病,为脯氨酸氧化酶活性障碍或吡咯啉 -5 羧酸脱氢酶活性障碍所致,较为罕见,因此尚无流行病学资料。正常情况下,脯氨酸在体内经脯氨酸氧化酶(一种线粒体内膜酶)催化降解为Δ 1- 吡咯啉 -5- 羧化物(P5-C),再经吡咯啉 -5- 羧酸脱氢酶催化降解为谷氨酰胺(图 2-10-2)。脯氨酸氧化酶活性或吡咯啉 -5- 羧酸脱氢酶活性障碍可使脯氨酸正常代谢途径中断,使脯氨酸在体内积累,产生高脯氨酸血症。

根据酶缺陷类型高脯氨酸血症分为Ⅰ型高脯氨酸血症(脯氨酸氧化酶缺陷)和Ⅱ型高脯氨酸血症(吡咯啉 -5- 羧酸脱氢酶缺陷)。根据人类基因突变数据库,编码脯氨酸氧化酶的基

因为 *PRODH*,其位于 22q11.21,基因 OMIM 为 606810,已发现 28 种突变;编码吡咯啉 -5 羧酸脱氢酶的基因为 *ALDH4A1*,位于 1p36,基因 OMIM 为 606811,已发现 5 种突变。

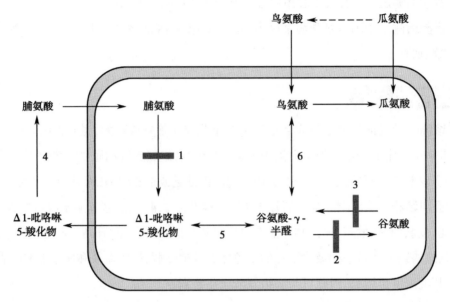

注. 阴影区域代表线粒体膜。1. 脯氨酸氧化酶;2. P5-C 脱氢酶;3. P5-C 合成酶;4. P5-C 还原酶;5. 非酶促反应;6. 鸟氨酸氨基转移酶。箭头上的黑条表示脯氨酸代谢相关酶的缺陷。

图 2-10-2　脯氨酸代谢

临床表现

1. **Ⅰ型高脯氨酸血症**　血清脯氨酸含量是正常水平的 3 ~ 10 倍。特征表现是血液中脯氨酸浓度增高,而尿液中无 P5-C 排出。Ⅰ型高脯氨酸血症通常被认为是一种良性疾病,但最近的研究表明它可能与精神分裂症患者的一个亚群有关;有些患者表现出癫痫、智力障碍或其他神经问题。

2. **Ⅱ型高脯氨酸血症**　血清脯氨酸含量是正常水平的 10 ~ 15 倍,P5-C 水平升高。这种罕见的疾病有时可能是良性的,但通常涉及癫痫、抽搐和智力障碍。

实验室及辅助检查

1. **血氨基酸谱分析**　血清脯氨酸正常范围 < 271μmol/L。Ⅰ型高脯氨酸血症血清脯氨酸含量是正常水平的 3 ~ 10 倍,而Ⅱ型高脯氨酸血症血清脯氨酸含量是正常水平的 10 ~ 15 倍,P5-C 水平升高。

2. **尿液检测**　Ⅰ型高脯氨酸血症尿液 P5-C 呈阴性,而Ⅱ型高脯氨酸血症 P5-C 阳性。尿脯氨酸正常值 < 19mmol/L。

3. **酶学及基因检测**　Ⅰ型高脯氨酸血症进行酶学检测是不可能的,因为脯氨酸氧化酶不存在于白细胞或皮肤成纤维细胞中,因此,需要进行基因突变分析来确认诊断;Ⅱ型高脯氨酸血症在皮肤成纤维细胞和白细胞中可以检测到 P5-C 脱氢酶的活性或行基因突变分析以确诊。

诊断和鉴别诊断

1. **诊断**　临床诊断主要进行血脯氨酸测定,神经系统受累可作为辅助诊断。P5-C 脱氢酶的活性测定,行 22q11.2 或 1p36 染色体微缺失分析,*PRODH* 或 *LDH4A1* 基因突变分析有助于确诊本病。

2. **鉴别诊断**　癫痫发作、智力发育低下、精神分裂症表现者则需与相关谱系疾病鉴别,通常情况下此类疾病血脯氨酸水平正常。高脯氨酸血症也可继发于其他疾病,如营养不良和肝脏疾病等。尤其多见于高乳酸血症的患者,因为乳酸可抑制脯氨酸分解,因此高乳酸血症患者多合并高脯氨酸血症。

治疗

对于Ⅰ型高脯氨酸血症,由于预后一般很好,因此不建议进行膳食治疗;对于Ⅱ型高脯氨酸血症,这种疾病的良性特征并不能证明饮食治疗是合理的;癫痫发作患者使用维生素 B_6 是有反应的。

预后

预后大部分良好。

三、高羟脯氨酸血症

概述

高羟脯氨酸血症(hyperhydroxyprolinemia)是由于体内的羟基 -L- 脯氨酸氧化酶缺陷所致。由于高羟脯氨酸血症较罕见,目前尚无流行病学资料。羟脯氨酸是一种非必需氨基酸,它主要来源于内源性胶原蛋白的转化和膳食胶原蛋白的分解。正常情况下,羟脯氨酸经体内的羟基 -L- 脯氨酸氧化酶催化生成 Δ- 吡咯啉 -3- 羟基 -5- 羧酸,最终被氧化分解为丙酮酸和乙醛酸盐。羟基 -L- 脯氨酸氧化酶缺陷使羟脯氨酸正常代谢途径中断,导致羟脯氨酸在体内蓄积。

高羟脯氨酸血症的致病基因目前尚未定位及克隆,依据目前病例分析,此病属于常染色体隐性遗传。

临床表现

多篇文献报道高羟脯氨酸血症患者没有任何症状。

实验室及辅助检查

血串联质谱检测示羟脯氨酸浓度显著增高（正常值 < 91mmol/L），尿液羟脯氨酸与肌酐比值显著增高（正常 < 143mmol/mol），尿液有机酸正常。

诊断和鉴别诊断

经检查血羟脯氨酸高于正常值的 4 ~ 5 倍、尿液羟脯氨酸与肌酐比值高于正常值的十几倍可诊断本病。此病无特殊临床表现，无其他疾病可与之鉴别。

治疗

文献报道高羟脯氨酸血症患者没有任何症状，被认为是一种良性代谢紊乱，因此无须治疗。

四、焦谷氨酸尿症

概述

焦谷氨酸尿症（pyroglutamic aciduria）是一种常染色体隐性遗传病，为谷胱甘肽合成酶或5- 羟脯氨酸酶缺陷所致，故又称谷胱甘肽合成酶缺陷症，因其罕见，目前尚无流行病学资料。正常情况下，体内的谷胱甘肽合成酶催化 γ- 谷氨酰 - 半胱氨酸转化为谷胱甘肽，若谷胱甘肽合成酶缺乏，导致谷胱甘肽生成减少，γ- 谷氨酰 - 半胱氨酸在体内蓄积，并且因为谷胱甘肽浓度低，对半胱氨酸合成酶的负反馈解除，使得 γ- 谷氨酰 - 半胱氨酸生成更多。但 γ- 谷氨酰 -半胱氨酸浓度在体内并不是越来越高，因为其可通过另一种不太有利的途径转化：通过 γ- 谷氨酰环化转移酶催化大量生成 5- 羟脯氨酸，而限速酶 5- 羟脯氨酸酶只能缓慢地催化 5- 羟脯氨酸生成谷氨酸（图 2-10-3），因此最终在体内蓄积最多的是 5- 羟脯氨酸，5- 羟脯氨酸的增加会导致严重的高阴离子间隙代谢性酸中毒，通常出现在出生时，是早期死亡的主要原因；而谷胱甘肽缺乏与溶血性贫血、白细胞功能缺陷及一系列进行性的神经系统后遗症有关，如果受影响的个体在新生儿期存活下来的话，这些后遗症从智力发育迟缓到运动障碍不等。

谷胱甘肽合成酶缺乏症属于常染色体隐性遗传的单基因代谢病。编码谷胱甘肽合成酶的基因为 GSS，定位于 20q11.2，基因 OMIM 为 601002，已发现 36 种突变。

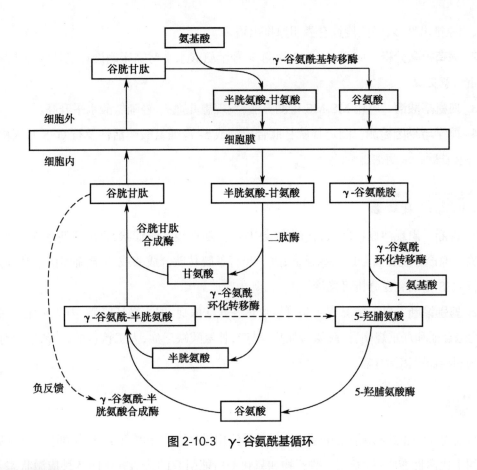

图 2-10-3 γ- 谷氨酰基循环

临床表现

根据临床表现,谷胱甘肽合成酶缺乏症可分为轻度、中度及重度三种类型。

轻度谷胱甘肽合成酶缺乏通常导致红细胞的破坏(溶血性贫血)。罕见地,有些患者的尿液中大量排出焦谷氨酸。

患有中度谷胱甘肽合成酶缺乏症的患者可能在出生后不久就出现症状,包括溶血性贫血、5- 羟脯氨酸尿及代谢性酸中毒。

重度谷胱甘肽合成酶缺乏症患者,除了出现中度谷胱甘肽合成酶缺乏症的特点外,还可能会出现神经系统症状。这些问题可能包括癫痫发作,身体反应、动作和言语的普遍减慢(精神运动发育迟缓),智力障碍及协调能力的丧失(共济失调)。一些重度患者也会出现复发性细菌感染。

实验室及辅助检查

1. 常规检查 血常规、尿常规、肝肾功能、血气分析、血糖、血氨及血乳酸等检查。谷胱甘肽合成酶缺乏症患儿可出现贫血、粒细胞减少、肝肾功能异常、电解质紊乱、代谢性酸中毒、高胆红素血症(间接胆红素)、血清结合珠蛋白降低等;尿常规示血红蛋白尿、含铁血黄素尿、尿胆原排出增多；粪便检查有粪胆原排出增多。

2. 尿有机酸分析 应用 GC-MS 检测 5- 羟脯氨酸水平对临床确诊谷胱甘肽合成酶缺乏症有重要意义。

3. 血氨基酸谱 应用 MS-MS 检测方法，发现患儿血 5- 羟脯氨酸水平升高。

4. 酶学与基因检测 测定谷胱甘肽合成酶或 5- 羟脯氨酸酶活性及行 GSS 基因检测可确诊谷胱甘肽合成酶缺乏症。

诊断和鉴别诊断

1. 诊断 出现溶血性贫血，代谢性酸中毒，伴随神经系统症状，查尿代谢示 5- 羟脯氨酸尿可临床确诊谷胱甘肽合成酶缺乏症；进一步行谷胱甘肽合成酶或 5- 羟脯氨酸酶活性分析，以及行 GSS 基因突变分析可确诊。

2. 鉴别诊断 以下情况或疾病可导致焦谷氨酸尿症：尿素循环障碍，丙酸血症，乙酸尿，史 - 约综合征和严重烧伤，高胱氨酸尿症，早产，甘氨酸缺乏症，人工饮食的患者，使用对乙酰氨基酚和维加巴因治疗者。

治疗

目前尚无纠正此酶缺陷的治疗方法，尽早使用维生素 C 和维生素 E 有利于长期预后；并积极纠正代谢性酸中毒，避免一些药物和氧化剂所能引起的溶血并预防各种应激状态，防止发生致死性酸中毒。

（郝　虎）

参考文献

[1] 顾学范 . 临床遗传代谢病 . 北京：人民卫生出版社，2015.

[2] STENSON P D, MORT M, BALL E V, et al. The Human Gene Mutation Database (HGMD®): optimizing its use in a clinical diagnostic or research setting. Hum Genet，2020，139(10):1197-1207.

[3] KAWAI Y, MORIYAMA A, ASAI K, et al. Molecular characterization of histidinemia: identification of four missense mutations in the histidase gene. Human Genetics, 2005, 118(3/4):531-532.

[4] VIRMANI K, WIDHALM K. Histidinemia: a biochemical variant or a disease?. Journal of the American College of Nutrition, 1993, 12(2):115-124.

[5] LAM W K, CLEARY M A, WRAITH J E, et al. Histidinaemia: a benign metabolic disorder. Archives of Disease in Childhood, 1996, 74(4):343-346.

[6]　BENDER H U, ALMASHANU S, STEEL G, et al. Functional consequences of PRODH missense mutations. American Journal of Human Genetics, 2005, 76(3):409-420.

[7]　SAUDUBRAY J M, BAUMGARTNER M R, WALTER J. Inborn metabolic diseases: diagnosis and treatment. 2016.

[8]　STENSON P D, MORT M, BALL E V, et al. The Human Gene Mutation Database (HGMD®): optimizing its use in a clinical diagnostic or research setting. Hum Genet，2020，139(10):1197-1207.

[9]　JACQUE T, HÉLÈN E, RAU X , et al. PRODH mutations and hyperprolinemia in a subset of schizophrenic patients. Human Molecular Genetics, 2002, 11(19):2243.

[10]　ONENLIMUNGAN N, YÜKSEL B, ELKAY M, et al. Type Ⅱ hyperprolinemia: a case report. Turkish Journal of Pediatrics, 2004, 46(2):167.

[11]　EFRON M L, BIXBY E M, PRYLES C V. Hydroxyprolinemia：A rare metabolic disease due to a deficiency of the enzyme "hydroxyproline oxidase" New England Journal of Medicine, 1965, 272(272):1299-1309.

[12]　PELKONEN R, KIVIRIKKO K I. Hydroxyprolinemia: an apparently harmless familial metabolic disorder. New England Journal of Medicine, 1970, 283(9):451-456.

[13]　MITSUBUCHI H, NAKAMURA K, MATSUMOTO S, et al. Inborn errors of proline metabolism. J Nutr，2008，138(10):2016-2020.

[14]　LA MARCA G, MALVAGIA S, PASQUINI E, et al. Hyperhydroxyprolinaemia: a new case diagnosed during neonatal screening with tandem mass spectrometry. Rapid Commun Mass Spectrom，2005，19(6):863-864.

[15]　BAYKAL T, KARAASLAN I, GOKCAY G, et al. Hyperhydroxyprolinaemia detected in newborn screening with tandem mass spectrometry. J Inherit Metab Dis，2004，27(6):781-782.

[16]　NJÅLSSON R. Glutathione synthetase deficiency. Cell Mol Life Sci，2005，62(17):1938-1845.

[17]　CROAL B, GLEN A C, LOGAN R. Transient 5-oxoprolinuria (pyroglutamic aciduria) with systemic acidosis in an adult receiving antibiotic therapy. Clinical Chemistry, 1998, 44(2):336-340.

[18]　DUEWALL J L, FENVES A Z, RICHEY D S, et al. 5-Oxoproline (pyroglutamic) acidosis associated with chronic acetaminophen use. Proceedings (Baylor University Medical Center)，2010，23(1):19-20.

[19]　KAUR P, CHAUDHRY C, PANIGRAHI I, et al. Gas chromatography mass spectrometry aided diagnosis of glutathione synthetase deficiency. Lab Med，2022，53(3):59-61.

第三章

尿素循环障碍

概述

人体氨基酸代谢产生的游离氨对机体尤其是神经系统具有很强的毒性,正常机体主要通过肝脏的尿素循环途径将具有毒性的游离氨转化为水溶性的、无毒的尿素,通过尿液排出体外。当机体发生肝功能受损、尿素循环障碍、部分氨基酸代谢病(如鸟氨酸转位酶缺陷症)、有机酸代谢病(甲基丙二酸血症、丙酸血症、多种羧化酶缺乏症等)及脂肪酸氧化障碍(如中链酰基 CoA 脱氢酶缺乏症、原发性肉碱缺乏症等)时则可导致血氨蓄积,引起高氨血症;此外,新生儿期也可出现一过性的高氨血症。

尿素循环障碍(urea cycle defect,UCD)是指尿素循环过程中所需的酶活性降低或缺乏,导致氨的代谢受阻引起疾病,是引起先天性高氨血症的主要病因。尿素循环途径共涉及 6 种酶,可引起 6 种相应疾病,包括氨甲酰基磷酸合成酶(carbamoyl phosphate synthetase,CPS)缺乏症、鸟氨酸氨甲酰基转移酶(ornithine transcarbamylase,OTC)缺乏症、精氨酰琥珀酸合成酶(argininosuccinate synthetase,AS)缺乏症、精氨酸琥珀酸裂解酶(argininosuccinate lyase,AL)缺乏症、精氨酸酶(arginase,ARG)缺乏症和 N- 乙酰谷氨酰胺合成酶(N-acetylglutamate synthetase,NAGS)缺乏症。尿素循环障碍中鸟氨酸氨甲酰基转移酶缺乏症是最常见的类型,属于 X 连锁遗传,其他 5 种疾病均为常染色体隐性遗传。

尿素循环障碍患者的临床表现与血氨浓度密切相关,血氨小于 100μmol/L 时,患者多表现正常;血氨 100 ~ 200μmol/L 时,可出现兴奋、行为异常、呕吐、喂养困难、拒食蛋白等;血氨大于 200μmol/L 时,则可出现意识障碍、惊厥;血氨大于 400μmol/L 时,会出现昏迷、呼吸困难,甚至猝死。患者的临床症状严重程度取决于其酶活性缺陷的程度,酶活性完全缺失者病情最重,常在新生儿早期发生高氨血症。酶活性完全缺失者在出生时正常,哺乳后外源性的氨和蛋白质分解的氨均因酶的缺陷而不能合成尿素,继而出现高氨血症,表现为嗜睡、拒食或呕吐;随着血氨浓度不断地累积,会出现呼吸性碱中毒、呼吸暂停、肌张力低下或增高,可伴有惊厥发作或昏迷,死亡率极高。部分酶活性缺陷时,各个年龄阶段均可发病,常因感染、高蛋白饮食、饥饿、疲劳等诱发急性发作,呈间歇性发病;也可有渐进性发病,如慢性进行性智力损害、癫痫或行为异常等。

尿素循环障碍的实验室检查分为一般检查和特殊检查。一般生化检查包括肝肾功能、血氨浓度、电解质及血气分析等,特殊检查包括血尿氨基酸和有机酸的质谱分析、酶活性测定及基因变异检测。其中,血氨异常是发现尿素循环障碍的重要指标,尿液气相色谱 - 质谱(gas chromatography mass spectrometry,GC-MS)和血液串联质谱(tandem mass spectrometry,MS-MS)联合分析尿中乳清酸、尿嘧啶浓度、谷氨酸、谷氨酰胺、丙氨酸、瓜氨酸、精氨酸的浓度水平差异可辅助诊断并可初步鉴别尿素循环障碍疾病的种类,相关酶活性测定或基因检测可明确诊断并有助于携带者筛查和产前诊断。

尿素循环障碍疾病的治疗原则是限制蛋白质摄入以减少氨的产生,以及促进血氨的排出。治疗分急性发作期和缓解期两个阶段。急性发作时应严格控制天然蛋白质的摄入,进行降低血氨浓度、减少血氨产生及对症治疗,如静脉滴注精氨酸(精氨酸血症禁用)、瓜氨酸(瓜氨酸血症禁用)、苯甲酸钠或苯乙酸钠等,如果治疗不能有效降低血氨浓度时,需进行腹膜透析或血液透析以促进氨的排泄。此外,还应注意口服广谱抗生素数日或新霉素灌肠,以抑制肠道细菌的繁殖以减少肠道氨的产生。缓解期在低蛋白饮食的基础上,给予苯甲酸钠、苯乙酸钠等药物,适当补充必需氨基酸,并保证热量供给。丙戊酸钠、大环内酯类抗生素、皮质类固醇等药物可诱发或加重高氨血症,需避免使用此类药物。

第一节
鸟氨酸氨甲酰基转移酶缺乏症

概述

鸟氨酸氨甲酰基转移酶(ornithine transcarbamylase,OTC)缺乏症是因鸟氨酸氨甲酰基转移酶的编码基因 *OTC*(OMIM:300461)发生致病变异而导致的一种伴 X 连锁遗传性代谢病,其临床主要表现为显著的高氨血症,故又称为"高氨血症 II 型"。OTC 缺乏症是先天性尿素循环障碍中最常见的疾病类型,为 X 连锁不完全显性遗传,即女性纯合子和男性半合子发病,因 X 染色体随机失活的机制,少数携带杂合致病变异的女性也可能发病,但临床表现一般较男性轻。OTC 缺乏症的致病基因 *OTC* 定位于 Xp21.1,全长约 73kb,包含 10 个外显子,编码 354 个氨基酸。该基因绝大部分在肝脏表达,很小一部分在十二指肠和小肠黏膜表达。据报道,美国的发病率为 1∶17 000,芬兰的发病率为 1∶16 000。近几年来,随着新生儿质谱筛查技术在国内推广,越来越多的患者被发现,但具体发病率尚不清楚。

鸟氨酸氨甲酰基转移酶是一个同种三聚体的线粒体酶,是参与氨甲酰基、鸟氨酸合成瓜氨酸的重要活性物质。编码鸟氨酸氨甲酰基转移酶的 OTC 基因发生变异,可导致酶活性丧失或低下,瓜氨酸合成障碍,尿素循环中断,因而出现血氨增高、低瓜氨酸血症、高谷氨酸血症等。此外,线粒体中大量氨甲酰磷酸进入胞质,增加了嘧啶的合成,导致磷酸核糖焦磷酸耗竭,抑制了乳清酸磷酸核糖焦磷酸转移酶的活性及其催化的反应,最终导致尿中乳清酸排泄增高。尿素循环障碍可导致氨在体内异常蓄积,氨对神经系统有较大的毒性,可引起脑内兴奋性神经递质减少,抑制性神经递质增多,这是该病患者中枢神经系统损伤的基础,导致患儿临床出现一系列神经系统症状。

临床表现

OTC 缺乏症患者的血氨水平、酶活性缺失程度决定其临床表现的严重程度。主要临床特征为高氨血症脑病,个体差异显著。根据发病年龄分为两型:新生儿期急性起病型和迟发型。

新生儿期发病的患儿常为男性,其 OTC 基因半合子变异,出生时可无异常,数天内可出现暴发性的高血氨,出现易激惹、喂养困难、呼吸急促和昏睡等表现,并迅速发展为痉挛、昏迷和呼吸衰竭,若不及时治疗,常在 1 周内死亡,幸存者多遗留严重的智力损害。

迟发型患儿常于婴幼儿期起病,症状相对较轻,临床表现多样,如肝大、癫痫、生长发育障碍及行为异常等;儿童和成人期发病者常表现为慢性神经系统损伤,以各种行为异常、精神错乱、烦躁易怒和发作性呕吐为特征。大多数初次发病之前并无特异性症状,或仅表现为厌食高蛋白质食物,常以发作性呕吐、癫痫和脑水肿等为首发症状,极少数以急性肝衰竭为首发症状。发热、饥饿、高蛋白饮食、感染等应激状态时,由于肌肉蛋白分解增加,可能导致患者间歇性的高氨血症发作。

女性杂合子携带者多数终身无症状,极少数迟发型发病,发病年龄及临床表现个体差异性明显。发病之前可发育正常,常因高蛋白饮食、发热、饥饿、药物、感染等应激因素诱发急性发作。

实验室及辅助检查

1. 生化检查　血氨间歇性或持续性增高是 OTC 缺乏症患者早期诊断的关键,新生儿期起病的患儿急性发病时血氨浓度常高于 200μmol/L,甚至高达 500～1 000μmol/L,并可持续性或间歇性升高;迟发型患者及有症状女性杂合子携带者,在高血氨发作时血氨浓度多高于 100μmol/L,病情缓解期则可恢复正常。出现过度换气的脑病患儿多存在呼吸性碱中毒,但昏迷数日后患儿可能会出现酸中毒;急性发作期多数患儿有急、慢性肝损伤,其转氨酶、胆红素等增高,伴凝血时间延长。当血氨浓度正常的缓解期,患儿也可出现直接胆红素轻度升高及凝血时间延长。

2. 影像学检查　急性发作期常见弥漫性脑水肿、脑回旋扁平或白质密度低等,严重时可出现脑疝、梗死样表现。长时间昏迷后存活的患者可能有脑室扩大、弥漫性脑萎缩、低密度白质缺陷及双侧豆状核异常等;慢性期患者可见脑萎缩、海绵样脑病。

3. 尿 GC-MS 检测　尿中乳清酸、尿嘧啶排泄水平增高,但在疾病稳定期其浓度可正常。

4. 血 MS-MS 检测　血中瓜氨酸浓度降低,谷氨酸、谷氨酰胺浓度增高,但部分患儿血瓜氨酸浓度正常,需参考瓜氨酸与其他氨基酸的比值是否有异常情况而定。

5. 酶活性及基因检测　若血尿有机酸、氨基酸分析结果正常,或分析结果不能区分该症与其他高氨血症的疾病鉴别时,可进行酶学测定及外周血基因检测以确诊。通常男性患者及女性发病者酶活性为正常人的 5% ~ 25%,基因诊断有助于该病的确诊及与其他疾病鉴别诊断。*OTC* 基因分析有助于发现无症状的男性半合子及女性杂合子携带者。当临床高度怀疑的男性患儿经第一代测序或高通量测序未检出致病变异时,需注意是否有大片段缺失的可能,若完全排除 *OTC* 基因致病的可能性,需进行肝脏 OTC 酶活性检测以帮助诊断。

诊断及鉴别诊断

1. 诊断　OTC 缺乏症患者的诊断主要依据血氨、血液氨基酸、尿液有机酸和基因检测。对疑似患者,如不明原因出现持续性或间歇性高氨血症、肝损伤及神经系统异常,应及时进行血液氨基酸及尿有机酸分析,若血液瓜氨酸降低或瓜氨酸与其他氨基酸比值降低,尿乳清酸和尿嘧啶浓度升高,则应高度怀疑 OTC 缺乏症,需进行 *OTC* 基因检测以明确诊断。

2. 鉴别诊断　新生儿尿素循环障碍中的 N- 乙酰谷氨酸合成酶缺乏症、氨甲酰磷酸合成酶缺乏症、精氨酰琥珀酸合成酶缺乏症及精氨酰琥珀酸裂解酶缺乏症等临床表现与严重OTC 缺乏症类似,通过血液氨基酸及尿有机酸分析可以初步鉴别 OTC 缺乏症与其他尿素循环障碍疾病,但确诊仍需进行基因检测。此外,因大部分 OTC 缺乏症患者临床多表现为肝功能和神经系统损害及血氨升高,症状缺乏特异性,需与其他原因导致的高氨血症鉴别,如严重肝功能损伤、有机酸血症、脂肪酸氧化障碍、高胰岛素高氨血症综合征等,可依据代谢产物检测、肝转氨酶、血气分析、血糖、血乳酸、尿酮体及血清胰岛素等鉴别诊断。此外,OTC 缺乏症也易被诊断为新生儿败血症、缺血缺氧性脑病、脑炎及神经变性病等,需结合病史及以上检测方法进行鉴别。

治疗

目前 OTC 缺乏症尚无特效药物治疗方法,临床治疗目的是减少产氨、促进氨排泄、降低血氨水平,并减少并发症的发生。急性期的治疗原则是降低血氨、稳定内环境、保护重要器官功能;长期治疗原则是控制饮食,预防高血氨危象的发生,尽量保证患者生长发育所需的营养。

1. 急性期治疗 患者出现进行性脑病和高氨血症(血氨 > 300μmol/L)时,需禁止蛋白质摄入,但禁食蛋白质一般不超 24 小时,最长不能超过 48 小时。口服或静脉给予降血氨药物:苯甲酸钠 [0.1 ~ 0.25g/(kg·d),每日最大剂量 12g]、苯丁酸钠(体重 ≤ 20kg 时,每日 0.25 ~ 0.6g/kg;体重 > 20kg 时,每日 9.9 ~ 13.0g/m²,每日最大剂量 12g)、精氨酸(体重 ≤ 20kg 时,0.1 ~ 0.2g/kg;体重 > 20kg 时,2 ~ 6g/m²,每日最大剂量 6g)或瓜氨酸 [0.1 ~ 0.2g/(kg·d),每日最大剂量 6g] 等。需要注意的是,降血氨药物会引起继发性肉碱缺乏,故需补充左卡尼汀 0.03 ~ 0.10g/(kg·d)。当血氨浓度高于 500μmol/L,或经降血氨治疗仍无快速下降趋势的情况,需要血液透析或血浆置换治疗,建议采用连续静脉 - 静脉血液透析或滤过。如果患者血氨浓度持续超过 1 000μmol/L,或因高氨血症昏迷 3 天以上,或出现颅内压明显升高时,须临床评估是否脑死亡。

为保证能量供给,可口服 10% ~ 20% 葡萄糖溶液,严重者可经静脉输注,输注速度维持 6 ~ 10mg/(kg·min),血糖过高时可使用胰岛素,严重高血糖伴高乳酸血症注意降低输注速度,脂肪乳 1 ~ 2g/kg。解禁蛋白质摄入后,可经肠内或静脉注射补充必需氨基酸或支链氨基酸 0.5g/kg,可根据血氨浓度情况酌情每日增加适当蛋白质 [0.1 ~ 0.5g/(kg·d)] 至安全摄入量,血氨浓度稳定后可给予天然蛋白质。

急性期需密切监测病情变化,预防脱水及电解质紊乱。为减少肠道产氨,应注意通便,或给予适量抗生素口服,抑制肠道细菌繁殖。丙戊酸钠、大环内酯类抗生素、皮质类固醇等药物可诱发或加重高氨血症,需避免使用此类药物。

2. 长期治疗 需以低蛋白质、高热量饮食治疗为主,目标是既能纠正患者生化异常,又要满足生长发育所需营养。通过提供充足的碳水化合物和脂肪供给,避免长时间禁食,以减少氨的产生。蛋白质摄入量需根据患者年龄和血氨浓度进行调控,过度限制蛋白质摄入可导致内源性蛋白质过度分解代谢,反而引起血氨升高。患者的日常食物应由普通天然食物组成,包括天然的低蛋白或无蛋白食物和少量的优质高蛋白食物。患者的每日蛋白质摄入量应至少满足安全摄入量,若天然蛋白质摄入不足可由含必需氨基酸的特殊配方营养粉补充。此外,需要预防矿物质、微量元素及维生素的缺乏,及时补充。此外,还要适当补充多不饱和脂肪酸。除膳食控制外,还需给予降氨药物如苯甲酸钠或苯丁酸钠、精氨酸或瓜氨酸等继续治疗,如果出现继发性肉碱缺乏需要补充左卡尼汀。

3. 肝移植治疗 如果经以上饮食及药物治疗均不能缓解患者高氨血症,需进行肝移植。活体肝移植可显著降低患者血氨水平,甚至停用降氨药物,恢复正常饮食,明显改善患者生活质量,但需长期服用免疫抑制剂。此外,肝移植不能逆转已经发生的脑损伤,对于临床情况控制稳定的患儿,建议 3 ~ 12 个月行肝移植,可有效保护神经系统。

4. 随访 OTC 缺乏症患儿需定期随访,主要监测药物服用及治疗情况、体格生长指标及神经发育情况、蛋白摄入量及饮食营养情况,以及血氨和肝功能等生化指标、代谢检测指标等。对婴幼儿及重症患者,稳定期时至少 1 ～ 3 个月随访 1 次,轻症或病情较稳定的患者可 1 年随访 1 次。

预防

通过新生儿干血斑 MS-MS 筛查可及早发现 OTCD 患儿,尽早开始预防和治疗,可明显改善预后,防止脑损害及肝损害。对先证者致病基因明确的家庭,母亲再次妊娠时,可行产前诊断,若男性胎儿有相同的半合子变异,则常与先证者表型相似,发病可能性较大,若女性胎儿携带 OTC 基因致病变异,因 X 染色体随机失活的不可预测性,则不能判断女性胎儿携带者是否发病。对于 OTC 缺乏症先证者家族成员进行 DNA 检测也可检出杂合子携带者,对携带者的疾病预防和生育具有指导意义。

(郝 虎)

参考文献

[1] CHOI J H, LEE B H, KIM J H, et al. Clinical outcomes and the mutation spectrum of the OTC gene in patients with ornithine transcarbamylase deficiency. J Hum Genet, 2015, 60:501-507.

[2] DI STEFANO C, LOMBARDO B, FABBRICATORE C, et al. Oculo-facio-cardio-dental (OFCD) syndrome: the first Italian case of BCOR and co-occurring OTC gene deletion. Gene, 2015, 559:203-206.

[3] WANG L, MORIZONO H, LIN J, et al. Preclinical evaluation of a clinical candidate AAV8 vector for ornithine transcarbamylase (OTC) deficiency reveals functional enzyme from each persisting vector genome. Mol Genet Metab, 2012, 105:203-211.

[4] WILSON J M, SHCHELOCHKOV O A, GALLAGHER R C, et al. Hepatocellular carcinoma in a research subject with ornithine transcarbamylase deficiency. Mol Genet Metab, 2012, 105:263-265.

[5] WONG D A. Ornithine transcarbamylase deficiency: are carrier females suitable donors? Pediatr Transplant, 2012, 16:525-527.

[6] HÄBERLE J, BURLINA A, CHAKRAPANI A, et al. Suggested guidelines for the diagnosis and management of urea cycle disorders: First revision.J Inherit Metab Dis, 2019, 42(6):1192-1230.

[7] 中国妇幼保健协会儿童疾病和保健分会遗传代谢学组.鸟氨酸氨甲酰转移酶缺乏症诊治专家共识.浙江大学学报:医学版,2020,49(5):539-547.

第二节

氨甲酰磷酸合成酶缺乏症

概述

氨甲酰磷酸合成酶Ⅰ（carbamoyl phosphate synthetase Ⅰ,CPS Ⅰ）缺乏症是因氨甲酰磷酸合成酶Ⅰ的编码基因 *CPS1* 变异导致的尿素循环障碍疾病,又称为"高氨血症Ⅰ型",为罕见的常染色体隐性遗传病。*CPS1* 基因位于 2q35,全长约 120 kb,包含 38 个外显子和 37 个内含子。CPS1 缺乏症在世界范围内的总发病率约为 1/10 万 ~ 1/80 万,具有种族和地区的差异,目前我国的发病率尚不清楚。

氨甲酰磷酸合成酶Ⅰ是催化尿素循环途径反应的第一步,将氨转化为氨甲酰磷酸,也是尿素循环代谢的限速酶。*CPS1* 基因发生变异可导致氨甲酰磷酸合成酶Ⅰ活性丧失或部分缺陷,从而引起尿素循环障碍,出现高氨血症。氨对神经系统有较强的毒性,能干扰脑细胞的能量代谢,使脑细胞 ATP 生成减少,可引起脑内兴奋性神经递质减少,抑制性神经递质增多,并增强血脑屏障对色氨酸的通透性,使色胺生成和释放增加,抑制中枢神经系统,这是CPS Ⅰ缺乏症常造成中枢神经系统损伤的生化基础。

临床表现

CPS Ⅰ缺乏症患儿可在任何年龄发病,主要表现为高氨血症的一系列症状,患者的病情严重程度与血氨水平、发病年龄及酶缺陷程度相关。新生儿期发病的患儿病情最严重,可出现喂养困难、嗜睡、反应差、烦躁易怒及呼吸急促,肌张力异常,可迅速发展为痉挛、代谢性酸中毒及呼吸衰竭,甚至死亡。幸存者常伴随严重的智力损害。婴儿期发病的患者,临床表现多样如生长发育障碍、行为异常、肝肿大及胃肠道症状等。儿童或成年期发病的患者常有慢性神经系统损害,表现为行为异常、精神错乱、烦躁易怒及发作型呕吐等特征,常因感染、高蛋白饮食、发热或药物等诱发急性发作。

实验室及辅助检查

1. **生化检查**　血氨浓度显著升高是早期诊断的关键,急性期血氨浓度可迅速升高,常超过 150μmol/L;肝功能异常,血转氨酶水平升高。稳定期血氨浓度可正常或增高。

2. **尿 GC-MS 检测**　尿液中乳清酸、尿嘧啶排出水平正常或降低。

3. **血 MS-MS 检测**　血瓜氨酸和精氨酸水平降低,谷氨酸和谷氨酰胺水平升高。

4. **基因检测**　进行 *CPS1* 基因变异分析可对 CPS Ⅰ缺乏症进行确诊。

诊断及鉴别诊断

1. 诊断 CPS Ⅰ缺乏症患者的诊断主要依据血氨浓度、血液氨基酸、尿液有机酸和基因检测,血氨浓度显著升高是该症早期诊断的关键。对疑似患者如不明原因出现持续性或间歇性高氨血症、肝损伤及神经系统异常,应及时进行血液氨基酸及尿有机酸分析,若血液瓜氨酸降低或瓜氨酸与其他氨基酸比值降低,尿乳清酸和尿嘧啶浓度升高,则应高度怀疑CPS Ⅰ缺乏症,需进行 *CPS1* 基因检测以明确诊断。

2. 鉴别诊断 CPS Ⅰ缺乏症与尿素循环障碍中的鸟氨酸氨甲酰转移酶缺乏症、N-乙酰谷氨酸合成酶缺乏症、精氨酰琥珀酸合成酶缺乏症及精氨酰琥珀酸裂解酶缺乏症等临床表现类似,需进行基因检测以辨别诊断。此外,CPS Ⅰ缺乏症患者需与其他原因导致的高氨血症疾病进行鉴别,如严重肝功能损伤、有机酸血症、脂肪酸氧化障碍、高胰岛素高氨血症综合征等,可依据代谢产物检测、转氨酶、血气分析、血糖、血乳酸、尿酮体及血清胰岛素等鉴别诊断。

治疗

CPS Ⅰ缺乏症的治疗原则以低蛋白饮食为主,保证热量供给,降低血氨水平,并减少并发症的发生。急性期的治疗原则是降低血氨、稳定内环境、保护重要器官功能;长期治疗原则是控制饮食,预防高血氨危象的发生,尽量保证患者生长发育所需的营养。

1. 饮食治疗 缓解期给予低蛋白高热量饮食,尽量减少氨的生成,蛋白质摄入量的控制目标为既能纠正患者的生化异常又能满足其生长发育所需营养。蛋白质摄入量需根据患者年龄和血氨浓度进行调控,过度限制蛋白质摄入可导致内源性蛋白质过度分解代谢,反而引起血氨升高。目前国外相关研究提议非发作期天然蛋白质摄入量应控制在 $0.5 \sim 1.0g/(kg \cdot d)$,并适当补充必需氨基酸 $0.5 \sim 0.7g/(kg \cdot d)$,同时保证充足的热量供给。

2. 药物治疗 可口服或静脉注射苯甲酸钠、苯丁酸钠、精氨酸及瓜氨酸等药物进行治疗,治疗剂量详见本章"鸟氨酸氨甲酰转移酶缺乏症"一节。苯甲酸钠可与内源性甘氨酸结合成马尿酸、苯丁酸钠可与谷氨酰胺结合成苯乙酸谷氨酰胺从尿中排除,从而有效降低血氨浓度;精氨酸和瓜氨酸则通过促进尿素循环而增加氨的排出。此外,由于降血氨药物会引起继发性肉碱缺乏,故需补充左卡尼汀 $0.03 \sim 0.10g/(kg \cdot d)$。如果通过饮食和药物治疗不能有效控制患者的血氨浓度,则需要进行血液透析或血浆置换治疗。急性期需密切监测病情变化,预防脱水及电解质紊乱。为减少肠道产氨,应注意通便,或给予适量抗生素口服,抑制肠道细菌繁殖。丙戊酸钠、大环内酯类抗生素、皮质类固醇等药物可诱发或加重高氨血症,需避免使用此类药物。

3. 肝移植治疗 如果经以上饮食及药物治疗均不能缓解患者高氨血症,需进行肝移植。

活体肝移植可明显降低患者血氨水平，极大改善患者的生活质量，但不能逆转已经发生的神经系统损伤。

4. 随访 CPS Ⅰ 缺乏症患儿需定期随访，主要监测药物服用及治疗情况、体格生长指标及神经发育情况、蛋白摄入量及饮食营养情况，以及血氨和肝功能等生化指标、代谢检测指标等。对重症患者，稳定期时至少 1 ～ 3 个月随访 1 次，轻症患者可 1 年随访 1 次。

预防

新生儿血 MS-MS 筛查及尿 GC-MS 质谱检测可及早发现 CPS Ⅰ 缺乏症患儿，尽早开始治疗，防止智力及运动发育迟缓的发生。对基因变异已证实的先证者的母亲再次妊娠时，可行产前诊断。产前诊断常于孕 10 ～ 13 周取绒毛膜或 16 ～ 22 周取羊水细胞进行 DNA 分析，防止患儿的出生。

（郝　虎）

参考文献

[1] HABERLE J, SHCHELOCHKOV, WANG J, et al. Molecular defects in human carbamoyl phosphate synthetase Ⅰ: mutational spectrum, diagnostic and protein structure considerations. Hum, 2011, 32: 579-589.

[2] TESTAI FD, GORELICK PB. Inherited metabolic disorders and stroke part 2: homocystinuria, organic acidurias, and urea cycle disorders. Arch. Neurol, 2010, 67: 148-153.

[3] DIEZ-FERNANDEZ C, MARTÍNEZ A I, PEKKALA S, et al. Molecular characterization of carbamoyl-phosphate synthetase (CPS Ⅰ) deficiency using human recombinant CPS Ⅰ as a key tool. Hum Mutat, 2013, 34:1149-1159.

[4] GARDEITCHIK T, HUMPHREY M, NATION J, et al. Early clinical manifestations and eating patterns in patients with urea cycle disorders. J Pediatr, 2012, 161:328-332.

[5] BATSHAW M L, TUCHMAN M, SUMMAR M, et al. A longitudinal study of urea cycle disorders. Mol Genet Metab, 2014, 113:127-130.

[6] KRIVITZKY L, BABIKIAN T, LEE H S, et al. Intellectual, adaptive, and behavioral functioning in children with urea cycle disorders. Pediatr Res, 2009, 66:96-101.

[7] LICHTER-KONECKI U, NADKARNI V, MOUDGIL A, et al. Feasibility of adjunct therapeutic hypothermia treatment for hyperammonemia and encephalopathy due to urea cycle disorders and organic acidemias. Mol Genet Metab, 2013, 109:354-359.

[8] PUPPI J, STROM S C, HUGHES R D, et al. Improving the techniques for human hepatocyte transplantation: report from a consensus meeting in London. Cell Transplant, 2012, 21:1-10.

第三节
瓜氨酸血症Ⅰ型/Ⅱ型

概述

瓜氨酸血症Ⅰ型（citrullinemia type Ⅰ, CTLN Ⅰ）又称为精氨酰琥珀酸合成酶缺乏症（argininosuccinate synthetase deficiency, ASD），是因精氨酰琥珀酸合成酶缺陷所致的以高瓜氨酸血症及高氨血症为主要临床特征的先天性尿素循环障碍疾病。精氨酰琥珀酸合成酶的编码基因 *ASS1* 定位 9q34.11，包含 16 个外显子，转录起始密码位于第 3 外显子，为常染色体隐性遗传。精氨酰琥珀酸合成酶在体内许多组织都有表达，但主要在肝脏表达，是尿素循环的限速酶之一，催化瓜氨酸及天冬氨酸合成精氨酰琥珀酸。精氨酰琥珀酸合成酶缺陷可使尿素循环受阻，引起高氨血症及尿素循环障碍，同时导致患者血、尿及脑脊液中瓜氨酸浓度均升高，严重者可导致脑水肿或死亡。瓜氨酸血症Ⅰ型在不同人群中的发病率不同，研究显示美国发病率约为 1:57 000，韩国 1:22 150，澳大利亚 1:77 811，我国台湾地区为 1:11 843，我国其他地区仅有少数病例报道，尚无流行病学统计。

瓜氨酸血症Ⅱ型（citrullinemia type Ⅱ, CTLN Ⅱ）是 citrin 蛋白缺陷病（citrin deficiency）的一种成年期的临床表现型，是 *SLC25A13* 基因变异导致肝细胞线粒体内膜上的谷氨酸/天冬氨酸载体蛋白 citrin 功能不足而形成的遗传代谢病，临床主要表现为反复发作的高氨血症及神经精神症状。瓜氨酸血症Ⅱ型的患者血氨浓度和血浆瓜氨酸水平的升高与经典型瓜氨酸血症Ⅰ型相比较低，且脑病表现也没有瓜氨酸血症Ⅰ型患者严重。轻型或无症状CTLN Ⅰ与 CTLN Ⅱ患者的鉴别诊断往往比较困难，需进行相关基因变异分析以帮助辨别诊断。因 CTLN Ⅱ患者的起病年龄多在成年期，也有少数在青少年期和老年期，所以本章节主要介绍与新生儿发病相关的瓜氨酸血症Ⅰ型。

临床表现

CTLN1 临床表现可分四种类型：急性新生儿型、迟发型、妊娠相关型和无症状型。

1. 急性新生儿型　又称为 CTLN Ⅰ经典型，患者出生时可表现正常，生后 1 周内可出现临床症状，表现为反应差、喂养困难、呕吐等非特异表现，严重者病情进展迅速，表现为脑水肿、颅压增高表现，如角弓反张、抽搐、昏迷、中枢性呼吸衰竭、瞳孔固定、前囟隆起等，甚至死亡。经及时治疗而存活的瓜氨酸血症Ⅰ型经典型患者通常会伴随神经系统异常，也可有肝肿大和转氨酶升高等。

2. 迟发型　患者发病较晚，临床表现较新生儿起病轻，可为慢性高氨血症或急性高氨血症发作症状,部分患儿有肝肿大和转氨酶升高、急性肝衰竭和肝纤维化等。另外还可表现为智力运动发育落后,轻者可仅表现为偏头痛、口齿不清、共济失调、嗜睡等。

3. 妊娠相关型　部分女性患者在妊娠期或者产后可出现严重的高氨血症发作,甚至因严重的高氨血症而昏迷或死亡。

4. 无症状型　部分患者虽然存在血浆瓜氨酸增高等生化异常,但无明显的临床症状和表现。

实验室及辅助检查

1. 生化检查　可有 ALT、AST 升高,凝血时间延长,总胆红素及直接胆红素升高等肝功能异常表现。急性期患者的血氨可达 $1\,000 \sim 3\,000\mu mol/L$(正常参考值为 $40 \sim 50\mu mol/L$);缓解期的血氨浓度可不明显升高。

2. 血 MS-MS 检测　血中瓜氨酸浓度显著升高,同时伴有赖氨酸、丙氨酸和谷氨酰胺浓度水平升高,精氨酸和鸟氨酸浓度降低。

3. 尿 GC-MS 检测　可发现乳清酸和尿嘧啶升高。

4. 病理检查　肝组织病理学显示肝硬化、局灶坏死及肝内胆汁淤积。

5. 基因检测　基因 *ASS1*、*SLC25A13* 的变异检测对 CTLN Ⅰ 与 CTLN Ⅱ 进行确诊。

诊断及鉴别诊断

1. 诊断　CTLN Ⅰ 患者的诊断依靠血氨浓度、血浆瓜氨酸浓度和基因检测。对疑似患者,如不明原因出现持续性或间歇性高氨血症、头痛、呕吐、惊厥或昏迷等,应及时进行血液氨基酸及尿乳清酸和尿嘧啶分析,若血液瓜氨酸水平显著升高,尿乳清酸和尿嘧啶浓度升高,则应高度怀疑CTLN Ⅰ,可进行 *ASS1* 基因检测以明确诊断。

2. 鉴别诊断　CTLN Ⅰ 与尿素循环障碍中的鸟氨酸氨甲酰转移酶缺乏症、氨甲酰磷酸合成酶缺乏症、N- 乙酰谷氨酸合成酶缺乏症及精氨酰琥珀酸裂解酶缺乏症等临床表现类似,需进行基因检测以辨别诊断。此外,缓解期或轻症的 CTLN Ⅰ 需要与 CTLN Ⅱ 临床生化结果相似,需对 *ASS1*、*SLC25A13* 基因进行变异分析以鉴别。

治疗

CTLN1 治疗原则以低蛋白饮食为主,保证热量供给,降低血氨水平,并减少并发症的发生。急性期的治疗原则是降低血氨、稳定内环境、保护重要器官功能;长期治疗原则是控制饮食,预防高血氨危象的发生,尽量保证患者生长发育所需的营养。

1. 药物治疗　可口服或静脉注射苯甲酸钠、苯丁酸钠和精氨酸等药物进行治疗,治疗剂量详见本章第一节鸟氨酸氨甲酰转移酶缺乏症。此外,由于降血氨药物会引起继发性肉碱缺乏,故需补充左卡尼汀 0.03 ～ 0.10g/(kg·d)。如果通过药物治疗不能有效控制患者的血氨浓度,则需要进行血液透析或血浆置换治疗。急性期需密切监测病情变化,预防脱水及电解质紊乱。

2. 饮食治疗　缓解期给予低蛋白高热量饮食,尽量减少氨的生成,蛋白质摄入量的控制目标是既能纠正患者的生化异常又能满足其生长发育所需营养。蛋白质摄入量需根据患者年龄和血氨浓度进行调控,过度限制蛋白质摄入可导致内源性蛋白质过度分解代谢,反而引起血氨升高。目前国外相关研究提议非发作期天然蛋白质摄入量应控制在 0.5 ～ 1.0g/(kg·d),并适当补充必需氨基酸 0.5 ～ 0.7g/(kg·d),同时保证充足的热量供给。

3. 肝移植治疗　如果经以上饮食及药物治疗均不能缓解患者高氨血症,需进行肝移植。活体肝移植可明显降低患者血氨水平,极大改善患者的生活质量,但不能逆转已经发生的神经系统损伤。

4. 随访　CTLN I 患儿需定期随访,主要监测药物服用及治疗情况、体格生长指标、神经发育情况、蛋白摄入量及饮食营养情况,以及血氨和肝功能等生化指标、代谢检测指标等。

预防

新生儿血 MS-MS 筛查可及早发现 CTLN I 患者,早诊断早治疗,可防止智力及运动发育迟缓的发生。对基因变异已证实的先证者的母亲再次妊娠时,可行产前诊断,防止患儿的出生。

(郝　虎)

参考文献

[1]　顾学范. 临床遗传代谢病. 北京: 人民卫生出版社, 2015.

[2]　GARDEITCHIK T, HUMPHREY M, NATION J, et al. Early clinical manifestations and eating patterns in patients with urea cycle disorders. J Pediatr, 2012, 161:328-332.

[3]　BATSHAW M L, TUCHMAN M, SUMMAR M, et al. A longitudinal study of urea cycle disorders. Mol Genet Metab, 2014, 113:127-130.

[4]　HÄBERLE J, BODDAERT N, BURLINA A, et al. Suggested guidelines for the diagnosis and management of urea cycle disorders. Orphanet J Rare Dis, 2012, 7:32.

[5]　BRUNETTI-PIERRI N, LAMANCE K M, LEWIS R A, et al. 30-year follow-up of a patient with classic citrullinemia. Mol Genet Metab, 2012, 106:248-250.

[6]　FAGHFOURY H, BARUTEAU J, DE BAULNY H O, et al. Transient fulminant liver failure as an initial

presentation in citrullinemia type Ⅰ. Mol Genet Metab, 2011, 102:413-417.

[7]　HÄBERLE J, VILASECA M A, MELI C, et al. First manifestation of citrullinemia type　Ⅰ as differential diagnosis to postpartum psychosis in the puerperal period. Eur J Obstet Gynecol Reprod Biol, 2010, 149:228-229.

[8]　LEE B H, KIM Y M, HEO S H, et al. High prevalence of neonatal presentation in Korean patients with citrullinemia type Ⅰ, and their shared mutations. Mol Genet Metab, 2013, 108:18-24.

第四节
精氨酰琥珀酸尿症

概述

精氨酰琥珀酸尿症(argininosuccinic aciduria, ASA)是因精氨酰琥珀酸裂解酶的编码基因 *ASL* 变异导致的一种以高氨血症为主要临床表现的常染色体隐性遗传病,又称"精氨酸琥珀酸裂解酶缺乏症"。*ASL* 基因位于染色体 7q11.21,全长约 17 kb,包含 17 个外显子。*ASL* 基因存在假基因,其定位于染色体 22q11.2,存在多个与 *ASL* 基因同源序列片段,同源性约 88%。精氨酰琥珀酸裂解酶是尿素循环途径中第四步反应酶,可使精氨酰琥珀酸裂解为精氨酸和延胡索酸。*ASL* 基因变异可导致酶活性降低或失活,引起尿素循环障碍,使氨不能转化为尿素,导致细胞中蓄积大量的精氨酰琥珀酸和氨,这两种物质对神经系统和肝脏均有很强的特异性毒性,是该症患者发病的原因。此外,精氨酰琥珀酸裂解酶是体内唯一能够产生精氨酸的酶,然而至少有四种酶的合成以精氨酸为底物,如脱羧酶、精氨酸酶、一氧化氮合成酶及精氨酸/甘氨酸转氨酶;在肝脏中,精氨酰琥珀酸裂解酶的主要功能是生成尿素,然而在其他大部分的组织中,精氨酰琥珀酸裂解酶的主要作用是生成精氨酸满足特定细胞的代谢需求,当机体精氨酸浓度降低时,会导致自由基产生过多,导致组织损伤。

临床表现

根据临床表现,ASA 可分为新生儿期发病型(早发型)和迟发型两种类型。

1. 新生儿期发病型　通常病情较严重,但临床都缺乏特异性,在生后数天就可发生高氨血症,常表现为呕吐、拒奶、低体温、嗜睡、黄疸及呼吸急促导致中枢性呼吸性碱中毒、低体温、抽搐等。

2. 迟发型　常因急性感染导致偶发的高氨血症,临床可表现为认知功能障碍、行为异常、学习能力低下、生长发育迟缓、肝脏肿大或肝硬化等。部分患儿毛发干枯,粗而脆,容易断,在显微镜下可见发干小结,类似结节性脆发病,是 ASA 的独特表现。

实验室及辅助检查

1. 血氨测定　血氨测定是早期发现尿素循环障碍的关键,患者血氨不同程度的增高,有症状患儿常大于 $200\mu mol/L$。

2. 血气分析　因氨对呼吸中枢的刺激作用,常引致患者呼吸深快、过度换气而发生呼吸性碱中毒,高氨血症伴呼吸性碱中毒是所有 UCD 患者(包括 ASA)在代谢危象发作时最经典的表现,据此可与其他疾病时的高氨血症相鉴别。

3. 肝功能检查　相对其他类型的尿素循环障碍疾病,在 ASA 患者中天冬氨酸转移酶及丙氨酸转移酶升高更普遍,因此需要常规监测。

4. 尿 GC-MS 检测　尿中精氨酰琥珀酸增高,乳清酸略有增高或正常。

5. 血 MS-MS 检测　血精氨酰琥珀酸浓度显著增高;血瓜氨酸浓度也可升高。

6. 酶学或基因检测　可采集肝活检组织、培养的皮肤成纤维细胞或红细胞进行酶活性检测;*ASL* 基因变异分析可对该症进行辅助诊断。

诊断及鉴别诊断

1. 诊断　ASA 患者的诊断依靠血氨浓度、血液或尿液中精氨酰琥珀酸浓度和基因检测。对于不明原因出现的持续性或间歇性高氨血症,并伴发育迟缓、惊厥、脆发,若血液或尿液精氨酰琥珀酸水平显著升高,尿乳清酸和尿嘧啶浓度升高,则应高度怀疑 ASA,可进行 *ASL* 基因检测以明确诊断。

2. 鉴别诊断　ASA 与其他尿素循环障碍疾病的临床表现类似,血液或尿液精氨酰琥珀酸水平显著升高是 ASA 的特点,可进行基因检测以鉴别诊断。此外,也需与其他原因导致的高氨血症鉴别,如严重肝功能损伤、有机酸血症、脂肪酸氧化障碍、高胰岛素高氨血症综合征等,可依据血尿代谢产物检测、血糖、血乳酸、尿酮体及血清胰岛素等鉴别诊断。

治疗

ASA 治疗原则与其他类型的尿素循环障碍疾病大致相同,临床治疗目的:减少产氨、促进氨排泄、降低血氨水平,并减少并发症的发生。急性期的治疗原则是降低血氨、稳定内环境、保护重要器官功能;长期治疗原则是控制饮食,预防高血氨危象的发生,尽量保证患者生长发育所需的营养。具体治疗原则详见本章第一节鸟氨酸氨甲酰转移酶缺乏症。

此外,与其他尿素循环障碍疾病相比,ASA 治疗时精氨酸的用量需增加。补充盐酸精氨酸有助于促进尿素循环,增加肾脏对精氨酰琥珀酸的清除能力,降低血氨。但精氨酸有扩张血管作用,临床治疗用量不能太大,输注速度不能过快。另外大剂量盐酸精氨酸输注可致高氯性代谢性酸中毒,注意监测血气分析。

研究显示,早诊断早治疗可使部分 ASA 患儿获得正常的智力发育,但单纯补充精氨酸对防止远期并发症如肝纤维化、认知障碍效果不佳,需进行饮食治疗。精氨酸联合苯丁酸钠可能是缓解 ASA 患者肝损害的较好治疗方法。

预防

新生儿血 MS-MS 筛查可及早发现患儿,尽早开始治疗,提高患儿的生存率和改善智力发育。对基因确诊的先证者的母亲再次妊娠时,可行产前诊断,防止 ASA 患儿的出生。

(郝 虎)

参考文献

[1] GARDEITCHIK T, HUMPHREY M, NATION J, et al. Early clinical manifestations and eating patterns in patients with urea cycle disorders. J Pediatr, 2012, 161:328-332.

[2] BATSHAW M L, TUCHMAN M, SUMMAR M, et al. A longitudinal study of urea cycle disorders. Mol Genet Metab, 2014, 113:127-130.

[3] NAGAMANI S C, CAMPEAU P M, SHCHELOCHKOV O A, et al. Nitric-oxide supplementation for treatment of long-term complications in argininosuccinic aciduria. Am J Hum Genet, 2012, 90:836-846.

[4] ENGEL K, HÖHNE W, HÄBERLE J. Mutations and polymorphisms in the human argininosuccinate synthetase (ASS1) gene. Hum Mutat, 2009, 30:300-307.

[5] EREZ A, NAGAMANI S C, SHCHELOCHKOV O A, et al. Requirement of argininosuccinate lyase for systemic nitric oxide production. Nat Med, 2011, 17:1619-1626.

[6] KRIVITZKY L, BABIKIAN T, LEE H S, et al. Intellectual, adaptive, and behavioral functioning in children with urea cycle disorders. Pediatr Res, 2009, 66:96-101.

[7] HÄBERLE J, BODDAERT N, BURLINA A, et al. Suggested guidelines for the diagnosis and management of urea cycle disorders. Orphanet J Rare Dis, 2012, 7:32.

[8] 顾学范. 临床遗传代谢病. 北京:人民卫生出版社, 2015.

第五节

精氨酸血症

概述

精氨酸血症（argininemia）一种以高精氨酸血症为主要临床特征的尿素循环障碍疾病，因精氨酸酶 -1（arginase-1，A1）缺陷所导致。精氨酸血症的致病基因 *ARG1* 定位于 6q23.2，全长约 11.1kb，含 8 个外显子，编码 322 个氨基酸残基，且主要在肝脏、红细胞中表达，为常染色体隐性遗传。与其他尿素循环障碍相比，高精氨酸血症发病年龄相对较晚，症状较轻，临床中急性高氨血症较少出现。

精氨酸酶是在尿素循环中最后一个关键酶，其将精氨酸水解为鸟氨酸和尿素。*ARG1* 基因变异导致精氨酸酶活性降低或失活，致使精氨酸浓度升高，尿素循环中断，氨不能形成尿素排出体外，形成高氨血症和高精氨酸血症，引起神经、肝脏等脏器的损害。与其他尿素循环障碍疾病相比，精氨酸血症患者的高氨血症程度相对较轻，其原因可能与精氨酸酶 -1 的同分异构体精氨酸酶 -2 的代偿作用有关。

临床表现

进行性神经系统损害是精氨酸血症患者的主要临床表现，但不同患者间个体差异较大。高精氨酸血症的患儿多在 3 个月至 4 岁间以精神运动发育退化为首发症状，婴儿主要表现为易激惹、喂养困难、呕吐、嗜睡等症状。幼儿则主要表现为恶心、呕吐、动作笨拙、易跌倒等，流涎、吞咽困难较为常见。如未经及时诊断和治疗，症状则进行性加重，出现痉挛性瘫痪、身材矮小、精神发育迟滞、昏迷、惊厥和生长发育停滞等症状，惊厥常表现为全身痉挛性发作。与其他尿素循环障碍疾病相比，只有精氨酸血症患者可表现为高氨血症合并痉挛性瘫痪。此外，少数新生儿期发病的患者，临床表现为高氨血症、惊厥、肝损害、角弓反张、呼吸困难，或伴胆汁淤积性黄疸等。

实验室及辅助检查

1. **生化检查**　部分患儿伴随肝功能损害，如转氨酶增高、凝血时间延长。血氨浓度可轻中度升高，但部分患儿血氨正常，急性高血氨少见。

2. **血 MS-MS 检测**　血中精氨酸水平特异性升高。

3. **尿 GC-MS 检测**　尿中乳清酸浓度水平升高。

4. **酶活性或基因检测**　肝脏或皮肤成纤维细胞内精氨酸酶活性明显降低可诊断为精氨

酸血症,*ARG1* 基因变异检测也可确诊本病。

诊断及鉴别诊断

1. 诊断 精氨酸血症患者的诊断主要依靠临床表现、血中精氨酸浓度和基因检测。对于智力运动发育障碍、痉挛性瘫痪、身材矮小、意识障碍的患儿,并伴随血精氨酸浓度显著升高,高度提示精氨酸血症的可疑,可进行 *ARG1* 基因检测以明确诊断。

2. 鉴别诊断 与其他尿素循环障碍疾病相比,血中精氨酸水平显著升高是精氨酸血症的特点,痉挛性瘫痪是该症的特异性表现,急性高血氨比较少见,可进行基因检测以鉴别诊断。与脑瘫类疾病相比,虽然都有痉挛性瘫痪,但精氨酸血症患儿的血中精氨酸水平显著升高,可进行鉴别。

治疗

精氨酸血症缺乏有效的根治方法,但通过饮食与药物治疗后患儿症状可得到改善和控制。

1. 饮食 饮食疗法是精氨酸血症的治疗关键。对精氨酸血症患儿应限制天然蛋白质的摄入,低精氨酸饮食。通过饮食疗法,使血中精氨酸水平维持在正常水平,可减缓和阻止疾病发展,改善患儿的神经系统症状如痉挛状态、语言能力等。但也有研究发现饮食治疗的效果与基因变异类型相关,如果患者的致病变异所引起的致病性较轻,则饮食治疗效果好,血中精氨酸浓度可有效控制,如果患者的致病变异所导致的致病性较严重,则饮食治疗效果不佳。

2. 药物 患儿血氨较高时,可应用苯甲酸钠或苯丁酸钠以促进氨的排泄。急性高氨血症较为少见,一般由禁食、感染、蛋白质负荷、麻醉或手术等因素引起,一旦出现则应积极治疗以防止高氨血症脑病的发生,采取低蛋白质、高热量饮食的持续补充,促进氨的排泄等措施。

预防

新生儿血 MS-MS 筛查可及早发现患儿,尽早开始治疗,改善患儿预后。对基因变异已证实的先证者的母亲再次妊娠时,可行产前诊断,防止患儿的出生。

(郝　虎)

参考文献

[1] ENNS G M, BERRY S A, BERRY G T, et al. Survival after treatment with phenylacetate and benzoate for urea-cycle disorders. N Engl J Med, 2007, 356:2282-2292.

[2] JAIN-GHAI S, NAGAMANI S C, BLASER S, et al. Arginase I deficiency: severe infantile presentation with hyperammonemia: more common than reported? . Mol Genet Metab, 2011, 104:107-111.

[3] GARDEITCHIK T, HUMPHREY M, NATION J, et al. Early clinical manifestations and eating patterns in patients with urea cycle disorders. J Pediatr, 2012, 161:328-332.

[4] BATSHAW M L, TUCHMAN M, SUMMAR M, et al. A longitudinal study of urea cycle disorders. Mol Genet Metab, 2014, 113:127-130.

[5] HÄBERLE J, BODDAERT N, BURLINA A, et al. Suggested guidelines for the diagnosis and management of urea cycle disorders. Orphanet J Rare Dis, 2012, 7:32.

[6] DIEZ-FERNANDEZ C, RUFENACHT V, GEMPERLE C, et al. Mutations and common variants in the human arginase 1 (ARG1) gene: impact on patients diagnostics, and protein structure considerations. Hum, 2018, 39: 1029-1050.

[7] 顾学范. 临床遗传代谢病. 北京：人民卫生出版社, 2015.

第六节

高鸟氨酸血症

概述

　　高鸟氨酸血症（hyperornithinemia）是由鸟氨酸氨基转移酶（ornithine aminotransferase，OAT）缺陷而导致鸟氨酸在体内蓄积的一种常染色体隐性遗传病。OAT 缺陷所致的高鸟氨酸血症是一种较为罕见的尿素循环障碍疾病，以眼部病变为主要临床表现。鸟氨酸氨基转移酶的编码基因 *OAT* 定位于染色体 10q26.13，长约 21 kb，包含 11 个外显子，5′ 侧翼区有管家基因及组织特异的可诱导基因。目前全世界对该症仅报道了几百例，我国尚无鸟氨酸氨基转移酶缺乏所致高鸟氨酸血症流行病学资料。

　　OAT 缺陷可导致鸟氨酸在体内堆积，研究证明 3 ～ 4 月龄后患者的血浆、房水和尿液中的鸟氨酸浓度均高于正常人群。鸟氨酸在血液中浓度增高，直接或间接对肌细胞、纤维细胞及视网膜色素上皮细胞产生毒性作用,引起眼部疾病。此外,由于鸟氨酸过多可造成视网膜色素上皮细胞损害,很可能是回旋状脉络膜视网膜萎缩的病因。

临床表现

进行性视力损害是该症的特征,以眼部症状为主要临床表现,但部分患者也有神经系统异常及肌无力等表现。

1. 眼部症状　脑回状视网膜脉络膜萎缩是主要表现,其特征是缓慢进展的视力受损最终导致失明。患者通常在 10 ~ 20 岁左右开始出现夜盲和视野障碍,当病变累及黄斑部,视力极度减退,可仅剩光感。大部分病例于 40 ~ 50 岁时,脉络膜、视网膜完全变性,最终失明,但也有 60 ~ 70 岁视力仍很好的病例。多数患者于 20 岁左右伴有白内障的发生。

2. 神经系统异常　研究发现 50% 患者脑部 MRI 显示脑白质退行性损害,70% 患者有过早的脑萎缩,58% 患者脑电图有异常改变,还有报道患者伴有智力低下、精神、运动发育迟缓等表现,但大部分患者智力正常。

3. 高鸟氨酸血症极少在新生儿期发病,其临床表现具有异质性,表现为喂养困难、呕吐、生长障碍、乳清酸升高、贫血、骨髓红细胞生成不良等。

实验室及辅助检查

1. 血浆鸟氨酸水平测定　血浆鸟氨酸浓度明显升高,血氨水平可正常,新生儿期鸟氨酸浓度可降低或正常。

2. 尿 GC-MS 检测　新生儿期乳清酸增多。

3. 眼部检查　脑回状视网膜脉络膜萎缩、黄斑萎缩。

4. 酶活性或基因检测　皮肤成纤维细胞 OAT 酶活性明显减低或缺乏,*OAT* 基因变异分析可对该症进行辅助诊断。

诊断及鉴别诊断

1. 诊断　血液、尿液中鸟氨酸浓度明显增加,并伴特殊眼底成像是重要的诊断依据,确诊需进行酶活性或基因变异分析。

2. 鉴别诊断　该症需与鸟氨酸转位酶缺陷症相鉴别,虽然两者均引起体内鸟氨酸浓度增加,但鸟氨酸转位酶缺陷症无眼部症状,可鉴别诊断。

治疗

1. 饮食限制　主要限制精氨酸摄入量,低蛋白饮食可以控制血液鸟氨酸浓度,改善症状。但有研究显示,部分疾病后期的患者即使有严格的饮食控制,其视力损害及眼底病变仍无改善或进行性恶化。

2. 应用维生素 B$_6$ 治疗 维生素 B$_6$ 可以增加残存的 OAT 酶活力,降低体内鸟氨酸浓度,但维生素 B$_6$ 只对部分患者有效。此外,适当补充赖氨酸和肌酸也有一定疗效。

预防

避免近亲婚配,对患者进行早诊断早治疗,改善患儿预后。对基因变异已明确的先证者的母亲再次妊娠时,可行产前诊断,防止患儿的出生。

(郝　虎)

参考文献

[1] GARDEITCHIK T, HUMPHREY M, NATION J, et al. Early clinical manifestations and eating patterns in patients with urea cycle disorders. J Pediatr, 2012, 161:328-332.

[2] GROPMAN A L, SUMMAR M, LEONARD J V. Neurological implications of urea cycle disorders. J Inherit Metab Dis, 2007, 30:865-879.

[3] BATSHAW M L, TUCHMAN M, SUMMAR M, et al. A longitudinal study of urea cycle disorders. Mol Genet Metab, 2014, 113:127-130.

[4] KRIVITZKY L, BABIKIAN T, LEE H S, et al. Intellectual, adaptive, and behavioral functioning in children with urea cycle disorders. Pediatr Res, 2009, 66:96-101.

[5] 顾学范. 临床遗传代谢病. 北京:人民卫生出版社, 2015.

[6] HÄBERLE J, BODDAERT N, BURLINA A, et al. Suggested guidelines for the diagnosis and management of urea cycle disorders. Orphanet J Rare Dis, 2012, 7:32.

[7] BATSHAW M L, TUCHMAN M, SUMMAR M, et al. A longitudinal study of urea cycle disorders. Mol Genet Metab, 2014, 113:127-130.

第七节
鸟氨酸转位酶缺陷症

概述

鸟氨酸转位酶缺陷症又称高氨血症 - 高鸟氨酸血症 - 同型瓜氨酸尿综合征和 HHH 综合征（hyperornithinemia -hyperammonemia-hyperhomocitrullinemia syndrome，HHHS），是因线粒体鸟氨酸转移蛋白 1 缺陷，导致鸟氨酸向线粒体内转运障碍的一种常染色体隐性遗传。鸟氨酸转移蛋白 1 的编码基因 *SLC25A15* 位于 13q13-q14.1，含 8 个外显子，编码 301 个氨基酸残基。该蛋白在肝脏、十二指肠、成纤维细胞等组织中表达，位于线粒体膜上。鸟氨酸是很多生化反应的底物，其中最重要的是参与人体尿素循环。当鸟氨酸转移蛋白 1 功能发生缺陷时，可导致线粒体内鸟氨酸含量下降，血中鸟氨酸含量升高，鸟氨酸不能与氨甲酰磷酸充分反应，引起氨甲酰磷酸堆积，累积的氨甲酰磷酸通过旁代谢途径生成乳清酸，亦可以与赖氨酸结合形成同型瓜氨酸，引起同型瓜氨酸浓度升高。此外，鸟氨酸转移蛋白 1 功能发生缺陷时，可导致尿素循环受阻，形成高氨血症。高氨血症的神经病理变化在急性期以脑水肿为主，在慢性期可有脑皮质萎缩、脑室扩大、髓鞘发育不良、海绵样变性等。

临床表现

HHHS 临床症状主要由高氨血症、高鸟氨酸血症、高同型瓜氨酸尿症引起，以神经系统症状为主，个体差异显著，发病年龄可分布于新生儿期至成年期。

1. 新生儿期发病 出生后 48 小时内无明显症状，随后逐渐出现拒食、呕吐、抽搐、嗜睡、昏迷、呼吸加速、体温不升等表现。

2. 成年期发病（晚发型） 该型可见于多个年龄阶段，其中 40% 发生在 3 岁前，29% 在儿童期，19% 在成人期。在婴儿期发病者可能与由母乳喂养改为普通牛奶（含较高蛋白）喂养有关；较大儿童或成年人则可能由于进食高蛋白引发。主要表现为慢性神经系统受损和慢性肝功能损伤，如精神运动发育迟缓、共济失调、行为异常、肝脏增大及肝功能异常等。患者常因摄入高蛋白饮食后诱发引起急性肝性脑病如呕吐、嗜睡、易激惹、昏迷等。

实验室及辅助检查

1. 常规检查 血氨升高是 HHHS 患者的早期诊断的关键，新生儿期起病的患儿急性发病时血氨浓度常明显增高，出现呕吐、抽搐、呼吸加速、精神萎靡、昏迷等临床表现。

2. 影像学检查 常见神经系统损害如脑水肿或脑萎缩、脑白质改变等。

3. **尿 GC-MS 检测** 尿中同型瓜氨酸排泄明显增高。

4. **血 MS-MS 检测** 血中鸟氨酸浓度明显增加。

5. **基因检测** *SLC25A15* 基因变异分析可对该症进行确诊。

诊断及鉴别诊断

1. **诊断** 本病缺乏特异性,诊断困难。新生儿期及婴儿期出现拒食、呕吐、昏迷、抽搐、呼吸加速等临床症状;儿童及成人表现蛋白质不耐受、肝功能异常、慢性神经系统损伤或急性肝性脑病等;生化检查发现血浆鸟氨酸和尿液同型半胱氨酸浓度特异性升高,需高度怀疑该症,*SLC25A15* 基因变异分析可对该症进行确诊。

2. **鉴别诊断** 该症需与其他引起高氨血症、高鸟氨酸血症及同型半胱氨酸尿症的疾病相鉴别,基因变异检测可进行辨别诊断。

治疗

1. **急性发作期的治疗** 立即停止蛋白质摄入,静脉输注含有电解质的10%葡萄糖溶液,同时每两小时监测血糖、血氨、血氯、二氧化碳及神经系统改变。

可给予苯甲酸钠或苯甲酸钠,剂量 0.25g/(kg·d);口服广谱抗生素数天,或抗生素灌肠,以抑制肠道细菌产生氨。上述治疗未能降低血氨时,应进行腹膜透析或血液透析。

2. **长期治疗** 适当限制蛋白质摄入,促进氨排泄,供给缺乏的营养物质。定期监测血氨水平有助于决定蛋白质的摄入量是否合适。苯甲酸钠可与内源性甘氨酸结合成马尿酸,苯乙酸钠与谷氨酰胺结合成苯乙酰谷氨酰胺,这两种产物可以迅速被肾脏清除,故可有效降低和维持血氨浓度处于正常水平;也可补充瓜氨酸及精氨酸,以促进氨的排出。

预防

新生儿血 MS-MS 筛查可及早发现患儿,尽早开始治疗,改善预后。对基因变异已证实的先证者的母亲再次妊娠时,可行产前诊断,防止患儿的出生。

(郝　虎)

参考文献

[1] ENNS G M, BERRY S A, BERRY G T, et al. Survival after treatment with phenylacetate and benzoate for urea-cycle disorders. N Engl J Med, 2007, 356:2282-2292.

[2] BATSHAW M L, TUCHMAN M, SUMMAR M, et al. A longitudinal study of urea cycle disorders. Mol

Genet Metab, 2014, 113:127-130.

[3] GARDEITCHIK T, HUMPHREY M, NATION J, et al. Early clinical manifestations and eating patterns in patients with urea cycle disorders. J Pediatr, 2012, 161:328-332.

[4] TESSA A, FIERMONTE G, DIONISI-VICI C, et al. Identification of novel mutations in the SLC25A15 gene in hyperornithinemia-hyperammonemia-homocitrullinuria (HHH) syndrome: a clinical, molecular, and functional study. Hum. Mutat,2009, 30: 741-748.

[5] BATSHAW M L, TUCHMAN M, SUMMAR M, et al. A longitudinal study of urea cycle disorders. Mol Genet Metab, 2014, 113:127-130.

[6] KRIVITZKY L, BABIKIAN T, LEE HS, et al. Intellectual, adaptive, and behavioral functioning in children with urea cycle disorders. Pediatr Res, 2009, 66:96-101.

[7] HÄBERLE J, BODDAERT N, BURLINA A, et al. Suggested guidelines for the diagnosis and management of urea cycle disorders. Orphanet J Rare Dis, 2012, 7:32.

[8] 顾学范 . 临床遗传代谢病 . 北京 : 人民卫生出版社 , 2015.

第四章

有机酸代谢病

第一节
有机酸血（尿）症

概述

  有机酸血（尿）症是临床最常见的一类遗传代谢病，目前已经发现约 50 余种，多数在新生儿期发病。临床上多表现为顽固性代谢性酸中毒、发作性呕吐、喂养困难、肌张力低下、惊厥和意识障碍等。由于本类疾病临床没有特异性，若不能早期诊断和治疗，易出现猝死或不可逆转的神经系统损伤。利用 GC-MS 和 / 或 MS-MS 对疑似有机酸血（尿）症患儿进行早期生化诊断是改善患儿预后和挽救患儿生命的关键。

  有机酸（organic acid）为氨基酸降解、糖酵解、脂肪酸氧化等分解代谢过程中产生的中间产物（羧基酸）。正常情况下，这些中间产物（羧基酸）在体内迅速转化，在体液内含量极低；某些相关酶缺陷可导致其代谢发生障碍，大量有机酸在体内蓄积，血浓度增高，并从尿中大量排出，若诊断标本为血液者称之为有机酸血症（organic acidemia），若为尿液者则称之为有机酸尿症（organic aciduria）。有机酸血症单个病种发病率较低，但由于病种繁多，总体发病率并不低。自 1966 年 Tanaka 通过 GC-MS 诊断首例异戊酸血症以来，由于实验技术改进和发展，至今已发现了约 50 余种有机酸血症，多数为常染色体隐性遗传病。临床上常见有机酸血症包括甲基丙二酸血症、丙酸血症、异戊酸血症、枫糖尿症、生物素酶缺乏症等。

临床表现和实验室检查特点

  新生儿有机酸血症临床表现复杂多样，常常因为缺乏特异性而被漏诊和误诊，若不及时治疗，死亡率很高，存活者多数有严重神经损伤，故早期诊断和治疗是挽救患儿生命的关键。新生儿生后几天内可不出现症状或症状轻微而未引起注意；随着肠内外营养支持的开始和继续,进入到新生儿体内的某些氨基酸、脂肪和碳水化合物等前体物质不能进行正常代谢,导致体内有机酸蓄积而发病。急性起病的新生儿病情往往较重,由于对疾病的反应能力不成熟,以呈现非特异性临床表现为主,如反应差、拒食、频繁呕吐、脱水、呼吸困难、肌张力增高或减低、顽固性惊厥、嗜睡及昏迷等,易误认为新生儿常见疾病如肺透明膜病、严重感染(肺炎、败血症、中枢神经系统感染)和脑损伤(缺血缺氧性脑病、颅内出血)等,发病后常呈进行性加重,许多常规治疗方法难以奏效。部分轻症患儿则在幼儿期、儿童期、青少年期甚至成年期发病,多由应激状态(严重疾病、外伤或手术等)诱发。有机酸血症发病年龄越早,病情越重,死亡率越高,是不明原因危重患儿死亡的重要原因之一,存活者可造成永久性严重损害,如精神运动发育迟缓。

新生儿有机酸血症是否能得到及时诊断和有效处理,很大程度上取决于临床医生的认识水平。因此,当患儿出现不能用其他疾病或原因解释的非特异性表现时应想到有机酸血症可能。对于临床怀疑患儿,常规实验室检查(血液和尿液分析、血清电解质和血气分析、肝肾功能、血氨和乳酸等)可提供重要的诊断线索,如无法解释的明显代谢性酸中毒(动脉血 $pH < 7.2$)伴阴离子间隙增高($AG > 16mmol/L$)、严重且难以纠正的低血糖、高氨血症、乳酸血症和酮症等均提示需要进一步进行尿特殊生化检测。UP-GC-MS 是临床常用的早期有机酸血症生化诊断方法,MS-MS 可辅助有机酸血症的诊断。近年来,笔者应用 UP-GC-MS 和 MS-MS 在 3 012 例高危儿中确诊了 53 例有机酸血症患儿,包括甲基丙二酸血症、异戊酸血症、枫糖尿症、生物素酶缺乏症等。酶活性测定和基因分析为有机酸血症确诊方法,但由于耗时较长,对有机酸血症难以做到早期诊断,无法指导临床早期干预。新生儿时期常见有机酸血症的酶缺陷及临床 / 实验室特征总结于表 4-1-1。

表 4-1-1　新生儿时期常见有机酸血症的酶缺陷及临床 / 实验室特征

有机酸血症	酶缺陷	临床表现	尿有机酸
甲基丙二酸血症	甲基丙二酰 CoA 变位酶	新生儿早期(生后 2 ~ 3 天)起病,反应差、呕吐、昏迷、肌张力改变、抽搐、致死性代谢性酸中毒,死亡率高	甲基丙二酸、甲基枸橼酸等
丙酸血症	丙酰 CoA 羧化酶	新生儿期严重酸中毒、拒食、呕吐、嗜睡和肌张力低下,脱水、惊厥、肝大、酮症酸中毒	丙酸
异戊酸血症	异戊酰 CoA 脱氢酶	生后数天内体温低下、拒食、呕吐、脱水、倦怠、嗜睡、震颤或惊厥,特殊"汗脚"味,酮症或乳酸性酸中毒,显著高氨血症,低钙血症,死亡率高	异戊酰甘氨酸、3-羟基异戊酸等
戊二酸尿症 I 型	戊二酰 CoA 脱氢酶	出生时正常,数周后出现急性脑病症状:嗜睡、昏迷、抽搐、肌张力改变	戊二酸、3-羟戊二酸、戊烯二酸

有机酸血症	酶缺陷	临床表现	尿有机酸
戊二酸尿症Ⅱ型	多种酰基 CoA 脱氢酶	新生儿时期出现肌张力低下、肝大、代谢性酸中毒、低血糖、高氨血症，类似异戊酸血症的"汗脚"味；早产儿多见，可伴先天畸形	大量乳酸、戊二酸及乙基丙二酸、丁酸、异丁酸、3- 甲基丁酸、异戊酸
生物素酶缺乏症	3- 甲基巴豆酰 CoA 羧化酶、丙酰 CoA 羧化酶、丙酮酸羧化酶、乙酰 CoA 羧化酶	生后数小时开始至 15 个月内发病，吞咽困难，呼吸困难，肌张力低下，抽搐，昏睡，皮疹，脱发，口腔糜烂，角膜炎，结膜炎，发育迟缓，常合并感染，酮症酸中毒	一系列有机酸增高：3-HIV、3-MCG、3- 羟基丙酸、甲基巴豆酰甘氨酸、甲基枸橼酸、乳酸、2-HB、3-HB
枫糖尿症	α- 酮酸脱氢酶	喂养困难、呕吐、嗜睡、昏迷、肌张力增高、惊厥、低血糖、汗液和尿液中有"枫糖"味	亮氨酸、异亮氨酸和缬氨酸等支链氨基酸增高

治疗

目前，对于有机酸血症仍无特殊治疗方法，但通过相应的支持或对症治疗，许多可得到有效控制，其治疗原则是减少蓄积、补充需要、促进排泄。具体治疗方法包括：①对症治疗；②饮食治疗；③维生素治疗；④补充治疗。

1. 对症治疗　新生儿期有机酸血症常伴严重代谢性酸中毒，表现为呕吐、抽搐、昏迷，在诊断尚未明确之前即应予以紧急处理，包括辅助呼吸，静脉滴注碳酸氢钠纠正酸中毒，输液纠正脱水，输入葡萄糖提供热量等；感染常为有机酸血症急性发作的诱因，故应积极控制感染。有机酸及其衍生物损害中枢神经系统，故应立即清除，可用交换输血、透析、腹膜透析及利尿等方法。

2. 饮食治疗　对与氨基酸代谢障碍有关的有机酸血症应限制蛋白质摄入，每天不超过 1 ~ 1.5g，摄取足量碳水化合物以满足机体能量需要，以防止组织分解代谢。选用已去除患儿不能代谢的氨基酸及其前体的特殊配方奶粉进行喂养，如枫糖尿症、甲基丙二酸和丙酸血症患儿用不含支链氨基酸，苯丙酮尿症患儿用低苯丙氨酸奶粉喂养，效果甚佳。

3. 药物治疗　某些维生素为有机酸代谢相关酶的辅酶，临床上大剂量应用维生素治疗有机酸血症（增加残余酶的活性）已取得一定经验，如大剂量维生素 B_{12} 治疗（1 ~ 5mg/d）维生素 B_{12} 有效型甲基丙二酸血症；生物素 [维生素 H，10 ~ 100mg/（kg·d）] 治疗生物素酶缺乏症；维生素 B_1（100 ~ 1 000mg/d）治疗枫糖尿症；维生素 B_2（100 ~ 300mg/d）治疗戊二酸尿症Ⅱ型；甘氨酸 [250mg/（kg·d）] 治疗异戊酸血症；左旋肉碱（50 ~ 300mg/d）对大部分有机酸血症都有一定作用。

4. 紧急处理　一些有机酸血症患儿在某种诱因刺激下出现急性严重代谢紊乱、起病急、病情重、死亡率高，即所谓的"代谢危象"：严重代谢性酸中毒、低血糖症和高氨血症等。在大多数有机酸血症患儿中,婴幼儿期发生代谢危象的频率最高,随着年龄增长,感染机会及蛋白质摄入减少,发作频率也逐渐下降。对于原因未明但疑似有机酸血症的危重患儿,应用 UP-GC-MS 检测有机酸等可以确诊。因为检测最快也要 24 ~ 48 小时,所以对拟诊患儿不要一味等待分析结果,应立即实施适当干预(即使最终有机酸血症被排除),因为有效及时的干预是救命的措施,可降低死亡率和减少神经系统后遗症发生率。急性期治疗的主要目的是维持血糖水平、纠正严重酸中毒和降低高血氨。具体治疗包括:

(1)限制前体物质摄入:立即停止摄入导致有机酸明显升高的相关营养物质(蛋白质和氨基酸等);在禁食的同时,应输入葡萄糖和脂肪乳,以维持正常血糖水平和供给能量,避免因机体蛋白分解代谢造成毒性产物继续堆积。

(2)纠正代谢性酸中毒:存在明显持续性代谢性酸中毒者(pH < 7.2),应大剂量静脉给予碳酸氢钠,一般 1mmol/kg 静脉缓慢推注后,再以相同的剂量静脉维持滴注;严重酸中毒用碳酸氢钠不能纠正者,应考虑腹膜透析、血液透析或连续性肾脏替代治疗(continuous renal replacement therapy,CRRT)。

预防

1. 避免近亲结婚。

2. 产前诊断为防止同一遗传性代谢病在家庭中重现的重要措施。在明确先证者的基因分型基础上,若母亲再次妊娠,可在妊娠 16 ~ 20 孕周时经羊水穿刺或 10 ~ 12 孕周经绒毛膜取样提取胎儿细胞 DNA,可对突变已知家系进行基因产前诊断。

3. 开展新生儿遗产性代谢病筛查,及早发现甲基丙二酸血症患儿,以便及时干预,减少死亡率和致残率。

(肖 昕 周熙惠)

参考文献

[1] LANPHER B, BRUNETTI-PIERRI N, LEE B. Inborn errors of metabolism: the flux from Mendelian to complex diseases. Nature Reviews Genetics,2006,7(6):449-460.

[2] SCRIVER R, BEAUDET A, SLY E S, et al. The metabolic and molecular bases of inherited disease. 8th. New York: McGraw-Hill,2001.

[3] KÖLKER S, BURGARD P, SAUER S W, et al. Current concepts in organic acidurias: understanding intra- and extra-cerebral disease manifestation. Journal of Inherited Metabolic Disease,2013,36(4):635-644.

[4] FERNÁNDEZ-LAINEZ C, AGUILAR-LEMUS J J, VELA-AMIEVA M, et al. Tandem mass spectrometry

newborn screening for inborn errors of intermediary metabolism: abnormal profile interpretation. Current Medicinal Chemistry, 2012, 19(26):4511-4522.

[5] MARCA G. Mass spectrometry in clinical chemistry: the case of newborn screening. Journal of Pharmaceutical and Biomedical Analysis, 2014, 101:174-182.

[6] SCOLAMIERO E, COZZOLINO C, ALBANO L, et al. Targeted metabolomics in the expanded newborn screening for inborn errors of metabolism. Molecular BioSystems, 2015, 11(6):1525-1535.

[7] OMBRONE D, SALVATORE F, RUOPPOLO M. Quantitative liquid chromatography coupled with tandem mass spectrometry analysis of urinary acylglycines: Application to the diagnosis of inborn errors of metabolism. Analytical Biochemistry, 2011, 417(1):122-128.

第二节
甲基丙二酸血症

概述

甲基丙二酸血症(methylmalonic acidemia, MMA)是一种常染色体隐性遗传病,为甲基丙二酰 CoA 变位酶缺陷或其辅酶腺苷维生素 B_{12}(又称腺苷钴胺素,cobalamin,cbl)先天性障碍所致,在先天性有机酸代谢异常中较为常见。MMA 患病率在不同国家和地区差异较大:美国为 1.3/10 万;德国为 0.4/10 万;意大利为 1.6/10 万;日本为 2/10 万;中国台湾为 1.2/10 万;中国大陆遗传性代谢病筛查资料显示,MMA 患病率为(1.5 ~ 3)/10 万,是我国有机酸血症中最常见类型,其中 MMA 合并同型半胱氨酸血症占 60% ~ 80%。

正常情况下,摄入体内的氨基酸(甲硫氨酸、异亮氨酸、缬氨酸、苏氨酸)、胆固醇侧链和奇数链脂肪酸分别经丙酰 CoA 羧化酶、甲基丙二酰 CoA 消旋酶、甲基丙二酰 CoA 变位酶及其辅酶腺苷维生素 B_{12} 的作用下转化生成琥珀酰 CoA,参与三羧酸循环。甲基丙二酰 CoA 变位酶缺陷或维生素 B_{12} 代谢障碍可使甲基丙二酰 CoA 正常代谢途径中断,经异常代谢途径生成甲基丙二酸和甲基枸橼酸等异常代谢产物并蓄积,引起神经、肝脏、肾脏等多系统损伤(图 4-2-1)。

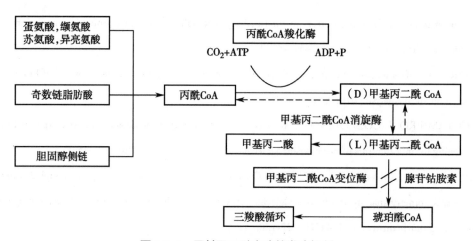

图 4-2-1　甲基丙二酸血症的发病机制

　　根据酶缺陷类型 MMA 分为甲基丙二酰辅酶 A 变位酶缺陷型(mut 型)及钴胺素代谢障碍型(cblA、cblB、cblC、cblD、cblF 及 cblH)两大类。在 mut 型中,酶完全无活性者为 mut^0 型,有残余活性者为 mut^- 型,临床上表现为不伴同型半胱氨酸血症的 MMA(单纯性 MMA)。胞浆和溶酶体钴胺素代谢可分别形成甲基丙二酰 CoA 和同型半胱氨酸代谢的辅酶腺苷钴胺素(adenosylcobalamin,AdoCbl)和甲基钴胺素(methylcobalamine,MetCbl),存在 6 种类型的代谢障碍:由线粒体钴胺素还原酶缺乏(cblA、cblH)和钴胺素腺苷转移酶缺乏(cblB)导致甲基丙二酰 CoA 的辅酶 AdoCbl 合成缺陷,临床上与 mut 缺陷型一样,表现为单纯型 MMA;胞浆和溶酶体钴胺素代谢异常(cblC、cblD、cblF)同时引起甲硫氨酸(蛋氨酸)合成酶的辅酶 MetCbl和甲基丙二酰 CoA 的辅酶 AdoCbl 合成缺陷,临床上表现为 MMA 合并同型半胱氨酸血症(合并型 MMA)(图 4-2-1)。近年来研究发现,cblD 缺陷型存在两种变异型 cblD-1 和 cblD-2：cblD-1 缺陷型引起同型半胱氨酸血症;cblD-2 缺陷型实际上就是 cblH 缺陷型,导致单纯型MMA。钴胺素代谢与甲基丙二酰 CoA 代谢、同型半胱氨酸代谢间相互关系见图 4-2-2。

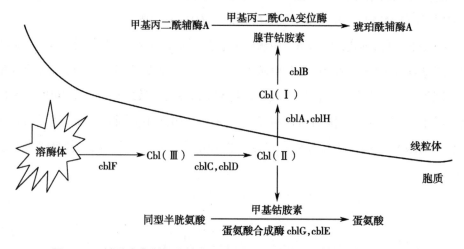

图 4-2-2　钴胺素代谢与甲基丙二酸 CoA、同型半胱氨酸代谢间相互关系

MMA 为单基因病,属常染色体隐性遗传性代谢病。根据最新 GeneReviews 资料,编码甲基丙二酰 CoA 变位酶的基因为 *MUT*;编码 cblA、cblB、cblC、cblD、cblF、cblJ 和 cblX 的基因分别是 *MMAA*、*MMAB*、*MMACHC*、*MMADHC*、*LMBRDL*、*ABCD4* 及 *HCFC1*,各亚型的 OMIM 及其编码基因一般情况见表 4-2-1。

表 4-2-1 甲基丙二酸血症编码基因一般情况

类型	疾病 OMIM	编码蛋白	基因 OMIM	定位	外显子	长度	氨基酸
Mut 型	251 000	MUT	609 058	6p12.3	13	750	750
cblA 型	251 100	MMAA	607 481	4q31.21	7	17.10	418
cblB 型	251 110	MMAB	607 568	12q24	9	18.87	250
cblC 型	277 400	MMACHC	609 831	1p34.1	5	107 36	282
cblD 型	277 410	MMADHC	611 935	2q23.2	8		296
cblF 型	277 380	LMBRDL	612 625	6q13	16		467
cblJ 型	614 857	ABCD4	603 214	14q24.3			
cblX 型	309 541	HCFC1	300 019	Xq28			

临床表现

MMA 可新生儿期起病,临床表现无明显特异性,常见喂养困难、反复呕吐、呼吸急促、反应差、嗜睡、惊厥、肌张力异常等。Mut 缺陷型患儿常较钴胺素代谢异常患儿神经系统损害出现早而严重,mut⁰ 型患儿起病最早,多数于生后数小时至 1 周内发病;mut⁻、cblA 和 cblB 型患儿多在生后 1 月左右发病;cblC 和 cblD 型在新生儿期至成年期发病均有报道;cblF 患儿在新生儿期可出现口腔炎、肌张力低下和面部畸形,部分患儿存在血液系统改变。Mut 缺陷型患儿在发热、感染、饥饿、手术等应激状态下可诱发急性代谢危象,出现急性脑病表现,如昏迷、呼吸暂停、代谢性酸中毒、高乳酸血症、酮症、低血糖、高氨血症、高甘氨酸血症、肝损害、肾损害,甚至脑水肿和脑出血等,预后不良,死亡率极高。

根据 MMA 患儿对维生素 B_{12} 治疗反应性(负荷试验),临床上将 MMA 分为维生素 B_{12} 无效型和维生素 B_{12} 有效型。无效型主要见于 mut⁰ 和 mut⁻ 型;有效型多见于 cblC、cblD 和 cblF 型,cb1A 型大部分有效,cblB 小部分有效。维生素 B_{12} 无效型是 MMA 新生儿期发病最常见类型。

近年来,随着 GC-MS、MS-MS 及基因分析技术在遗传性代谢病筛查和诊断中的应用,发现了一些无症状的"良性"MMA,这些患儿血丙酰肉碱和尿甲基丙二酸升高,基因分析也证实为 MMA,但无临床症状、生长发育正常,无酸中毒发作,尿中甲基丙二酸排泄量轻度增加,多见于钴胺素代谢异常(cblC、cblD 及 cblF)所致 MMA。部分"良性"MMA 患儿新生儿期不发病,但可在婴幼儿时期甚至成年期出现严重代谢性酸中毒,因此对此类患儿须长期随访观察,其长期预后及临床表现型还有待进一步研究。

MMA 常见并发症:

1. 神经系统损害 主要是大脑双侧苍白球损伤,主要是甲基丙二酸等有毒代谢产物导致线粒体功能障碍、神经细胞凋亡、细胞骨架磷酸化改变及髓鞘形成障碍等引起。表现为惊厥、四肢肌张力改变、运动障碍、共济失调、手足徐动及智力障碍等。

2. 生长发育迟缓 多见于新生儿时期发病者和 mut⁻ 患儿,体格发育明显落后,可见小头畸形。

3. 肝肾损害 肝损害表现为肝脏肿大、肝功能异常;mut⁰、cblB 和 cblA 型易导致慢性肾损害,表现为肾小管酸中毒、间质性肾炎、高尿酸血症及肾病,严重时可合并溶血尿毒综合征和肾功能衰竭。

4. 血液系统异常 可出现贫血、粒细胞减少和血小板减少,严重时出现骨髓抑制。cblC 型易发生巨幼细胞性贫血。

5. 免疫功能低下 严重者免疫功能低下,可合并皮肤念珠菌感染,出现口角、眼角、会阴部皲裂 / 红斑或肠病性肢端皮炎。随着代谢紊乱的控制,患者皮肤损害逐渐恢复。

6. 其他 少数患儿可合并心血管损害(肥厚型心肌病或血管炎)、胰腺炎、视神经萎缩或骨质疏松等。

实验室及辅助检查

1. 常规检查 对疑似 MMA 者,需做血尿常规、肝肾功能、血气分析、血糖、血氨和血乳酸等检查。MMA 患儿可出现贫血、粒细胞减少、血小板减少甚至全血细胞减少,尿酮体及尿酸升高,肝肾功能异常,电解质紊乱,代谢性酸中毒,血糖降低、血氨和乳酸升高等。

2. 尿有机酸分析 应用 GC-MS 检测尿甲基丙二酸水平对临床确诊 MMA 具有重要意义。正常患儿尿甲基丙二酸浓度小于 < 4mmol/(mol·Cr);MMA 患儿尿液甲基丙二酸和甲基枸橼酸明显升高,可伴 3- 羟基丙酸升高。不同类型 MMA,其尿液甲基丙二酸水平升高范围不同:维生素 B_{12} 无效型(mut⁰、mut⁻、cblB)多在 1 000 ~ 10 000mmol/(mol·Cr);维生素 B_{12} 有效型(cblA、cblD)常在 10 ~ 100mmol/(mol·Cr);cblC、cblF 型在 50 ~ 1 500mmol/(mol·Cr) 之间。在单纯 MMA 患儿中,尿甲基丙二酸浓度为 300 ~ 15 000mmol/(mol·Cr)。

3. 血氨基酸谱及酰基肉碱谱检测 应用 MS-MS 检测患儿血丙酰肉碱(propinoylcarnitine,C3)、乙酰肉碱(acetylcarnitine,C2)等酰基肉碱,以及同型半胱氨酸和甲硫氨酸等氨基酸,可辅助 MMA 临床确诊。正常新生儿血 C3、C2 水平分别为 0.30 ~ 3.00μmol/L、6.00 ~ 30.00μmol/L,C3/C2 为 0.04 ~ 0.40(< 0.25);甲硫氨酸、同型半胱氨酸水平分别为 10 ~ 35μmol/L、10 ~ 15μmol/L。MMA 患儿血 C3 及 C3/C2 升高;合并型 MMA 患儿的血甲硫氨酸水平降低,同型半胱氨酸升高。

4. 维生素 B₁₂ 负荷试验 用于 MMA 临床分析和指导 MMA 治疗。方法:连续 3 天肌内注射维生素 B₁₂ 1mg,比较治疗前后临床症状、生化指标、尿甲基丙二酸水平、血 C3 水平及 C3/C2 比值等,判断患儿对维生素 B₁₂ 的反应性:若症状好转,生化指标改善,尿甲基丙二酸水平、血 C3 水平及 C3/C2 比值较应用前下降 50%,则为维生素 B₁₂ 有效型,否则为无效型。

5. 基因检测 如前所述,编码甲基丙二酰 CoA 基因为 *MUT*,编码 cblA、cblB、cblC、cblD 和 cblF 的基因分别是 *MMAA*、*MMAB*、*MMACHC*、*MMADHC* 和 *LMBRDL*。应用一代或 NGS 测序技术进行基因变异分析,可确诊 MMA 并可明确其基因分型。

6. 辅助检查 MMA 患儿脑 MRI 扫描可见对称性基底节损害,双侧苍白球信号异常,脑白质脱髓鞘变性、软化、坏死,脑萎缩和脑积水等。MMA 可引起癫痫样发作,EEG 表现为高峰节律紊乱、慢波背景伴癫痫样放电;无抽搐者的 EEG 也可出现慢波背景伴局灶样放电。

诊断及鉴别诊断

1. 诊断 由于 MMA 临床表现无明显特征性,易与新生儿期其他常见病的临床表现相混淆,且个体差异大,易发生误诊和漏诊。对于不明原因的反应差、拒食、呕吐、神志改变、惊厥、肌张力异常、严重酸中毒或高氨血症患儿,应及时血常规、尿酮体、血气分析、血氨、血糖及血乳酸等检查,可为 MMA 诊断提供重要线索,继而进行尿 GC-MS 和血 MS-MS 检测。尿 GC-MS 发现大量甲基丙二酸、甲基枸橼酸可临床确诊 MMA,血 C3、C3/C2 升高有助于 MMA 的临床诊断。根据血同型半胱氨酸检测可区分单纯型和合并型 MMA;通过维生素 B₁₂ 负荷试验可确定维生素 B₁₂ 有效型和无效型;基因序列分析可指导 MMA 基因分型。

2. 鉴别诊断

(1)继发性 MMA:母亲慢性胃肠疾病和肝胆疾病、营养不良或长期素食,其体内维生素 B₁₂ 及叶酸缺乏(多伴巨幼细胞性贫血),以至于经胎盘进入胎儿体内量少,新生儿出生后维生素 B₁₂ 及叶酸处于缺乏状态,可以导致继发性甲基丙二酸血症。母亲病史、营养状态、血维生素 B₁₂ 和叶酸测定有助于鉴别。继发性 MMA 患儿通过短期外源性补充维生素 B₁₂ 和叶酸逆转异常代谢,预后良好。

(2)丙酸血症:由于丙酰 CoA 羧化酶缺陷,导致体内丙酸及其代谢产物蓄积所致。丙酸血症临床表现与 MMA 相似,且血 C3、C3/C2 也升高(常伴高甘氨酸血症),根据临床表现和血 MS-MS 检测难以鉴别。尿 GC-MS 有机酸分析是两者临床鉴别的重要依据:丙酸血症患儿尿 3-羟基丙酸明显升高,可伴甲基枸橼酸升高,但无甲基丙二酸;MMA 患儿尿甲基丙二酸明显和甲基枸橼酸升高,可有 3-羟基丙酸轻度升高。

治疗

MMA 治疗原则为限制前体物质(蛋白质和某些氨基酸)的摄入,减少甲基丙二酸及其旁路代谢产物的生成,以及加速有毒代谢产物的清除。

1. 急性期治疗 严格限制蛋白摄入,避免氨基酸静脉滴注,补充葡萄糖和脂肪乳以提供适当热量。大剂量应用碳酸氢钠,纠正酸中毒及电解质紊乱。左旋肉碱 $100 \sim 300mg/(kg \cdot d)$,静脉滴注;维生素 B_{12} 每天(羟钴胺和氰钴胺两种制剂)1mg 肌内注射,连用 $3 \sim 6$ 天。若伴有高氨血症,可静脉滴注精氨酸 $250mg/(kg \cdot d)$,严重者(血氨 $> 600\mu mol/L$),则需要通过连续性肾脏替代疗法和血液透析。

2. 缓解期及长期治疗

(1)饮食治疗:在缓解期,单纯 MMA 应限制天然蛋白质摄入,摄入量控制在 $0.8 \sim 1.2g/(kg \cdot d)$,用不含异亮氨酸、缬氨酸、蛋氨酸和苏氨酸的特殊奶粉喂养;大部分 MMA 合并同型半胱氨酸、维生素 B_{12} 治疗效果显著患儿则不需要严格控制天然蛋白质的摄入。维生素 B_{12} 无效型患儿长期治疗以低蛋白高热量饮食为主;维生素 B_{12} 有效型则以长期坚持维生素 B_{12} 治疗为主,辅以低蛋白高热量饮食治疗。由于蛋氨酸、异亮氨酸和缬氨酸为必需氨基酸,体内不能合成,完全需要外源性补充,故限制天然蛋白摄入患儿需定期检测血蛋氨酸、异亮氨酸及缬氨酸水平,以避免缺乏。

(2)药物治疗:①维生素 B_{12}:用于维生素 B_{12} 有效型的长期维持治疗,每周肌内注射 $1 \sim 2$ 次,每次 $1 \sim 2mg$,羟钴胺可以皮下注射,疗效优于氰钴胺素。②左旋肉碱:$50 \sim 200mg/(kg \cdot d)$,口服或静脉滴注。可保持细胞内 CoA 稳态,改善脂肪酸代谢,促进甲基丙二酸和丙酰肉碱的排泄,增加机体对天然蛋白的耐受性,补充肉碱有助于 MMA 血症急性期病情控制和有效地改善预后。③甜菜碱:$100 \sim 500mg/(kg \cdot d)$,口服,用于 MMA 合并同型半胱氨酸患儿。④叶酸:5mg/d,口服,用于合并巨幼细胞性贫血或同型半胱氨酸的 MMA 患儿。⑤新霉素或甲硝唑:口服新霉素 $50mg/(kg \cdot d)$ 或甲硝唑 $10 \sim 20mg/(kg \cdot d)$,可减少肠道细菌产生丙酸等小分子气体。长期使用可引起肠道菌群紊乱,应短期间歇给药,必要时可加用肠道益生菌。⑥苯甲(乙)酸钠:$150 \sim 250mg/(kg \cdot d)$,静脉滴注,高氨血症时用。⑦胰岛素或生长激素:应激状态下应用,可增加蛋白质和脂质合成,改善体内代谢,促进正氮平衡,防治急性代谢危象。⑧抗氧化剂:辅酶 $Q_{10}[100 \sim 200mg/(kg \cdot d)]$ 和维生素 E 可预防 MMA 患儿急性视神经损伤。

(3)其他治疗:应对患儿的感觉、运动和语言功能进行动态评估与康复训练;肝移植可部分纠正 MMA 代谢缺陷,肾移植可纠正肾衰竭并在一定程度上降低甲基丙二酸水平;基因治疗可能是 MMA 未来的治疗方向。

预后

MMA 预后与起病年龄、患病类型(基因型),以及诊断治疗的时间和对维生素 B_{12} 的反应性(临床型)有关,一般说来,起病越早,病情越重,预后越差;cblA 型预后最好,mut^0 型预后最差;mut^0型、cblB 型较 mut^-型、cblA 型并发症更多,病情更为严重;对维生素 B_{12} 治疗有效者预后较好;早期诊断和早期干预可有效地改善预后。幸存者可存在一定神经系统后遗症,在上述饮食和药物治疗的同时,应对患儿的感觉、运动和语言功能进行康复训练,可降低致残率。肝、肾移植对于维生素 B_{12} 无效型和饮食控制不佳者能改善其预后,但长期预后及移植存活率值得探讨。

(肖　昕)

参考文献

[1] LANPHER B, BRUNETTI-PIERRI N, LEE B. Inborn errors of metabolism: the flux from Mendelian to complex diseases. Nature Reviews Genetics,2006,7(6):449-460.

[2] FRASER J L , VENDITTI C P. Methylmalonic and propionic acidemias: clinical management update. Curr Opin Pediatr,2016 ,28(6):682-693.

[3] SLOAN J L, MANOLI I, VENDITTI C P. Liver or combined liver-kidney transplantation for patients with isolated methylmalonic acidemia: who and when? The Journal of Pediatrics,2015,166(6):1346-1350.

[4] ZHOU X, CUI Y, HAN J. Methylmalonic acidemia: Current status and research priorities. Intractable Rare Dis Res, 2018 ,7(2): 73-78.

[5] HARRINGTON E A, SLOAN J L, MANOLI I, et al. Neutralizing antibodies against adeno- associated viral capsids in patients with mut methylmalonic acidemia. Hum Gene Ther, 2016,27:345-353.

[6] PLESSL T, BÜRER C, LUTZ S, et al. Protein destabilization and loss of protein-protein interaction are fundamental mechanisms in cblA-type methylmalonic aciduria. Hum Mutat,2017,38:988-1001.

[7] YU H C, SLOAN J L, SCHARER G, et al. An X-linked cobalamin disorder caused by mutations in transcriptional coregulator HCFC1. Am J Hum Genet,2013, 93:506-514.

[8] YU Y F, LI F, MA H W. Relationship of genotypes with clinical phenotypes and outcomes in children with cobalamin C type combined methylmalonic aciduria and homocystinuria. Zhongguo Dang Dai Er Ke Za Zhi, 2015,17:769-774.

[9] MANOLI I, MYLES J G, SLOAN J L, et al. A critical reappraisal of dietary practices in methylmalonic acidemia raises concerns about the safety of medical foods. Part 2: Cobalamin C deficiency. Genet Med,2016, 18:396-404.

[10] MANOLI I, MYLES J G, SLOAN J L, et al. A critical reappraisal of dietary practices in methylmalonic acidemia raises concerns about the safety of medical foods. Part 1: Isolated methylmalonic acidemias. Genet Med,2016,18:386-395.

第三节
丙酸血症

概述

丙酸血症（propionic acidemia，PA）为支链氨基酸、胆固醇侧链和奇数链脂肪酸代谢异常的一种常染色体隐性遗传病。PA 是临床较常见的有机酸血症，是由于丙酰辅酶 A 羧化酶（propionyl CoA carboxylase，PCC）缺乏，使得丙酰 CoA 不能转化为甲基丙二酰 CoA，导致体内丙酸及其代谢物异常蓄积所致，临床上可出现一系列生化异常、神经系统和其他脏器损害症状，其中以反复发作的代谢性酮症酸中毒、蛋白质不耐受及血浆甘氨酸水平显著增高为特征。

丙酰辅酶 A 羧化酶是位于线粒体内的生物素依赖性羧化酶，催化丙酰 CoA 转化为甲基丙二酰 CoA，最终转化为琥珀酰 CoA 进入三羧酸循环。丙酰 CoA 是某些支链氨基酸（异亮氨酸、缬氨酸、苏氨酸、蛋氨酸）、奇数链脂肪酸及胆固醇侧链的常见降解产物，主要产生于肝脏、肌肉、肾脏、大脑。由于丙酰辅酶 A 羧化酶活性缺陷导致丙酰 CoA 不能转化为甲基丙二酰 CoA，进而导致丙酰 CoA 蓄积，继而产生丙酸及其丙酰肉碱、3- 羟基丙酸、甲基枸橼酸等有毒代谢产物（图 4-3-1）。此外，肠道细菌代谢也是丙酸的一部分来源，其产生的丙酸同样需经过丙酰辅酶 A 羧化酶催化代谢降解。

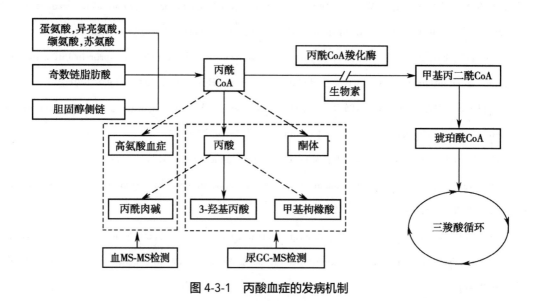

图 4-3-1　丙酸血症的发病机制

上述代谢产物可导致机体损伤，主要表现为以下四个方面：①酮症性代谢性酸中毒：位于线粒体的丙酰辅酶 A 羧化酶缺陷导致其能量障碍，干扰了酮体的正常利用，引起酮症性代谢性酸中毒；②高血甘氨酸血症：资料表明，丙酰辅酶 A 羧化酶可抑制甘氨酸降解途径中的一个或多个酶，其血浆中甘氨酸水平与摄入能量呈负相关；③高氨血症：N- 乙酰谷氨酸为尿素循环中氨甲酰磷酸合成酶的激动剂，丙酰 CoA 抑制 N- 乙酰谷氨酸的合成，继而该酶活性受到抑制导致尿素循环中断，血氨升高；④肉碱缺乏：大量蓄积的丙酸与内源性的游离肉碱结合形成丙酰肉碱，导致机体继发性肉碱缺乏。

丙酸血症属常染色体隐性遗传，丙酰辅酶 A 羧化酶是由 α、β 两个亚单位组成的 α6β6 多聚体，其编码基因分别由 PCCA 和 PCCB，其一般情况见表 4-3-1。两种基因变异均可导致丙酸血症发生。

表 4-3-1　丙酸血症编码基因一般情况

基因	编码蛋白	OMIM	定位	外显子	长度	氨基酸
PCCA	丙酰 CoA 羧化酶（α 亚单位）	232 000	13q32	24	2 112	703
PCCB	丙酰 CoA 羧化酶（β 亚单位）	232 050	3q13.3-22	15	1 620	539

临床表现

根据临床表现出现时间丙酸血症可分为早发型（新生儿起病型）和迟发型两种。

1. **早发型（新生儿起病型）**　最常见。患儿多正常妊娠和分娩，足月新生儿，常无明显高危因素。生后有一段时间（数小时至一周）无异常（无症状期），无明显诱因下出现反应差、吮吸无力、拒食、呕吐、腹胀及呼吸急促等，随即迅速发展为不明原因的强烈神经系统异常，如嗜睡、惊厥及肌无力等，脑电图可见爆发抑制现象；此时若不及时治疗，即可出现昏迷、进行性脑水肿、低体温和呼吸困难等，可在几天内死亡，幸存者则存在永久性脑损伤。常伴有 AG 增高型代谢性酸中毒、乳酸血症、酮尿症、低血糖、高氨血症、中性粒细胞及血小板减少等。

2. **迟发型**　多在婴幼儿时期及以后发作，根据发作形式又分为慢性进展型和间断发作型。

(1)慢性进展型：患儿早期无明显症状，多伴随多器官并发症而潜伏存在，表现为发育迟缓、慢性顽固性呕吐、蛋白质不耐受、运动障碍及肌张力改变等。

(2)间断发作型：常在应激状态下（发热、感染、损伤或手术）诱发，体内代谢失代偿，发生急性代谢危象，出现急性或反复间歇发作性脑病，昏迷或惊厥，发作时常伴有代谢性酸中毒、酮尿、高氨血症和血液系统异常。稳定期表现为精神、运动、语言和智力发育迟缓，以及癫痫发作等，可并发胰腺炎、心肌病、视神经萎缩、听力下降及慢性肾功能不全等。

实验室及辅助检查

由于新生儿丙酸血症的临床表现缺乏特异性,临床易误诊为败血症和中枢神经系统感染。因此,对于不明原因的反复呕吐、惊厥、难以纠正的酸中毒、昏迷的新生儿,或不明原因的生长发育迟缓,且家族中有类似患儿者,均应考虑到本病可能,及早进行血尿常规、血气分析、血氨、血糖、血乳酸及心肌酶谱等一般生化检查,并尽快留取血滤纸片进行 MS-MS,留取尿进行 GC-MS,并结合基因分析以明确诊断。

1. 常规检查 包括血尿常规、肝肾功能、血气分析、血糖、血氨、血乳酸等,可发现贫血、粒细胞减少和血小板下降、酸中毒、血氨升高及血乳酸升高。

2. 尿有机酸检测 尿 3- 羟基丙酸、丙酰甘氨酸及甲基枸橼酸升高,可伴有甲基巴豆酰甘氨酸升高。

3. 血串联质谱检测 血 C3 及 C3/C2 比值升高,部分患者甘氨酸升高。

4. 基因检测 基因变异分析有利于丙酸血症的诊断、基因分型和产前诊断。如前所述,PCCA 变异位点主要集中在外显子 13、12、19 和 18;PCCB 变异多发生于外显子 12、15、11 和 6,少数几个突变为不同人群中多数人共有。

5. 辅助检查 MRI 可发现非特异性脑损伤表现,如脑萎缩伴脑室扩大和蛛网膜下间隙增宽等、脱髓鞘化及不同程度基底节异常改变。丙酸血症患儿 EEG 异常可先于癫痫发作,急性失代偿期 EEG 表现为严重弥漫性慢波,异常代谢状态纠正后可恢复正常。

诊断及鉴别诊断

1. 诊断 根据患儿临床表现,结合常规实验室检查异常结果,尿 3-3- 羟基丙酸、丙酰甘氨酸、甲基枸橼酸和甲基巴豆酰甘氨酸升高,以及血 C3 和 C3/C2 比值升高,即可临床确诊丙酸血症。PCCA 和 PCCB 基因检测有助于丙酸血症的确诊和基因分型,并有助于产前诊断。

2. 鉴别诊断 早发型丙酸血症临床表现无特殊性,易误诊为败血症和 / 或中枢神经系统感染等新生儿危重症;其他有机酸血症也可导致血 C3 和 C3/C2 增高,以及尿 3- 羟基丙酸和甲基枸橼酸排泄增加,故需鉴别。还有许多疾病可引起高 AG 或酮症性代谢性酸中毒,也需鉴别。

(1)败血症和 / 或中枢神经系统感染:新生儿丙酸血症或婴幼儿丙酸血症发生急性代谢危象时,其临床表现及血液系统变化(粒细胞和血小板减少)与败血症和 / 或中枢神经系统感染类似,易混淆。但败血症患儿血 CRP 和 PCT 可明显升高,抗生素治疗有效,血培养可阳性。在临床上,当抗生素治疗效果欠佳,病情急剧恶化时,应及时做尿有机酸和血酰基肉碱检测,以证实或排除丙酸血症等有机酸血症的存在。

(2)甲基丙二酸血症:为最常见的有机酸血症,临床表现与丙酸血症类似,难以鉴别。甲基丙二酸血症除血 C3 和 C3/C2 增高,尿 3- 羟基丙酸和甲基枸橼酸排泄增加外,尿甲基丙二酸明显增高具有特异性。

（3）生物素酶缺陷症：包括生物素酶缺乏症和全羧化酶缺陷症，患儿血 3- 羟基异戊酰肉碱水平增高，加之尿液中 3- 羟基丙酸、甲基巴豆酰甘氨酸及丙酰甘氨酸增高，可资鉴别。

（4）引起代谢性酸中毒疾病：其他疾病或原因也可引起的高阴离子间隙（anion gap，AG）型代谢性酸中毒如糖尿病酮症酸中毒、缺氧性乳酸性酸中毒，需与丙酸血症等有机酸血症所致相鉴别，后者往往有血酰基肉碱谱和尿特异性代谢产物（有机酸）谱变化。

治疗

一旦诊断明确，应尽快治疗。

1. 新生儿期和急性期的治疗 措施包括限制天然蛋白质摄入，不含异亮氨酸、苏氨酸、蛋氨酸及缬氨酸的特殊配方奶粉或蛋白粉喂养，使用不产生丙酸前体的肠外氨基酸，大剂量碳酸氢钠纠正酸中毒，防治水、电解质平衡紊乱。积极补充能量（基础能量需求的 1.5 倍补充），限制分解代谢，促进合成代谢，急性期按 $6 \sim 8mg/(kg \cdot min)$ 静脉输入 10% 葡萄糖 [若出现高血糖可加用胰岛素，0.1 U$(/kg \cdot h)$]，不足能量部分以脂肪乳补充 [从 $3g/(kg \cdot d)$ 开始]；静脉滴注左旋肉碱，$100 \sim 300mg/(kg \cdot d)$；血氨增高者，静脉滴注精氨酸 $250mg/(kg \cdot d)$，和 / 或苯甲（乙）酸钠 $250mg/(kg \cdot d)$，必要时应用 CRRT 或血液透析（血氨 > 300μmol/L）。研究表明，氨甲酰谷氨酸在丙酸血症急性期对高血氨有解毒作用，口服 6 小时后血氨水平降至正常，可避免进一步的透析治疗。

2. 稳定期和长期治疗 治疗原则：饮食为主和药物治疗为辅。

（1）饮食治疗：给予不含异亮氨酸、苏氨酸、蛋氨酸及缬氨酸的特殊配方奶粉或蛋白粉喂养，控制但非严格限制天然蛋白质饮食，以保证足够的蛋白质和能量供应，防止必需氨基酸缺乏；应避免饥饿，抑制肌肉组织和脂肪组织分解代谢。部分丙酸血症患儿在婴幼儿时期已伴生长发育落后，每日所需总蛋白质量，婴儿为 $2.5 \sim 3.5g/kg$，儿童为 $30 \sim 40g$。

（2）药物治疗：①左旋肉碱：一般口服 $50 \sim 100mg/(kg \cdot d)$，可与体内酸性物质结合，促进酸性物质代谢和排出，部分患儿使用后可出现轻度腹泻。②新霉素或甲硝唑：由于体内丙酸一部分是由肠道细菌代谢产生吸收入血液，抗生素应用可抑制肠道细菌的繁殖代谢，减少肠道细菌代谢产生丙酸，但长期使用可能导致肠道内菌群紊乱，故建议急性期或短期间歇使用，并加用益生菌。用法：口服，新霉素 $50mg/(kg \cdot d)$，甲硝唑 $10 \sim 20mg/(kg \cdot d)$。③氨甲酰谷氨酸：氨甲酰谷氨酸是一种安全有效的治疗药物，口服可明显降低血氨水平，减少尿丙酰甘氨酸的排泄，增加游离肉碱和总肉碱水平，从而改善有机酸血症患儿代谢稳定性。

（3）其他治疗：对于反复发生代谢危象的丙酸血症患儿，必要时行肝移植手术；应对患儿的感觉、运动及语言功能进行动态评估与康复训练。

（肖　昕）

参考文献

[1] FRASER J L, VENDITTI C P. Methylmalonic and propionic acidemias: clinical management update. Curr Opin Pediatr, 2016, 28(6):682-693.

[2] NAKAMURA M, TOKURA Y. Methylmalonic aciduria presenting with recurrent multiple molluscum contagiosum lesions. Dermato-endocrinology, 2010, 2(2):60-61.

[3] GUPTA D, BIJARNIA-MAHAY S, KOHLI S, et al. Seventeen Novel Mutations in PCCA and PCCB Genes in Indian Propionic Acidemia Patients, and Their Outcomes. Genetic testing and molecular biomarkers, 2016, 20(7):373-382.

[4] GALLEGO-VILLAR L, PEREZ-CERDA C, PEREZ B, et al. Functional characterization of novel genotypes and cellular oxidative stress studies in propionic acidemia. Journal of inherited metabolic disease, 2013, 36(5):731-740.

[5] PENA L, FRANKS J, CHAPMAN K A, et al. Natural history of propionic acidemia. Molecular genetics and metabolism, 2012, 105(1):5-9.

[6] TU W J, DAI F, WANG X Y, et al. Liquid chromatography-tandem mass spectrometry for analysis of acylcarnitines in dried blood specimens collected at autopsy from neonatal intensive care unit. Chinese medical sciences journal/Chinese Academy of Medical Sciences, 2010, 25(2):109-114.

[7] VARA R, TURNER C, MUNDY H, et al. Liver transplantation for propionic acidemia in children. Liver transplantation : official publication of the American Association for the Study of Liver Diseases and the International Liver Transplantation Society, 2011, 17(6):661-667.

[8] ABACAN M, BONEH A. Use of carglumic acid in the treatment of hyperammonaemia during metabolic decompensation of patients with propionic acidaemia. Molecular genetics and metabolism, 2013, 109(4):397-401.

第四节

异戊酸血症

 概述

异戊酸血症（isovaleric acidemia，IVA）是一种较为常见的有机酸血症，属常染色体隐性遗传病。主要是由于亮氨酸代谢过程中异戊酰辅酶 A 脱氢酶（isovaleryl-CoA dehydrogenase,IVD）的先天性缺陷所引起,导致异戊酰辅酶 A 转化为 3- 甲基巴豆酰辅酶 A 途径中断,从而使其上游物质异戊酰辅酶 A 及其代谢产物异戊酸、3- 羟基异戊酸、异戊酰甘氨酸和异戊酰肉碱（isovalerylcarnitine,C5）等异常增高,引起机体损伤。

异戊酸血症是线粒体中一种四聚体黄素蛋白酶,属于乙酰辅酶 A 脱氢酶家族,在亮氨酸代谢过程中催化异戊酰辅酶 A 转化为 3- 甲基巴豆酰辅酶 A,进入三羧酸循环,同时把脱氢产生的还原当量传递给电子转移黄素蛋白。IVD 缺乏导致异戊酰辅酶 A 旁路代谢物异戊酸等聚集,在线粒体酶甘氨酸 -N- 酰化酶催化下,这些异常代谢产物与甘氨酸氨基生成异戊酰甘氨酸。该产物没有毒性但很容易从尿液中排泄出来,在异戊酸血症急性期排泄量可达到最高,同时由于积累的异戊酰辅酶 A 超过了甘氨酸 -N- 酰化酶的最大负荷,也会有游离的异戊酸随尿液排出;异戊酸还可与肉碱结合形成异戊酰肉碱 C5。此外,游离的异戊酸通过 ω-氧化生成 3- 羟基异戊酸。当 IVA 急性发作时,血浆异戊酸浓度可达 600 ~ 5 000μmol,为正常的 100 ~ 500 倍。有毒代谢产物的异常堆积可使机体发生代谢紊乱,导致多脏器、多系统的损伤,尤以中枢神经系统功能受损常见且严重（图 4-4-1）。

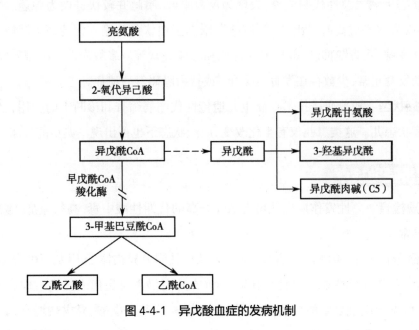

图 4-4-1　异戊酸血症的发病机制

编码异戊酰辅酶 A 脱氢酶的基因 *IVD*（OMIM 607 036）,位于染色体 15q14-15,长约 15 kb,包含 12 个外显子,编码 394 个氨基酸的蛋白。迄今为止,共发现近 40 种致病突变,包括错义突变、剪切突变、插入突变或小缺失等。

临床表现

异戊酸血症主要分为急性新生儿型和慢性间歇型;部分患儿无明显临床表现(无症状型),可通过新生儿遗传性代谢病筛查发现。

1. 急性新生儿型 多在新生儿生后 2 周内急性发病,表现为出生时为"正常"新生儿,在开奶后不久突然出现拒乳、呕吐、嗜睡、惊厥、脱水及低体温等表现,严重患儿迅速出现青紫、昏迷,甚至死亡。急性发作期在汗液和耳耵聍中易闻到特殊的"汗脚味",是由于游离异戊酸经体液挥发所致。常出现有机酸血症的共同实验室检查异常,如严重高 AG 型代谢性酸中毒、酮症、高氨血症、低血钙、低或高血糖,由于骨髓抑制可出现外周血红细胞、中性粒细胞及血小板降低等。若未及时诊断和处理,可因脑水肿和脑出血导致昏迷,甚至死亡;如果患儿顺利度过急性期的代谢危象而存活,可转为慢性间歇型。

2. 慢性间歇型 一般在新生儿期以后诊断的异戊酸血症多属慢性间歇发作;也可以是新生儿型患儿度过早期急性期后的表现。在慢性间歇期,其临床表现为非特异性喂养不耐受和生长发育落后等,许多患儿厌食高蛋白食物。常由急性上呼吸道感染或摄入高蛋白饮食等应激状态下诱发急性代谢危象,表现为反复呕吐、嗜睡并较快进展为昏迷、严重酮症酸中毒,血异戊酸水平过高时可出现"汗脚味",限制蛋白饮食并输入葡萄糖可缓解;少数患儿可并发急性胰腺炎、骨髓抑制、范科尼综合征和心律失常等。多数慢性间歇型异戊酸血症患儿精神运动发育正常,少数存在发育迟缓和 / 或智力障碍等后遗症。

3. 无症状型 随着质谱技术在新生儿遗传性代谢病筛查和诊断中的应用,已发现越来越多的无症状患儿。这类患儿仅有生化改变,应激状态下也可出现不典型的临床表现。

实验室及辅助检查

1. 常规检查 急性发作期患儿可有 AG 升高的代谢性酸中毒、高氨血症、酮症、低钙血症和血糖异常。

2. 质谱分析 在 MS-MS 中,血异戊酰肉碱与其同分异构体 2- 甲基丁酰肉碱和特戊酰肉碱不能区分,但异戊酸血症急性发作时,血 C5 升高仍主要是代表异戊酰肉碱水平增加。尿 GC-MS 可见异戊酰甘氨酸极度增高,伴有显著 3- 羟基异戊酸、异戊酸增高,其他代谢物如 4- 羟基异戊酸、甲基琥珀酸、3- 羟基异庚酸、异戊酰谷氨酸、异戊酰葡萄糖醛酸、异戊酰丙氨酸及异戊酰肌氨酸也可增高。血 C5 和尿异戊酰甘氨酸升高程度与病情和基因型相关。

3. 酶活性和基因检测 通过检测成纤维细胞、淋巴细胞及羊水细胞异戊酰辅酶 A 脱氢酶活性测定,可辅助异戊酸血症的诊断。基因突变分析可确诊异戊酸血症先证者的基因型,有助于产前诊断。

4. 辅助检查 颅脑 MRI 改变与患儿病情相关:轻者 MRI 无异常;严重者可出现不同程

度的脑发育不良和苍白球损害。

诊断及鉴别诊断

1. 诊断　临床表现无特异性,当新生儿或婴幼儿出现反应差、喂养困难、呕吐、嗜睡、昏迷等临床表现,常规实验室发现严重代谢性酸中毒、酮症、高氨血症、低钙血症、血液系统变化(粒细胞和/或血小板减少)等,不能用常见危重症解释时,应高度怀疑异戊酸血症等有机酸血症存在。急性发作期尿液的"汗脚味"对该病诊断具有重要价值(戊二酸血症Ⅱ也可发出类似气味)。此时,应立即做血酰基肉碱谱和尿有机酸谱分析,血 C5 升高(MS-MS)和尿异戊酸甘氨酸明显升高(GC-MS)为异戊酸血症的确诊依据。

2. 鉴别诊断　该病临床表现易与新生儿常见危重症、其他有机酸血症和尿素循环障碍相混淆,可通过血氨基酸谱、酰基肉碱谱及尿有机酸谱分析进行鉴别。异戊酰辅酶 A 的中间代谢产物也可见于 2- 甲基丁酰辅酶 A 脱氢酶缺陷症,可通过酶学和基因分析鉴别。急性发作时,若患儿存在高血糖和酮症易误诊为糖尿病酮症酸中毒,但其血、尿中无特异性标志物(C5、异戊酸甘氨酸)存在。另外,孕妇产前、哺乳母亲或新生儿本身应用头孢菌素治疗,可引起血 C5 轻度增加,但尿异戊酸甘氨酸正常。

治疗

异戊酸血症的治疗目的是预防急性发作和维持间歇期治疗。

1. 急性期治疗　异戊酸血症应激状态(饥饿、疾病、外伤、手术等)下,可诱发机体蛋白分解代谢增加,导致亮氨酸及异戊酰辅酶 A 旁路代谢产物增加,发生急性代谢危象。此时应严格限制外源性天然蛋白质摄入,为提高热卡和减少亮氨酸摄入,可口服糖类和无亮氨酸氨基酸奶粉;如患者不能经口摄入,可静脉补充 10% 葡萄糖,同时纠正脱水、代谢性酸中毒及电解质紊乱,给予左旋肉碱 [100 ~ 300mg/(kg·d)]、甘氨酸 [250 ~ 600mg/(kg·d)] 静脉输注,以及大剂量维生素 B 族、生物素等,促进毒性代谢产物的排出。若血氨升高,可静脉滴注苯甲酸钠或苯丁酸钠,必要时血液透析或 CRRT。

2. 间歇期或缓解期治疗　可通过饮食控制减少来自亮氨酸及其分解产生的异戊酰辅酶 A 代谢物,达到治疗的目的。给予低蛋白高热量饮食,同时应根据年龄调整氨基酸摄入量,选用不含亮氨酸的医用蛋白食品,可减少急性发作次数,但总蛋白和热量必须能保证正常生长发育。由于亮氨酸在促进蛋白合成中的重要作用,过度限制摄入可能会有包括肌肉萎缩等副作用,需根据患儿生长发育情况进行调整。在饮食治疗的基础上,辅助应用左旋肉碱 [50 ~ 100mg/(kg·d)] 和甘氨酸 [150 ~ 250mg/(kg·d)],分 3 ~ 4 次服用。

(肖　昕　李思涛)

参考文献

[1]　VOCKLEY J, ENSENAUER R. Isovaleric acidemia: new aspects of genetic and phenotypic heterogeneity. Am J Med Genet C Semin Med Genet,2006 ,142(2):95-103.

[2]　ENSENAUER R, VOCKLEY J. A common mutation is associated with a mild, potentially asymptomatic phenotype in patients with isovaleric acidemia diagnosed by newborn screening. Am J Hum Genet,2004 , 75(6):1136-1142.

[3]　ELSAS L J, NAGLAK M .Acute and chronic-intermittent isovaleric acidemia: diagnosis and glycine therapy. Acta Paediatr Jpn,1988,30(4):442-451.

[4]　ANDRESEN B S, CHRISTENSEN E. Isolated 2-methylbutyrylglycinuria caused by short/branched-chain acyl-CoA dehydrogenase deficiency: identification of a new enzyme defect, resolution of its molecular basis, and evidence for distinct acyl-CoA dehydrogenases in isoleucine and valine metabolism. Am J Hum Genet,2000 ,67(5):1095-1103.

[5]　GIBSON K M, BURLINGAME T G. 2-Methylbutyryl-coenzyme A dehydrogenase deficiency: a new inborn error of L-isoleucine metabolism. Pediatr Res,2000 ,47(6):830-833.

[6]　TAJIMA G, SAKURA N. Establishment of a practical enzymatic assay method for determination of isovaleryl-CoA dehydrogenase activity using high-performance liquid chromatography. Clin Chim Acta,2005 , 353(1/2):193-199.

第五节

戊二酸血症 I 型

概述

　　戊二酸血症 I 型（glutaric acidemia type I ,GA I）由于赖氨酸、羟赖氨酸和色氨酸代谢过程中戊二酰辅酶 A 脱氢酶（glutaryl-CoA dehydrogenase ,GCDH）缺陷,导致体液中戊二酸、3- 羟基戊二酸等蓄积所致。GA I 是一种罕见的常染色体隐性遗传病,总发病率约为 1/100 000,具有种族和地区差异。临床以反复发作的非酮症性或低酮症性低血糖、脂质贮积性疾病、代谢性酸中毒及轻度的高氨血症为主要特征。

　　戊二酰辅酶 A 脱氢酶存在于线粒体基质中,在赖氨酸、羟赖氨酸及色氨酸分解代谢过程中发挥重要作用,催化戊二酰辅酶 A 转化为 3- 甲基巴豆酰辅酶 A,进入三羧酸循环。该酶活性的降低或缺失,使得这三种氨基酸分解阻滞,大量的异常代谢产物戊二酸、3-羟基戊二酸蓄积在组织和血液中。体内过多的有机酸会导致机体损伤,主要是脑组织损伤。戊二酸、3-羟基戊二酸抑制三羧酸循环中限速酶α-酮戊二酸脱氢酶活性,使脑细胞能量供应障碍(图4-5-1)。

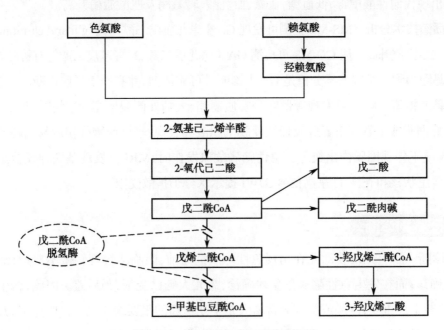

图 4-5-1 戊二酸血症 I 型发病机制

戊二酸血症 I 型属常染色体隐性遗传,致病基因 *GCDH*(OMIM 608 801)位于 19p13.2,全长 7 kb,含有 11 个外显子,编码 438 个氨基酸。迄今为止,GCDH 约有 200 种变异,大部分属于错义突变。*GCDH* 基因变异具有遗传异质性,在不同种族和地区其热点突变不同,IVS10-2A → C 可能是中国人群的热点突变。

临床表现

新生儿期临床症状不典型,可有呕吐、易激惹或暂时性肌张力低下等,易被忽视;多于出生时即有巨颅或出生后不久头围迅速增大,可为 GA I 早期诊断线索。多数患儿在婴幼儿期发病,除头颅异常增大外,可出现轻微的非特异性神经系统表现如喂养困难、呕吐、腹泻及兴奋等;部分患儿可由发热、感染、疫苗接种或外科手术等应激状态下诱发急性脑病危象,出现急性肌张力减退、肌力下降和癫痫样发作,继而运动能力、语言能力、咀嚼和吞咽能力,以及意识急性丧失等。随着病程进展和急性脑病反复发作,神经系统进行性损伤,出现明显发育倒退现象,最终出现严重认知障碍。极少数患者于青春期或成年期发病,发病前可无症状或仅有不同程度的头痛、极细运动下降等轻微锥体外系表现。

实验室及辅助检查

1. 常规检查　包括血尿常规、肝肾功能、血气分析、血糖、血氨、血乳酸及肌酸激酶等。GA-I 可出现代谢性酸中毒,低血糖,血氨、血乳酸、转氨酶及肌酸激酶升高。

2. 质谱技术分析　MS-MS 检测可发现 GA I 患儿血戊二酰肉碱(glutaryl carnitine,C5DC)及 C5DC/C2 比值升高。尿 GC-MS 可检测 GA I 患儿戊二酸、3- 羟基戊二酸等有机酸增高。

3. 基因检测　基因变异分析是 GA I 诊断最可靠依据,并有助于产前诊断。

4. 辅助检查　MRI 可发现额颞叶脑实质萎缩、大脑外侧裂增宽、髓鞘化延迟、脑回发育不成熟、蛛网膜或室管膜下囊肿及慢性硬膜下积液等表现;轻微颅脑外伤后易出现急性硬膜下出血伴或不伴视网膜内出血等。急性脑病危象发作时,MRI 可发现基底神经节细胞毒性水肿表现:尾状核和壳核 T_2 呈高信号,DWI 提示水分子扩散受限。

诊断及鉴别诊断

1. 诊断　新生儿及婴幼儿在出现急性脑病危象前,因临床表现轻微不典型,缺乏特异性,难以确诊;而在发生急性脑病危象才确诊,患儿大脑已受损,预后差。因此,新生儿早期筛查和诊断十分重要,巨颅或头围异常增大是早期诊断的重要线索之一。临床上,凡出现巨颅畸形、发育倒退、进行性运动障碍等表现,应立即做质谱(尿 GC-MS、血 MS-MS)分析和影像学(颅脑 CT 或 MRI)检查,若尿戊二酸、3- 羟基戊二酸等有机酸水平增高、血戊二酰肉碱水平增加,以及 MRI 或 CT 发现脑基底节病变或进行性脑萎缩,可临床确诊 GA I。

成纤维细胞或白细胞 GCDH 酶活力测定及 GCDH 基因检测是 GA I 确诊"金标准"。GCDH 基因检测可明确基因突变类型,除基因水平确诊外,还有助于下一胎产前诊断。

2. 鉴别诊断　头围迅速增大而脑实质进行性萎缩 GA-I 患儿的临床特征之一,应与其他原因所致脑积水相鉴别。患儿由发热、感染诱发的急性脑病危象极易被误诊为"脑膜炎"等中枢神经系统感染,应注意鉴别。有硬膜下出血或视网膜出血时,应与单纯颅脑外伤所致出血鉴别。此外,还应与其他引起戊二酸水平增高的疾病相鉴别:戊二酸血症 II 型患儿尿戊二酸水平升高,但血中为多种酰基肉碱升高而不只是单纯戊二酰肉碱水平升高;α- 氨基脂肪酸血症及短肠综合征患儿尿戊二酸水平升高,但血酰基肉碱水平正常。

治疗

GA I 仍无法治愈,治疗以避免急性发作与症状控制为主,既要保证生长发育基本要求,同时控制分解代谢水平,降低戊二酸、3- 羟基戊二酸水平,降低有机酸对脑神经元的毒性损伤。

1. 急性期　严格控制,必要时可停止天然蛋白质摄入,持续给予不含有赖氨酸、色氨酸的氨基酸混合物补液,同时提供足量的高碳水化合物,纠正分解代谢状态并保证能量供给,也可以口服10%~20%的葡萄糖,严重者可静脉输注。同时,口服或静脉输注足量左旋肉碱,100~300mg/(kg·d),帮助有机酸排泄,避免或降低神经系统并发症。补充核黄素(维生素B_2),每天50~300mg,口服,部分患者有效。要适时补充水分、电解质及营养成分,改善脱水与代谢性酸中毒的现象,若血氨升高,要即刻降低血氨。

2. 稳定期 饮食限制,患者需要限制赖氨酸和色氨酸的摄取,避免中间毒性产物过量的累积,还是要注意维持足够的能量与蛋白质摄取,过度的限制可能会造成生长迟滞,核黄素与肉碱补充:每天补充核黄素(维生素B_2)约200~300mg,可以提升缺陷酵素作用的效率。而每天补充肉碱50~100mg,可以加速戊二酸与肉碱的结合,加速戊二酸代谢,降低毒性物质的累积。

(肖　昕　李思涛)

参考文献

[1] HARRIS R A, JOSHI M, JEOUNG N H.Mechanisms responsible for regulation of branched-chain amino acid catabolism.Biochem Biophys Res Commun,2004,313(2):391-396.

[2] BOY N, MÜHLHAUSEN C. Proposed recommendations for diagnosing and managing individuals with glutaric aciduria type Ⅰ: second revision. J Inherit Metab Dis, 2017,40(1):75-101.

[3] HERSKOVITZ M, GOLDSHER D, SELA B A, et al. Subependymal mass lesions and peripheral polyneuropathy in adult-onset glutaric aciduria type Ⅰ. Neurology ,2013,81:849-850.

[4] KÖLKER S, VALAYANNOPOULOS V, BURLINA A B, et al. The phenotypic spectrum of organic acidurias and urea cycle disorders. Part 2: the evolving clinical phenotype. J Inherit Metab Dis ,2015,38:1059-1074.

[5] FU Z, WANG M, PASCHKE R, et al. Crystal structures of human glutaryl-CoA dehydrogenase with and without an alternate substrate: structural bases of dehydrogenation and decarboxylation reactions. Biochemistry , 2004,43:9674-9684.

[6] BOY N, MÜHLHAUSEN C. Proposed recommendations for diagnosing and managing individuals with glutaric aciduria type Ⅰ: second revision. J Inherit Metab Dis, 2017,40(1):75-101.

[7] COUCE ML, LÓPEZ-SUÁREZ O, BÓVEDA M D ,et al.A Glutaric aciduria type I: Outcome of patients with early- versus late-diagnosis. Eur J Paediatr Neurol ,2013,17:383-389.

第六节
多种羧化酶缺乏症

概述

多种羧化酶缺乏症（multiple carboxylase deficiency，MCD）是一种以神经系统和皮肤损害为特征的常染色体隐性遗传病。MCD 根据病因可分为生物素酶缺乏症（biotinidase deficiency，BTD）和全羧化酶合成酶缺乏症（holocarboxylase synthetase deficiency，HCSD）两类疾病。

生物素属水溶性 B 族维生素（维生素 H、维生素 R），它广泛存在于多种食物中，如酵母、蛋黄及动物内脏，但含量很低；人体肠道中的微生物可以合成生物素，满足人体所需。游离生物素是线粒体内 4 种重要羧化酶，即丙酰辅酶 A 羧化酶（propionyl CoA carboxylase，PCC）、丙酮酸羧化酶（pyruvate carboxylase，PC）、乙酰辅酶 A 羧化酶（acetyl CoA carboxylase，ACC）和甲基巴豆酰辅酶 A 羧化酶（methylcrotonyl CoA carboxylase deficiency，MCC）的辅酶，在碳水化合物、氨基酸和脂肪酸代谢等过程发挥重要作用。肠道内游离生物素可直接吸收进入体内游离生物素池；蛋白结合生物素则以生物胞素的形式进入体内，然后在生物素酶的作用下脱去赖氨酸等，释放生物素并进入游离生物素池。在正常生理条件下，游离生物素在全羧化酶合成酶（holocarboxylase synthetase，HCS）催化下，与 PCC、PC、ACC 及 MCC 四种羧化酶的脱辅基蛋白相结合，生成有活性的全羧化酶；而生物素酶则将生物素从降解的羧化酶上裂解下来，使生物素被循环利用，即所谓的生物素循环。

BTD 是由于生物素酶基因（*BTD*）变异，生物素酶活性下降，使生物胞素及食物中蛋白结合生物素裂解成生物素减少，生物胞素堆积，影响生物素体内再循环利用及肠道吸收，引起内源性生物素不足所致。HCSD 则由于全羧化酶（*HCS*）基因突变，全羧化酶合成酶活性下降，不能催化生物素与生物素依赖的多种羧化酶（PCC、PC、ACC 及 MCC）结合。两种酶缺乏均可影响生物素依赖的多种羧化酶活性，使糖异生作用、支链氨基酸分解代谢及脂肪酸合成障碍，乳酸、3- 羟基异戊酸、3- 甲基巴豆酰甘氨酸、甲基枸橼酸及 3- 羟基丙酸等异常代谢产物在血、尿中蓄积，引起一系列临床表现。

编码生物素酶的 *BTD* 基因（OMIM 609 019）定位于 3p25，含有 4 个长度分别 79 bp、265 bp、150 bp 及 1 502 bp 的外显子，共编码 543 个氨基酸。迄今为止，文献报道的 *BTD* 基因变异 140 余种，变异位点多在 2、3、4 外显子及其相邻内含子区域。编码全羧化酶合成酶 HLCS 的基因（OMIM 609 018）位于 21q22.1-3，全长 250 kb，由 14 个外显子组成，其中 6 ~ 14 外显子含所有编码序列，共编码 726 个氨基酸，迄今已发现约 35 种变异类型。

临床表现

根据起病时间可分为早发型和迟发型 MCD,症状表现复杂多样,无特异性,涉及神经系统、皮肤、呼吸系统、消化系统及免疫系统等。难治性皮疹且伴有严重代谢性酸中毒和神经系统异常是该病特征之一,需要高度关注。

1. **早发型**　HCSD 以早发型为主,多数患儿于新生儿期、婴幼儿早期发病。发病初期皮肤表现为头部脂溢性皮炎,头发变细、脱落,严重者全部脱落,睫毛及眉毛亦可脱落;可伴有口周、鼻周及其他褶皱部位难治性皮损如湿疹、全身性红斑、脱屑及尿布皮炎等,易合并真菌或细菌感染。患儿还可有消化和呼吸系统症状(气促、喘鸣、喂养困难、腹泻、呕吐等)、精神运动发育落后、骨骼肌张力减退、嗜睡及惊厥发作(对抗惊厥药反应差)等表现。严重者或急性发作期可出现酮症酸中毒性昏迷,高乳酸血症(丙酮酸羧化酶缺乏所致)、高氨血症及尿中有机酸(甲基柠檬酸、乳酸、3- 羟基异戊酸、3- 羟基丙酸及 3- 甲基巴豆酰甘氨酸等)聚积。早发型 HCSD 使用生物素疗效不佳,若未及时积极治疗,将留下严重的神经系统后遗症,死亡率极高。

2. **迟发型**　BTD 以迟发型为主,可在幼儿至成人各阶段发病,多在青少年期发病,生物素治疗效果佳。临床上可见脂溢性皮炎、口腔周围皮炎、湿疹、过敏性皮炎等皮损,常继发白念珠菌或细菌感染;头发干燥、细软、稀疏、易脱落,但发根仍完好;其他表现有肌痉挛、肌张力减退、共济失调、痉挛性瘫痪等,这些表现间歇性发生或逐步加重,也可延迟发生,可因发热、感染、疲劳、饮食不当或外伤等诱发急性发作。HCSD 患儿一般不伴听力和视力障碍,但约有 2/3 BTD 患儿因生物胞素堆积的毒性作用,导致神经源性听力障碍;约 50% 的 BTD 患儿因视神经萎缩、视网膜病变导致视力异常和眼球运动异常等。BTD 一旦出现视力下降、听力损伤及发育迟缓等,多是不可逆,即使应用生物素治疗也很难恢复。

实验室及辅助检查

1. **常规检测**　可发现酮症酸中毒、高乳酸血症及高氨血症等异常。

2. **质谱技术分析**　尿 GC-MS 检测可发现 3- 甲基巴豆酰甘氨酸、3- 羟基异戊酸、3- 羟基丙酸、甲基枸橼酸增高,可伴有乳酸、丙酮酸、乙酰乙酸、3- 羟基丁酸等有机酸增高。血 MS-MS 检测可发现 3- 羟基异戊酰肉碱(C5-OH)增高,可伴有或不伴有丙酰肉碱(C3)、C3/C2 比值增高。

3. **酶活性测定**　约 20% 患儿尿有机酸检测无异常,需通过生物素酶活性检测确诊。生物素酶活性不稳定,血清或血浆标本留取后应立即检测,否则需 – 70℃以下保存。完全缺乏型 BTD 患者生物素活性仅为正常人的 1% ~ 10%;部分缺乏型患者酶活性为正常人的 10% ~ 30%。有报道 BTD 临床表现出现时间与其生物素酶活性相关:酶活性小于 1% 者在新生儿期或婴幼儿早期出现症状;酶活性在 1% ~ 10% 者,多在生后数月出现症状。目前,国内尚未开展 HCS 酶活性测定;近年来,美国报道了一种高通量检测 HCS 活性方法。

4. 基因检测 基因变异分析是 BTD 和 HCSD 最可靠确诊依据,基因型与临床表型(发病年龄、临床严重性等)无明显相关性,但可以确定先证者的突变位点及方式,有助于下一胎的产前诊断。

5. 辅助检查 患儿头颅 MRI 或 CT 检查可发现脑皮质萎缩、脑白质减少、脑室扩大、基底节水肿或钙化、脑水肿、脑出血性梗死等脑损伤。

诊断及鉴别诊断

包括 BTD 和 HCSD 在内的 MCD 临床表现缺乏特异性,但当存在下列异常时,应怀疑 MCD 存在:①临床表现多样,常伴有多系统受累,不能用一种系统性疾病来解释;②有难治性皮肤损害,如口腔周围皮炎、湿疹及脱发等;③明显的神经系统症状,如惊厥、肌痉挛等,应激状态下常引起急性发病;④急性发作期生化检查发现酮症酸中毒、乳酸血症、高血氨、低血糖等代谢紊乱。也就是说,当患儿出现不可解释的惊厥发作,并且伴有难以纠正的代谢性酸中毒,尤其是伴有酮症酸中毒及皮肤改变时应考虑到 MCD 的可能。对临床高度怀疑 MCD 者应立即进行尿 GC-MS 检测,若乳酸、甲基柠檬酸、3- 羟基丙酸、3- 羟基异戊酸及 3- 甲基巴豆酰甘氨酸等有机酸水平异常增高提示 MCD 存在。尿 GC-MS 测定可早期诊断 MCD,有利于及时对症治疗、降低误诊率及病死率。成纤维细胞及血清全羧化酶合成酶、生物素酶活性分析和 / 或基因检测是 BTD 和 HCS 最可靠的确诊依据。

1. BTD 与 HCSD MCD 包括 BTD 和 HCSD 两类,他们对生物素治疗效果、后遗症发生有所不同,进行鉴别有助于治疗方案的制订和预后评估。BTD 和 HCSD 患儿临床表现、血酰基肉碱谱及尿有机酸谱变化相似,需通过生物素酶、全羧化酶合成酶活性测定或基因突变分析进行鉴别诊断。

2. C5-OH 增高的有机酸血症 3- 甲基巴豆酰辅酶 A 羧化酶缺乏症(3-methylcrotonyl-CoA carboxylase deficiency,MCCD)、3- 羟 基 -3- 甲 基 戊 二 酸 尿 症(3-hydroxy-3-methyl-glutaricacidemia,HMG)等,血 C5-OH 水平也增高,但不伴 C3、C3/C2 比值增高,尿 GC-MS 有机酸分析可资鉴别:MCCD 患儿尿 3- 甲基巴豆酰甘氨酸和 3- 羟基异戊酸可升高,但无 3- 羟基丙酸和甲基枸橼酸增高;HMG 尿 3- 羟基 -3- 甲基戊二酸排泄明显增加,且无酮体产生。

3. 继发性生物素缺乏症 引起继发性生物素缺乏的原因:①新生儿长期肠道外营养、慢性胃肠疾患如短肠综合征等可导致生物素吸收障碍;②长期应用抗生素而未补充益生菌可导致肠道细菌合成生物素能力下降;③长期使用抗癫痫药物或镇静药如苯妥英钠、卡马西平、丙戊酸等可降低血液生物素含量;④生物素对热稳定,但易被酸、碱、氧化剂及紫外线破坏,故不适当的食品加工过程会造成食品内生物素含量减少。

4. 其他 必需脂肪酸缺乏症、肠病性肢端皮炎和皮肤黏膜淋巴结综合征等均可出现皮肤损害,易与 BTD 所致皮损相混淆。新生儿及婴幼儿必需脂肪酸缺乏症表现为全身皮肤干燥、泛发性红斑及间擦疹,弥漫性脱发,补充脂肪乳有效。肠病性肢端皮炎多发生在婴儿和儿童,以皮炎、脱发及反复腹泻为主要临床表现,其皮损好发于肢端及口腔周围,躯干一般不受累,多由锌缺乏所致,锌剂治疗有效。皮肤黏膜淋巴结综合征多见于婴幼儿,主要临床表现为持续发热、四肢末端多形性红斑和脱皮,结膜、口咽部黏膜充血,颈淋巴结急性非化脓性肿大,外周血 CRP 和血小板明显增高,抗生素治疗无效而大剂量丙种球蛋白治疗有效。

治疗

治疗 MCD 的关键是早发现、早诊断和早治疗。早期应用生物素治疗 MCD 效果良好。

1. 对症支持治疗　对于合并代谢性酸中毒或高氨血症的重症患儿,应限制蛋白质饮食 [0.5 ~ 1.0g/(kg·d)],补充大量葡萄糖供能,大剂量 5% 碳酸氢钠纠正酸中毒,左旋肉碱 100 ~ 200mg/(kg·d) 促进有机酸排泄。

2. 生物素治疗　所有 BTD 和 HCSD 确诊后均需游离生物素治疗,一般 5 ~ 20mg/d,口服,须长期维持,终身治疗。部分 HCSD 患儿需要的生物素治疗剂量大于 BTD 治疗量 (10 ~ 40mg/d),但有些病例即使在使用大剂量生物素(100 ~ 200mg/d)治疗后病情仍有进展。有报道生物素与维生素 A、维生素 B_2、维生素 B_6 及烟酸联合应用效果更佳。食物中所含生物素多为蛋白结合型生物素,而 BTDD 患儿因生物素酶活性缺陷,无法使来自蛋白结合型生物素及生物胞素释放游离生物素,因此通过饮食并不能补充足量游离生物素而达到治疗效果。另外,由于悬液型或液体型生物素在胃内易与蛋白结合,故建议使用胶囊型或片剂型游离生物素,其治疗效果更佳。生物素治疗起效快,抽搐可在生物素治疗数小时内至 2 ~ 3 天停止,酸中毒得以纠正,血乳酸及血氨恢复正常;治疗后 1 ~ 2 周内皮损明显好转,尿异常有机酸水平随之下降;脑萎缩及脑白质异常一般生物素治疗 2 月左右明显改善;血 C5-OH 含量下降较慢,多在治疗 3 ~ 6 个月降至正常。

3. 其他干预　对症进行康复治疗有利于肢体功能的恢复,儿童视力问题可进行视力援助干预,听力损失患者可进行助听器和人工耳蜗,并定期进行视觉和听觉评估。此外,应尽量避免食用生鸡蛋,因为它们含有抗生物素蛋白,影响生物素的生物利用度,降低其活性。对可疑 MCD 胎儿在其母孕 20 周后开始给予口服生物素,出生后继续服用。

(肖　昕　郝　虎)

参考文献

[1] MORRONE A, MALVAGIA S, DONATI M A.et al. Clinical findings and biochemical and molecular analysis of four patients with holocarboxylase synthetase deficiency. Am J. Med Genet , 2002,111: 10-18.

[2] SUZUKI Y, YANG X, AOKI Y.et al. Mutations in the holocarboxylase synthetase gene HLCS. Hum Mutat , 2005,26: 285-290.

[3] YANG X, AOKI Y, LI X, et al. Haplotype analysis suggests that the two predominant mutations in Japanese patients with holocarboxylase synthetase deficiency are founder mutations. J. Hum Genet , 2000, 45: 358-362.

[4] DONTI T R, BLACKBURN P R, ATWAL P S. Holocarboxylase synthetase deficiency pre and post newborn screening. Mol Genet Metab Rep , 2016,7:40-44.

[5] KLIEGMAN R M, BEHRMAN R E, JENSON H B, et al. Nelson textbook of pediatrics：Vol 1.18th ed. Philadelphia: Saunders Elsevier,2007.

[6] MUKHOPADHYAY D, DAS M K. Multiple carboxylase deficiency (late onset) due to deficiency of biotinidase. Indian J Dermatol,2014,59(5):502-504.

[7] HWU W L, SUZUKI Y, YANG X, et al. Late-onset holocarboxylase synthetase deficiency with homologous R508W mutation. J. Formos. Med. Assoc,2000,99:174-177.

第七节

3- 甲基巴豆酰辅酶羧化酶缺乏症

概述

3- 甲基巴豆酰辅酶 A 羧化酶缺乏症(3-methylcrotonyl-CoA carboxylase deficiency, MCCD)属常染色体隐性遗传病,其编码基因 *MCCA* 或 *MCCB* 变异分别可致 MCCD Ⅰ型 (OMIM 210 200)和 MCCD Ⅱ型(OMIM 210 210)。以往认为 MCCD 是一种罕见的遗传代谢病,近年来随着串联质谱分析技术用于新生儿筛查,发现单纯性 MCCD 是新生儿筛查中常见的有机酸尿症,其总发生率约为 1：(360 000 ~ 50 000)。

发病机制

3- 甲基巴豆酰辅酶 A 羧化酶(MCC)与其他三种羧化酶丙酰 CoA 羧化酶(PCC)、丙酮酸羧化酶(PC)和乙酰 CoA 羧化酶(ACC)均为生物素依赖性羧化酶。其中 MCC 由 MCCα 和 MCCβ 两个亚单位组成,MCCα 是生物素的结合位点,而 MCCβ 是含酰基 CoA 底物的结合位点,主要结合甲基巴豆酰 CoA。MCC 催化亮氨酸中间代谢产物 3- 甲基巴豆酰 CoA 转化成 3- 甲基戊烯二酰 CoA。基因突变导致 MCC 活性缺乏时,3- 甲基巴豆酰 CoA 堆积,继而与甘氨酸、左旋肉碱分别结合生成 3- 甲基巴豆酰甘氨酸和 3- 羟基异戊酸等异常有机酸并从尿中排出,导致有机酸尿症及继发性肉碱缺乏等代谢紊乱,出现临床表现(图 4-7-1)。

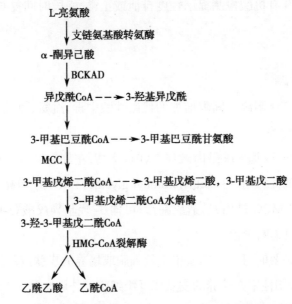

BCKAD. 支链酮酸脱氢酶复合体;MCC.3- 甲基巴豆酰辅酶 A 羧化酶

图 4-7-1　3- 甲基巴豆酰辅酶 A 羧化酶缺陷症的发病机制

MCCA 基因(OMIM 609 010)定位于染色体 3q27.1,含 19 个外显子,cDNA 长度为 2 580 bp,编码 725 个氨基酸;*MCCB* 基因(OMIM 609 014)定位于染色体 5q13.1,含 17 个外显子,cDNA 长度为 2 304 bp,编码 563 个氨基酸。迄今为止,已发现 MCCA 和 MCCB 共有 120 余种变异类型,包括错义突变和无义突变等。

临床表现

MCCD 临床表现差异较大,可从无症状(无症状型或良性)到明显代谢性酸中毒等代谢紊乱(症状型),严重者甚至死亡。另外,新生儿体内增高的 C5-OH 也可来自无症状 MCCD 母亲(母源性)。

1. 无症状型(良性)MCCD　患儿无任何临床表现,甚至到成年也未出现症状。

2. 症状型 MCCD　大多在 1 ～ 3 周岁发病,也可早至生后数天或晚至 5 周岁发病。仅 10% 左右的患儿出现症状且无特异性,不同患儿可出现不同临床表现,可表现为喂养困难、阵发性呕吐、腹泻、精神运动发育迟缓、嗜睡、昏迷、抽搐、反射亢进、肌张力增高或低下等,可有顽固性皮损、脱发和"猫尿"味等,严重者可出现脑水肿、呼吸困难、心肌病、脂肪肝(瑞氏综合征样表现)等多器官功能障碍。在感染、发热、高蛋白饮食或外伤等应激状态下易诱发威胁生命的低血糖和酮症酸中毒等。

3. 母源性 MCCD 母亲为无症状的 MCCD 患者，其增高的 C5-OH 可通过乳汁或胎盘进入新生儿血循环。新生儿为杂合子，生后新生儿无任何临床表现，MS-MS 筛查可发现 C5-OH 增高，尿 GC-MS 有机酸检测提示轻度排泄或正常，一段时间复查，异常的血、尿指标可恢复正常。

实验室及辅助检查

1. 常规检查 可有伴阴离子间隙增加的代谢性酸中毒，血氨、血乳酸和酮体增高，血糖下降或正常，肝功能异常等。

2. 质谱分析 血 3- 羟基异戊酰肉碱（C5-OH）增高，左旋肉碱（L-carnitine，L-C）浓度可降低。尿 3- 甲基巴豆酰甘氨酸（3-methylcrotonyl glycine，3-MCG）增高（主要诊断指标），也有患儿仅有少量或无 3-MCG 排出，易造成漏诊；可伴 3- 羟基异戊酸（3-HIVA）增高，尿中有少量 3- 羟基异戊酸不具诊断价值。

3. 酶活性测定 必要时可行外周血单个核细胞或培养的皮肤成纤维细胞 MCC 酶活性测定确诊。酶活性降低阳性率在培养的皮肤成纤维细胞较外周血单个核细胞高。患儿 MCC 酶活性常低于正常对照者活性的 20%。MCC 酶活性下降程度与临床表现、血和尿异常代谢产物浓度无明显相关性。

4. 基因检测 MCCA 和 MCCB 基因变异分析是 MCC 确诊的最可靠依据，并有助于产前诊断。

诊断及鉴别诊断

1. 诊断

（1）无症状型 MCCD：多数患儿无明显临床表现而不易发现（漏诊），只有应用 MS-MS 进行新生儿筛查发现血 C5-OH 后，再应用 GC-MS 发现尿 3-MCG 和 3-HIVA 升高，在排除其他导致血 C5-OH 水平增高的有机酸血症后可考虑 MCCD 可能。

（2）症状型 MCCD：当患儿出现低血糖、瑞氏综合征样表现，结合血 C5-OH 增高，尿 3-MCG 和 3-HIVA 排出增加，即可临床诊断。

（3）母源性 MCCD：当无症状新生儿筛查发现其血 C5-OH 升高时，需常规对这些新生儿的母亲进行 C5-OH 测定以排除或证实母源性 MCCD 存在。

对所有临床诊断 MCCD 的患儿可做酶活性或基因变异分析以进一步明确诊断。

2. 鉴别诊断

（1）血 C5-OH 增高：①多种酰基 CoA 羧化酶缺乏症（生物素酶缺乏症和全羧化酶合成酶缺乏症）：除血 C5-OH 水平增高外，可伴或不伴 C3、C3/C2 比值增高；尿 3-MCG 和 3-HIVA 增高外，3- 羟基丙酸、甲基枸橼酸、甲基巴豆酰甘氨酸及酮体增加。酶活性测定和基因突变分析可确诊。②3-羟基-3-甲基戊二酰CoA裂解酶缺乏症:尿特异性3-羟-3-甲基戊二酸增高。③3-甲基戊二酰CoA水解酶缺乏症:3-甲基戊烯二酸及3-甲基戊二酸增高。④β-酮硫解酶缺乏症:除血C5-OH水平增高外,可有异戊酰烯肉碱(C5:1)增高,并出现大量酮尿。

(2)尿3-HIVA增高:任何原因所致的严重酮症或丙戊酸治疗均可导致尿3-HIVA增高,但尿中无3-MCG增高。

治疗

无症状者一般无须治疗,有症状者及其急性发作期必须治疗。本病治疗效果及预后取决于发现、治疗早晚及是否长期治疗。对不明原因的代谢性酸中毒、酮症、高氨、高乳酸血症,如伴有生长发育迟缓、难治性皮肤损害及神经系统异常时,应及早进行病因分析,早期发现,早期治疗。

1. 长期治疗 对有症状患儿,应长期限制亮氨酸或蛋白质饮食[蛋白质摄入量一般为0.75 ~ 1.5g/(kg·d)],予以高糖饮食,并保证热量及各种营养素供应。可应用生物素治疗,但疗效欠佳;肉碱缺乏时,可给予左旋肉碱50 ~ 100mg/(kg·d)。

2. 急性期治疗 严格限制亮氨酸或蛋白质饮食,静脉输注葡萄糖等液体,纠正代谢性酸中毒、电解质紊乱、严重低血糖、高氨血症和脱水等代谢性紊乱。给予左旋肉碱[100 ~ 200mg/(kg·d)]等药物治疗,监测血串联质谱和尿气相质谱中各主要指标变化,适时调整药物用量。

(肖 昕 李思涛)

参考文献

[1] SWEETMAN L, WILLIAMS J C. In The Metabolic & Molecular Bases of Inherited Disease. 8. Scriver CR, Beaudet AL, Sly WS, Valle D, editor. New York: McGraw Hill, 2001.

[2] DESVIAT L R, PEREZ-CERDA C, PEREZ B,et al. Functional analysis of MCCA and MCCB mutations causing methylcrotonylglycinuria. Mol Genet Metab, 2003,80:315.

[3] STADLER S C, POLANETZ R, MAIER E M, et al. Newborn screening for 3-methylcrotonyl-CoA carboxylase deficiency: population heterogeneity of MCCA and MCCB mutations and impact on risk assessment. Hum Mutat,2006,27:748-759.

[4] WOLFE L A, FIEGOLD D N, VOCKLEY J, et al. Potential misdiagnosis of 3-methylcrotonyl-CoA carboxylase deficiency associated with absent or trace urinary 3-methylcrotonylglycine. Pediatrics, 2007, 120:1135-1340.

[5] ARNOLD G L, KOEBERL D D, MATERN D, et al. A Delphi-based consensus clinical practice protocol for the diagnosis and management of 3-methylcrotonyl CoA carboxylase deficiency. Mol Genet Metab, 2008,93:363-370.

第八节

3-甲基戊二酰辅酶 A 水解酶缺乏症

概述

3- 甲 基 戊 二 酰 CoA 水 解 酶 缺 乏 症（3-methylglutaconyl-CoA hydratase deficiency，3-MGHD）由亮氨酸代谢异常所致，以尿中 3- 甲基戊烯二酸（3-methyl glutaconic acid，3-MGA）和 3- 甲基戊二酸（3-methylglutaric acid，3-MG）的排泄增多为特征。临床表型差异较大，可出现中枢神经系统受损、低血糖和代谢性酸中毒等表现。

在亮氨酸代谢途径（图 4-7-1）中，编码基因 *AUH* 突变可导致 3- 甲基戊二酰 CoA 水解酶（3-methylglutaconyl-CoA hydratase，3-MGH）活性缺陷，3- 甲基戊烯二酰 CoA 积累，以至于异常旁路代谢增强，尿液中 3-MGA 和 3-MG 等有机酸排泄增多，继而引起一系列临床表现。3-MGHD 由 *AUH* 基因编码，该基因定位于 9q22.31，含 10 个外显子，编码 339 个氨基酸。目前已发现 10 余种变异，包括错义突变、拼接突变、缺失突变等。

临床表现

新生儿时期一般不发病，发病起始年龄跨度较大（婴幼儿至成人），但以婴幼儿时期发病多见，临床表现多变无特异性，可见精神发育延迟、语言表达延迟、肌张力障碍、痉挛性四肢瘫痪、肝功能异常、高氯性代谢性酸中毒，严重者出现惊厥和昏迷等症状。成人期发病者，常存在慢性进展性脑白质病变、共济失调、痴呆和痉挛等。

实验室及辅助检查

1. **质谱分析**　血 3- 羟基异戊酰肉碱（C5-OH）增高；尿中可检测较多的 3- 甲基戊烯二酸（3-MGA）、3- 甲基戊二酸（3-MG）和 3- 羟基异戊酸（3-HIVA）等代谢产物。

2. **酶活性测定**　淋巴细胞或培养的成纤维细胞中的 3-MGH 活性测定。

3. **基因检测**　通过对编码基因 *AUH* 进行突变检测，有助于该病的确诊和分型。

4. **影像学检查**　头颅 MRI 提示顶枕部和皮层下对称性脑白质发育不全或软化。

诊断及鉴别诊断

1. **诊断**　尿液中尿中可检测较多的 3-MGA、3-MG 和 3-HIVA 排泄增多，结合临床表现，即可做出 3-MGHD 的临床诊断。确诊须做酶学及基因检测。

2. 鉴别诊断

(1)尿 3-MGA 排泄增多的遗传性代谢病：即所谓的 3- 甲基戊烯二酸尿症(3-methylglutaconic acidurias,MGA)，其中 3-MGHD 命名为 MGA Ⅰ型，为亮氨酸代谢异常所致；其他Ⅱ～Ⅴ通过不同发病机制发病，鉴别如下：

1)MGA Ⅱ型(巴思综合征)：X 连锁性遗传病，是因为 Xp28 染色体上 *TAZ* 基因突变，导致线粒体膜蛋白缺陷，影响对呼吸链复合体起稳定作用的磷脂代谢而致病。临床上以心肌病、骨骼肌病、生长发育迟缓、血胆固醇降低及中性粒细胞减少等为主要表现。皮肤成纤维细胞中心磷脂水平减少是临床确诊的主要方法。

2)MGA Ⅲ型(Costeff 综合征)：常染色体隐性遗传病，为编码基因 *OPA3*(定位在 19q13.2-3)突变所致。主要临床表现为视神经萎缩、锥体外系征及抽搐等。

3)MGA Ⅳ型(DCMA 综合征)：即扩张性心肌病伴共济失调综合征，新发现的一种常染色体隐性遗传病，为 *DNAJC19* 基因突变所致。

4)MGA Ⅴ型：排除上述类型后未明确分类者，数量较大，临床症状多样，大多存在精神运动发育迟缓。

(2)3- 羟 -3 甲 基 - 戊 二 酰 CoA 裂 解 酶 缺 乏 症(3-hydroxy-3-methylglutary-CoA lyase deficiency,HMGCLD)：常染色体隐性遗传病，为亮氨酸代谢异常，HMGCL 缺乏可导致尿 3- 羟 -3- 甲基戊烯二酸特异性排泄增多，可伴 3- 甲基戊二酸、3-HIVA 增加；而 3- 甲基戊二酰辅酶 A 水解酶缺乏症无 3- 羟 -3- 甲基戊烯二酸从尿中排出，可资鉴别。

治疗

迄今为止，3-MGHD 无有效的特异性治疗方法，主要还是饮食控制(限制亮氨酸饮食)。饮食控制仅对于早期诊断的患儿可以有效改善症状。研究发现，3-MGHD 在成人期发病时，大脑损伤都是不可逆的。因此，对该病治疗应该尽早开始，尽量避免对大脑和神经系统造成不可挽回的损害。由于 3-MGHD 的遗传性、危害性及不可治性，预防和优生是该病的最佳预防措施。

(肖 昕 李思涛)

参考文献

[1] WORTMANN S B, KLUIJTMANS L A. The 3-methylglutaconic acidurias: what's new?. J Inherit Metab Dis, 2012 ,35(1):13-22.

[2] WORTMANN S B, DURAN M. Inborn errors of metabolism with 3-methylglutaconic aciduria as discriminative feature: proper classification and nomenclature. J Inherit Metab Dis, 2013 ,36(6):923-928.

[3]　WORTMANN S B, KREMER B H .3-Methylglutaconic aciduria type I redefined: a syndrome with late-onset leukoencephalopathy.Neurology,2010，75(12):1079-1083.

[4]　LEIPNITZ G, SEMINOTTI B. Induction of oxidative stress by the metabolites accumulating in 3-methylglutaconic aciduria in cerebral cortex of young rats. Life Sci, 2008 ,82(11/12):652-662.

[5]　HOUTKOOPER R H, TURKENBURG M.The enigmatic role of tafazzin in cardiolipin metabolism.Biochim Biophys Acta,2009 ,1788(10):2003-2014.

[6]　ENGELKE U F, KREMER B.NMR spectroscopic studies on the late onset form of 3-methylglutaconic aciduria type Ⅰ and other defects in leucine metabolism. NMR Biomed, 2006，19(2):271-278.

[7]　WORTMANN S B, KLUIJTMANS L A. The 3-methylglutaconic acidurias: what's new? J Inherit Metab Dis,2012,35(1):13-22.

第九节

3-羟基 -3 甲基 - 戊二酰辅酶 A 裂解酶缺乏症

概述

　　3- 羟基 -3- 甲基戊二酰辅酶 A 裂解酶缺乏症(3-hydroxy-3-methylglutaryl-CoA lyase dificiency,HMGCLD)为亮氨酸代谢异常的遗传性代谢病。临床上以代谢性酸中毒、非酮症性低血糖、尿 3- 羟基 -3- 甲基戊二酸等特异性代谢产物排泄增多为特征。

　　3- 羟基 -3- 甲基戊二酰辅酶 A 裂解酶(3-hydroxy-3-methylglutaryl-CoA lyase,HMGL)是亮氨酸代谢途径中最后一步代谢的催化酶(图 4-7-1),催化 3- 羟基 -3- 甲基戊二酰 CoA (3-hydroxy-3-methylglutaryl-CoA,HMG-CoA)生成乙酰 CoA 和乙酰乙酸。该酶缺陷导致 HMG-CoA 及其 3- 甲基戊烯二酰 CoA 正常代谢过程受阻,可使尿 3- 羟基 -3- 甲基戊二酸、3- 甲基戊二酸及 3- 甲基戊烯二酸排出增多。

　　由于肝脏是 HMGCLD 患儿最常受累的器官,生酮障碍和酸性代谢产物在肝细胞内堆积引起肝功能异常,生酮障碍还可引起蛋白分解增多使血氨增高。在饥饿、感染或葡萄糖消耗过多时,肝细胞线粒体生成的酮体是脑、心脏等重要脏器主要的替代能源,低酮性低血糖引起急性脑损伤、中枢性呼吸抑制,是猝死的主要原因,婴儿期更易发生酮体生成不足、心肌内有机酸堆积及继发性肉碱缺乏也可导致扩张性心肌病和心源性猝死。

　　常染色体隐性遗传病,编码基因 *HMGCL*(OMIM 613 898)定位于染色体 1p36.11,含 9

个外显子,长度 24 336 bp,编码 298 个氨基酸。已报道存在 30 余种变异形式,其中错义突变最常见,其他为无义突变、插入突变或大片段缺失等。

临床表现

约 30% 于生后 1 周内起病,部分于 1 周岁内起病,儿童和成年期发病少见。新生儿时期主要出现代谢性酸中毒、非酮性低血糖、脑病、高血氨等类似瑞氏综合征表现。在应激状态(发热、禁食及感染等)可发生代谢危象,除代谢性酸中毒、顽固性低血糖、高血氨、加重外,还出现低体温,呕吐、腹泻、脱水,肝或心肌损害,肌张力低下、嗜睡、呼吸暂停,甚至昏迷而死亡。

实验室及辅助检查

1. 常规检查 检查项目包括血尿常规、血气分析、肝肾功能、血糖、血氨、血乳酸和心肌酶谱等。HMGCLD 患儿可出现代谢性酸中毒,非酮性低血糖,血氨和血乳酸升高,肝酶和肌酸激酶升高等。值得注意的是,常规实验室检测在疾病缓解期可能无明显异常。

2. 质谱分析 血 MS-MS 可发现 3- 羟基异戊酰肉碱(C5-OH 升高);尿 GC-MS 可发现 3- 羟基 -3- 甲基戊二酸(HMG)、3- 甲基戊二酸和 3- 甲基戊烯二酸等代谢物排泄增多。

3. 影像学检查 颅脑 MRI 检查常见 HMGCLD 患儿脑白质病变,表现为不同程度的弥漫性脑白质病变,有神经系统症状患儿中脑白质病变更严重,可伴有脑萎缩。造成脑损伤原因可能是:①反复低酮性低血糖;②亮氨酸毒性代谢产物通过未发育成熟的血脑屏障;③酮体生成不足致脑髓鞘化障碍。脑影像表现与临床特点有时不一致,如部分患儿脑 MRI 有较明显的病变,而临床表现正常。

4. 酶学及基因检测 患儿 HMGCL 酶活性及编码基因检测有利于该病的确诊和产前诊断。

诊断及鉴别诊断

1. 诊断 如患儿在新生儿或婴儿期有不明原因的失代偿性代谢性酸中毒,肝酶增高,血氨升高,血糖减低而酮体反常的阴性,头颅 MRI 检查有对称性白质病变,特别是有较明显猝死家族史需考虑遗传代谢病,应及时做尿 GC-MS 和血 MS-MS 检测。

尿 3- 羟基 -3- 甲基戊二酸(HMG)特异性增高伴 3- 甲基戊二酸和 3- 甲基戊烯二酸等代谢物排泄增多,以及血 3- 羟基异戊酰肉碱(C5-OH 升高),结合患儿相应临床表现即可做出临床诊断;确诊依靠基因序列分析或白细胞 / 成纤维细胞中酶活性测定。

2. 鉴别诊断

(1)新生儿常见疾病:HMGCLD 新生儿期发病者的临床表现不典型、无特异性,易误诊为缺氧缺血性脑病、败血症和 / 或中枢神经系统感染、低血糖症等新生儿常见疾病;部分患儿因合并严重代谢性酸中毒及心肌损害,常被误诊为肾小管酸中毒或缺血性心肌损害,应根据相应疾病病史和实验室检查特点进行鉴别。

(2)血 C5-OH 升高性疾病:多种羧化酶缺乏症、3-甲基巴豆酰 CoA 羧化酶缺乏症等也可出现血 C5-OH 升高,可根据尿特异性代谢产物、酶学及基因检测等进行鉴别。

治疗

HMGCLD 的治疗主要是边补充左旋肉碱边促进毒性有机酸代谢产物排出,改善患儿整体状况。

1. 急性期治疗 低蛋白(尤其是低亮氨酸)饮食,以限制前体物质摄入;静脉输注葡萄糖、左旋肉碱和碳酸氢钠等,有助于纠正低血糖、代谢性酸中毒,促进有机酸排泄。保护肝、肾和心功能。

2. 维持治疗 以饮食控制为主,高碳水化合物,低蛋白、低脂肪饮食,以控制毒性代谢产物的产生并保证热量供给;避免代谢应激发生如防止出现饥饿或感染性疾病发生等。

(肖　昕　李思涛)

参考文献

[1] KOLING S, KALHOFF H. 3-hydroxy-3-methylglutaraciduria (case report of a female Turkish sisters with 3-hydroxy-3- methylglutaryl-Coenzyme A lyase deficiency. Klin Padiatr,2000,212(3):113-116.

[2] GRUNERT S C, SCHLATTER S M. 3-Hydroxy-3-methylglutaryl-coenzyme A lyase deficiency: clinical presentation and outcome in a series of 37 patients. Molec Genet Metab, 2017, 121: 206-215.

[3] MUROI J, YORIFUJI T. Molecular and clinical analysis of Japanese patients with 3-hydroxy-3-methylglutaryl CoA lyase (HL) deficiency. Hum Genet , 2000,107: 320-326.

[4] WANG S P, ROBERT M F. 3-Hydroxy-3-methylglutaryl CoA lyase (HL): mouse and human HL gene (HMGCL) cloning and detection of large gene deletions in two unrelated HL-deficient patients. Genomics , 1996,33: 99-104.

[5] MITCHELL G A, ROBERT M F. 3-Hydroxy-3-methylglutaryl coenzyme A lyase (HL): cloning of human and chicken liver HL cDNAs and characterization of a mutation causing human HL deficiency. J Biol Chem, 1993, 268: 4376-4381.

[6] GIBSON K M, BREUER J. 3-Hydroxy-3-methylglutaryl-coenzyme A lyase deficiency: report of five new patients. J Inherit Metab. Dis , 1988, 11: 76-87.

第十节

丙二酸血症

概述

丙二酸血症（malonic acidemia）为丙二酰CoA脱羧酶（malonyl-CoA decarboxylase，MCD）缺乏所引起，故又称丙二酰CoA脱羧酶缺乏症（malonyl-CoA decarboxylase dificiency，MAD）。MAD是一种罕见的有机酸血症，新生儿或婴儿期起病者多表现为反应差、低血糖、肌力低，以及肝肿大伴代谢性酸中毒。

丙二酰CoA对调节脂肪酸合成和分解代谢过程具有重要作用。丙二酰CoA在细胞质、线粒体及过氧化物酶体内形成，并能通过乙酰CoA羧化酶（ACC）和丙二酰CoA脱羧酶（malonyl-CoA decarboxylase，MCD）催化的反应快速回转。已知丙二酰CoA存在三条代谢途径：①在脂肪生成组织（肝组织、脂肪组织等）细胞质中，丙二酰CoA作为碳载体在脂肪酸合酶（fatty acid synthase，FAS）作用下合成新的脂肪酸，以及在丙酰CoA羧化酶（propionyl CoA carboxylase，PCC）催化下转化成甲基丙二酰CoA，并最终形成甲基侧链脂肪酸；②作为内质网膜上脂肪酸延长系统的唯一协同底物，使脂肪酸侧链延长，产生甲基支链脂肪酸；③在线粒体和过氧化物酶体内，通过MCD催化丙二酰CoA脱羧降解为乙酰CoA（图4-10-1）。

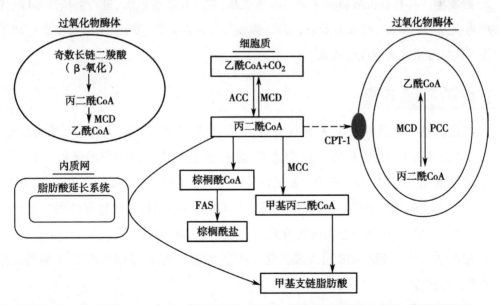

MCD. 丙二酰CoA脱羧酶；ACC. 乙酰CoA羧化酶；MCC. 丙二酰CoA羧化酶；FAS. 脂肪酸合酶；CPT-Ⅰ. 肉碱棕榈酰转移酶-Ⅰ

图 4-10-1　丙二酸血症的发病机制

在正常情况下,由 ACC 催化生成的丙二酸单酰 CoA 是机体内一种生理化合物,可促进脂肪酸合成过程中的缩合反应(新棕榈盐和甲基支链脂肪酸合成);丙二酰 CoA 脱羧酶(MCD)催化机体内的丙二酸单酰 CoA,生成乙酰 CoA 和 CO_2,进而使细胞质中丙二酰 CoA 浓度处于稳定状态,并通过对线粒体外膜上肉碱棕榈酰转移酶 I(CPT-I)的活性影响,调节线粒体内脂肪酸的摄取和利用,使脂肪酸合成和分解处于动态平衡。MCD 活性缺乏可导致丙二酰 CoA 过量而累积,进而抑制线粒体 CPT-I 活性,线粒体基质内脂肪酸 β- 氧化障碍。

脂肪酸是许多组织(尤其心肌)的重要能量来源,MCD 活性下降或丧失,使脂肪酸分解和合成平衡被打破,脂肪酸无法通过 β 氧化转换成能量,从而临床上出现低血糖症和心肌肥大等典型特征。此外,其他异常的脂肪酸代谢产物在组织中堆积可引起其他临床表现。

该病属常染色体隐性遗传,MCD 由 *MLYCD* 基因编码,定位于染色体 16q24,由 5 个外显子组成,目前已报道的主要有 30 余种变异形式,包括点突变、缺失、中止和移码突变等。在中国人群中,发现在 1 号外显子有缺失突变。

临床表现

丙二酸血症根据发病时间分早发型(新生儿和婴儿期)和晚发型(幼儿期、学龄前期和学龄期等)。

1. 早发型　可出现不明原因的反应差、低血糖、代谢性酸中毒、高氨血症、肝大和心肌扩大等,严重者出现肌张力改变、抽搐、昏迷等神经系统表现。

2. 晚发型　具有有机酸血症主要的临床表现,如生长发育迟缓、进行性精神萎靡、代谢性酸中毒、心肌病、酮症、肌张力低下、惊厥、癫痫等。常在饥饿、发热、感染及激烈运动等应激状态下病情加重或出现代谢危象。

实验室及辅助检查

1. 常规检查　包括血尿常规、血气分析、肝肾功能、血糖、血氨、血乳酸及肌酸激酶等。丙二酸血症患儿可出现代谢性酸中毒、低血糖、血氨、血乳酸、转氨酶及肌酸激酶升高。

2. 质谱检测　血 MS-MS 检测可发现特异性丙二酰基肉碱(malonylcarnitine,C3DC)显著升高,可伴血总肉碱和游离肉碱(C0)降低。尿 GC-MS 检测可发现特异性丙二酸和甲基丙二酸排泄明显增加,可伴有患儿尿琥珀酸、二羧酸、戊二酸等排泄升高。

3. 影像学检查　颅脑 MIR 可发现脑发育异常,如脑萎缩、白质信号改变、双侧基底神经结节和多小脑回等。

4. 酶学和基因检测　有利于该病的确诊和产前诊断。外周血白细胞或皮肤成纤维细胞 MCD 酶活性降低或缺乏;*MLYCD* 基因序列分析可发现突变位点。

诊断及鉴别诊断

1. 诊断　尿丙二酸和甲基丙二酸增高,血 C3DC 增高,结合临床即可做出临床诊断; MCD 酶活性检测或 *MLYCD* 基因突变分析可确诊。

2. 鉴别诊断　需与其他有机酸血症、糖原贮积症、原发性或继发性肉碱缺乏症,以及脂肪酸和线粒体能量代谢障碍相鉴别。

治疗

目前尚无统一的治疗方案。低脂肪、高碳水化合物饮食,同时补充左旋肉碱能够较好地改善临床症状,可能与纠正肉碱缺乏状态,同时促进丙二酸生成丙二酰肉碱,后者更易排出体外,降低了体内酸中毒,有助于病情的控制有关。此外,还应消除引起代谢危象的高危因素,如饥饿、高热、感染和激烈运动等。

（肖　昕　李思涛）

参考文献

[1]　XUE J, PENG J, ZHOU M, et al. Novel compound heterozygous mutation of MLYCD in a Chinese patient with malonic aciduria. Mol Genet Metab, 2012, 105(1):79-83.

[2]　DE WIT M C, DE COO I F, VERBEEK E, et al. Brain abnormalities in a case of malonyl-CoA decarboxylase deficiency. Molec. Genet. Metab, 2006, 87(2): 102-106.

[3]　MALVAGIA S, PAPI L, MORRONE A, et al. Fatal malonyl CoA decarboxylase deficiency due to maternal uniparental isodisomy of the telomeric end of chromosome 16.Ann Hum Genet, 2007, 71(Pt 6):705-712.

[4]　PRADA C E, JEFFERIES J L, GRENIER M A, et al. Malonyl coenzyme A decarboxylase deficiency: early dietary restriction and time course of cardiomyopathy.Pediatrics, 2012, 130(2):456-460.

[5]　CELATO A, MITOLA C, TOLVE M, et al. A new case of malonic aciduria with a presymptomatic diagnosis and an early treatment. Brain Dev, 2013, 35(7):675-680.

第五章

脂肪酸 β 氧化障碍

概述

　　脂肪酸是机体重要的能量来源,禁食期间机体生命活动 80% 能量由脂肪酸提供。在新生儿期,由于有限的糖原储备和较高的能量需要,脂肪酸更是具有重要作用。当糖原储备消耗殆尽时,脂肪酸分解为乙酰辅酶 A 并进入三羧酸循环氧化产生 ATP 供能。长链脂肪酸(C16 ~ C20)主要通过甘油三酯的形式存储在脂肪组织中,空腹或长时间运动时,在脂肪酶活化作用下转化为脂酰辅酶 A,氧化供能。短链和中链脂肪酸能够直接进入细胞质基质和线粒体内进行氧化分解,长链脂肪酸则需要生成酰基肉碱,通过转运蛋白协助穿过线粒体膜,进入线粒体内分解为乙酰辅酶 A。乙酰辅酶 A 进入三羧酸循环,在脱氢酶催化作用下脱去电子并进入呼吸链,产生 ATP 供能。脂肪酸进入线粒体进行代谢的途径中任何一步发生障碍,均可导致脂肪酸代谢受阻,乙酰辅酶 A 生成量减少,ATP 合成减少,能量供给障碍,从而导致疾病。

　　线粒体脂肪酸 β 氧化障碍(fatty acid β-oxidation disorders,FAODs)是脂肪酸转运和 β 氧化途径中的酶或转运蛋白功能缺陷,导致脂肪酸 β 氧化代谢发生障碍,所引起的一类疾病。其主要包括四个方面:①长链脂肪酸进入线粒体转运酶缺陷;②长链脂肪酸 β 氧化过程酶缺陷;③中短链脂肪酸 β 氧化过程酶缺陷;④线粒体 β 氧化电子传递过程酶缺陷。脂肪酸 β 氧化障碍临床表现多样,既有轻度肝功能异常、心肌病变和骨骼肌病变,也有严重肝脏疾病,如婴儿时期反复发作的类瑞氏综合征,肝型脂肪变性、不明原因的肝功能障碍及非酮症性低血糖。禁食、发热等压力条件会加重肝功能紊乱。目前,大部分的脂肪酸氧化障碍疾病可通过串联质谱技术(mass spectrometry,MS-MS)检测进行新生儿筛查和诊断,并通过基因变异分析确诊。

原发性和继发性肉碱缺乏症

概述

自然界的肉碱是一种水溶性的四胺化合物,化学名称为 L-3 羟基 -4- 三甲氨基丁酸,具有左旋和右旋两种形式,其中左旋肉碱(以下简称肉碱)具有生理活性。人体内肉碱以游离肉碱和酰基肉碱两种形式存在,约 98% 存在于心肌、骨骼肌等肌肉组织中,2% 存在于肝脏、大脑、肾脏及细胞外液(如血浆、尿液)。肉碱的合成主要在肝脏及肾脏中进行,通过血液运输到肌肉,主要经肾脏排泄,仅有小部分经胆汁排出体外。肉碱具有多种重要生理作用:①作为长链脂肪酸的唯一载体,将细胞质中的长链脂肪酸转运至线粒体内进行 β 氧化,提供能量;②调节线粒体内辅酶 A 和酰基辅酶 A 的比例,由脂肪酸 β 氧化和其他线粒体代谢过程产生的酯酰辅酶 A 通过肉碱酯酰转移酶进行酯酰交换,调节脂肪酸代谢,消除酰基辅酶 A 蓄积引起的不良反应;③协助肌细胞对葡萄糖的吸收和利用,在体内糖类过多、胰高血糖素与胰岛素比值降低时使线粒体内过剩的乙酰基团转移至细胞质中,降低线粒体内乙酰辅酶 A 与游离辅酶 A 的比例,增加丙酮酸的氧化,强化葡萄糖氧化途径;④抗氧化作用,避免自由基的损害,促进细胞膜磷脂的更新和修复,起到稳定线粒体膜和保护细胞的作用;⑤增加尿素合成,协助体内氨和氮的排泄。

肉碱缺乏症(carnitine deficiency,CD)包括原发性肉碱缺乏症和继发性肉碱缺乏症。原发性肉碱缺乏症(primary carnitine deficiency,PCD)又称肉碱转运障碍或肉碱摄取障碍,是由于细胞膜上高亲和力的肉碱转运体肉碱转运蛋白基因突变所致的一种脂肪酸 β 氧化代谢病。PCD 在法罗群岛的发病率最高,约 $1:300$,其在美国为 $1:20\,000 \sim 1:70\,000$,日本为 $1:40\,000$,澳大利亚为 $1:120\,000$,我国发病率约为 $1:30\,000$。原发性肉碱缺乏症的致病基因 *SLC22A5* 位于染色体 5q31.1,包含 10 个外显子。目前已检测出 110 余种突变类型,多为错义突变,无义突变、移码突变及剪接位点突变较为少见,其中 c.760C > T(p.R254X)为我国患儿中发生率最高的突变。*SLC22A5* 基因变异将导致肉碱转运蛋白的转运肉碱功能缺陷,使肉碱不能进入到细胞内,通过肠道吸收的肉碱减少,体液中游离肉碱相应减少导致肉碱缺乏。同时,细胞内肉碱缺乏,导致长链脂肪酸不能进入线粒体进行 β 氧化,乙酰辅酶 A 生成减少,致使机体在需要脂肪动员供能的情况下能量供应不足,而脂质等在细胞内大量蓄积,引起心脏、骨骼肌、肝脏等多器官损害。

继发性肉碱缺乏在临床上较为多见,其诱发原因包括脂肪酸 β 氧化障碍、有机酸代谢病、线粒体疾病、尿素循环障碍、摄入不足、合成低下(如长期素食或低蛋白饮食者、慢性肝肾疾病者、甲状腺功能减退等)、丢失过多、吸收异常(如短肠综合征)、服用某些药物(如丙戊酸、β-

内酰胺酶类抗生素、苯甲酸钠等)、发育不完善(如早产)等。原发性肉碱缺乏症和继发性肉碱缺乏症可通过病史、临床表现及左旋肉碱治疗后血浆游离肉碱浓度变化情况等鉴别诊断,可通过基因检测以明确诊断。本章着重介绍原发性肉碱缺乏症的临床表现、诊断和治疗。

临床表现

PCD 可于任何年龄发病,多数患儿于 3 个月至 2 岁发病,临床表现差异较大,包括婴幼儿期急性能量代谢障碍、儿童期心肌病、成年期易疲劳或无症状。其基因型与临床表型的相关性也尚不明确,相同的突变可导致不同的临床表型,不同的突变可呈现相似的临床表型,血清肉碱水平的高低与临床表现的轻重并未发现相关性,研究显示遗传和环境因素如饮食、疾病等都会对表型产生影响。研究发现无义突变和移码突变多引起肉碱转运体功能降低,患者多表现出症状;而错义突变和缺失突变时体内肉碱转运体残留部分活性,在无症状患者中多见。

PCD 患者的主要临床表现有扩张型心肌病如心功能异常、心律失常及肌酸激酶升高;肝脏损害如肝大、脂肪肝、肝功能异常等;肌病如肌无力、肌张力减退、运动耐力差、肌肉型肌酸激酶升高或肌纤维内脂质沉积等。此外,也有贫血、发育迟缓、反复感染及喘息等非典型的临床表现。部分婴幼儿可因禁食、上呼吸道感染或肠炎等诱因急性起病,出现急性能量代谢障碍危象,表现为抽搐、嗜睡、低酮性低血糖、高血氨及代谢性酸中毒,低血糖性脑病等,严重的可发生急性心衰而猝死。成年期的患者多表现为耐受力降低或易疲劳。妊娠期孕妇会因能量消耗增加及生理性的血浆肉碱水平降低而出现疲劳和心律失常加重等表现。

实验室及辅助检查

1. **常规检查** 婴幼儿期的患儿常出现低酮性低血糖、肌酸激酶增高、代谢性酸中毒、肝转氨酶升高等。

2. **血 MS-MS 检测** 血游离肉碱(C0)浓度降低并伴有多种酰基肉碱浓度降低。

3. **尿 GC-MS 检测** 发病时尿中二羧酸浓度增高,缓解期检测结果可能无异常。通过尿 GC-MS 检测可以鉴别有机酸血症等疾病引起的继发性肉碱缺乏症。

4. **心脏超声检查** 通过彩超通常发现患者有心室壁或室间隔肥厚、射血分数降低、心肌收缩力减弱、继发性二尖瓣关闭不全等心脏结构及功能异常。

5. **基因检测** 进行 *SLC22A5* 基因变异分析可对 PCD 进行确诊,以此鉴别诊断原发性肉碱缺乏症和继发性肉碱缺乏症。

诊断及鉴别诊断

1. **诊断** 对于患者临床出现以下几种情况,应考虑 PCD 可疑:新生儿筛查提示游离肉碱浓度降低的新生儿;低酮性低血糖发作,伴肝大、转氨酶升高、代谢性酸中毒、高血氨等患儿;有肌病或血清肌酸激酶浓度升高的患者;有心肌病的患儿;不明原因易疲劳的成年人等。可通过 MS-MS 技术检测血浆中游离肉碱浓度及 *SLC22A5* 基因变异分析以明确诊断。

2. 鉴别诊断　PCD 需要与多种因素引起的继发性肉碱缺乏症相鉴别。在临床诊断中,继发性肉碱缺乏更为常见,其诱发原因包括脂肪酸 β 氧化障碍、有机酸代谢病、尿素循环障碍、摄入不足、合成低下、丢失过多、吸收异常、药物影响及早产等。原发性肉碱缺乏症和继发性肉碱缺乏症可通过病史、临床症状及左旋肉碱治疗后血浆游离肉碱浓度变化情况等鉴别诊断,可通过基因检测以明确诊断。

此外,对于新生儿筛查结果,因为游离肉碱能通过胎盘从母体转运给胎儿,新生儿期间从婴儿的肉碱水平可间接反映母亲的肉碱水平;若母亲体内肉碱充足,则新生儿生后的一段时间内仍保持较充足的肉碱储备,导致新生儿 MS-MS 筛查时出现假阴性;若母亲为原发性肉碱缺乏症或各种原因导致血液中肉碱不足,也会导致新生儿筛查时血游离肉碱水平低于正常,导致假阳性,故新生儿筛查中肉碱水平低的患儿,需要同时检测其母亲血游离肉碱水平,以明确其母亲是否患有 PCD。

治疗

PCD 患者需终身使用左卡尼汀进行治疗,并且要避免饥饿及长时间高强度运动。如果在器官发生不可逆的损害之前开始使用左卡尼汀治疗,则患儿预后良好。

1. 急性期治疗　当患者出现急性能量代谢障碍危象时,立即静脉输注足量葡萄糖以维持血糖水平 > 5mmol/L,左旋肉碱剂量为每天 100 ~ 400mg/kg,静脉或口服给药。当出现急性心力衰竭时,静脉输注左旋肉碱的同时,联合洋地黄、利尿剂等药物对症治疗,并限制钠盐摄入,对有心律失常者,同时给予抗心律失常药物治疗。

2. 长期治疗　定期监测患者的血游离肉碱及酰基肉碱水平,根据患者血浆游离肉碱和酰基肉碱水平并结合具体病情变化,进行个体化给予左旋肉碱治疗,推荐维持剂量为 100 ~ 400mg/(kg·d),分 3 次给药。对于无症状患者也需终身补充左卡尼汀,有自行停药患者反复低血糖甚至猝死的报道,忌自行更改药物剂量或停药。左旋肉碱副作用较少,大剂量可能引起腹泻、恶心等胃肠道不适。伴有心肌病患者定期进行超声心动图和心电图检查,当患者出现心肌损伤时,及时给予对症治疗。此外,PCD 患者应注意避免饥饿及长时间高强度运动,以避免该病急性发作。当并发其他疾病时,需加强监测,如出现呕吐、食欲缺乏、反应差等情况,应立即就诊。

预防

应避免近亲结婚。新生儿 MS-MS 筛查可对患儿进行早期诊断,确诊后尽早治疗可预防患儿发病或猝死。对患儿及其父母进行基因检测以明确致病变异,患儿母亲再次妊娠时需进行产前诊断。

（郝　虎）

参考文献

[1] RINALDO P, MATERN D, BENNETT M J. Fatty acid oxidation disorders. Annu Rev Physiol, 2002, 64:477-502.

[2] 顾学范 . 临床遗传代谢病 . 北京：人民卫生出版社 , 2015.

[3] SHEKHAWAT P S, MATERN D, STRAUSS A W. Fetal fatty acid oxidation disorders, their effect on maternal health and neonatal outcome: impact of expanded newborn screening on their diagnosis and management. Pediatr Res, 2005, 57:78-86.

[4] MAGOULAS P L, HATTAB A W. Systemic primary carnitine deficiency: an overview of clinical manifestations, diagnosis, and management. Orphanet J Rare Dis, 2012, 7:68.

[5] ROSE E C, DI SAN FILIPPO C A, NDUKWE ERLINGSSON U C, et al. Genotype-phenotype correlation in primary carnitine deficiency. Hum Mutat, 2012, 33:118-123.

[6] FLANAGAN J L, SIMMONS P A, VEHIGE J, et al. Role of carnitine in disease. Nutr Metab (Lond), 2010, 7:30.

[7] HATTAB A W, LI F Y, SHEN J, et al. Maternal systemic primary carnitine deficiency uncovered by newborn screening: clinical, biochemical, and molecular aspects. Genet Med, 2010, 12:19-24.

[8] HATTAB A W, SCAGLIA F. Disorders of carnitine biosynthesis and transport. Mol Genet Metab, 2015, 116:107-112.

[9] RASMUSSEN J, NIELSEN O W, JANZEN N, et al. Carnitine levels in 26462 individuals from the nationwide screening program for primary carnitine deficiency in the Faroe Islands. J Inherit Metab Dis, 2014, 37:215-222.

第二节

肉碱棕榈酰转移酶Ⅰ缺乏症

概述

肉碱棕榈酰转移酶Ⅰ（carnitine palmitoyltransferase Ⅰ,CPT Ⅰ）缺乏症是一种长链脂肪酸氧化障碍疾病,是由肉碱棕榈酰转移酶Ⅰ缺乏导致中、长链酰基辅酶 A 转运进入线粒体受

阻不能进行 β 氧化而引起的疾病。肉碱棕榈酰转移酶Ⅰ是一种线粒体膜蛋白,其编码基因 *CPT1A* 定位于 11q13.1-13.5,包含 19 个外显子,编码 773 个氨基酸,为常染色体隐性遗传。

酰基辅酶 A 向线粒体基质的转运是 β 氧化的限速过程,其关键决于肉碱酰基转移酶的活性,而肉碱酰基转移酶包括肉碱乙酰基转移酶、肉碱辛酰基转移酶和肉碱棕榈酰转移酶,三种酶有选择地催化不同碳链长度的底物。肉碱棕榈酰转移酶Ⅰ是一种定位于线粒体外膜的多次跨膜蛋白,是催化中、长链酰基 CoA 与肉碱合成酰基肉碱进入线粒体参与 β 氧化的主要限速酶。CPT Ⅰ活性降低或缺乏时,肉碱与中长链酰基辅酶 A 合成酰基肉碱的过程受阻,导致中长链脂肪酸不能进入线粒体进行 β 氧化代谢,从而引起肝脏受损或大脑功能障碍。CPT Ⅰ缺乏症患者的临床主要表现为低酮性低血糖、肝大、肝性脑病等。

临床表现

CPT Ⅰ缺乏症患者常因空腹、饥饿、腹泻或感染性疾病而诱发急性发病,类似瑞氏综合征发作,可反复发作。典型的临床表现有低酮性低血糖、肝性脑病、肝大伴转氨酶升高、凝血功能异常,以及血氨、血脂增高等。神经损害主要取决于低血糖的严重程度,预防低血糖可降低相关神经损伤的风险。此外,如果胎儿患有 CPT Ⅰ缺乏症,携带 *CPT1A* 基因杂合变异的母亲在孕晚期可能会出现妊娠期急性脂肪肝。

实验室及辅助检查

1. **常规检查** 常见低酮性低血糖、肝酶增高、高氨血症等。

2. **血 MS-MS 检测** 血游离肉碱(C0)浓度明显增高,多种中长链酰基肉碱水平降低,C0/(CI6+CI8)比值显著增高。当大量服用左旋肉碱时,也会导致继发性的游离肉碱水平明显增高,但中长链酰基肉碱水平增高或正常。

3. **尿 GC-MS 检测** 急性发病时尿中二羧酸浓度增高,缓解期时可能正常。

4. **基因检测** *CPT1A* 基因变异分析可对 CPT Ⅰ缺乏症进行确诊。

诊断及鉴别诊断

1. **诊断** 当血 MS-MS 检测提示游离肉碱(C0)浓度明显增高,并伴随低酮性低血糖时,应高度怀疑 CPT Ⅰ缺乏症,可进行 *CPT1A* 基因变异分析以明确诊断。如果携带 *CPT1A* 基因杂合变异的母亲在孕期出现妊娠期急性脂肪肝,应怀疑胎儿是否患有 CPT Ⅰ缺乏症。

2. **鉴别诊断** 多种脂肪酸氧化代谢病及有机酸血症的主要临床表现均与 CPT Ⅰ缺乏症相似,可通过血 MS-MS 检测与尿 GC-MS 检测中特异性代谢产物的浓度鉴别诊断。此外,与常见的脂肪酸氧化代谢病及有机酸血症相比,CPT Ⅰ缺乏症患儿的骨骼肌和心肌通常正常。最终可通过基因检测或酶活性检测进行鉴别诊断。

治疗

CPT1 缺乏症的主要治疗原则是避免禁食或饥饿以减少低血糖的发生;长期治疗需低脂肪高碳水化合物饮食,以减少脂肪动员的供能途径并增加糖原储备。

1. 急性期治疗 应密切监测患儿血糖、血氨及肝功能情况,急性低血糖发作时,应迅速给予足量 10% 葡萄糖溶液静脉输注,血糖浓度恢复正常后,应继续给予葡萄糖溶液静滴以补充肝糖原的储备。

2. 长期治疗 以饮食控制为主,食物中三大营养素的分配一般遵循以下标准:脂肪 20% ~ 25%,碳水化合物 65% ~ 75%,蛋白质 8% ~ 10%;其中,需注意必需氨基酸和脂肪酸的补充。研究提示饮食中增加中链甘油三酯,对于有肾小管性酸中毒表现的患者可取得更理想的疗效。小于 3 个月的婴儿大约每 4 小时喂食 1 次,患者夜晚食用生玉米淀粉可预防低血糖。在疾病发作期需要进行手术或其他医疗的情况下,禁食不应超过 12 小时。

3. 预后 患者自身应注意避免饥饿及禁食,坚持低脂肪高碳水化合物饮食以防低血糖的发生,并降低神经损害的风险;定期监测肝酶和肝功能,平时慎用有潜在肝毒性的药物如丙戊酸钠、水杨酸类及大环内酯类抗生素等,避免加重肝脏损害;当出现感染或胃肠炎时,及时增加碳水化合物的补充。

预防

新生儿血 MS-MS 筛查可及早发现患儿,尽早开始干预,防止并发症的发生。对基因变异已证实的先证者的母亲再次妊娠时,可行产前诊断。此外,如果母亲为致病变异的携带者,虽然无临床症状,但在妊娠期有发生急性脂肪肝的风险。

(郝　虎)

参考文献

[1] RINALDO P, MATERN D, BENNETT M J. Fatty acid oxidation disorders. Annu Rev Physiol, 2002, 64:477-502.

[2] 顾学范. 临床遗传代谢病. 北京:人民卫生出版社, 2015.

[3] GESSNER B D, GILLINGHAM M B, BIRCH S, et al. Evidence for an association between infant mortality and a carnitine palmitoyltransferase 1A genetic variant. Pediatrics, 2010, 126:945-951.

[4] GILLINGHAM M B, HIRSCHFELD M, LOWE S, et al. Impaired fasting tolerance among Alaska native children with a common carnitine palmitoyltransferase 1A sequence variant. Mol Genet Metab, 2011, 104:261-264.

[5] RAJAKUMAR C, BAN M R, CAO H, et al. Carnitine palmitoyltransferase 1A polymorphism P479L is

common in Greenland Inuit and is associated with elevated plasma apolipoprotein A-1. J Lipid Res, 2009, 50:1223-1228.

[6] SOLIS J O, SINGH R H. Management of fatty acid oxidation disorders: A survey of current treatment strategies. J Am Diet Assoc, 2002, 102:1800-1803.

[7] CHACE D H. Mass spectrometry in the clinical laboratory. Chem Rev, 2001, 101:445-477.

第三节
肉碱棕榈酰转移酶 II 缺乏症

概述

　　肉碱棕榈酰转移酶 II（carnitine palmitoyltransferase II, CPT II）缺乏症是一种长链脂肪酸氧化障碍疾病。CPT II 的编码基因 *CPTII* 定位于 1p32.3,包含 5 个外显子,编码 658 个氨基酸,为常染色体隐性遗传。CPT II 是一种位于线粒体内膜内侧面的同源四聚体蛋白,在全身所有组织细胞中均有表达,其主要作用是把转入线粒体基质的长链酰基肉碱转变为相应的酰辅酶 A 及游离肉碱,是长链脂肪酸进入线粒体参与 β 氧化的重要步骤。当 CPT II 活性降低或缺乏,长链酰基肉碱虽然可转运通过线粒体膜,但不能有效地变成相应酰基辅酶 A,故线粒体内长链酰基肉碱蓄积在线粒体基质不能被氧化利用;此外,由于长链酰基肉碱可被转运至线粒体外,故患者血浆长链酰基肉碱显著增高。因此,线粒体 β 氧化障碍以及蓄积的长链酰基肉碱毒性作用导致一系列生化异常和多脏器损害,严重的表现为肝功能衰竭、心肌病、癫痫发作或死亡等,轻症的表现为肌病如肌肉疼痛或肌无力等。

临床表现

　　临床 CPT II 缺乏症分为 3 种亚型:致死性新生儿型、婴幼儿发病型和迟发型(肌病型)。研究显示 CPT II 缺乏症存在基因型 - 表型相关性,纯合的无义突变可能与致死性新生儿型相关;错义突变可能与婴幼儿迟发型相关;轻度和重度致病的复合杂合突变可能与婴幼儿发病型相关。

　　1. 致死性新生儿型　　出生数小时至几天内即出现症状,表现为低酮性低血糖、呼吸衰竭、肝功能衰竭、心肌病、心律失常、张力减退、反射亢进等,在饥饿、禁食或感染后有癫痫发作、昏迷等。该症患儿在胎儿期也常发现有发育异常如多囊肾、神经元移行缺陷及面部畸形等。此类型的患儿预后较差,可在出生后几天至几周内死亡。

2. 婴幼儿发病型 通常在婴儿期发病,临床表现为反复发作的低酮性低血糖症、癫痫、心肌病、心律失常、肝功能损害或外周肌病等。发热、饥饿及感染等为常见诱因,可导致猝死发生。

3. 迟发型(肌病型) 首次发作常见于儿童期或青春期,男性多见。通常患者无临床症状,但长时间体育锻炼、禁食及感染可诱发症状,寒冷、睡眠不足及全身麻醉也可诱发部分患者发病。发作期特征为肌肉疼痛、肌红蛋白尿、肌酸激酶浓度升高、肌无力、肌强直及横纹肌溶解,严重者可引起肾衰竭,甚至死亡。

*CPTII*基因杂合子携带者通常无症状,但部分携带者在应激状态或感染后也可出现症状。

实验室及辅助检查

1. 常规实验室检查 常见低酮性低血糖、肌酸激酶升高、肝酶升高,肌红蛋白尿,严重者可见肾功能异常。

2. 血 MS-MS 检测 血浆中长链酰基肉碱 C12、C16、C14、C18、C16:1、C18:2、C18:1 浓度增高,尤其 C16 和 C18:1 增高显著。

3. 心脏检查 常见心律失常、心肌病。

4. 基因检测 进行 *CPT* II 基因变异分析可对 CPT II 缺乏症明确诊断。

诊断及鉴别诊断

1. 诊断 CPT II 缺乏症个体间临床表现差异大,但当血 MS-MS 检测提示中长链酰基肉碱 C12-C18:1 浓度明显增高时,应高度怀疑 CPT II 缺乏症,可进行 CPT II 基因变异分析以明确诊断。

2. 鉴别诊断 致死性新生儿型及婴幼儿发病型 CPT II 缺乏症的临床表现与肉碱/酰基肉碱移位酶缺乏症患儿的表型相似,两者血 MS-MS 检测结果中的酰基肉碱谱的改变也基本相似,需进行基因检测以鉴别诊断。肌病型的 CPT II 缺乏症需要与其他引起横纹肌溶解症和/或肌红蛋白尿的疾病相区别,可进行血 MS-MS 检测和基因分析以鉴别诊断。

治疗

CPT II 缺乏症的治疗原则是避免禁食、饥饿及长时间运动,并避免其他已知的诱发因素;高碳水化合物和低脂饮食,防止低血糖;发病时及时对症治疗,并预防并发症的发生。

1. 急性期治疗 急性能量代谢危象时应持续静脉输注葡萄糖溶液,口服葡萄糖不能达到效果;给予左卡尼汀治疗。对于迟发型患者,急性期要防止横纹肌溶解所致的肾衰竭的发生。

2. 长期治疗 避免已知的诱发因素,补充必需脂肪酸的需求并限制长链脂肪酸的摄入,给予富含中链甘油三酯的食物,夜间给予生玉米淀粉以防止低血糖的发生。继发性肉碱缺乏时应补充左卡尼汀。降脂药苯扎贝特被应用于治疗轻症的迟发型患者,可改善症状。患者平时应注意避免禁食或饥饿,预防感染,坚持低脂高碳水化合物饮食,限制运动时间和强度,避免使用丙戊酸钠、布洛芬、大剂量地西泮等药物及全身麻醉。

预防

新生儿血 MS-MS 筛查可及早发现患儿,尽早开始治疗,减少并发症的发生。对基因突变已证实的先证者的母亲再次妊娠时,可行产前诊断。

(郝 虎)

参考文献

[1] ANICHINI A, FANIN M, VIANEY-SABAN C, et al. Genotype-phenotype correlations in a large series of patients with muscle type CPT Ⅱ deficiency. Neurol Res, 2011, 33:24-32.

[2] BOEMER F, DEBERG M, SCHOOS R, et al. Diagnostic pitfall in antenatal manifestations of CPT Ⅱ deficiency. Clin Genet, 2016, 89:193-197.

[3] 顾学范. 临床遗传代谢病. 北京:人民卫生出版社, 2015.

[4] BOUCHIREB K, TEYCHENE A M, RIGAL O, et al. Post-mortem MRI reveals CPT Ⅱ deficiency after sudden infant death. Eur J Pediatr, 2010, 169:1561-1563.

[5] FANIN M, ANICHINI A, CASSANDRINI D, et al. Allelic and phenotypic heterogeneity in 49 Italian patients with the muscle form of CPT Ⅱ deficiency. Clin Genet, 2012, 82:232-239.

[6] FUKUSHIMA T, KANEOKA H, YASUNO T, et al. Three novel mutations in the carnitine-acylcarnitine translocase (CACT) gene in patients with CACT deficiency and in healthy individuals. J Hum Genet, 2013, 58:788-793.

[7] JOSHI PR, YOUNG P, DESCHAUER M, et al. Expanding mutation spectrum in CPT Ⅱ gene: identification of four novel mutations. J Neurol, 2013, 260:1412-1414.

[8] JOSHI PR, DESCHAUER M, ZIERZ S. Carnitine palmitoyltransferase Ⅱ (CPT Ⅱ) deficiency: genotype-phenotype analysis of 50 patients. J Neurol Sci, 2014, 338:107-111.

[9] MOTLAGH L, GOLBIK R, SIPPL W, et al. Malony-CoA inhibits the S113L variant of carnitine-palmitoyltransferase Ⅱ. Biochim Biophys Acta, 2016, 1861:34-40.

第四节

肉碱－酰基肉碱转移酶缺乏症

概述

　　肉碱－酰基肉碱移位酶（carnitine-acylcarnitine translocase，CACT）缺乏症是一种罕见的以长链脂肪酸氧化障碍为特征的常染色体隐性遗传病，是由于 CACT 的功能降低或缺陷而导致中、长链酰基肉碱不能进入线粒体内进行 β 氧化而引起的能量代谢障碍疾病。CACT 缺乏症的致病基因 SLC25A20 定位于 3p21.31，包含 9 个外显子，包含 301 个氨基酸，其编码产物 CACT 位于线粒体内膜，有 6 个跨膜区和 3 个相似的结构域，N 末端和 C 末端在细胞质。SLC25A20 基因以错义、缺失变异为主，不同变异导致肉碱－酰基肉碱移位酶活性降低程度不同，其中 c.199-10T ＞ G 变异是亚洲人群常见的热点变异，也是我国人群携带的高频致病位点，中山大学附属第六医院遗传代谢病实验室的统计数据显示南方人群 c.199-10T ＞ G 变异位点的携带率约 6‰。该变异为剪切位点突变，可导致蛋白编码的终止，研究表明该突变可引起严重临床表型如新生儿期死亡。

　　CACT 是线粒体脂肪酸氧化过程中的关键酶之一，主要催化线粒体内膜两侧酰基肉碱和游离肉碱的交换，在长链酰基肉碱转运进入线粒体过程中起重要作用。CACT 的功能降低或缺陷可导致酰基肉碱与游离肉碱的跨线粒体内膜转运功能障碍，导致长链酰基肉碱不能进入线粒体，游离肉碱不能转运出线粒体，引起脂肪酸 β 氧化异常，并且其蓄积的长链酰基肉碱毒性作用也可导致一系列生化异常及多个器官，如脑、心脏、骨骼肌及肝脏等损害。

临床表现

　　我国 CACT 缺乏症患儿多在新生儿期发病，临床主要表现为昏迷、肝大、肌无力、心律失常及猝死性脑病等，大部分患者病情进展迅速，预后不良，死亡率极高。大脑损害表现为神经功能障碍，包括抽搐、嗜睡、昏迷等；心脏损害表现包括心肌病、心律失常、心功能降低不全等；肝脏损害表现有肝大、肝功能异常、急性肝衰竭等；肌肉损害主要表现为肌无力、肌张力减退。

实验室及辅助检查

　　1. 常规检查　常见代谢性酸中毒、低酮性低血糖、肌酸激酶升高、肝酶升高及高氨血症等。

　　2. 血 MS-MS 检测　血浆极长链酰基肉碱如 C16、C18、C16:1、C16:1-OH、C18:2、C18:1 等浓度增高，C0 浓度降低或正常。若 C0 浓度显著降低可导致极长链酰基肉碱浓度正常，而极长链酰基肉碱与其他酰基肉碱的比值可辅助诊断,避免漏诊。

3. 基因检测 进行 *SLC25A20* 基因变异分析可对 CACT 缺乏症患儿明确诊断。

诊断及鉴别诊断

1. 诊断 CACT 缺乏症患儿临床表现缺乏特异性,主要依赖血 MS-MS 检测,当 MS-MS 检测结果出现极长链酰基肉碱(C16、C18、C16:1、C16:1-OH、C18:2、C18:1)等浓度增高并伴 C0 浓度降低时,应高度怀疑 CACT 缺乏症,可进行 *SLC25A20* 基因变异分析以明确诊断。新生儿代谢病筛查结果提示多种极长链酰基肉碱浓度升高时,应考虑 CACT 缺乏症,但是一部分患儿可能在筛查结果出来前就已经出现了症状,建议及时对症治疗,并进行基因检测明确诊断。

2. 鉴别诊断 致死性新生儿型及婴幼儿发病型 CPTII 缺乏症的临床表现与肉碱 / 酰基肉碱移位酶缺乏症患儿的临床表现相似,并且两者血 MS-MS 检测结果中的酰基肉碱谱的改变基本相似,需进行基因检测以鉴别诊断。

治疗

CACT 缺乏症患儿的主要治疗原则是避免饥饿、预防感染,高碳水化合物和低脂肪饮食。发病早期的治疗和干预对患儿存活至关重要。长期治疗应以饮食控制为主,需注意必需氨基酸和脂肪酸的补充,以及限制长链脂肪酸的摄入。

1. 急性期治疗 急性发病时应持续静脉输注葡萄糖溶液,同时纠正酸中毒、降低血氨及其他对症支持治疗。发生继发性肉碱缺乏时,应补充左卡尼汀。

2. 长期治疗 保证必需氨基酸和脂肪酸的补充,并限制长链脂肪酸的摄入。避免饥饿、预防感染,高碳水化合物和低脂肪饮食,补充中链脂肪酸,防止低血糖的发生。

预防

新生儿血 MS-MS 筛查可及早发现 CACT 缺乏症患儿,早期治疗可提高存活率,但绝大多数患儿预后极差。对基因变异已明确的先证者,其母亲再次妊娠时,需进行产前诊断以防止该病患儿的出生。

(郝 虎)

参考文献

[1] RINALDO P, MATERN D, BENNETT M J. Fatty acid oxidation disorders. Annu Rev Physiol, 2002, 64, 477-502.

[2] 顾学范.临床遗传代谢病.北京：人民卫生出版社，2015.

[3] KOMPARE M, RIZZO W B. Mitochondrial fatty-acid oxidation disorders. Semin Pedriatr Neurol, 2008, 15：140-149.

[4] YAN H M, HU H, AHMED A, et al. Carnitine-acylcarnitine translocase deficiency with c. 199-10 T>G and novel c.1A>G mutation: Two case reports and brief literature review. Medicine (Baltimore), 2017, 96(45): 8549.

[5] VITORIA I, MARTÍN-HERNÁNDEZ E, PEÑA-QUINTANA L, et al. Carnitine-acylcarnitine translocase deficiency: experience with four cases in Spain and review of the literature. JIMD Rep, 2015, 20:11-20.

[6] DU SH, ZHANG F, YU Y G, et al. Sudden infant death from neonate carnitine palmitoyl transferase Ⅱ deficiency. Forensic Sci Int, 2017, 278:41-44.

[7] VATANAVICHARN N, YAMADA K, AOYAMA Y, et al. Carnitine-acylcarnitine translocase deficiency: Two neonatal cases with common splicing mutation and in vitro bezafibrate response. Brain Dev, 2015, 37(7):698-703.

[8] MAHAPATRA S, ANANTH A, BAUGH N, et al. Triheptanoin: a rescue therapy for cardiogenic shock in carnitine-acylcarnitine translocase deficiency. JIMD, 2018, 39:19-23.

第五节

短链酰基辅酶 A 脱氢酶缺乏症

概述

短链酰基辅酶 A 脱氢酶（short-chain acyl-CoA dehydrogenase deficiency, SCAD）缺乏症是因短链酰基辅酶 A 脱氢酶的缺陷造成血中丁酰基肉碱和尿中乙基丙二酸蓄积的一种短链脂肪酸氧化代谢障碍疾病。SCAD 缺乏症患者的主要临床症状表现在神经系统方面，发育迟缓最常见，多伴有语言发育落后和肌张力低下、惊厥、肌病、生长迟缓、喂养困难及昏睡等表现。SCAD 缺乏症的发病率有种族和地区的差异，亚洲人群的发病率明显低于白种人，美国及德国通过新生儿串联质谱筛查结果提示其发病率约为 1/950 000，我国其发病率尚不明确。SCAD 的编码基因 ACADS 位于染色体 12q24.31，长约 13kb，含 10 个外显子，编码 412 个氨基酸，为常染色体隐性遗传。

SCAD 是线粒体 β 氧化代谢通路酰基辅酶 A 脱氢酶家族中一个重要酶，特异性的分解短链酰基辅酶 A 底物，进入线粒体呼吸链进行氧化磷酸化产生 ATP 供能。在体内主要可催化 C4 ～ C6 等短链酰基肉碱,但其活性最强的底物为丁酰辅酶 A,其辅酶为黄素腺嘌呤二核苷酸(flavin adenine dinucleotide,FAD)。SCAD 的活性降低或功能缺陷可导致丁酰基辅酶 A 蓄积,丁酰基辅酶 A 旁路代谢生成丁酰基肉碱、丁酰基甘氨酸,丁酸盐或通过丙酰辅酶 A 羧化酶作用生成乙基丙二酸(ethylmalonic acid,EMA),因此 SCAD 缺乏症的生化特异性代谢物为血中的丁酰基肉碱升高和尿中的乙基丙二酸升高。

临床表现

SCAD 缺乏症的临床表现差异大,大多数患者无症状。发病患者的临床特征主要表现为神经系统方面:发育迟缓、语言发育落后、肌张力低下、惊厥、肌病、喂养困难、昏睡等,部分患者有畸形、心肌病、宫内发育迟缓和呼吸抑制,偶见急性酸中毒发作。

该症从新生儿到成人期间均可发病,多数起病于 10 岁以内,Pedersen 等所报道 114 例 SCAD 患者中,25% 患者生后第 1 天发病,61% 患者生后 1 岁内发病,4% 患者 10 岁以后发病。该症的临床表现与基因型及短链酰基辅酶 A 脱氢酶的活性缺乏程度均无明显相关性,许多新生儿 MS-MS 筛查检出的患者可多年无症状。部分患者的临床表现为暂时性的,随着发育成长症状逐渐改善。

实验室及辅助检查

1. **常规生化** 急性发作期可能有低酮性低血糖、代谢性酸中毒等。
2. **血 MS-MS 检测** 血中丁酰基肉碱(C4)特异性增高是主要诊断指标。
3. **尿 GC-MS 检测** 发病时尿中乙基丙二酸浓度增高,但尿中乙基丙二酸增高也常见于多种酰基辅酶 A 脱氢酶缺乏症和乙基丙二酸脑病等,需要鉴别诊断。在代谢紊乱时,尿中同时可有丁酰甘氨酸、丁酰肉碱等升高。但在不发病时,尿中可无相应有机酸检出。
4. **基因检测** 对于新生儿血尿筛查高度提示 SCAD 缺乏症的患儿,可进行 *ACADS* 基因变异分析以明确诊断。

诊断及鉴别诊断

1. **诊断** 对于新生儿血 MS-MS 筛查提示丁酰基肉碱特异性升高的新生儿,应怀疑 SCAD 缺乏症,可进行 *ACADS* 基因变异分析以明确诊断。对于临床有神经系统症状且血浆中 C4 浓度升高和 / 或尿液中乙基丙二酸浓度升高的患者,应怀疑 SCAD 缺乏症,可进行 *ACADS* 基因变异分析以明确诊断。
2. **鉴别诊断** SCAD 缺乏症与乙基丙二酸脑病、多种酰基辅酶 A 脱氢酶缺乏症及异丁酰基辅酶 A 脱氢酶缺乏症的血尿质谱检测结果相似,要区别这几种疾病,需进行基因检测以鉴别诊断。

治疗

SCAD 缺乏症被认为是一种临床生化表型,一般无症状,不需要治疗。对于有症状的患儿,需进行干预,其主要治疗措施是改善临床症状,适当补充左卡尼汀,避免长时间禁食,规律进食。

1. 急性期治疗　急性发作期可静脉给予 10% 葡萄糖溶液或口服葡萄糖液抑制分解代谢,并给予左卡尼汀进行治疗,其他症状对症治疗。

2. 长期治疗　预防性的措施主要为避免长时间的空腹,儿童期应避免禁食超过 12 小时。对于无症状的 SCAD 缺乏症婴幼儿和儿童,不推荐限制脂肪饮食或药物干预,但要定期随访生长发育情况和营养状况。此外,左卡尼汀和维生素 B_2 治疗 SCAD 缺乏症的可行性及有效性仍需被证实。

预防

新生儿血 MS-MS 筛查可及早发现患儿,可随访生长发育,指导合理饮食,观察临床表现。对基因变异已明确的先证者,其母亲再次妊娠时,可进行产前诊断。

(郝　虎)

参考文献

[1] GALLANT N M, LEYDIKER K, TANG H, et al. Biochemical, molecular, and clinical characteristics of children with short-chain acyl-CoA dehydrogenase deficiency detected by newborn screening in California. Mol Genet Metab, 2012, 106:55-61.

[2] JETHVA R, BENNETT M J, VOCKLEY J. Short-chain acyl-coenzyme A dehydrogenase deficiency. Mol Genet Metab, 2008, 95:195-200.

[3] NOCHI Z, OLSEN R K J, GREGERSEN N. Short-chain acyl-CoA dehydrogenase deficiency: from gene to cell pathology and possible disease mechanisms. J Inherit Metab Dis, 2017, 40:641-655.

[4] TONIN R, CACIOTTI A, FUNGHINI S, et al. Clinical relevance of short-chain acyl-CoA dehydrogenase (SCAD) deficiency: exploring the role of new variants including the first SCAD-disease-causing allele carrying a synonymous mutation. BBA Clin, 2016, 5:114-119.

[5] SCHMIDT S P, CORYDON T J, PEDERSEN C B, et al. Misfolding of short-chain acyl-CoA dehydrogenase leads to mitochondrial fission and oxidative stress. Mol Genet Metab, 2010, 100:155-162.

[6] BLAU N, DURAN M, GIBSON K M, et al. Physician's Guide to the Diagnosis, Treatment and Follow-Up of Inherited Metabolic Diseases. Springer, 2014.

[7] 顾学范.临床遗传代谢病.北京:人民卫生出版社,2015.

第六节
短链 3- 羟酰基辅酶 A 脱氢酶缺乏症

概述

短链 3- 羟酰基辅酶 A 脱氢酶(short chain 3-droxyacyl-CoA dehydrogenase,SCHAD)缺乏症是一种因短链 3- 羟酰基辅酶 A 脱氢酶缺陷而引起的脂肪酸代谢障碍疾病。3- 羟酰基辅酶 A 脱氢酶存在 SCHAD Ⅰ 和 SCHAD Ⅱ 两种亚型,分别由 *HADH I* 和 *HADH II* 基因编码。SCHAD Ⅰ 是由 302 个氨基酸构成的同型二聚体蛋白,仅在心脏和肝脏中表达,*HADH I* 基因定位于 4q22-q26,包含 8 个外显子,全长 49kb,是 SCHAD 缺乏症的主要致病基因。SCHAD Ⅱ 也称 17-β 类固醇脱氢酶 10,为同型四聚体蛋白,*HADH II* 基因定位于 Xp11.2,该基因突变主要导致神经病变。SCHAD Ⅱ 作用范围广泛,参与脂肪酸氧化代谢、氨基酸代谢,以及性腺简体激素和神经类固醇物质的代谢,在哺乳动物的生长和发育中起着重要的作用。

SCHAD 存在于线粒体基质中,可催化中短链的 3- 羟酰基辅酶 A 转化为 3- 酮酰基辅酶 A。SCHAD 缺乏症不同于其他脂肪酸氧化代谢障碍疾病的特征,表现为持续性的高胰岛素血症,可能的机制是由于 SCHAD 可抑制谷酰胺酸脱氢酶的活性,参与胰岛素分泌的调节。当 SCHAD 缺乏时,这种抑制作用减弱,引起胰岛素分泌异常增加和低血糖。SCHAD 缺乏症多在婴幼儿早期发病,大多以低酮性低血糖和癫痫为首发症状。

临床表现

SCHAD 缺乏症患儿的临床常表现为低酮性低血糖、脂肪肝、肝性脑病、肌红蛋白尿、横纹肌溶解症、心肌病及猝死等,多在饥饿、禁食、感染或运动等因素诱发下发病。Martins 研究显示 SCHAD 缺乏症患儿的临床表现有存在明显的一致性,患者通常在婴幼儿早期(1.5 ~ 3 岁)发病,多数首发表现症状为低血糖和癫痫,多伴有高胰岛素血症。长期的癫痫发作,可引起发育迟缓、小头畸形和严重的张力减退等。个别患者表现出暴发性肝衰竭或瑞氏综合征。高胰岛素血症是 SCHAD 缺乏症区别于其他脂肪酸代谢障碍疾病的特征临床表现。

实验室及辅助检查

1. 常规生化检查 常见低酮性低血糖、代谢性酸中毒、肌酸激酶及乳酸脱氢酶升高,胰岛素水平增高。

2. 血 MS-MS 检测 血 C4-OH、C5-OH、C6-OH、C8-OH、C10-OH 增高,尤其 C4-OH 增高显著,是疾病诊断的重要指标。但需注意在饥饿或酮症时,也会导致 C4-OH 浓度增高,需鉴别诊断。

3. 尿 GC-MS 检测 尿中的中短链二羧酸浓度增高,3- 羟基二羧酸和 3- 羟基戊二酸浓度增高。

4. 基因检测 进行 *HADH I* 和 *HADH II* 基因分析可对 SCHAD 缺乏症进行确诊。

诊断及鉴别诊断

1. 诊断 对新生儿血 MS-MS 筛查结果提示 C4-OH 略有升高或者诊断模糊的患儿可行基因检测以明确诊断。当临床出现低酮性低血糖,代谢性酸中毒,胰岛素水平增高,并伴 MS-MS 检测结果中 C4-OH 增高显著,需高度怀疑 SCHAD 缺乏症,进行基因检测可明确诊断。

2. 鉴别诊断 SCHAD 缺乏症与其他脂肪酸氧化障碍疾病的临床表现类似,但通过持续性的高胰岛素水平可与之相区别,进行基因检测可鉴别诊断。

治疗

短链 3- 羟酰基辅酶 A 脱氢酶缺乏症的治疗原则主要为饮食治疗,避免空腹以及给予低短链脂肪酸和高碳水化合物饮食,通过保证足够的热量摄入和减少长链脂肪的摄入来达到减少过多脂肪酸 β 氧化中间产物的生成。

1. 急性期治疗 急性低血糖时可给予葡萄糖对抗高胰岛素血症所致的低血糖症状;对于癫痫频繁发作的患者,应用抗癫痫药来减轻癫痫的发作。

2. 长期治疗 避免空腹或饥饿,防止低血糖的发生,并给予低短链脂肪酸和高碳水化合物饮食。新生儿患者一般间隔 3 小时喂养 1 次;小于 6 个月婴儿间隔 4 小时;6 ~ 12 个月婴儿夜间可间隔 6 ~ 8 小时;1 ~ 7 岁的儿童白天间隔 4 小时,夜间可延长 10 小时喂养;而成人一般间隔 8 小时(4 ~ 12 小时)。

预防

应避免近亲结婚。新生儿血 MS-MS 筛查和尿 GC-MS 检测可及早发现患儿,确诊后尽早治疗可预防患儿发病或猝死。对患儿及其父母进行基因检测以明确致病变异,患儿母亲再次妊娠时需进行产前诊断。

（郝　虎　石聪聪）

参考文献

[1]　YANG S Y, HE X Y, SCHULZ H. 3-Hydroxyacyl-CoA dehydrogenase and short chain 3-hydroxyacyl-CoA dehydrogenase in human health and disease. FEBS J, 2005, 272:4874-4883.

[2]　TREACY E P, LAMBERT D M, BARNES R, et al. Short-chain hydroxyacyl-coenzyme A dehydrogenase deficiency presenting as unexpected infant death: a family study. J Pediat, 2000, 137: 257-259.

[3]　KOMPARE M, RIZZO W B. Mitochondrial fatty-acid oxidation disorders. Semin Pedriatr Neurol, 2008, 15:140-149.

[4]　SHEKHAWAT P S, MATERN D, STRAUSS A W. Fetal fatty acid oxidation disorders, their effect on maternal health and neonatal outcome: impact of expanded newborn screening on their diagnosis and management. Pediatr Res, 2005, 57:78-86.

[5]　BLAU N, DURAN M, GIBSON K M, et al. Physician's guide to the diagnosis, treatment and follow-up of inherited metabolic diseases. Springer, 2014, 247-264.

[6]　顾学范 . 临床遗传代谢病 . 北京 : 人民卫生出版社 , 2015.

第七节
中链酰基辅酶 A 脱氢酶缺乏症

概述

中链酰基辅酶 A 脱氢酶（medium chain acyl-CoA dehydrogenase，MCAD）缺乏症是由于中链酰基辅酶 A 脱氢酶缺陷导致能量代谢异常和有毒代谢物积累而引起的脂肪酸氧化障碍疾病。MCAD 缺乏症是一种最常见的脂肪酸氧化缺陷症，在欧洲北部、澳大利亚和美国的发病率为 1/14 600，在北欧地区是与苯丙酮尿症发病率相当的遗传代谢病。亚洲患病率相对较低，在日本大约为 1.9/10 万，中国上海地区的发病约为 0.7/10 万。MCAD 缺乏症在欧洲新生儿发病率为 1/23 000 ~ 1/10 000，出生 72 小时病死率约 4%，6 岁前病死率为 5% ~ 7%。

MCAD 缺乏症的致病基因 *ACADM* 位于 1p31.1,包含 12 个外显子,为常染色体隐性遗传。目前 *ACADM* 基因已发现几十种致病突变,其中最常见致病突变为 c.985A > G,相应的酶蛋白第 329 位赖氨酸被谷氨酸取代,在白种人中携带率为 1/65。此外,位点 c.362C > T 是阿拉伯人群的热点突变,位点 449_452del4 是日本人群的热点突变,我国尚未发现该基因的始祖突变。此外,MCAD 基因型和临床表型之间的关系还不是很明确,可能基因之间相互作用,基因与环境相互作用,都在一定程度对表型产生影响。因此,明确基因型也并不能准确预测患者的临床表征和发病的严重程度。

MCAD 是催化中链脂肪酸(C6 ~ C12)β 氧化反应第一步的重要酶,是酰基辅酶 A 脱氢酶家族成员之一,在多个组织器官中均有表达。MCAD 可催化线粒体基质中激活的酰基辅酶 A 巯酯 α 和 β 位各去掉一个电子,引入一个双链,两个电子与黄素辅因子腺嘌呤二核苷酸结合,进入电子传递链,在此过程生成一分子 ATP;脱氢之后产生的烯酰基辅酶 A 在下游烯酰基辅酶 A 水合酶、羟酰基辅酶 A 脱氢酶和酮酰基辅酶 A 硫解酶的依次催化作用下,生成一分子乙酰辅酶 A 和少了两个碳原子的酰基辅酶 A,即完成了一次 β 氧化过程。每一轮 β 氧化过程,脂肪酸会少掉两个碳原子,直至最终生成乙酰辅酶 A,进入三羧酸循环彻底氧化分解,产生 ATP 为机体生命活动提供能量。在脂肪酸氧化速度快,能量需要最多的器官和组织,如肝脏、心脏、肾脏、棕色脂肪组织,MCAD 表达量较高。当 MCAD 功能缺陷时,中链脂肪酸氧化受阻,乙酰辅酶 A 生成量减少,ATP 功能不足,中链酰基辅酶 A 蓄积在体内,抑制了三羧酸循环中酶的活性。体内能量匮乏,加快了糖酵解反应,消耗了大量的葡萄糖,所以能量代谢障碍的患者,若不及时补充葡萄糖,将会出现低血糖症状。体内蓄积的中链酰基辅酶 A 可以和肉碱结合,生成己酰基肉碱(C6),辛酰基肉碱(C8),癸酰基肉碱(C10),通过肾脏进行代谢,所以通过串联质谱技术检测血中这三种肉碱的含量,可提示 MCAD 缺乏症;此外,异常的代谢途径也可生成具有肝毒性作用的二羧酸(己二酸、辛二酸、癸二酸),并且还可以与甘氨酸结合,生成己酰甘氨酸、辛酰甘氨酸和癸酰甘氨酸,基于此,通过尿液气象色谱质谱技术检测以上代谢产物,对 MCAD 缺乏症的确诊有重要意义。

临床表现

MCAD 缺乏症患者的临床表现多样,从无症状到瑞氏综合征样表现、猝死等均有报道。多数患儿在 3 个月至 3 岁之间发病,少部分在新生儿期或成人期发病。MCAD 缺乏症是否发病与环境因素密切相关,发病多有诱发因素导致临床病症,其中最常见的诱因为饥饿,也有疫苗接种、感染、疲劳等原因。急性发作时,常见表现是低酮性低血糖、呕吐、肌无力、抽搐、肝大、嗜睡或昏迷等。90% 的患者有低酮性低血糖发作,约 50% 的患者有呕吐和肌无力。患儿低血糖很严重时,可低至检测不到,其他症状如呼吸暂停、抽搐、昏迷、心搏停止、高氨血症、肝大等也常见,也有以黄疸为首发症状的患儿。在出现症状后被诊断的患儿中,约 20%

患儿死于第 1 次急性发作,20% 患儿合并严重的神经系统损伤。

成人期发病的患者临床表现多样,其中呕吐是最常见的症状,伴有肌肉、心血管、肝脏或神经系统损伤,妊娠期出现症状的女性患者表现为急性脂肪肝,多数患者有急性非炎症性脑病,部分患者有横纹肌溶解并伴肌红蛋白尿。成人期急性发病后存活的患者可出现心理行为问题或神经功能障碍,如语言发育迟缓、肌无力、生长迟滞、惊厥、脑瘫、注意力缺陷障碍等。研究显示成人期急性发作的患者死亡率可高达 50%。

实验室及辅助检查

1. **常规生化检查**　患者急性发作期可出现低酮性低血糖、肌酸酶增高、高血氨、代谢性酸中毒、转氨酶升高。

2. **血 MS-MS 检测**　血中 C6、C8、C10 浓度高值,C8 为首要特异性指标,结合 C8/C10 能够提高诊断敏感性和准确性。

3. **尿 GC-MS 检测**　二羧酸(己二酸、辛二酸、癸二酸)增高,有报道尿中二羧酸升高在疾病发作期较为敏感,在病情稳定期,也可含量正常。

4. **基因检测**　基因突变检测可对 MCAD 缺乏症进行确诊。

诊断及鉴别诊断

1. **诊断**　MCAD 缺乏症患儿临床表现缺乏特异性,主要依赖血 MS-MS 检测提示该病,当 MS-MS 检测结果出现中链酰基肉碱(C6、C8、C10)等浓度增高,应高度怀疑 MCAD 缺乏症,可进行 *ACADM* 基因变异分析以明确诊断。对于新生儿血 MS-MS 筛查提示 C8 特异性升高的新生儿,应怀疑 MCAD 缺乏症,可进行 *ACADM* 基因变异分析以明确诊断。

2. **鉴别诊断**　当患儿出现急性非炎症性脑病伴肝功能异常及肝活检提示脂肪浸润,易被误诊为瑞氏综合征,可进行血 MS-MS 检测和基因检测进行辨别诊断。MCAD 缺乏症与其他脂肪酸氧化障碍疾病的临床表现类似,但通过血 MS-MS 检测和基因检测可进行鉴别诊断。

治疗

MCAD 缺乏症患者急性发作时,如果没有及时确诊和治疗,将会对神经系统造成损伤,并可能留下后遗症。确诊后,需要给予高热量营养物质,口服或者鼻饲喂养困难的患者,也可以通过静脉滴注葡萄糖。非急性发作时,要避免空腹、感染、发热等应激条件,若在应激状态下应及时补充碳水化合物,日常饮食中提高碳水化合物和蛋白质含量,减少高脂肪食物摄入。补充肉碱,能够和体内蓄积的有毒酸性代谢产物结合,加快排出,缓解症状,但目前关于是否用于治疗尚没有明确结论,也有观点认为,不补充肉碱仅补充足够能量,效果理想,也可降低患者的经济成本。

预防

应避免近亲结婚。新生儿 MS-MS 筛查可对患儿进行早期诊断,确诊后尽早治疗可预防患儿发病或猝死。对患儿及其父母进行基因检测可明确致病变异,患儿母亲再次妊娠时需进行产前诊断。

(郝 虎)

参考文献

[1] ANDRESEN B S, DOBROWOLSKI S F, O'REILLY L, et al. Medium-chain acyl- CoA dehydrogenase (MCAD) mutations identified by MS/MS-based prospective screening of newborns differ from those observed in patients with clinical symptoms: identification and characterization of a new, prevalent mutation that results in mild MCAD deficiency. Am J Hum Genet, 2001, 68:1408-1418.

[2] 顾学范. 临床遗传代谢病. 北京:人民卫生出版社, 2015.

[3] OLADIPO O O, WEINDEL A L, SAUNDERS A N, et al. Impact of premature birth and critical illness on neonatal range of plasma amino acid concentrations determined by LC-MS/MS. Mol Genet Metab, 2011, 104:476-479.

[4] SMON A, GROSELJ U. Medium-chain acyl-CoA dehydrogenase deficiency: Two novel ACADM mutations identified in a retrospective screening. J Int Med Res, 2018, 46(4):1339-1348.

[5] WILCKEN B, HAAS M, JOY P, et al. Outcome of neonatal screening for medium-chain acyl-CoA dehydrogenase deficiency in Australia: a cohort study. Lancet, 2007, 369:37-42.

[6] PUGLIESE M, TINGLEY K, CHOW A, et al. Outcomes in pediatric studies of medium-chain acyl-coA dehydrogenase (MCAD) deficiency and phenylketonuria (PKU): a review. Orphanet J Rare Dis, 2020, 15(1):12.

[7] TONG F, JIANG P P, YANG R L, et al. Medium-chain acyl-CoA dehydrogenase deficiency: neonatal screening and follow-up. Zhongguo Dang Dai Er Ke Za Zhi,2019, 21(1):52-57.

第八节
极长链酰基辅酶 A 脱氢酶缺乏症

概述

极长链酰基辅酶 A 脱氢酶(very long-chain acyl-CoA dehydrogenase,VLCAD)缺乏症是由于极长链酰辅基酶 A 脱氢酶缺乏,脂肪酸 β 氧化障碍所导致的遗传代谢病,最早由 Bertrand、Aoyama 等于 1993 年首次被发现并报道,是婴儿期潜在猝死性疾病之一,与瑞氏综合征、婴儿肝炎综合征等疾病表型相似。VLCAD 缺乏症比较罕见,不同国家和种族发病率也不尽相同。前发达国家已采用串联质谱技术对新生儿进行包括 VLCAD 缺乏症在内的遗传代谢性疾病筛查,澳大利亚、德国、美国等国家对共计 500 万例新生儿筛查,检出率为 1:85 000,2006 年中国台湾地区对 40 万例新生儿筛查,并未发现 VLCAD 缺乏症,中国大陆地区于 2007 年对 3 070 例遗传代谢病高危儿童进行筛查,发现 3 例 VLCAD 缺乏症患儿。

VLCAD 是线粒体脂肪酸 β 氧化过程第一步关键酶,可催化 14 ~ 18 个不同长度的碳链脱氢,以黄素腺嘌呤二核苷酸作为辅酶,接受产生的氢原子进入线粒体呼吸链进行氧化磷酸化产生 ATP,为心肌和骨骼肌提供能量来源。该酶存在于人体心肌、骨骼肌、肝脏、成纤维细胞等组织,是线粒体内 β 氧化的关键酶,其缺陷可致体内长链脂肪酸代谢障碍,不能供能,且在心肌、骨骼肌及肝脏等组织中堆积,产生毒性作用,引起一系列临床症状、体征及生化改变。

VLCAD 缺乏症属于常染色体隐性遗传病,由 ACADVL 基因编码,定位在染色体 17q13.1,包括 20 个外显子,共计编码 655 个氨基酸。极长链酰基辅酶 A 脱氢酶属于酯酰基辅酶 A 脱氢酶家族成员之一,位于线粒体内膜。目前,已有 100 余种基因突变类型被报道,错义突变为主要的突变类型。基因型和临床表型之间的关系已被阐明,有明显相关性。临床表现危重的患儿多为无义突变,突变导致酶活性的完全丧失,引起心肌病变、肝脏损伤及反复发作的失代偿性代谢障碍;婴儿晚期及幼儿时期起病的基因突变类型多为错义突变或单个氨基酸缺失,由于酶活性尚未完全丧失,且婴儿期很少进行长时间的体力活动,故症状相对轻微。但当机体遭遇感染或处于饥饿状态时,残余酶活性不足以维持机体对能量的需要,可出现低血糖及脑病表现。随年龄增长,患儿逐渐开始长时间体力活动,残余酶活性不能维持运动的骨骼肌需要,引起肌肉症状,如肌红蛋白尿、横纹肌溶解等。

临床表现

VLCAD 缺乏症将导致体内长链脂肪酸不能氧化供能,积聚在细胞内对心肌、骨骼肌、肝脏等产生毒性作用,导致一系列临床症状与体征。早期多有喂养困难、呕吐、腹泻、呼吸困难、窒息、呼吸衰竭、心动过缓、黄疸、肝大、嗜睡、震颤等。VLCAD 缺乏症共有三种表型：①临床以心肌病型最为常见，主要见于新生儿和婴儿早期发病，病情凶险，病死率高，常有心肌受累伴多脏器衰竭，例如肥厚型或扩张型心肌病、心包积液、心律失常、肌张力降低、反复低血糖发作及肝脏肿大；②肝型主要在儿童期发病，表现为低血糖、异常低血酮症、肝脏肿大，几乎不累及心肌；③肌病型主要在青少年至成年期发病，临床症状轻微，表现为间歇性横纹肌溶解，伴肌肉痛性痉挛或肌肉酸痛，较少发生低血糖。

实验室及辅助检查

1. 常规检测 急性发作期可表现为血清肌酶谱水平升高，肌红蛋白尿、尿常规及肾功能试验异常。肌肉组织活检呈非特异性，约有 1/3 的患者可见肌纤维内脂肪滴增多并蓄积于 I 型肌纤维。

2. 血 MS-MS 检测 血中多种长链酰基肉碱水平（C14、C14:2、C16、C18:1 等）增高，其中肉豆蔻烯酰基肉碱（C14:1）升高水平比较显著，常作为该症诊断的重要指标。由于体内积累大量的极长链酰基辅酶 A，会消耗大量的游离肉碱，所以有报道部分病例中会检测到游离肉碱水平降低。

3. 尿 GC-MS 检测 尿中会发现显著升高的二羧酸，如己二酸、辛二酸、癸二酸、十二烷二酸等有机酸。疾病发作期，这些代谢物会升高较为显著，病情稳定时，也有可能处于正常浓度范围。

4. 基因检测 进行基因变异检测可获得该病的确诊。

诊断及鉴别诊断

1. 诊断 VLCAD 缺乏症患儿临床表现缺乏特异性，主要依赖血 MS-MS 检测提示该病，当 MS-MS 检测结果出现多种长链酰基肉碱水平浓度增高，应高度怀疑 VLCAD 缺乏症，可进行 *ACADVL* 基因变异分析以明确诊断。对于新生儿血 MS-MS 筛查提示 C14:1 特异性升高的新生儿，应怀疑 VLCAD 缺乏症，可进行基因变异分析以明确诊断。

2. 鉴别诊断 VLCAD 缺乏症与其他脂肪酸氧化障碍疾病的临床表现类似，但通过血 MS-MS 检测和基因检测可进行鉴别诊断。

治疗

VLCAD 缺乏症治疗原则包括避免空腹，预防感染，低脂肪饮食或限制长链脂肪酸摄入；供给充足的富含中链甘油三酯饮食，补充肉碱，也可考虑补充亚油酸、花生四烯酸、α- 亚麻酸等。对于肉碱治疗目前尚存在争论，部分学者证实高水平的长链酰基肉碱可在鼠类模型中引起心律失常，但人类是否如此并不明确。也有文献报道，补充肉碱能够使血浆中肉碱总体水平和游离肉碱处于正常范围内,可采用动态监测体内肉碱和酰基肉碱水平,适时调整治疗方案中比例,对改善预后具有重要作用。

在新生儿和婴儿早期发作的患儿,起病较急,病情发展迅速,可能会因为心力衰竭及心律失常导致猝死。因此,迅速纠正低血糖,及时采取有效的心肺支持也是必要和关键的。对于成人患者应预防继发于肌红蛋白尿的急性肾衰竭,如果需要进行手术,需注意要避免使用某些麻醉剂如异丙酚和依托咪酯等。

预防

应避免近亲结婚。新生儿 MS-MS 筛查可对患儿进行早期诊断,确诊后尽早治疗可预防患儿发病或猝死。对患儿及其父母进行基因检测可明确致病变异,患儿母亲再次妊娠时需进行产前诊断。

(郝 虎)

参考文献

[1] MENG M, ANDZHANG Y P. Impact of inborn errors of metabolism on admission in a neonatal intensive care unit: A 4-year report. J Pediatr Endocrinol Metab, 2013, 26: 689-693.

[2] COUCE M L, SÁNCHEZ-PINTOS P, DIOGO L, et al. Newborn screening for medium-chain acyl-CoA dehydrogenase deficiency: regional experience and high incidence of carnitine deficiency. Orphanet J Rare Dis, 2013, 8:102.

[3] TUCCI S. Early presentation of very long chain acyl-CoA dehydrogenase deficiency: nursing action resulting in a positive outcome. J Inherit Metab Dis, 2017, 40(3):317-323.

[4] SPIEKERKOETTER U, HAUSSMANN U, MUELLER M, et al. Tandem mass spectrometry screening for very long-chain acyl-CoA dehydrogenase deficiency: the value of second-tier enzyme testing. J Pediatr, 2010, 157:668-673.

[5] ARNOLD G L, VAN HOVE J, et al A Delphi clinical practice protocol for the management of very long chain acyl-CoA dehydrogenase deficiency. Mol Genet Metab, 2009, 96(3):85-90.

[6] 顾学范. 临床遗传代谢病. 北京:人民卫生出版社, 2015.

[7] SPIEKERKOETTER U, HAUSSMANN U. Tandem mass spectrometry screening for very long-chain acyl-CoA dehydrogenase deficiency: the value of second-tier enzyme testing. J Pediatr, 2010, 157(4):668-673.

[8] PERVAIZ M A, KENDAL F. MCT oil-based diet reverses hypertrophic cardiomyopathy in a patient with very long chain acyl-coA dehydrogenase deficiency. Indian J Hum Genet, 2011, 17(1):29-32.

[9] SHAREF S W, SENAIDI K. Successful treatment of cardiomyopathy due to very long-chain Acyl-CoA dehydrogenase deficiency: first case report from oman with literature review. Oman Med J, 2013, 28(5):354-356.

第九节
长链 3- 羟酰基辅酶 A 脱氢酶缺乏症

概述

长链 3- 羟酰基辅酶 A 脱氢酶(long-chain 3-hydroxyacyl-CoA dehydrogenase,LCHAD)缺乏症是一种脂肪氧化缺陷疾病,由于长链脂肪酸氧化过程中,编码长链 3- 羟酰基辅酶 A 脱氢酶的基因突变,长链 3- 羟酰基辅酶 A 脱氢酶功能缺陷,导致线粒体功能异常,能量供应衰竭,毒性代谢物积累。不同种族和地理来源 LCHAD 缺乏症发病率也不相同,目前文献报道欧洲地区发病率比较高,我国的发病率缺乏相关的数据。

长链 3- 羟酰基辅酶 A 脱氢酶是催化脂肪酸 β 氧化中重要的多酶复合体,线粒体三功能蛋白酶的组成酶之一,该复合体定位在线粒体内膜上,是由 4 个 α 亚单位和 4 个 β 亚单位组成的八聚体复合物,另外两种酶分别是烯酰辅酶 A 水合酶和 β- 酮酰基辅酶 A 硫解酶,三种酶共同作用催化脂肪酸氧化循环反应(氧化、水化、再氧化、硫解)反应,是脂肪酸氧化过程的关键酶。LCHAD 主要催化 C12 ~ C16 脂肪酸的 3- 羟酰基辅酶 A 的脱氢,每次反应生成一个乙酰辅酶 A 和少 2 个碳原子的酯酰辅酶 A,直至最终长链脂肪酸全部转为为乙酰辅酶 A,进入三羧酸循环,产生 ATP,为机体提供能量。LCHAD 缺陷导致长链脂肪酸不能进行氧化,同时有毒代谢物大量蓄积在细胞内对心肌、骨骼肌和肝脏等产生毒性作用。LCHAD 在肝脏、心脏、骨骼肌等均有表达,因此其缺乏对机体会产生极其严重的后果。

LCHAD 缺乏症属于常染色隐性遗传,编码 LCHAD 的基因 HADHA 定位在染色体 2p23,由 20 个外显子组成,现有文献报道的 HADHA 基因突变约有 29 种,多为移码突变、无义突变及剪切突变,常见突变点为 c.1528G > C。

临床表现

LCHAD 缺乏症在婴幼儿期临床常见症状有低酮性低血糖、代谢性酸中毒、心肌病变及肝脏疾病。存活下来的患者在幼年时期,主要表现为疲劳、运动不耐受、视网膜病变、常见周围神经病变。早期治疗患者的预后普遍良好,但也不是所有的患者都能够存活到成年,长期并发症还是很常见的。饥饿、感染等均可以诱发急性发作,导致肌酸激酶浓度升高、横纹肌溶解、酸中毒及低血糖症状。

实验室及辅助检查

1. **常规检测** 常见低酮性低血糖,肌酸激酶、肌酸激酶同工酶、乳酸脱氢酶、天冬氨酸氨基转移酶、丙氨酸氨基转移酶及血氨浓度增高。

2. **血 MS-MS 检测** 血中豆蔻羟酰基肉碱(3-hydromyristoylcarnitine,C14-OH)、豆蔻羟烯酰基肉碱(3-hydromyristoylcarnitine,C14 : 1-OH)、棕榈羟酰基肉碱(3-hydroxy-hexadecanoylcarnitine,C16-OH)、棕榈羟烯酰基肉碱(3-hydroxy-hexadecenoylcarnitine,C16:1-OH)、十八碳羟酰基肉碱(3-hydroxy-octadecanoylcarnitine,C18:OH)、十八碳羟烯酰基肉碱(3-hydroxy-octadecenoylcarnitine,C18:1-OH)升高,其中 C14-OH、C16-OH、C18-OH、C18:1-OH 是血筛查重要指标。

3. **尿 GC-MS 检测** 尿中会发现显著升高的二羧酸,3- 羟基二羧酸水平也有增高。疾病发作期,这些代谢物会升高较为显著,病情稳定时,也有可能处于正常浓度范围。

4. **基因检测** 基因检测可获得该病的确诊。

诊断及鉴别诊断

1. **诊断** LCHAD 缺乏症患儿临床表现缺乏特异性,诊断困难,主要依赖血 MS-MS 检测提示该病,当 MS-MS 检测结果出现 C14-OH、C16-OH、C18-OH、C18:1-OH 等酰基肉碱浓度增高时,应高度怀疑 LCHAD 缺乏症,可进行基因变异分析以明确诊断。

2. **鉴别诊断** LCHAD 缺乏症与其他脂肪酸氧化障碍疾病临床表现相似,血 MS-MS 检测也与其他长链脂肪酸氧化障碍、线粒体三功能蛋白缺陷症中的酰基肉碱谱的改变难以区分,常需进行基因检测或酶活性检测以鉴别诊断。因长链羟酰基肉碱的累积,LCHAD 缺乏症与线粒体三功能蛋白缺陷症患者都可出现视网膜病变和周围神经病,这是这两种疾病区别于其他脂肪酸氧化障碍疾病的特征,这两种疾病间的鉴别诊断需要进行基因检测。

治疗

避免饥饿或禁食,及时补充碳水化合物和中链甘油三酯,限制长链脂肪酸摄入。尽管补充左旋肉碱会导致有毒中间代谢产物羟酰基肉碱水平增高,但也可以考虑适量补充。

预防

应避免近亲结婚。新生儿 MS-MS 筛查可对患儿进行早期提示,确诊后尽早治疗可预防患儿发病或猝死。对患儿及其父母进行基因检测可明确致病变异,患儿母亲再次妊娠时需进行产前诊断。

(郝　虎)

参考文献

[1] KOMPARE M, RIZZO W B. Mitochondrial fatty-acid oxidation disorders. Semin Pedriatr Neurol, 2008, 15:140-149.

[2] PIEKUTOWSKA-ABRAMCZUK D, OLSEN RK, WIERZBA J, et al. A comprehensive HADHA c.1528G>C frequency study reveals high prevalence of long-chain 3-hydroxyacyl-CoA dehydrogenase deficiency in Poland. J Inherit Metab Dis, 2010, 33:373-377.

[3] MOZRZYMAS R, KONIKOWSKA K, et al. Energy exchangers with LCT as a precision method for diet control in LCHADD. Adv Clin Exp Med, 2017, 26(3):515-525.

[4] FRONCZYK A, ROMANOWSKA H, MAJKOWSKA L. Rzadkie przyczyny hipoglikemii u dorosłych – zaburzenia glukoneogenezy i zaburzenia. β -oksydacji kwasów tłuszczowych. Pol Merk Lek, 2011, 176:147-149.

[5] FAHNEHJELM K T, LIU Y, et al. Most patients with long-chain 3-hydroxyacyl-CoA dehydrogenase deficiency develop pathological or subnormal retinal function. Acta Paediatr, 2016, 105(12):1451-1460.

[6] KALUZNY L, SZCZEPANIK M, et al. Parenteral nutrition in patients with inborn errors of metabolism-a therapeutic problem. Eur Rev Med Pharmacol Sci, 2014, 18:1579-1582.

[7] 顾学范 . 临床遗传代谢病 . 北京 : 人民卫生出版社 , 2015.

第十节

多种酰基辅酶 A 脱氢酶缺乏症

概述

多种酰基辅酶 A 脱氢酶缺乏症(multiple acyl-CoA dehydrogenase deficiency,MADD)也称为戊二酸血症 Ⅱ 型,是我国脂肪酸氧化障碍中常见的一种疾病,由电子转运黄素蛋白缺乏或电子转运黄素蛋白辅酶 Q 氧化还原酶缺陷导致的常染色体隐性遗传病。电子转运黄素蛋白及电子转运黄素蛋白辅酶 Q 氧化还原酶是脂肪酸 β 氧化电子传递过程中关键的转运体，其缺陷可导致线粒体呼吸链多种脱氢酶功能受阻，引起脂肪酸、支链氨基酸、维生素 B 及能量代谢障碍。MADD 发病率还没有明确的文献报道，迄今为止，在中国人群中报道了近 100余例 MADD。自 2005 年至 2023 年，上海交通大学医学院附属新华医院对 1.5 万例高危儿行串联质谱检测，发现 65 例 MADD 患者，MADD 是中国人群常见的脂肪酸代谢缺陷。该病近年开始受到国内研究者的关注，研究发现致病变异 c.250G > A 在汉族人群中的携带率为1.35%，预测疾病患病率为 1/22 000。

　　细胞线粒体内脂肪酸 β 氧化过程是机体多个器官和组织的重要能量来源。酰基辅酶脱氢酶家族的本质是一种黄素蛋白酶，均紧密结合黄素腺嘌呤二核苷酸作为辅基，该家族成员能够在线粒体脂肪酸氧化过程中催化多种脂酰辅酶脱氢生成相应的反烯脂酰辅酶。几乎所有的均是由于电子传递黄素蛋白（electron transfer flavoprotein，ETF）或电子转运黄素蛋白辅酶 Q 氧化还原酶（ETF2 ubquinone oxidoreductase，ETF2QO）功能缺陷导致。电子传递贯穿脂肪酸 β- 氧化代谢的始终。ETF 及 ETFDH 是脂肪酸 β- 氧化电子传递过程中关键转运体，ETF 是由 α 单位和 β 亚单位组成的二聚体，每一分子中携带一个 FAD 辅基和一个 5′- 单磷酸腺苷（adenosine 5′-monophosphate，AMP），位于线粒体基质内，接受来自脂肪酸氧化过程中多种脱氢酶脱氢产生的电子，转运至位于线粒体内膜的 ETFDH，ETFDH 是一个单体，含有一个 FAD 结构域、一个 4Fe4S 簇和一个泛醌（ubiquinone，UQ）结构域。在线粒体中，至少 9 种含有 FAD 辅基的脱氢酶都需要 ETF 和 ETFDH 这两种酶复合体将电子传递到呼吸链中，ETF 或 ETFDH 缺陷，均可引起线粒体呼吸链多种脱氢酶功能受阻，导致脂肪酸、支链氨基酸、维生素 B 及能量代谢障碍，其命名为多种酰基辅酶 A 脱氢酶缺乏症也表明了这点。由于气相质谱检测发现患者尿中有乙基丙二酸、戊二酸、己二酸、辛二酸及庚二酸等代谢物，又被称为戊二酸血症Ⅱ型（glutaric academia typeⅡ，GAⅡ）。

　　ETF 和 ETFDH 复合体由三个基因编码，分别位于 15q23-q25（ETFA 基因）、19q13.3（ETFB基因）、4q32-q35（ETFDH 基因）。研究显示 ETFA 和 ETFB 基因的致病变异多与新生儿期发病的患者相关，ETFDH 基因多与迟发型患儿的发病相关。在这三个基因中均发现基因型 - 表型相关性：无义突变、严重影响 mRNA 表达或导致蛋白完全失活的致病变异与最严重的新生儿期发病型相关，并可伴随先天面部畸形如宽鼻梁、长人中、低耳位等；剪切位点变异或影响酶活性的致病变异常与新生儿期发病的患者相关，但通常不伴随面部畸形；不影响 mRNA 表达或 mRNA 稳定性的错义突变因保留相对较高的残留酶活性，常与晚发型或轻症患者相关。

临床表现

　　1. 新生儿发病型　可在出生后几个小时内出现症状，新生儿发病的 MADD 表型较重，常有严重的代谢性酸中毒、低血糖、高血氨、肌张力低下、肝大、呼吸急促或呼吸困难，特殊的汗脚味等。多数患儿预后不良,常在新生儿期死亡,经过抢救存活下来的患者,常出现类似于瑞氏综合征的表征和肥厚性心肌病。此外,部分新生儿期发病的患儿可能伴随有面部畸形(如前额突出、短鼻、宽鼻梁、长人中、低耳位)、多囊肾、男性尿道下裂及脑神经元迁移缺陷等。

2. 迟发型 常见的 MADD 表型,从婴儿期到成年期均可发病,常见的临床主要表现为间歇性肌无力、运动不耐受、肌肉酸痛、横纹肌溶解,可累及躯干及四肢近端骨骼肌,也可有心肌、肝脏受累,进行性肌无力可能涉及呼吸肌,导致急性或亚急性呼吸衰竭。多数的晚发型病例一直到青春期或成年期才首次出现症状。部分迟发型患者在疲劳、感染、禁食或腹泻等应激下急性发作,可表现为间歇性反复发作呕吐、腹痛、低酮性低血糖、代谢性酸中毒、肝大、心脏肥大和/或高氨血症、高乳酸血症等,如果干预不及时可能会诱发脑病。

实验室及辅助检查

1. 常规检查 常见低酮性低血糖,急性发作期可有代谢性酸中毒、高氨血症、肝酶升高、肌酸激酶升高等。

2. 血 MS-MS 检测 可有短、中和长链酰基肉碱,如 C4、C5、C5DC、C6、C8、C10、C12、C14:1、C16 和 C18:1 等浓度升高。

3. 尿 GC-MS 检测 尿中可有大量有机酸排出,主要有戊二酸和乳酸,也有大量的二羧酸(乙基丙二酸、异戊酸、己二酸、辛二酸和癸二酸)和羟基酸(2- 羟基丁酸、2- 羟基戊二酸和 5-羟基己酸,也有 3- 羟基异戊酸和 2- 羟基异己酸)。

4. 基因检测 基因检测可获得该病的确诊。

诊断及鉴别诊断

1. 诊断 新生儿代谢病筛查结果提示多种酰基肉碱(C4、C5、C8 和其他更高的酰基肉碱)浓度升高时,应考虑 MADD 的可疑,有些新生儿期发病的患儿,可能在筛查结果出来前就已经出现了症状,建议及时对症治疗,并通过基因检测明确诊断。对于临床有症状的患者,疑诊后应尽早进行血 MS-MS 检测和尿 GC-MS 检测并完善其他临床生化检查,确诊需进行基因检测。

2. 鉴别诊断 核黄素代谢障碍与 MADD 在生化检测和临床特征均相似,应注意鉴别诊断,主要的鉴别方法是基因检测。MADD 与其他脂肪酸氧化障碍疾病临床表现相似,通过血 MS-MS 检测和尿 GC-MS 检测可进行区分,进行基因检测可鉴别诊断。

治疗

MADD 是一种可以治疗的脂肪酸氧化障碍疾病,早诊断、早治疗对降低死亡率和改善预后意义重大。患者应避免空腹或禁食,推荐低脂肪、低蛋白和高碳水化合物饮食,并进行生长发育评估,并预防急性发作。急性发作时,主要为支持性治疗,首先限制脂肪和蛋白摄入,给予高热量饮食或静脉输注葡萄糖,抑制分解代谢,减少酸性代谢物的产生,并给予左旋肉碱和甘氨酸治疗,同时促进有毒代谢物排出,尽快纠正酸中毒。缓解期主要通过饮食治疗,避免禁食或空腹,0 ~ 3 个月间可每 2 ~ 3 小时喂食 1 次,1 岁以后,为了防止夜间低血糖,可在睡前喂食生玉米淀粉。约 98% 的迟发性 MADD 患者对核黄素有反应,建议所有患者均使用大剂量核黄素(100 ~ 300mg/d)进行治疗,并给予左卡尼汀 [50 ~ 100mg/(kg·d),分 3 次服用] 和辅酶 Q_{10}(60 ~ 240mg/d,分 2 次服用)辅助治疗。

预防

应避免近亲结婚。新生儿 MS-MS 筛查可对患儿进行早期诊断,确诊后尽早治疗可预防患儿发病或猝死,并明显改善预后,但部分患儿可能在 MS-MS 筛查结果报出之前发病,通常预后不良。对患儿及其父母需进行基因检测可明确致病变异,患儿母亲再次妊娠时需进行产前诊断。

(郝 虎)

参考文献

[1] 章瑞南, 邱文娟, 叶军, 等. 多种酰基辅酶 A 脱氢酶缺乏症儿童与成人患者临床特点比较. 临床儿科杂志, 2012, 30(5):446-449.

[2] 顾学范. 临床遗传代谢病. 北京:人民卫生出版社, 2015.

[3] KIM Y J, KO J M. Clinical features of multiple acyl-CoA dehydrogenase deficiency with ETFDH variants in the first Korean cases. Ann Lab Med, 2018, 38(6):616-618.

[4] WESTHUIZEN F H, SMUTS I, HONEY E, et al. A novel mutation in ETFDH manifesting as severe neonatal-onset multiple acyl-CoA dehydrogenase deficiency. J Neurol Sci, 2018, 384:121-125.

[5] OLSEN R K, BRONER S, SABARATNAM R, et al. The ETFDH c.158A>G variation disrupts the balanced interplay of ESE-and ESSbinding proteins thereby causing missplicing and multiple AcylCoA dehydrogenation deficiency. Hum Mutat, 2014, 35(1):86-95.

[6] GRUNERT SC. Clinical and genetical heterogeneity of lateonset multiple acyl-coenzyme A dehydrogenase deficiency. Orphanet J Rare Dis, 2014, 9:117.

[7] WEN B, LI D, LI W, et al. Multiple acyl-CoA dehydrogenation deficiency as decreased acyl-carnitine profile in serum. Neurol Sci, 2015, 36(6):853-859.

[8] VENGALIL S, PREETHISH-KUMAR V, et al. Fatty acid oxidation defects presenting as primary myopathy and prominent dropped head syndrome. Neuromuscul Disord, 2017, 27(11):986-996.

[9] LIN W X, ZHENG Q Q. Clinical feature and molecular diagnostic analysis of the first non-caucasian child with infantile liver failure syndrome type 1. CJCP, 2017, 19(8): 913-920.

[10] AURANEN M, PAETAU A, et al. Patient with multiple acyl-CoA dehydrogenation deficiency disease and FLAD1 mutations benefits from riboflavin therapy. Neuromuscul Disord, 2017, 27(6):581-584.

第十一节
β 酮硫解酶缺乏症

发病机制

β 酮硫解酶缺乏症（beta-ketothiolase deficiency）又称线粒体乙酰乙酰基辅酶 A 硫解酶（mitochondrial acetoacetyl-CoA thiolase，T2）缺乏症，属于常染色体隐性遗传，其致病基因 *ACAT1* 定位在 11q22.3-q23.1。β 酮硫解酶是异亮氨酸降解过程及肝外酮体代谢过程重要的酶。在异亮氨酸代谢途径中，T2 是最后一步的酶，催化 2- 甲基 - 乙酰乙酰辅酶 A 转化为丙酰辅酶 A 和乙酰辅酶 A；在酮体代谢过程中，催化乙酰乙酰辅酶 A 发生硫解断裂反应，生成两分子的乙酰辅酶 A。β 酮硫解酶缺乏症的致病性主要和酮体代谢过程密切相关，而不是异亮氨酸代谢途径。该症患者主要表现为酮症酸中毒，而并没有低酮性低血糖症状，这说明酮体硫解过程比其可逆反应生酮反应对致病性的作用更大。

在急性发作期，患儿积累大量的酮体（3- 羟基丁酸和乙酰乙酸），区分 β 酮硫解酶缺乏症和非特异性酮尿症重要一点是在体内发现大量的异亮氨酸降解相关代谢产物，包括 2- 甲基乙酰乙酸、2- 甲基 -3- 羟基丁酸和甲基巴豆酰甘氨酸等，由于以上代谢产物的大量蓄积，导致患者出现严重代谢性酸中毒及多脏器功能损害，严重者可导致精神运动发育迟缓，甚至死亡。

临床表现

患儿临床表现个体差异性比较大，多在 2 岁内发病，常因空腹、禁食、发热、胃肠炎症及呼吸道感染而诱发急性发作，常表现为急性发作的酮症，伴有呕吐、脱水、昏睡及昏迷。也有病例报道，有高血糖或低血糖，高氨血症、高甘氨酸血症等症状。发病后给予及时治疗，大部分患者能够恢复正常并长期维持正常生活状态。否则,急性代谢性酸中毒会反复发作,会给患者留下严重的神经后遗症,甚至死亡。但也有少数患者症状比较轻,甚至没有症状。

实验室及辅助检查

1. 常规生化检测　尿常规检测酮体阳性,血气分析 pH < 7 多见,部分患儿血糖异常,血氨升高或正常。

2. 血 MS-MS 检测　血中 3- 羟基戊酰肉碱(C5-OH)、3- 羟基丁酰肉碱(C4-OH)、异戊烯酰肉碱(C5:1)浓度升高。

3. 尿 GC-MS 检测　尿中 2- 甲基 -3- 羟基丁酸、甲基巴豆酰甘氨酸及 3- 羟基丁酸浓度显著升高。

4. 基因检测　基因检测可获得该病的确诊。

诊断及鉴别诊断

1. 诊断　临床上一旦有不知原因反复性发作代谢性酸中毒,或不明原因昏迷、精神运动发育迟缓,应该提高警惕,进一步进行血尿质谱检测。血中 C5-OH、异戊烯酰 C5:1 浓度特异性升高,尿中 2- 甲基 -3- 羟基丁酸、甲基巴豆酰甘氨酸及 3- 羟基丁酸浓度显著升高,可高度怀疑 β- 酮硫解酶缺乏症,可进行 *ACAT1* 基因变异分析以明确诊断。

2. 鉴别诊断　通过血 MS-MS 检测和尿 GC-MS 检测可以把 β 酮硫解酶缺乏症和其他有机酸血症初步区分,最终需进行基因检测以鉴别诊断。

治疗

β 酮硫解酶缺乏症的治疗原则是避免急性发作,维持缓解期治疗。急性发作时,首先限制脂肪和蛋白摄入,给予高热量饮食或静脉输注葡萄糖,抑制分解代谢,减少酸性代谢物的产生;其次给予左旋肉碱,促进有毒代谢物排出,尽快纠正酸中毒。长期治疗方案主要是避免饥饿,多餐饮食,在发热和呕吐时,及时补充热量。限制蛋白质摄入,并给予左旋肉碱加快体内蓄积的酸性代谢物的排出。

预防

因为 β 酮硫解酶缺乏症是一种治疗效果较好的代谢病,所以早诊断、早治疗是改善患儿预后的重要手段。新生儿 MS-MS 筛查可对患儿进行早期诊断,确诊后尽早治疗可较好地改善患儿预后。对患儿及其父母进行基因检测以明确致病变异,患儿母亲再次妊娠时需进行产前诊断。

(郝　虎)

参考文献

[1]　SCHILLACI L P, DEBROSSE S D. Inborn errors of metabolism with acidosis: organic acidemias and defects of pyruvate and ketone body metabolism. Pediatr Clin North Am, 2018, 65(2):209-230.

[2]　LAW C Y, LAM C W. NMR-based urinalysis for beta-ketothiolase deficiency. Clin Chim Acta, 2015, 438(1):222-225.

[3]　顾学范. 临床遗传代谢病. 北京：人民卫生出版社，2015.

[4]　FUKAO T, SASAI H, AOYAMA Y, et al. Recent advances in understanding beta-ketothiolase (mitochondrial acetoacetyl-CoA thiolase, T2) deficiency. J Hum Genet, 2019, 64(2):99-111.

[5]　GRÜNERT S C, SASS J O. 2-methylacetoacetyl-coenzyme A thiolase (beta-ketothiolase) deficiency: one disease - two pathways. Orphanet J Rare Dis, 2020, 28, 15(1):106.

[6]　YANG Y, JIANG S H, LIU S, et al. Two infants with beta-ketothiolase deficiency identified by newborn screening in china. Front Genet, 2019, 15(10):451.

[7]　KAYANI R, BOTROS S, MOORE P. Beta-ketothiolase deficiency and pregnancy. Int J Obstet Anesth, 2013, 22(3):260-261.

第十二节
线粒体三功能蛋白缺乏症

概述

线粒体三功能蛋白（mitochondrial trifunctional protein, M-TFP）缺乏症是一种罕见的脂肪酸氧化代谢病，是由长链 -3- 羟酰基辅酶 A 脱氢酶、烯酰辅酶 A 水合酶和 β- 酮酰基辅酶 A 硫解酶活性降低或缺陷，引起脂肪酸氧化障碍所导致的遗传代谢病。

M-TFP 定位在线粒体内膜，由 4 个 α 亚基和 4 个 β 亚基组成的八聚体复合物，由三种酶（长链 -3- 羟酰基辅酶 A 脱氢酶、烯酰辅酶 A 水合酶和 β- 酮酰基辅酶 A 硫解酶）组成，催化脂肪酸氧化步骤循环反应（氧化、水化、再氧化、硫解）反应，是脂肪酸氧化过程的关键酶。长链 -3- 羟酰基辅酶 A 脱氢酶、烯酰辅酶 A 水合酶是由同一个基因 *HADHA* 编码的，其包含 20 个外显子；β 酮酰基辅酶 A 硫解酶是由 *HADHB* 基因编码，其包含 16 个外显子，这两个基因相邻位于染色体 2q23 区域。这三种酶中任一酶活性降低或缺陷，均可导致脂肪酸代谢受阻，能量代谢异常,引起大脑、心脏、肝脏等多器官受损。

临床表现

M-TFP 缺乏症因酶缺陷程度的不同,个体临床表型差异较大,根据患者病情严重程度和发病年龄不同,分为 3 种亚型:

1. 致死型　在新生儿期发病,可导致婴儿及新生儿猝死,临床表现有急性低酮性低血糖、乳酸血症和心肌病变,对临床治疗无反应。

2. 肝表型　在婴幼儿时期发病,大部分患者会表现肝大,发生大面积肝坏死,也有急性胆汁阻塞性黄疸,转氨酶水平升高。肝活检能够看到脂肪沉积和纤维化,常由于感染或者婴幼儿期禁食所诱发。

3. 肌病型　在青春期后期发病,表型稍轻,有神经肌病表征,腿疼,能够通过运动诱发间歇性肌痛和横纹肌溶解。

此外,如果胎儿患有 M-TFP 缺陷症,携带致病基因杂合变异的母亲在孕晚期可能会出现妊娠期急性脂肪肝。

实验室及辅助检查

1. 常规检测　常见低酮性低血糖、血乳酸增高、肝酶升高、心电图异常及心肌病。

2. 血 MS-MS 检测　血浆多种长链酰基肉碱、3- 羟基长链酰基肉碱,如 C14、C16、C18、C14-OH、C16-OH、C18-OH 等浓度增高,伴或不伴游离肉碱浓度降低。

3. 尿 GC-MS 检测　尿液中 β- 羟二羧酸浓度增高。

4. 基因检测　进行 *HADHA*、*HADHB* 基因变异分析可对 M-TFP 缺陷症患儿确诊。

诊断及鉴别诊断

1. 诊断　M-TFP 缺乏症患儿临床表现缺乏特异性,诊断困难,主要依赖血 MS-MS 检测提示该病,当 MS-MS 检测结果出现多种长链酰基肉碱和 3- 羟基长链酰基肉碱浓度增高时,应高度怀疑 M-TFP 缺乏症,可进行 *HADHA*、*HADHB* 基因变异分析以明确诊断。

2. 鉴别诊断　M-TFP 缺乏症与其他脂肪酸氧化障碍疾病临床表现相似,血 MS-MS 检测也与其他长链脂肪酸氧化障碍中的酰基肉碱谱的改变难以区分,常需进行基因检测或酶活性检测以鉴别诊断。因长链羟酰基肉碱的累积,M-TFP 缺乏症患者可出现视网膜病变和周围神经病,这是 M-TFP 缺乏症区别于其他脂肪酸氧化障碍疾病的特征。

治疗

急性期对症治疗,维持脏器功能稳定。稳定期应避免饥饿、预防感染,高碳水化合物和低脂肪饮食,补充左卡尼汀和中链脂肪酸,防止低血糖的发生。保证必需氨基酸和脂肪酸的补充,并限制长链脂肪酸的摄入。

预防

应避免近亲结婚。新生儿 MS-MS 筛查可对患儿进行早期诊断,确诊后尽早治疗可预防患儿发病或猝死。对患儿及其父母进行基因检测以明确致病变异,患儿母亲再次妊娠时需进行产前诊断。

(郝 虎)

参考文献

[1] FUKAO T, MATSUO N. Single base substitutions at the initiator codon in the mitochondrial acetoacetyl-CoA thiolase (ACAT1/T2) gene result in production of varying amounts of wild-type T2 polypeptide. Hum Mutat, 2003, 21(6):587-592.

[2] SEWELL A C, J HERWIG. Mitochondrial acetoacetyl-CoA thiolase (beta-ketothiolase) deficiency and pregnancy. Clin Chim Acta, 2015, 438:222-225.

[3] 顾学范. 临床遗传代谢病. 北京:人民卫生出版社, 2015.

[4] FUKAO T, MARUYAMA S, OHURA T, et al. Three Japanese patients with beta-ketothiolase deficiency who share a mutation, c.431A>C (H144P) in ACAT1: subtle abnormality in urinary organic acid analysis and blood acylcarnitine analysis using tandem mass spectrometry. JIMD Rep, 2012, 3:107-115.

[5] KORMAN S H. Inborn errors of isoleucine degradation: a review. Mol Genet Metab, 2006, 89(4):289-299.

[6] BO R, HASEGAWA Y. A fetus with mitochondrial trifunctional protein deficiency: Elevation of 3-OH-acylcarnitines in amniotic fluid functionally assured the genetic diagnosis. Mol Genet Metab Rep, 2015, 5(6):1-4.

[7] VLIET P V, BERDEN A E, SCHIE M K M, et al. Peripheral Neuropathy, Episodic Rhabdomyolysis, and Hypoparathyroidism in a Patient with Mitochondrial Trifunctional Protein Deficiency. JIMD Rep, 2018, 38:101-105.

第六章

碳水化合物代谢病

第一节
糖原贮积病

概述

糖原贮积病(glycogen storage disease,GSD)是一组由于先天性酶缺陷所导致的糖代谢障碍。糖原的合成与分解经过较复杂的化学变化过程,除需要镁离子及钾离子参加,并消耗能量外,还需要多种酶的参加。已证实糖原合成和分解代谢中所必需的各种酶至少有 8 种。根据已鉴定出的酶缺陷或特异的临床表现,目前已分类的糖原贮积病至少有 12 种亚型,但实际上目前国外已进行报道的亚型远不止 12 种。糖原贮积病中,Ⅰ、Ⅲ、Ⅳ、Ⅵ、Ⅸ型以肝脏病变为主,Ⅱ、Ⅴ、Ⅶ型则以肌肉组织受损为主。糖原贮积病有一个共同的生化特征,即是糖原储存异常,绝大多数是糖原在肝脏、肌肉、肾脏等组织中累积量增加,仅少数病种的糖原累积量正常而糖原的分子结构异常。表 6-1-1 列出了各型的特征,除部分肝磷酸化酶激酶缺陷(glycogen storage disease type Ⅸ a,GSD Ⅸ a)为 X 连锁隐性遗传外,其余都是常染色体隐性遗传疾病。

表 6-1-1　主要的各型糖原贮积病的特征

型别	病名	缺陷的酶	基因定位	基因	主要受累组织器官	临床表现
0a	糖原合成酶缺乏	糖原合成酶	12p12.1	GYS2	肝脏	严重低血糖,酸中毒,肝大(脂肪肝引起)
0b	糖原合成酶缺乏	糖原合成酶	19q13.33	GYS1	心肌、骨骼肌	低血糖,肥厚型心肌病
Ⅰa	冯·基尔克(Von Gierke)病	葡萄糖-6-磷酸酶	17q21.31	G6PC	肝、肾、肠、红细胞、白细胞	肝大,低血糖,高脂血症,酸中毒

177

型别	病名	缺陷的酶	基因定位	基因	主要受累组织器官	临床表现
I b	Von Gierke 病	葡萄糖 -6- 磷酸移位酶	11q23.3	SLC37A4	肝、肾、肠、红细胞、白细胞	肝大,低血糖,高脂血症,酸中毒
II	蓬佩病	溶酶体 α-1,4 葡萄糖苷酶	17q25.3	GAA	全身性,主要为心、横纹肌,次为肝、中枢神经系统、白细胞	肌无力,巨舌,心肌肥厚,P-R 间期缩短,婴儿早期心力衰竭,洋地黄无效。1 岁内死亡
III	科利(Cori)病,限制性糊精病	脱支酶(淀粉,1,6- 葡萄糖苷酶)	1p21.2	AGL	肝、肌、红细胞、白细胞	低血糖,肝大,肌无力,可分为肝型、肌型和肝、肌型三种,症状较 I 型为轻
IV	Andersen 病	分支酶(糖原结构无分支,与正常糖原不同)	3p12.2	GBE1	肝、脾、心、肌	异常糖原刺激肝纤维增生,故早期门脉性肝硬化,肝、脾肿大,幼儿期死于肝功能衰竭
V	麦卡德尔(McArdle)病	肌磷酸酶	11q13.1	PYGM	横纹肌	肌无力,运动后肌僵硬、强直,后期肌萎缩。儿童、青年期发病为多
VI	Her 病	肝磷酸酶 A	14q22.1	PYGL	肝	同 I 型,但症状轻,且无酸中毒和高脂血症
VII	垂水(Tarui)病	肌磷酸果糖激酶	12q13.11	PFKM	肌、红细胞	同 V 型
IX a	Hug 病	肝磷酸酶激酶	Xp22.13	PHKA2	肝	肝大,低血糖
IX b	Huijing 病	肌磷酸酶激酶	16q12.1	PHKB	横纹肌	同 V 型

临床表现

糖原贮积病主要表现为肝大、低血糖,包括 I a 型(葡萄糖 -6- 磷酸酶缺乏)及更罕见的 I b 型(葡萄糖 -6- 磷酸移位酶缺乏)、III 型、VI 型和伴 X 染色体与常染色体隐性遗传的磷酸酶 b 激酶缺乏。肌肉能量障碍性糖原贮积病主要表现为肌肉萎缩、肌张力低下、运动障碍,包括 II、V、VII 型等。

1. **I 型糖原贮积病** 临床最常见,由于缺乏葡萄糖 -6- 磷酸酶,不能将 6- 磷酸葡萄糖水解为葡萄糖。主要表现:

(1)空腹诱发严重低血糖,患儿出生后即出现低血糖,惊厥以至昏迷;年长孩子就会总是喊饥饿(血糖低所致的生理反馈)。长期低血糖影响脑细胞发育,智力低下,多于 2 岁内死亡。

(2)伴酮症和乳酸性酸中毒。

(3)高脂血症,臀和四肢伸面有黄色瘤。

（4）尿酸升高，导致痛风和手足畸形（图 6-1-1）。

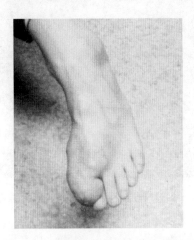

图 6-1-1 糖原贮积病患儿的"痛风足"

（5）新生儿期即出现肝脏肿大（图 6-1-2），肾脏增大；由于糖代谢受阻，引起脂代谢紊乱，出现血脂升高，导致臀部和四肢伸面出现黄色瘤（脂肪瘤）、向心性肥胖、腹部膨隆，体型呈"娃娃"状等。

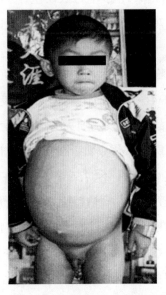

图 6-1-2 糖原贮积病患儿的典型表现

肝大，腹部膨隆，身材矮小，体型呈"娃娃"状。

（6）生长迟缓，形成侏儒状态（血糖低，能量供应不足）。

（7）肝细胞和肾小管上皮细胞大量糖原沉积，成年后可出现单发或多发肝腺瘤（图 6-1-3）、进行性肾小球硬化、肾衰竭等。

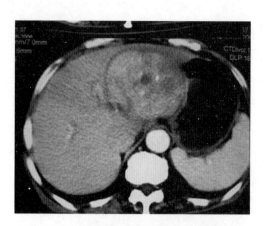

图 6-1-3　糖原贮积病患儿巨大肝脏腺瘤

2. Ⅱ型糖原贮积病　本病按发病年龄、病变贮积及主要器官和病情轻重分为 3 型：

(1)婴儿贮积型(经典型)：娩出时正常，常在生后 6 个月内发病，以全身性的肌力、肌张力减低(松软婴)为特征，喂养困难，常见巨舌、肝大和心肌肥大，可伴有充血性心力衰竭，心电图显示高大 QRS 波和 P-R 间期缩短，患儿常在 2 岁以内死于心力衰竭或吸入性肺炎。

(2)幼儿贮积型：起病稍晚，常以动作发育迟滞或步态不稳为初起症状，继而肌力减退、吞咽困难、呼吸肌亦被累及，心脏可增大，但少有心衰发生，患者常在 20 岁前死于呼吸衰竭。

(3)成人贮积型：多在 20 ~ 70 岁发病，表现为进展缓慢的全身性肌病，以下肢为最重，无其他器官累及病变。

3. Ⅲ型糖原贮积病　本型临床症状远较 GSD- Ⅰ为轻，很少发生严重低血糖。患儿以生长迟缓和肝大为主诉，且常在 4 ~ 6 岁时出现脾大，但单凭体检不能与 GSD- Ⅰ相鉴别。不少患儿除肝脏外，肌组织亦被累及，表现为肌无力，在行走过速或爬坡时尤为明显，甚至发生肌痉挛，少数呈进行性肌病。病变累及心肌者出现心脏增大和心电图异常，但心衰和心律失常罕见。本病不累及肾脏，与 GSD- Ⅰ不同。部分患儿在青春期阶段肝脏明显缩小，生长发育亦有改善，机制不明。亦有个别患儿病情持续发展至肝硬化、肝功能衰竭。

4. Ⅳ型糖原贮积病　患儿在出生后数月内常可无任何症状，而在 3 ~ 15 个月时逐渐出现肝大、脾大、腹部膨胀、消化道症状和体重不增等情况，并可能有肌张力低下、肌肉消瘦和萎缩、深腱反射消失等神经系症状。随着病情进展，肝硬化和门脉高压征象逐渐明显，出现腹水、腹壁静脉怒张和食管静脉曲张、呕血、黄疸等。患儿易并发各种感染，常在 3 ~ 4 岁死于慢性肝功能衰竭。

5. Ⅴ型糖原贮积病　多数患儿在学龄期或更迟才发病，部分患者迟至成人期开始出现典型症状。临床表现以体力活动能力降低和肌肉疼痛性痉挛为特征，提携重物、快跑、上楼或攀登等需要体能较大的剧烈运动均可造成患者出现肌痉挛；短跑时休息或减慢活动速度即可使症状缓解。约半数患者在剧烈运动后可出现红葡萄酒样尿，这是由于横纹肌溶解所造成的肌球蛋白尿症,严重者可引起急性肾衰竭。少数早发型患儿的病情严重,表现为全身肌力、肌张力低下和进行性呼吸困难,预后不佳。

6. Ⅵ型糖原贮积病 患儿多在幼儿期即呈现肝大和生长迟缓,无心脏和骨骼肌受累症状;低血糖症、高脂血症和酮体增高程度均较轻。随着年龄增长,肝大和生长滞后情况也逐渐好转,且常在青春发育期消失。多数患儿无须治疗;为防止发生低血糖,可采取多次少量方式进餐,或给予高糖类饮食。

7. Ⅶ型糖原贮积病 本型的临床表现与 GSD-Ⅴ 相似,典型表现:

(1)通常在儿童期即出现运动耐量减低,且较Ⅴ型患者为重,可伴有恶心、呕吐,在剧烈运动后常出现肌肉痛性痉挛和肌球蛋白尿。

(2)伴有溶血特征,血清胆红素增高,网织红细胞数增高。

(3)高尿酸血症常见,且在运动后较Ⅴ型或Ⅲ型 GSD 患者增高更为明显。

(4)肌活检可显示肌纤维中有类似支链淀粉的异常糖原贮积,席夫(Schiff)试验阳性但不能被淀粉酶水解。

(5)在进食富含糖类的饮食后,对运动特别不能耐受,这是因为本型患儿的肌肉系统不能利用食物中的葡萄糖,而血中高浓度的葡萄糖却抑制脂肪分解,致使肌细胞中的脂肪酸和酮体迅速被耗尽所致。

凭借上述特征可与 GSD-Ⅴ 鉴别。除上述典型表现外,另有较罕见的两种变异型:婴儿期即发病,患儿肌张力低下、肢体肌力差,表现为进行性肌病,常在 4 岁左右夭折;另一成人型,以慢性进行性肌乏力为特征,肌肉痛性痉挛和肌红蛋白尿罕见。

8. Ⅸ型糖原贮积病

(1)X 连锁遗传性肝磷酸化酶激酶缺乏症:患儿肝组织和红、白细胞中酶活力缺如,但肌细胞中正常,是由位于 Xp22 的 α 亚单位编码基因突变所致,多数患儿在 1~5 岁时出现生长迟缓和肝大;血中胆固醇、三磷酸甘油酯和转氨酶轻度增高,乳酸和尿酸正常,血糖基本正常,饥饿时可见酮体增高,随年龄增长,血生化改变和肝大情况可逐渐恢复正常,成人期身高亦可达正常人水平。

(2)常染色体遗传性肝和肌磷酸化酶激酶缺乏症:这是由位于常染色体上编码 α、β 亚单位的基因突变所造成的(目前仅 β 亚单位已定位于 16q12-q13),患儿在早年即出现肝大和生长迟滞,部分小儿伴有肌张力低下。

9. 0 型糖原合成酶缺乏 患儿出生后不久即出现呼吸暂停、抽搐,酮尿症为重要的诊断线索。口服或静脉注射葡萄糖使症状消失。在婴儿后期由于喂养间歇延长可再度出现低血糖抽搐。由于低血糖发作,患儿可有智能障碍,易与低血糖性酮症相混淆。与 GSD-Ⅲ型相同,患儿饥饿后作胰高血糖素试验无反应,而在进食后 1~3 小时做试验可增高。

实验室及辅助检查

1. 生化检查　Ⅰ型 GSD 患者空腹血糖降低至 2.24～2.36mmol/L，乳酸及血糖原含量增高，血脂酸、尿酸值升高。

2. 血总胆固醇、三酰甘油测定

3. 胰高血糖素试验

4. 白细胞酶的测定　对Ⅲ、Ⅳ、Ⅵ、Ⅸ型患者可能有帮助。

5. 肝功能转氨酶测定

6. 糖代谢功能试验

(1) 肾上腺素耐量试验：注射肾上腺素 60 分钟后，0、Ⅰ、Ⅲ、Ⅻ型患者血糖均不升高。

(2) 胰高血糖素试验：0、Ⅰ、Ⅲ、Ⅳ型患者示血糖反应低平，餐后 1～2 小时重复此试验，0、Ⅲ型血糖可转为正常。

(3) 果糖或半乳糖变为葡萄糖试验：Ⅰ型患者在负荷果糖或半乳糖时不能使葡萄糖升高，但乳酸明显上升。

(4) 糖耐量试验：呈现典型糖尿病特征。

7. 肌肉组织或肝组织活检　活检组织作糖原定量和酶活性测定，可作为确诊的依据，但损伤性大。

8. 基因检测　糖原贮积病均为遗传性疾病，相关基因中的任何一个核苷酸位点发生突变，均可能导致其编码的蛋白质结构与功能异常，从而导致发病。通过基因检测，不仅可以明确指出个体是否是该型疾病，而且可以对表型正常的携带者及某种疾病的易感者作出诊断和预测。基因检测可避免侵害性的组织活检，亦可用于携带者的检出和产前诊断。

9. 其他辅助检查　依据病情应选做骨骼 X 线、腹部 B 超、心电图、超声心动图等检查。必要时做组织或器官病理活检。

治疗

糖原贮积病的治疗原则是：高蛋白、高葡萄糖饮食，多次喂养，以维持血糖正常水平。其他治疗包括防止感染，纠正酸中毒（可用 $NaHCO_3$，禁用乳酸钠）。纠正低血糖后如果血脂仍继续升高，可用氯贝丁酯 50mg/（kg·d）。对Ⅰ型糖原贮积症出现的高尿酸血症，如采用饮食疗法不能控制时，可用别嘌呤醇 5～10mg/（kg·d）。激素治疗有益于维持正常血糖水平、提高食欲。胰高血糖素、各种类固醇激素、甲状腺素对改善症状皆可有暂时的疗效。外科方法如做门 - 腔静脉吻合术，使肠吸收的葡萄糖越过肝，直接进入血液循环，可能术后肝缩小，生长加速，但长期效果并不肯定。亦有报道做肝移植者，效果不明且不易推广。其他有采用酶替代治疗等，但效果并不佳。

1. Ⅰ型　如前所述，本病的病理生理基础是在空腹低血糖时，由于胰高血糖素的代偿机制促进了肝糖原分解,导致患儿体内 6-磷酸葡萄糖贮积和由此生成过量的乳酸、三磷酸甘油酯和胆固醇等一系列病理生化过程。因此,从理论上讲,任何可以保持正常血糖水平的方法即可阻断这种异常的生化过程并减轻临床症状。

(1)应用门腔静脉吻合术使肠道吸收的营养物质直接进入体循环,但对于低血糖发作严重的患儿效果欠佳,同时因为吻合口容易闭塞亦不适用于年幼患儿。

(2)Folkman 等在 1972 年首次证实全静脉营养(total parenteral nutrition,TPN)疗法可以纠正本病的异常生化改变和改善临床症状。此后,临床即广泛使用日间多次少量进食和夜间使用鼻饲管持续点滴高碳水化合物液的治疗方案,以维持血糖水平在 4～5mmol/L。这种治疗方法不仅可以消除临床症状,并且还可使患儿获得正常的生长发育。为避免长期鼻饲的困难,也可用每 4～6 小时口服生玉米淀粉 2g/kg 混悬液的替代方法,效果同样良好。

2. Ⅱ型　酶替代治疗(enzyme replacement therapy,ERT)被公认为目前最有希望的疗法。2006 年,美国食品与药品管理局(Food and Drug Administration,FDA)批准新药 Myozyme 用于治疗蓬佩病,此为目前唯一对蓬佩病有特异性治疗作用的酶替代治疗药物,在蓬佩病诊断与治疗史上具有里程碑性意义。Myozyme 是通过基因重组技术在中国仓鼠卵细胞中合成的蛋白质,其结构和功能与人体合成的酸性 α-葡糖苷酶高度相似,在甘露糖-6-磷酸受体的介导下靶向于溶酶体内发挥水解糖原的作用。迄今,共 1 000 余例蓬佩病患者接受了 Myozyme治疗,对该药疗效和安全性分析表明,约有 2/3 的晚发型患者运动和呼吸功能改善或稳定,血清肌酸激酶水平降低。另外,对症支持治疗也非常重要,通过定期评价各系统功能状态,指导早期干预和护理,有一定的临床效果。

3. Ⅲ型　进食宜少量多餐,高蛋白饮食,限制脂肪和总热量,日间高蛋白饮食可改善生长发育状态和肌力,但最近研究认为高淀粉标准蛋白饮食效果更好;夜间可予以鼻饲高蛋白液体。试用苯妥英(苯妥英钠)防治低血糖。本病的最佳饮食治疗方案仍在探索中。经恰当的饮食治疗后,患儿血糖可以保持正常,转氨酶下降,生长情况改善。

4. Ⅳ型　迄今为止,除一般支持治疗外,尚无有效治疗方法。高蛋白高脂肪低糖饮食加食玉米油未能阻止肝硬化进程。用纯化的葡萄糖亦未能取得肯定效果。对病变仅限于肝脏的患者,可考虑肝移植术。

5. Ⅴ型　本病无特殊治疗,应避免剧烈活动、减少肌红蛋白尿症状发作。口服葡萄糖和给予高蛋白饮食可提高运动耐量,但通常并无必要。

6. Ⅵ型　患儿症状相对其他型较轻,多在幼儿期即呈现肝大和生长迟缓,无心脏和骨骼肌受累症状;低血糖症、高脂血症和酮体增高程度均较轻。随着年龄增长,肝大和生长滞后情况也逐渐好转,且常在青春发育期消失。多数患儿无须治疗;为防止发生低血糖,可采取多次少量方式进餐,或给予高糖类饮食。

7. Ⅶ型　本型无特殊治疗方法。患者应避免剧烈运动以防止肌痉挛和肌球蛋白尿症。

8. Ⅸ型 该型患儿多数不需特殊治疗、预后良好,伴低血糖者可给予高糖类饮食和少量多次进食。

9. 0型 本病无特殊治疗,少量多次进食对病情有利。

总之,对本症主要是饮食治疗和对症处理,使患儿能渡过婴幼儿期,一般幼儿期之后,机体逐步适应其他旁路代谢途径,临床症状可减轻。

(郝　虎)

参考文献

[1] KANUNGO S, WELLS K, TRIBETT T, et al. Glycogen metabolism and glycogen storage disorders. Annals of translational medicine, 2018,6:474.

[2] HICKS J, WARTCHOW E, MIERAU G. Glycogen storage diseases: a brief review and update on clinical features, genetic abnormalities, pathologic features, and treatment. Ultrastruct Pathol,2011, 35:183-196.

[3] KISHNANI P S, AUSTIN S L, ABDENUR J E, et al. Diagnosis and management of glycogen storage disease type I: a practice guideline of the American College of Medical Genetics and Genomics.Genetics In Medicine,2014, 16 :1.

[4] CASE L E, CROWLEY J F, DOWNS S, et al. Pompe disease diagnosis and management guideline. Genet Med,2006, 8:267-288.

[5] SENTNER C P, HOOGEVEEN I J, WEINSTEIN D A, et al. Glycogen storage disease type Ⅲ: diagnosis, genotype, management, clinical course and outcome. Journal of inherited metabolic disease, 2016,39:697-704.

[6] LISC, CHEN C M, GOLDSTEIN J L, et al. Glycogen storage disease type Ⅳ: novel mutations and molecular characterization of a heterogeneous disorder. Journal of Inherited Metabolic Disease,2010,33:83-90.

第二节
半乳糖血症

概述

半乳糖血症(galactosemia)是由于半乳糖代谢途径中酶的遗传性缺陷所致(图 6-2-1),属常染色体隐性遗传病,发病率约为 1/62 000。临床上分 3 型,其中半乳糖 -1- 磷酸尿苷酰转移酶(monoclonal antibody to galactose-1-phosphate uridylyltransferase,GALT)缺乏型最多见,且病情严重。

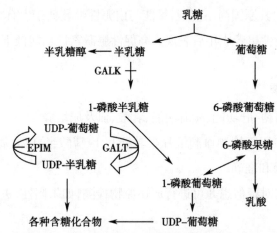

GALK. 半乳糖激酶; GALT. 半乳糖1–磷酸尿苷酰转移酶; EPIM. 尿苷二磷酸半乳糖表异构酶

图 6-2-1　半乳糖的代谢途径

1. GALT 缺乏型　约占 80%,GALT 的编码基因位于 9p13-9p21,基因突变类型达 100 多种,以 S135L 和 Q188R 纯合子等位基因最为多见。纯合子患儿 GALT 活性缺如,半乳糖、1-磷酸半乳糖和半乳糖代谢旁路生成的半乳糖醇在各种组织中贮积。1- 磷酸半乳糖具有细胞毒性,对糖原分解和糖异生均有抑制作用,临床上常出现低血糖。半乳糖进入晶状体后经醛糖还原酶还原为半乳糖醇,沉积在晶状体中形成白内障。肝、肾、脑组织中沉积大量的 1- 磷酸半乳糖和半乳糖醇导致器官功能受损。

2. 半乳糖激酶(galactokinase,GALK)缺乏型　较少见,编码基因位于 17q21,至少发现有 10 种基因突变类型。主要表现为白内障,少数患者有假性脑瘤等症状。

3. 尿苷二磷酸半乳糖 -4- 表异构酶(EPIM)缺乏型　本型罕见,约占 1%。编码基因位于 1pter-1p32。大多数患儿为红细胞、白细胞内表异构酶缺乏和 1- 磷酸半乳糖增高,患儿不出现任何症状,生长发育亦正常;另有少数患儿酶缺陷累及多种组织器官,临床酷似 GALT 缺乏型半乳糖血症。

临床表现

1. 肝功能损害伴低血糖　典型患儿常在喂乳类食品后数天即出现呕吐、拒食、体重不增和嗜睡等症状,继而黄疸和肝大,如不及时诊断并继续喂给奶类食品,则病情进一步恶化,常在 2 ~ 5 周内出现腹水、肝功能衰竭、出血等终末期症状。约 30% ~ 50% 患儿在病程第 1

周左右并发大肠杆菌败血症。

2. 白内障　如用裂隙灯检查,在发病早期即可见白内障。

3. 神经系统损害　未经及时诊断和治疗的患儿多数在新生儿期死亡,即使幸免,多遗留有智力低下。长期随访观察表明,即使早期诊断和严格的饮食控制,多数患者仍存在不同程度的智力和运动发育障碍,其原因尚不清楚,可能与内源性半乳糖产生有关。

4. 卵巢功能早衰　女性患者成年后表现为高促性腺激素性功能低下,骨密度降低。

实验室及辅助检查

1. 常规检查　包括血糖、肝功能、凝血功能、乳酸、血及尿培养等。

2. 筛查　Paigen 试验用于检测血滴纸片半乳糖和 1- 磷酸半乳糖,属半定量方法;应用 MS-MS 进行筛查更为便捷和准确。

3. 尿液还原糖测定　对疑似患儿可进行尿还原物检测,如果阳性,进一步采用滤纸或薄层层析方法进行鉴定。

4. 酶学诊断　外周血红细胞及白细胞、皮肤成纤维细胞和肝活检组织等均可供测定酶活性之用,以红细胞最为方便。本病纯合子患儿的酶活性缺如或甚低;杂合子携带者的酶活性则为正常人的 50%。

5. 基因检测　半乳糖血症相关基因变异分析可用于阳性患者的筛查和确诊。

诊断与鉴别诊断

1. 诊断　典型的 GALT 缺乏的半乳糖血症患儿常在围生期发病,其临床表现无特异性,主要依赖实验室检查来确诊。可以通过 GALT 酶活性测定或其相应代谢产物检测协助诊断 GALT 缺乏型半乳糖血症,基因诊断可以确诊本病。

2. 鉴别诊断　本病需与引起肝脏异常 NICCD 及其他诸如尼曼 - 皮克病 C 型、肝豆状核变性等代谢性疾病鉴别。这类疾病可以通过 GALT 酶活性检测或基因分析鉴别。

治疗

1. 停用乳类食品　诊断明确立即停喂乳类,改喂豆浆、米粉等,并辅以维生素、脂肪等营养物质。或采用商品化的不含半乳糖的配方奶粉喂养新生儿和婴儿。添加辅助食品后,必须避免一切可能含有奶类的食品和某些含有乳糖的水果、蔬菜,如西瓜、西红柿、柿子、木瓜等。通常在限制乳类食品 3 ~ 4 天后即可见临床症状改善,1 周后肝功能好转。

2. 对症支持治疗　静脉给予葡萄糖,纠正水、电解质和酸碱平衡紊乱,对合并败血症者给予适当抗生素治疗。

(郝　虎)

参考文献

[1] WELLING L, BERNSTEIN L E, BERRY G T, et al. International clinical guideline for the management of classical galactosemia: diagnosis, treatment, and follow-up. J Inherit Metab Dis;2017,40:171-176.

[2] DEMIRBAS D, COELHO A I, RUBIO-GOZALBO M E, et al. Hereditary galactosemia. Metabolism, 2018,83:188-196.

第三节
遗传性果糖不耐受症

概述

　　果糖广泛存在于各种水果和蔬菜中,含量最高可达干重的 40%,并常被用作食品添加剂,因此日常饮食中摄入的果糖量较大。果糖代谢途径的遗传缺陷有 3 种:①果糖激酶缺乏症(又称特发性果糖尿症);②遗传性果糖不耐受症(hereditary fructose intolerance,HFI);③果糖 -1,6- 二磷酸酶缺乏症,均属常染色体隐性遗传病。遗传性果糖不耐受症是由于果糖二磷酸醛缩酶 B(fructose-bisphosphate aldolase B,ALDOB)基因突变,导致肝脏缺乏果糖二磷酸醛缩酶所致。其编码基因位于 9q13-q32,长约 14 500bp,已发现 25 种基因突变类型,其中 A149P、A174D 两种点突变约占 70%,均在第五外显子区域。本病患儿肝脏内果糖二磷酸醛缩酶活性完全缺如或仅为正常的 12% 左右,当摄入果糖后 1- 磷酸果糖在肝脏内贮积,并抑制糖异生和糖原分解,减少 ATP 的再生,导致低血糖和肝细胞坏死、脂肪浸润、胆管增生和纤维化,甚至肝硬化。

临床表现

　　1. 起病时间与饮食有关　　人工喂养者常在生后 2 ~ 3 天内起病,母乳喂养儿在添加含蔗糖或果糖的辅食后约 30 分钟内起病,出现呕吐、腹泻、脱水等消化道症状。

　　2. 肝、肾功能损害　　若继续含果糖饮食,则呈现食欲减退、腹泻、体重不增、肝脏肿大、黄疸、出血、水肿和腹水等急性肝功能衰竭表现,可伴有低血糖、惊厥或瑞氏综合征。亦可出现肾小管酸中毒和范科尼综合征样肾小管吸收障碍。

　　3. 拒食"甜食"　　有些患儿因屡进甜食后出现不适症状而自动拒绝甜食,这种保护性行为可使患儿健康成长至成人期。

实验室及辅助检查

1. 常规检查 本病急性期呈一过性血糖、血钾、血磷降低,血镁增高,尿酸、乳酸、游离脂肪酸增高,肝功能异常。

2. 特殊检查

(1)尿液果糖检测尿还原糖试验阳性,尿液 GC-MS 检查有助于诊断。

(2)果糖耐量试验在病情稳定数周后,一次给予果糖 200 ~ 250mg/kg 静脉快速注射后检测血液中果糖、葡萄糖、无机磷、尿酸和转氨酶可供诊断。

(3)酶活性测定:可采用肝、肾或者肠黏膜活检组织进行,但非诊断必需的。

(4)基因检测。

诊断与鉴别诊断

(一)诊断

诊断 HFI 需要依靠临床表现与实验室检查。

1. 异常病史 婴儿进食含果糖食物后出现恶心、呕吐和低血糖症状,去除饮食中果糖后症状体征几天内消失。

2. 尿中检测出果糖

3. 果糖耐受实验中血糖和血磷降低

4. 组织活检醛缩酶活性降低

5. *ALDOB* 基因存在纯合突变或复合杂合致病突变

(二)鉴别诊断

HFI 出现呕吐、肝功能损伤、低血糖时,需与相关疾病鉴别。

1. 摄入含果糖物质后出现低血糖时,需与果糖激酶缺乏症等其他果糖代谢障碍性疾病鉴别,果糖激酶缺乏症无肝功能损伤,确诊需要酶活性检测。

2. 其他疾病所致低血糖

(1)其他糖代谢障碍性疾病:如糖原贮积病、半乳糖血症等,后两者低血糖与摄入果糖无关,需进行特异性酶检测或致病基因分析明确诊断。

(2)氨基酸代谢障碍性疾病:如枫糖尿病、支链氨基酸代谢病等,氨基酸及有机酸分析可见特征性代谢产物,酶学检测与基因检测可明确诊断。

(3)脂肪酸 β 氧化障碍:长时间禁食或应急状态下低酮性低血糖,血浆酰基肉碱谱分析可以鉴别诊断。

(4)内分泌激素分泌异常:如高胰岛素血症、垂体功能低下、肾上腺皮质功能低下等,可检测相关激素水平进行鉴别。

3. 有黄疸、肝功能损害和凝血异常的患者还需要与其他病因所致肝病鉴别,如急性病毒性肝炎、传染性单核细胞增多症、食物中毒等。

治疗

1. 立即终止一切含果糖和蔗糖的饮食 合适的治疗可使所有症状在 2 ~ 3 天内消失,血液生化改变在 2 周内恢复正常,但生长落后仍可持续 2 ~ 3 年。

2. 对症支持治疗 急性肝功能衰竭时应积极支持治疗,纠正低血糖和电解质紊乱,有出血倾向者可给予成分输血。

(郝 虎)

参考文献

[1] ALI M, RELLOS P, COX T M. Hereditary fructose intolerance. J Med Genet ,1998,35:353-365.

[2] ODIEVRE M, GENTIL C, GAUTIER M, et al. Hereditary fructose intolerance in childhood. Diagnosis, management, and course in 55 patients. Am J Dis Child ,1978,132:605-608.

第四节
先天性乳糖酶缺陷症

概述

先天性乳糖酶缺陷症(congenital lactase deficiency)是一种常染色体隐性遗传病,由 Lifshitz 在 1966 年首先报道,该病极为罕见,迄今文献报道者仅数十例。先天性乳糖酶缺陷症是由于乳糖酶 - 根皮苷水解酶(lactase-phlorizin hydrolase gene,LCT)基因突变,导致小肠该酶功能缺陷所致。其编码基因位于 2q21.3,长约 49.3 kb,包含 17 个外显子。人胚胎小肠黏膜的乳糖酶活力在孕 8 ~ 34 周期间逐渐上升,至出生后迅速增高,在新生儿期此酶活力约为周岁婴儿的 2 ~ 4 倍,3 岁以后明显下降,至青春发育期则常仅为出生时水平的 5% ~ 10%。由于患儿肠乳糖酶的缺陷,故哺乳类中的乳糖不能降解、贮积在小肠末端,并由肠道菌群发酵生成大量氢和有机酸,这种高浓度的糖及其代谢产物在肠腔中吸附了大量水分,不仅使大便含有糖分和呈酸性(pH < 5.6),而且造成渗透性水样腹泻。

临床表现

先天性乳糖酶缺陷症的典型临床特点是:患儿出生后喂给奶类,数小时至数日后即可发生严重水泻和失水,同时出现腹胀、肠鸣音亢进和红臀等征象。因小肠黏膜乳糖酶缺乏,活性降低,造成乳糖不耐受,此时若继续喂牛奶或母乳等含有乳糖的食物,乳糖不能被消化分解,致使肠腔内积存渗透压高的液体,这样不但影响水的吸收,更使细胞外液渗入肠腔的液体增多,引起腹泻。腹泻严重常引起脱水、酸中毒等电解质紊乱,病程迁延可致营养不良。

先天性乳糖酶缺陷症的患儿在停止喂给乳类后,症状即可消失,亦有些患儿在减少奶量摄入后即可奏效;必要时也可使用乳糖酶制剂。

原发性成人型肠乳糖酶缺乏症(primary adult hypolactasia)也是一种常染色体隐性遗传病,比较多见,其肠黏膜乳糖酶的活力处于正常低值;在婴儿时期无症状出现,通常至青春发育期或成人期始出现症状。患者在摄食奶类后即可发生腹胀、肠蠕动增加、痉挛性腹部隐痛和水样腹泻,但如饮用乳酸杆菌发酵制成的酸奶,则无症状。

实验室及辅助检查

先天性乳糖酶缺陷症的诊断可依据情况选做下列试验:

1. **小肠黏膜活检** 测定其匀浆的酶活力,通常以单位 / 每克湿黏膜、或单位 / 每克蛋白表示,由于 1g 湿黏膜约含 100mg 蛋白,故两者基本相似,如测定值 < 正常平均值减 2SD,或 < 8U/g 蛋白者即可确诊。

2. **小肠黏膜组织匀浆** 用定量免疫电泳和特定抗体检测相关的酶蛋白。

3. **呼气氢试验** 是最可靠的无创性检查,但对幼小儿童不太适用,其方法是受试者按 2g/kg 口服乳糖(最大量 50g),然后用塑料袋分阶段收集呼出气的样本,共 2 ~ 8 小时,测定其呼出气中的氢含量,即可判断有无糖消化吸收障碍,小肠双糖酶缺乏的患者肠道内发酵所产生的大量氢被吸收入血后,即在呼出气体中排出,故呼出气中氢含量增高,此试验可用于任何糖的吸收不良检测(改换口服糖的种类即可)。

4. **口服糖耐量试验** 按上述剂量口服乳糖后,定时检测其血中葡萄糖浓度,如在 90 分钟内其血糖峰值不能高于基础值 20 ~ 25mg/dl(1.1 ~ 1.4mmol/L),即显示糖吸收不良,此试验在儿童中的假阳性和假阴性率较高,较少应用。

5. **基因检测** *LCT* 基因的变异分析可用于该症患者的筛查和确诊。

治疗

对生后即出现的不明原因的长期腹泻应考虑到先天性乳糖酶缺陷症的可能。本病主要是限制饮食,禁食奶类及含有乳糖的食物。轻者牛奶限量,重者完全禁食,婴儿期可给无糖牛奶或添加乳糖酶。一般调整饮食后,患儿腹泻逐渐减轻,最后可恢复正常。

(郝　虎)

参考文献

[1]　LIFSHITZ F. Congenital lactase deficiency. J Pediatr,1966,69(2):229-237.

[2]　JARVELA I, TORNIAINEN S, KOLHO K L. Molecular genetics of human lactase deficiencies. Ann Med, 2009,41(8):568-575.

第五节
先天性蔗糖酶 - 异麦芽糖酶缺陷症

概述

蔗糖酶 - 异麦芽糖酶(sucrase-isomaltase,SI)是蔗糖酶在肠道内最主要的存在形式,是最丰富的肠道二糖酶,其包含了所有的蔗糖酶活性、大部分的异麦芽糖酶活性及 60% ~ 80% 的麦芽糖酶活性。儿童先天性蔗糖酶 - 异麦芽糖酶缺乏症(congenital sucrase-isomaltase deficiency,CSID)是一种遗传缺陷病,1961 年由荷兰学者首次报道,该病是由于蔗糖酶 - 异麦芽糖酶缺乏导致二糖吸收不良,肠道正常生理功能受损,机体营养不良,生长发育落后,甚至产生危及生命的胃肠道症状,其最主要的临床表现是腹泻。蔗糖酶、异麦芽糖酶缺乏有可能是在同一个蛋白质上,属单基因控制。CSID 男女发病率相似,以常染色体隐性遗传可能性大。该病在丹麦的格林兰人、阿拉斯加人、加拿大的爱斯基摩人中发病率较高,中国人群的 CSID 发病率未见报道。

CSID 发病率低,临床上罕见,加之临床表现不特异,导致临床上对该病认识不足,很少有患儿因表现为腹泻而确诊此病。CSID 临床表现为婴儿在哺乳期中仅用母乳或不加糖的牛乳喂养,不会发生任何症状;在摄入含蔗糖或淀粉的饮食后,即迅速出现水样腹泻,同时体重不增,并有腹部不适或腹痛等;在食物中去除蔗糖和淀粉后,症状在数日内即可好转。病情反复发作,腹泻可转为慢性,到儿童期症状可逐渐减轻。本病的严重程度与摄入的蔗糖量有关。由于肠道细菌作用于未被吸收的糖类,从而产生了大量的乳酸,因此大便 pH 值低。

CSID 蔗糖酶 - 异麦芽糖酶(SI)基因定位在 3q25.2-q26.2,该基因已被克隆。CSID 患儿有诸多表型变异,所有 CSID 患儿均缺乏蔗糖酶,但异麦芽糖酶活性可表现为活性很低、活性减少或活性接近正常。上述临床表型的多样性反映了 CSID 的遗传异质性,提示 CSID 的致病机制并不完全是 SI 基因表达缺陷引起,基因突变引起酶的细胞分子水平缺陷,包括酶的细胞内处理,如糖基化和折叠异常、细胞内转运异常、归巢及插入细胞膜刷状缘异常等。

临床表现

1. 单纯母乳喂养期间大便正常,断母乳改奶粉喂养时,添加米糊、粥开始腹泻,粪便为黄色稀水样或稀糊状,每天数次甚至数十次。

2. 由于长期腹泻不能添加辅食,均伴有不同程度蛋白质、热能营养不良。

3. 停用含蔗糖和淀粉类食物后腹泻缓解。

实验室及辅助检查

1. 小肠活检 内镜小肠活检和体外二糖酶活性的评估是诊断 CSID 的金标准,其中内镜小肠组织学检查也是区分原发性和继发性二糖酶的重要手段,在原发性的二糖酶缺乏中,酶活性减少但肠道形态正常,而继发性引起的二糖酶缺乏还通常伴随有受损的肠形态。然而,活检技术是侵入性的,患者尤其是儿童难以接受,并且用于活检黏膜的冷冻和解冻操作均可导致二糖酶活性的扩散减少。

2. 氢气呼气试验 该试验的原理是二糖类经过细菌发酵产生氢气,若氢气含量超过正常的 20/100 万则认为碳水化合物吸收不良。^{13}C- 蔗糖氢气呼气试验是 CSID 和酶替代管理的准确和特异性的无创验证性测试,但并非所有慢性腹泻患者产生呼吸氢,而且会受到肠绒毛损伤和抗生素干扰等假阳性干扰。

3. 蔗糖激发试验和葡萄糖激发试验 蔗糖激发试验和葡萄糖激发试验也是检测 CSID 的重要手段,其原理是让患者口服一定量葡萄糖和蔗糖后,检测其血糖是否升高,若口服蔗糖后血糖升高 < 1.1mmol/L,口服葡萄糖后血糖 > 1.4mmol/L,则可认为蔗糖酶缺乏,但该方法假阳性反应约为 25%,还需给予患者 2g/kg 的蔗糖量口服,会导致部分患者严重腹泻。

4. 基因检测 SI 基因的变异分析可用于该症患者的筛查和确诊。

治疗

CSID 的治疗主要包括 2 个方面：

1. 禁食蔗糖,限制支链淀粉的摄入。

2. 服用蔗糖酶,美国 FDA 已批准 Sucraid(活性成分为蔗糖酶,溶液制剂)上市,可减轻患儿的腹泻和肠痉挛。患儿在停奶粉、米糊和粥等含蔗糖和淀粉类食物,改黄豆猪肉糊喂养 1 天后,粪便性状和次数可恢复正常。患儿还可选择其他食物,如不含糖的牛奶、动物或植物蛋白。

(郝　虎)

参考文献

[1] JACOB R, ZIMMER K P, SCHMITZ J, et al. Congenital sucrase-isomaltase deficiency arising from cleavage and secretion of a mutant form of the enzyme. J Clin Invest,2000,106(2):281-287.

[2] OUWENDIJK J, MOOLENAAR C E, Peters W J, et al. Identification of a glutamine to proline substitution that leads to a transport block of sucrase-isomaltase in a pre-Golgi compartment. J Clin Invest, 1996,97(3):633-641.

第六节
葡萄糖 / 半乳糖吸收不良症

概述

葡萄糖 / 半乳糖吸收不良症(congenital glucose-galactose malabsorption,CGGM)最早于 1962 年由瑞典的 Lindquist 和 Meeuwisse 及法国的 Laplane 等同时报道,迄今全球报道约 300 余例,国内外尚无发病率及流行病学资料,男女发病率无明显差异。目前已报道病例以阿拉伯地区居多,陶莉等于 2017 年报道了国内第一例 CGGM 病例。CGGM 属常染色体隐性遗传,致病基因为 *SLC5A1*,位于 22 号染色体长臂 22q13.1,基因全长约 73 kb,含 15 个外显子,编码含有 664 个氨基酸残基的 SGLT-1 蛋白。*SLC5A1* 基因突变主要包括错义突变、无义突变、插入突变、小片段缺失突变及剪接位点突变等,现已发现的突变类型至少有 46 种。

CGGM 系人类小肠黏膜绒毛膜刷状缘表面的钠依赖性葡萄糖转运体 1（sodium dependent glucose transport-1，SGLT-1）结构和功能缺失，葡萄糖与半乳糖不能在肠内吸收，而产生严重腹泻、脱水、营养不良、腹胀及呕吐等一系列临床表现，个别患者，病情危重。

临床表现

1. 多数患儿在生后 4 天内发生严重腹泻，少数迟至第 2 周发病，发病日龄及程度与摄入糖的时间及量有关，表现为摄入糖水或乳汁后出现严重腹泻、脱水及营养不良，常有腹胀和呕吐。腹泻为水样泻，与尿相似，酸臭明显，易被误诊为先天性直肠尿管瘘。患儿短期内可出现高钠血症、重度高渗性脱水、代谢性酸中毒等致命性并发症。

2. 部分患儿尿糖可阳性，这是由于肾近曲小管对糖的再吸收功能轻微障碍所致。

3. 糖吸收障碍导致的一系列营养代谢紊乱，如营养不良、体重不增、呕吐、腹泻、脑水肿、抽搐、非感染性发热、血脂升高等。

4. 部分患儿合并肾小管性酸中毒、肾性尿崩症、佝偻病、肾结石等并发症。

实验室及辅助检查

1. **尿、便特征**　粪便中含有大量糖类及乳酸，pH 5.0 以下，还原糖试验阳性，可见尿糖及氨基酸尿。

2. **血糖曲线平坦**　葡萄糖或半乳糖负荷试验（口服葡萄糖或半乳糖 2g/kg）后血糖不上升或无明显吸收峰，而木糖、果糖负荷试验后血糖明显上升。

3. **氢气呼出试验**　口服葡萄糖、半乳糖或乳糖后收集 0～4 小时内呼气中的氢气，气相测谱仪测定其浓度高于基础水平 20×10^{-6} 为异常。

4. **肠黏膜活检形态学及双糖酶检测**　经细胞培养测定 SGLT-1 功能，还可用 D- 木糖醇激发试验替代有创性上消化道活检。

5. **诊断性治疗**　停用含有葡萄糖与半乳糖的食物或直接停用含碳水化合物的食物进行喂养，大便性状与次数明显改善，可作为临床诊断的有力依据。

6. **基因检测**　SLC5A1 基因的变异检测和分析可用于该症患者的筛查和确诊。

治疗

CGGM 无特效治疗方法，除对症处理如肠道外营养、补液等，最直接最有效的治疗在于避免摄入含葡萄糖和半乳糖的食物，可用果糖或木糖代替食物中的葡萄糖和半乳糖，还可用酪蛋白钙、果糖、玉米油，以及适量的电解质、维生素、铁剂等配成代乳品供 3 个月以内的患儿食用，而后可逐步适当添加无葡萄糖和半乳糖的其他辅食。

随着患儿年龄的增长，CGGM 患儿肠道对葡萄糖及半乳糖的耐受性可逐步改善。1 岁后可尝试添加微量到少量含葡萄糖与半乳糖的要素食物,然后通过对大便性状与次数的评估观察肠道耐受情况,决定是否可继续增加葡萄糖和半乳糖。

CGGM 患儿的营养管理是一个长期且艰难的过程,由于对葡萄糖及半乳糖的不耐受性随年龄增长可望好转,能在新生儿期确诊进行治疗而免于死亡者,其预后较好。

(郝　虎)

参考文献

[1]　陶莉,王玲,陈晓文,等.先天性葡萄糖-半乳糖吸收不良一例报告并文献复习.中华新生儿科杂志(中英文),2017,32(2):123-127.

[2]　ASSIRI A, SAEED A, ALNIMRI A, et al. Five Arab children with glucose-galactose malabsorption. Paediatr Int Child Health,2013,33(2):108-110.

第七节
丙酮酸羧化酶缺陷症

概述

丙酮酸羧化酶缺陷症(pyruvate carboxylase deficiency,PCD)属常染色体隐性遗传病,其致病基因为 *PC*,位于 11 号染色体长臂 11q13.2,基因全长约 109 kb,含 22 个外显子,编码含有 1 178 个氨基酸残基的蛋白。PCD 发病率非常低(1:250 000),该病在大多数患者中的共同点是发育迟缓,生长受限,反复癫痫发作和代谢性酸中毒。该病临床上分 3 型:A 型(婴幼儿型),大部分患者死于婴儿期或幼儿期;B 型(严重的新生儿型),患儿主要表现为肝大、锥体束征、异常运动,以及出生后三个月内夭折;C 型(间歇型/良性型),患者表型正常或仅表现为轻度神经系统发育迟缓,以及偶发性代谢性酸中毒。PCD 属常染色体隐性遗传,确诊应依据成纤维细胞的酶活力测定及基因检测。PCD 至今尚无满意治疗方法,预后不良。

临床表现

患者主要临床表现为发育迟缓,反复发作性癫痫、代谢性酸中毒和低血糖发作。

1. A 型（婴幼儿型） 患者主要表现为婴儿期发作的轻度代谢性酸中毒、发育落后、智力低下、肌张力低下、锥体束症状、眼球震颤及抽搐。当患儿出现代谢性酸中毒或感染时，常伴发剧烈呕吐和呼吸急促。大部分患儿死于婴幼儿期，侥幸存活的患儿，需要特别监护。

2. B 型（严重的新生儿型） 患儿主要表现为低血糖、高氨血症、高血钠、食欲低下、肝大、肌张力低下、锥体束症状、智力低下、运动落后、奇怪的眼部行为等。

3. C 型（间歇型 / 良性型） 患者表型正常或仅表现为轻度神经系统发育迟缓，以及偶发性代谢性酸中毒。

实验室及辅助检查

1. 血氨基酸谱检测 丙氨酸、赖氨酸、瓜氨酸显著升高，而谷氨酸和天冬氨酸水平低下。血有机酸谱：3- 羟基丁酸、乙酰乙酸升高。低血糖、高血氨。

2. 成纤维细胞酶活性检测 提示丙酮酸羧化酶活性低下。

3. 头颅磁共振检查 脑皮层、基底神经节、脑干或小脑呈对称囊性病变和髓鞘化不良，部分婴幼儿型患儿表现为皮层下额顶叶 T_2 高信号；部分严重的新生儿型患儿表现为脑室扩张、脑皮质和白质萎缩。

4. 磁共振波谱学分析 患儿磁共振波谱学分析显示高乳酸和胆碱峰，以及低 n- 乙酰天冬氨酸峰。

5. 基因检测 *PC* 基因的变异检测可用于该症患者的筛查和确诊。

治疗

丙酮酸羧化酶缺乏症无特效治疗方法，主要是补充柠檬酸、天冬氨酸及生物素；预防脱水、低血压、低血糖、发热、感冒等。生酮饮食为本病绝对禁忌证，需要注意。

（郝　虎）

参考文献

[1] MARIN-VALENCIA I, ROE C R, PASCUAL J M. Pyruvate carboxylase deficiency: Mechanisms, mimics and anaplerosis. Molecular Genetics and Metabolism, 2010,101(1):9-17.

[2] LT WONG A G, DAVIDSON D A, APPLEGARTH, et al. Biochemical and histologic pathology in an infant with cross-reacting material (negative) pyruvate carboxylase deficiency, Pediatr.Res,1986,20:274-279.

第七章

线粒体病

第一节

概述

线粒体病(mitochondrial disorders)是遗传缺损引起线粒体代谢酶缺陷,使三磷酸腺苷(adenosine triphosphate,ATP)合成障碍,能量来源不足导致的一组异质性疾病。遗传性线粒体病可由线粒体基因或核基因突变导致,遗传方式可以为常染色体显性、常染色体隐性、X连锁、母系遗传或散发性发病。典型的临床表现包括癫痫发作、卒中样发作、听力丧失、视网膜病变、眼外肌瘫痪、运动不耐受及糖尿病。

线粒体在真核生物中无处不在,对生存至关重要。线粒体由两层膜包被,外膜平滑,内膜向内折叠形成嵴,两层膜之间有腔隙,线粒体中央是基质。基质内含三羧酸循环所需的全部酶类,内膜上具有呼吸链酶系及ATP酶复合体。线粒体是细胞内氧化磷酸化和形成ATP的主要场所,可以完成多种生物化学反应,包括三羧酸循环、丙酮酸氧化、脂肪酸代谢、固醇代谢,以及氧化磷酸化过程。此外,线粒体还参与细胞分化、细胞信息传递、细胞内钙离子稳态调节和细胞凋亡等。

线粒体有自身的DNA(mitochondrial DNA,mtDNA)和遗传体系,但线粒体基因组的基因数量有限,因此,线粒体只是一种半自主性的细胞器。氧化磷酸化系统也称为线粒体呼吸链,是线粒体的主要功能之一,由5个酶复合体(Ⅰ～Ⅴ)组成,位于线粒体内膜上,这些蛋白多肽由核基因和mtDNA共同编码,主要功能是将丙酮酸和脂肪酸等底物氧化成水和二氧化碳,在此过程中产生三磷酸腺苷,从而为细胞的活动提供能量。线粒体的密度存在组织差异性,并且与该组织对能量提供的氧化磷酸化的依赖性有关。线粒体病受累最严重的器官通常是那些能量需求高的器官,包括大脑、眼外肌、心脏及骨骼肌。

人类mtDNA为含有16 569个碱基的双链环状DNA分子(图7-1-1)。每个线粒体内有2～10个拷贝的mtDNA。mtDNA共编码37个基因,包括22个tRNA基因、2个和13个蛋白多肽的编码基因。其中 mtDNA 编码的 13 种蛋白质产物均参与组成呼吸链,包括酶复合体Ⅰ(NADH 脱氢酶)的 7 个亚单位、酶复合体Ⅲ(细胞色素 C 还原酶)的 1 个亚单位、酶复合体Ⅳ(细胞色素 C 氧化酶,cytochrome C oxidase,COX)的 3 个亚单位(COX Ⅰ~Ⅲ)和酶复合体Ⅴ(ATP 合成酶)的 2 个亚单位。

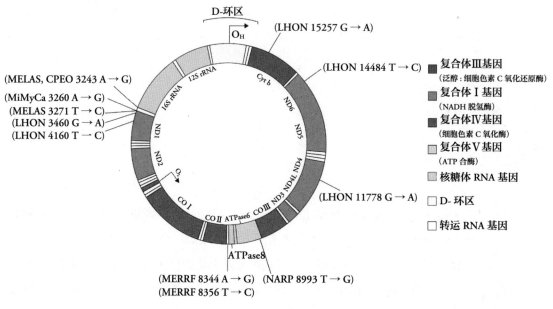

图 7-1-1　人类 mtDNA 图谱及其相关疾病

1962 年 Luft 等首次报道一例线粒体肌病的患者,研究证实为线粒体氧化磷酸化脱耦联引起,首次提出线粒体病的概念。然而早在 1951 年 Leigh 描述了以脑干对称性坏死为特点的一组疾病,被称为 Leigh 综合征;和 1958 年 Kearns 和 Sayre 等报道了 1 例进行性眼外肌瘫痪伴随视网膜色素变性和心肌病的患者,一起被称为卡恩斯 - 塞尔综合征(Kearns-Sayre syndrome,KSS)。在 20 世纪 70 年代,因为生化和酶组织化学技术的发展,Leigh 综合征和 KSS 被证实为线粒体病。

1988 年,Holt 等在线粒体肌病患者中发现 mtDNA 缺失。Wallace 等则在莱伯遗传性视神经病变(Leber hereditary optic neuropathy,LHON)患者中发现存在 mtDNA 蛋白编码基因的点突变。证实了线粒体 DNA(mtDNA)突变可以导致人类疾病,为线粒体病研究史的里程碑。

近十年间全球进行了几项线粒体病的流行病学研究,最早的一项研究是在芬兰北部,Majamaa 等对临床疑诊为线粒体病的患者进行了血液 mtDNA A3243G 点突变的筛查,发现在该地区成人中 A3243G 点突变的携带率为 16.3/100 000。Chinnery 等对英国北部的成人进行线粒体病的筛查,发现 7.59/100 000 的成年人携带有明确的 mtDNA 突变,而携带明确致病基因突变且发病的线粒体病的患病率为 6.571 100 000,其中 A3243G 突变的检出率为 1.41 /100 000。

在英国北部对新生儿进行十种常见的 mtDNA 点突变筛查发现携带率达 1/200,其中 A3243G 点突变的阳性率最高,达 0.14%(4/2 810)。最近日本的一项研究表明线粒体脑肌病伴高乳酸血症和卒中样发作(myopathy encephalopathy lactic acidosis and stroke-like episodes,MELAS)的患病率达 0.58/100 000。我国尚无线粒体病的流行病学资料。

mtDNA 突变的类型包括点突变、缺失、重复和丢失等。①点突变:到目前为止已在 mtDNA 的蛋白质编码基因、tRNA 和 rRNA 中发现超过 200 种 mtDNA 致病性点突变,其临床表现广泛,如线粒体脑肌病伴高乳酸血症和卒中样发作(myopathy encephalopathy lactic acidosis and stroke-like episodes,MELAS)。②片段缺失:缺失范围可多达数千个核苷酸,使基因组缩短,包括单一缺失和多发性缺失。单一缺失所致疾病多为散发,如慢性进行性眼外肌瘫痪(chronic progressive external ophthalmoplegia,CPEO)和卡恩斯 - 塞尔综合征(KSS);多发性缺失是因核基因突变导致的 mtDNA 继发性改变,可呈常染色体显性或隐性遗传,如家族性进行性眼外肌麻痹(progressive external ophthalmoplegia,PEO)。③片段重复:多余的 mtDNA 以数千计核苷酸插入基因组。④片段丢失:mtDNA 拷贝数目减少(表 7-1-1)。

表 7-1-1　与 mtDNA 突变相关的疾病

疾病名称	mtDNA 突变
CPEO	3243 tRNALeu(UUR)
线粒体肌病伴或不伴脑病	4269 tRNAIle
	4317I tRNAle
	3260 tRNALeu(UUR)
	3243 tRNALeu(UUR)
KSS	缺失 / 重复,3243 tRNALeu(UUR)
	8344 tRNALys
MELAS	3243 tRNALeu(UUR)
	11084 ND4
	3271 tRNALeu(UUR)
肌阵挛性癫痫伴破碎红纤维综合征	8344 tRNALys
	8356 tRNALys
NARP*	8993 ATPase 6
骨髓 - 胰腺综合征(Pearson 综合征)	ND4 (11778)
LHON	ND1 (3460)
	ND6 (14484)

疾病名称	mtDNA 突变
Leigh 综合征	8344 tRNALys
	8993 ATPase 6
糖尿病和耳聋	3243 tRNALeu(UUR)

*NARP. 神经病变伴肢体近端无力、共济失调及色素性视网膜炎综合征（neuropathy with proximal weakness,ataxia and retinitis pigmentosa）。

mtDNA 突变的特点：

1. 母系遗传 线粒体存在于细胞质中，而受精卵的细胞质全部来自卵细胞，因此，只有女性才能将 mtDNA 传递给下一代。而传递突变的母亲可为患者，也可是表现正常的杂合携带者。

2. 数量概念 一个细胞的细胞质中可有几千个 mtDNA 分子，因此可能同时含有正常的和突变的 mtDNA。一般来说，突变的 mtDNA 的数量超过一定限度时，会出现临床症状，不同组织和器官因其对能量依赖程度的不同，其突变阈值也不相同。突变 mtDNA 所占比例与临床症状的表现程度相关。

除 mtDNA 突变外，近年来还相继发现一些核基因突变引起的线粒体病（表 7-1-2），例如：①复合体 I 亚基（NDUFS1,2,4,7,8 及 NDUFV1）的突变导致 Leigh 综合征；②复合体 II 亚基（I ～ IV）的突变导致 Leigh 综合征、共济失调、副神经节瘤和嗜铬细胞瘤；③呼吸链亚单位的组装或翻译蛋白质的编码基因突变，如参与复合体IV亚单位组装的 *SURF1* 基因突变导致的 Leigh 综合征；④影响 mtDNA 复制和转录的蛋白质编码基因突变，如 *POLG1* 基因突变导致的常染色体显性或隐性遗传性 PEO、*TYMP* 基因突变导致线粒体神经胃肠脑肌病（mitochondrialneurogastrointestinal encephalomyopathy，MNGIE）。

表 7-1-2 核基因突变导致的氧化磷酸化障碍

相关基因		常见的表型
受核基因突变影响的线粒体氧化磷酸化相关蛋白		
酶复合体 I	*NDUFS 1–4, 6–8, V1, V2, AI, A2, AII, FI, F2*	Leigh 综合征
酶复合体 II	*SDHA–SDHD*	Leigh 综合征，肿瘤
酶复合体 III	*BCS1L*	线粒体肌病，线粒体脑病，线粒体肝病
酶复合体 IV	*SURF1, SCO1, SCO2, COX10, COX15, COX6B1, FASTKD2, ETHE1*	Leigh 综合征，线粒体脑病，肝衰竭

续表

相关基因		常见的表型
酶复合体 V	*ATPAF2, ATP5E*	线粒体脑病
氧化磷酸化相关蛋白导致的氧化磷酸化障碍		
线粒体核糖体蛋白 S16	*MRPS16*	胼胝体发育不全,畸形及致死性新生儿乳酸酸中毒
线粒体延伸因子 G1	*GFM*	Leigh 综合征
线粒体延伸因子 Tu	*TUFM*	Leigh 综合征
线粒体转位延伸因子 Ts	*TSFM*	线粒体脑肌病,肥厚型心肌病

根据线粒体病变部位不同线粒体病可分为:①线粒体肌病:线粒体病变侵犯骨骼肌为主;②线粒体脑肌病:病变同时侵犯骨骼肌和中枢神经系统,包括 CPEO、KSS、MELAS 及肌阵挛性癫痫伴破碎红纤维综合征(MERRF);③线粒体脑病:病变侵犯中枢神经系统为主,包括 LHON、Leigh 综合征、阿尔珀斯(Alpers)病等;④其他:病变侵犯其他系统如消化系统和周围神经系统,包括 MNGIE、NARP 等。

线粒体病的临床诊断主要包括 DNA 检测、生化检测、肌肉活检、肌电图,以及 CT 或 MRI 检查等。目前,对线粒体病的治疗主要包括对症治疗、药物治疗,同时进行饮食干预。发病年龄越早,临床症状越多,预后越差。

在怀疑线粒体疾病时,家族史的调查非常重要。应询问家族中有无新生儿死亡、原因不明的癫痫及上述渐进的神经系统障碍,家族中发现不明原因的耳聋或视力障碍患者也应怀疑线粒体疾病的可能。当家系中出现母系遗传的特征时,应怀疑到线粒体疾病的诊断。当然,部分线粒体病因核基因缺陷所致,所以也有家系是孟德尔遗传模式。

因此,避免近亲结婚,推行遗传咨询、携带者基因检测及产前诊断和选择性人工流产等预防措施至关重要,这样可以从源头上防止患儿出生。

(郝 虎)

参考文献

[1] KLOPSTOCK T, PRIGLINGER C, YILMAZ A, et al. Mitochondrial disorders. Dtsch. Arzteblatt Int, 2021, 118(44):741-748.

[2] FINSTERER J. Clinical therapeutic management of human mitochondrial disorders. Pediatr Neurol, 2020, 113:66-74.

[3] RAMÓN J, VILA-JULIÀ F, Molina-Granada, et al. Therapy prospects for mitochondrial DNA maintenance

disorders. Int J Mol Sci,2021,16(22):6447.

[4] ROCHA M C, ROSA H S, GRADY J P, et al. Pathological mechanisms underlying single large-scale mitochondrial DNA deletions. Ann Neurol,2018,83(1):115-130.

[5] VISCOMI C, ZEVIANI M. MtDNA-maintenance defects: syndromes and genes. J Inherit Metab Dis, 2017, 40(4):587-599.

第二节
线粒体肌病

概述

线粒体肌病(mitochondrial myopathy,MM)是一组进行性加重的肌肉疾病,病因是线粒体的核基因突变导致氧化磷酸化障碍,而氧化磷酸化是线粒体在细胞中以三磷酸腺苷(ATP)的形式产生能量的生化过程。这组疾病患者的共同特点为肌肉活检可以发现不整红边纤维(ragged red fiber,RRF)。1966 年 Shy 等报道一例肌病儿童,其肌肉存在线粒体形态学异常,在光镜下用改良 Gomori 三色染色发现线粒体聚集的肌细胞内,在肌纤维周边形成许多红染颗粒,称不整红边纤维;电镜下发现线粒体明显肿大或数目增多等。

青少年型线粒体肌病患者最常见的致病突变包括 mtDNA 细胞色素 b 的编码基因突变,以及 A3243G tRNA$^{Leu(UUR)}$ 突变。严重致死型的线粒体基因 *TK2*,该基因突变后造成 mtDNA 继发性的多发片段缺失,而可逆型基因突变为 14674 点突变。

临床表现

线粒体肌病多在 20 岁时起病,也有儿童及中年起病,男女均受累。临床特征是骨骼肌极度不能耐受疲劳,轻度活动即感疲乏,常伴肌肉酸痛及压痛,少见肌萎缩。易误诊为多发性肌炎、重症肌无力和进行性肌营养不良等。

线粒体肌病也可能导致颜面部及颈部肌群无力和萎缩,这可能使患者产生发音和吞咽困难。有时候,线粒体肌病患者会有四肢肌群无力的情况发生。

运动不耐受亦称为运动易疲劳,是指患者运动后易发生相当严重的疲劳。运动不耐受的程度随个体不同而不同。某些患者也许仅仅在做诸如慢跑等运动时有困难,而另一些患者可能连日常起居活动都无法完成。有时候,运动不耐受会伴有痛性肌痉挛或外伤诱导的疼痛。痉挛是一种急速肌肉收缩状态就好像暂时"锁"住了肌肉,而外伤诱导疼痛则是由一种称为横纹肌溶解的急性肌肉分解病症所引起。痉挛和横纹肌溶解一般发生在运动不耐受患者"过度运动"的时候,也可能发生在过度运动中或运动后的几个小时。

线粒体肌病可分为青少年型和婴儿型。

(1)青少年型:一般在幼年期可能有乏力、耐力差、劳力性呼吸困难、心动过速等症状,这些症状比较轻微且进展缓慢,一般在青少年期逐渐出现四肢近端肌无力,常以双上肢为著。超过半数患者以骨骼肌极度不能耐受疲劳为主要特征,往往轻度活动后即感极度疲乏,休息后好转。多数患者的肢体无力呈现肢带性分布,个别患者的肌无力呈面-肩-肱分布。常伴肌肉酸痛和压痛,偶有剧烈运动后出现骨骼肌溶解的现象。

(2)婴儿型:包括严重致死型和良性可逆型。两型均在出生后很快发病,表现为严重的全身肌无力、呼吸和喂养困难、乳酸中毒。可逆型在 5 个月后随着血乳酸水平逐渐下降,病情也随之改善。重型的线粒体肌病患儿肌无力持续进展,病情进行性恶化,导致患儿早期夭折。

实验室及辅助检查

1. 肌酶谱检查 包括血清 CPK、LDH、SGOT 升高。

2. 电生理检查 约 60% 以上的病例表现为肌源性损害,少数病例也可表现为神经源性损害或二者兼而有之。神经传导速度在少数病例也可出现减慢,提示有周围神经损害。有时神经重复刺激表现为低频或高频刺激时波幅递减,提示神经肌肉接头处受累。

3. 肌肉活检 患者肌肉活检可以发现 RRF。婴儿型还可以发现 COX 阴性肌纤维。

4. 分子遗传学检查 诊断线粒体肌病的可靠手段,并提供疾病分类的依据。大片段缺失的检测是用 Southern 杂交或长程 PCR 的方法对肌肉组织的 mtDNA 进行分析。点突变的检测通常是对白细胞、尿液或肌肉组织的 mtDNA 进行分析。

诊断和鉴别诊断

在诊断过程中临床表现、肌电图最重要,而后通过肌肉活检和基因检测明确诊断,MLGM 在临床上的鉴别诊断主要是脂肪贮积性肌肉病、糖原贮积性肌肉病、肢带型肌营养不良、肌原纤维肌病,以及多发性肌炎。有时肢带型肌营养不良、肌原纤维肌病及多发性肌炎可以伴随出现肌纤维内的线粒体聚集,基因检测一般都是多发小片段丢失。

治疗和预后

1. 有氧训练 可以提高线粒体肌病患者的肌肉工作能力,增加肌肉对氧的摄取和利用,可针对患者骨骼肌运动不耐受的情况进行对症治疗。

2. 发音治疗 可对颜面部及颈部肌群无力和萎缩的患者进行发音治疗或改进饮食使之

容易吞咽。

3. 辅助工具　线粒体肌病患者若出现四肢肌群无力的情况,则可以通过拐杖或轮椅来帮助患者行动。

4. 药物治疗　辅酶 Q_{10}、艾地苯醌、琥珀酸盐、维生素 K、肌酸、肉碱、烟酰胺、硫胺素(维生素 B_1)、核黄素(维生素 B_2)、丙酮酸钠等代谢辅酶药物可调节线粒体代谢紊乱,增加旁路电子传递,改善线粒体氧化磷酸化功能。

5. 其他　避免感染、过度劳累或精神刺激等可以导致肌体能量消耗增加的因素,可预防疾病的发作。

(胡　昊　李　娜)

参考文献

[1]　中华医学会神经病学分会,中华医学会神经病学分会神经肌肉病学组,中华医学会神经病学分会肌电图与临床神经生理学组.中国神经系统线粒体病的诊治指南.中华神经科杂志,2015,48(12):1045-1051.

[2]　MURDOCK J. THYPARAMPIL P J, YEN M T. Late-Onset Development of Eyelid Ptosis in Chronic Progressive Extemal Ophthalmoplegia: A 30-Year Follow-up. Neuroophthalmology,2016, 40 (1) : 44-46.

第三节
线粒体脑肌病

概述

线粒体脑肌病(mitochondrial encephalomyopathy,ME)是一组由线粒体 DNA 或核 DNA 异常导致 ATP 合成减少所致的多系统疾病。该病的临床表现多样,主要为精神行为障碍、智力低下、肢体麻痹、共济失调、视神经萎缩、听力障碍、运动不耐受等。该病早期诊断,预后良好;如治疗不及时则会危及生命。1962 年 Luft 初次报道一名线粒体肌病患者,1981 年 Anderson 完成了 mtDNA 全序测定,1988 年 Holt 第一次发现 mtDNA 异常是线粒体脑肌病患者主要的致病原因。骨骼肌和神经系统由于存在大量的线粒体,耐缺氧能力较差,因此对

ATP 供应不足最敏感,是发病率最高的器官。线粒体病的病变如侵犯骨骼肌为主,称为线粒体肌病。如病变除侵犯骨骼肌外,尚侵犯中枢神经系统,则称为线粒体脑肌病,主要包括慢性进行性眼外肌麻痹(chronic progressive external ophthalmoplegia,CPEO)、Kearns-Sayre 综合征(Kearns-Sayre syndrome,KSS)、线粒体脑肌病伴高乳酸血症和卒中样发作(mitochondrial encephalomyopathy with lactic acidosis and stroke-like episodes,MELAS)、肌阵挛性癫痫伴破碎红纤维综合征(myoclonic epilepsy and ragged-red,MERRF)和线粒体神经胃肠脑肌病(mitochondrial neurogastrointestinal encephalomyopathy,MNGIE)。

1. CPEO 可为家族性或散发性,家族性发病的遗传方式目前尚不能完全确定,部分为母系遗传,也可以是常染色体显性遗传,任何年龄均可发病,但 20 岁以前发病者多见。临床表现为眼球运动障碍、眼睑下垂、短暂复视,多伴有易疲劳和肢体近端无力,肌活检病理可见大量 RRF 和细胞色素氧化酶(cytochrome oxidase,COX)缺失。电镜下可见肌膜下大量异常线粒体集聚,线粒体嵴异常和嵴内类晶体样包涵体形成;脑脊液检查可有乳酸增高和蛋白升高。半数 CPEO 患者可检测到其骨骼肌组织中有 mtDNA 的单一大片段缺失,不同的患者缺失的区域及大小不同,目前已报道几百种 mtDNA 缺失。其中约 1/3 的患者有共同缺失,缺失区域从 mtDNA 第 8 482 位到第 13 459 位碱基,共缺失 4 977bp。缺失的类型似乎与临床症状严重程度之间无明显相关性。导致 ad/ar PEO 的核基因突变包括 *ANT*、*POLG1* 和 *C10orf2* 等,其功能均与 mtDNA 的合成有关。这些核基因突变后,导致继发性的 mtDNA 多发片段缺失。

2. KSS 患者多在 20 岁以前发病,多为散发。患者的大脑白质、脑干、小脑及脊髓可见空泡样和海绵样退变,神经元变性也较常见,并伴星形胶质细胞增生和毛细血管增生;大脑皮质、基底节、前庭核和动眼神经核也可受累,小脑浦肯野细胞常丢失,苍白球和丘脑可见矿物质沉积。KSS 的遗传病多为 mtDNA 单一大片段缺失所致。

3. MELAS 是一组以卒中为主要临床特征的线粒体病,呈母系遗传。酶复合体 I 缺乏是 MELAS 最常见(50%)的生化缺陷,此外还可有复合体III和IV缺乏。基因检查已经查出 40 种 mtDNA 突变与 MELAS 相关。80% 的 MELAS 的 mtDNA 上发生 A3423G tRNA$^{Leu(UUR)}$ 的突变,有些患者在 3252、3256、3271、3291 位点和 tRNAPhe,tRNAVal,复合体III,ND5 上也发现突变。MELAS 主要的脑病理改变为大脑、小脑皮质、齿状核呈海绵状变性,大脑皮质、基底核、丘脑、小脑及脑干多灶性坏死,大脑皮质假分层状坏死作为缺氧性脑病的病理特征也可见于 MELAS,此外脑弥漫性钙化也很常见。电镜下发现颅内血管平滑肌和内皮细胞内线粒体增多,以软脑膜小动脉及直径 250μm 的动脉较明显。目前还不清楚卒中样发作是由脑血管病变还是神经元功能障碍所致。肌肉活检可见 RRF 和强琥珀酸脱氢酶反应性血管(strongly SDH-reactive vessel,SSV)。脑 CT 表现为脑白质尤其是脑皮质下白质内多发性低密度灶,基底核对称性或全脑弥漫性钙化。

4. MERRF 为母系遗传,40 岁以前均可发病,10 岁左右起病多见,其主要临床特征为小脑共济失调肌阵挛或肌阵挛癫痫。约 90% 的 MERRF 患者系 mtDNA 第 8 344 位置的 A 被 G 替换(A8344G)所引起,A8344G 突变位于 $tRNA^{Lys}$ 基因。有文献报道突变型 mtDNA 的数量与起病年龄和疾病的严重程度有一定的关系。其他少见的突变形式包括位于 $tRNA^{Lys}$ 基因的 T8356C、G8363C,以及位于 $tRNA^{Leu(UUR)}$ 和 $tRNA^{Ser}$ 域的点突变。脑病理改变主要累及小脑齿状核、红核、壳核及 Luys 体。下橄榄核、小脑皮质、蓝斑、薄束核、楔束核及脑桥被盖部也发生变性和胶质增生萎缩。脊髓可见后索薄束及楔束、脊髓小脑束和皮质脊髓束变性,神经胶质细胞增生,脊髓前角细胞常保持完好。肌肉的主要病理改变为 RRF 和 SSV。

临床表现

典型的线粒体脑肌病一般包括线粒体肌病症状,同时伴有一至多项神经系统症状。听力障碍、偏头痛及惊厥是线粒体脑肌病的一般表现。偏头痛及惊厥通常伴随中风(脑部血液供应阻断)一起发生。线粒体脑肌病除了影响眼部肌群以外,它也会损伤眼睛本身及脑部视神经的某些部分(如白内障是线粒体脑肌病的一种常见并发症)。线粒体脑肌病还可能导致共济失调或平衡协调能力障碍。

1. CPEO 多在儿童期起病,首发症状为眼睑下垂,缓慢进展为全部眼外肌瘫痪、眼球运动障碍,双侧眼外肌对称受累,复视不常见;部分患者有咽肌和四肢肌无力。常染色体显性/隐性遗传性 CPEO,一般为成人发病,除眼外肌瘫痪症状外,肌无力和运动不耐受也是常见症状。部分患者可出现周围神经病、共济失调、震颤、视网膜色素变性、吞咽困难等。其中感觉共济失调性神经病、构音不良及眼外肌瘫痪称为 SANDO(sensory ataxic neuropathy dysarthria and ophthalmoparesis)综合征。

2. KSS 20 岁前起病,进展较快,表现 CPEO 和视网膜色素变性,常伴心脏传导阻滞、小脑性共济失调、CSF 蛋白增高等。部分患者可以合并出现智能障碍、神经性耳聋、身材矮小、癫痫、锥体束征、锥体外系症状,内分泌异常(甲状旁腺功能减退、性腺功能减退、性成熟延迟)也常见于 KSS 患者。

3. MELAS 综合征 是最常见的线粒体病之一。40 岁前起病,儿童期发病较多。表现突发的卒中样发作,如偏瘫、偏盲、皮质盲、反复癫痫发作、偏头痛及呕吐等,病情逐渐加重。CT 和 MRI 可见枕叶脑软化,病灶范围与主要脑血管分布不一致,常见脑萎缩、脑室扩大和基底节钙化;血和脑脊液乳酸增高。卒中样发作前部分有感染或发热诱因,而误诊为病毒性脑炎。部分患者合并神经性耳聋、糖尿病、眼外肌麻痹、多毛、身材矮小、乏力或运动不耐受等。

在同一家系中有的成员表现为 MELAS,有的成员仅出现耳聋或糖尿病,还有的成员为无症状的基因突变携带者。

4. MERRF 综合征 多在儿童期发病,在 10 岁前起病的往往病情更为严重,常在 30 岁之前死亡。起病年龄晚的患者临床表现都较轻。主要表现肌阵挛性癫痫,小脑共济失调和四肢近端无力等。惊吓等刺激因素易诱发肌阵挛。癫痫发作包括跌倒发作、局灶性癫痫、强直阵挛等形式,经常是光敏感型。一些患者共济失调进行性恶化,以至于成为其主要症状。肌病通常表现隐匿或轻度乏力。其他表现还包括耳聋、智力减退、视神经萎缩、眼肌瘫痪、颈部脂肪瘤、身材矮小或周围神经病。

实验室及辅助检查

1. **肌酶谱检查** 部分患者的血清 CPK 和 / 或 LDH 水平升高。

2. **血清及脑脊液乳酸测定** 线粒体脑肌病患者的血乳酸和丙酮酸含量高于正常血乳酸 / 丙酮酸比值。血乳酸、丙酮酸最小运动量试验,即上楼梯运动 5 分钟后测定血乳酸丙酮酸含量,出现含量增高及比值异常的阳性率高,则诊断更有意义。

3. **肌电图检查** 可以发现肌肉有无肌源性损害或神经源性损害。神经传导速度检查有助于发现亚临床的周围神经损害,在儿童患者应当成为常规检查。

4. **诱发电位检查** 对各种脑病综合征的病变部位有辅助诊断价值,听力图检查可显示神经性耳聋。

5. **脑电图检查** MELAS、MERRF 不仅有弥散性全脑异常脑电图,也可有局灶性改变。

6. **心电图检查** 在 KSS 综合征和母系遗传性成年期发病的肌病及心肌病患者中有阳性发现。

7. **骨骼肌活检** 冰冻切片以改良的 Gomori 三色染色,在肌膜下或肌纤维内可见不规则红色颗粒状改变称破碎红纤维(RRF),系异常线粒体堆积的一种表现。在电镜下可见线粒体数量增多,形态不一有巨大线粒体,线粒体嵴排列紊乱,线粒体内可见结晶状板层状包涵体并有大量脂滴及糖原颗粒堆积。骨骼肌呼吸链酶复合体活性测定可发现有异常。

8. **影像学检查** MELAS 的头颅 MRI 显示卒中样发作期在颞、顶、枕叶的大脑皮质及皮质下白质出现长 T 信号,病灶可以动态变化,可有局部脑萎缩。CT 可见双侧基底节钙化。KSS 的头 MRI 多表现为脑萎缩,皮质下白质及丘脑、基底节和脑干的长 T 信号。

9. **基因检测** 外周血或骨骼肌组织 mtDNA 分析可发现基因缺陷。

诊断和鉴别诊断

在诊断 CPEO、KSS、MELAS 过程中临床和影像学对诊断最重要,而后进行肌肉活检或基因检查进一步证实诊断。MELAS 需要鉴别的疾病包括病毒性脑炎、糖皮质激素反应性脑病、脑小血管炎、烟雾(moyamoya)病、静脉血栓形成、癫痫后可逆性脑病、甲基丙二酸血症、高氨血症。MERRF 要和其他原因导致的共济失调伴随癫痫发作的疾病进行鉴别,特别是伴随癫痫的小脑性共济失调,以及其他有机酸尿症。

治疗和预后

1. 共济失调患者倾向于眩晕易摔倒,但通过理疗和职业疗法,以及使用如扶手、拐杖或对于严重患者而言的轮椅之类的辅助器械都可以部分避免此类现象的发生。

2. 眼睑下垂可行整形手术改善症状,也可以通过使用有"眼睑下垂支撑带"功能的眼镜防止上眼睑下垂。

3. 癫痫是线粒体病的常见症状,目前使用的大部分抗癫痫药可用来控制线粒体病的癫痫。但治疗过程中应慎重使用丙戊酸类药物。

4. KSS 综合征患者严重的心脏传导阻滞应及时安装起搏器。当心肌病变严重时,可施行心脏移植术。

5. 听力丧失者可配戴助听器或施行人耳蜗植入术。

6. 针对线粒体代谢紊乱的不同环节,药物治疗可起到一定的作用。

(1)精氨酸口服治疗可减少体内毒性代谢产物。

(2)辅酶 Q_{10}、艾地苯醌、维生素 C、维生素 E 和硫辛酸等多种抗氧化剂和代谢相关辅助因子的联合运用,形成"鸡尾酒疗法",可清除氧自由基,使部分患者临床症状改善,淋巴细胞 ATP 生成增加。

(3)补充代谢辅酶或增加旁路电子传递,改善线粒体氧化磷酸化功能,包括辅酶 Q_{10}、艾地苯醌、琥珀酸盐、维生素 K、肌酸、肉碱、烟酰胺、硫胺素(维生素 B_1)、核黄素(维生素 B_2)、丙酮酸钠等。最近有一种针对线粒体呼吸链的药物 EPI-743,初步研究有一定效果。

(4)使用精氨酸、依达拉奉和糖皮质激素可以保护 MELAS 患者的血管内皮功能,从而减少卒中样发作的次数,以及减轻病情的严重程度。依达拉奉是氧自由基清除剂,可以抑制急性期病灶的扩大。糖皮质激素可以减轻中风样发作急性期的脑水肿,但对其长期使用存在争议。

7. 生酮饮食(高脂肪、低碳水化合物)用以治疗丙酮酸脱氢酶复合物缺陷患者。个别 MELAS 或非综合征线粒体病患者,在服用维生素 B_1、B_2、C、硫辛酸和辅酶 Q_{10} 的同时,给予高脂肪饮食,患者症状改善。考虑到脂肪代谢障碍在线粒体病中并不少见,长期的高脂饮食对心脑血管病也是危险因素,而生酮饮食在线粒体病的治疗中应当慎重。

(胡 昊 李 娜)

参考文献

[1] 中华医学会神经病学分会,中华医学会神经病学分会神经肌肉病学组,中华医学会神经病学分会肌电图与临床神经生理学组.中国神经系统线粒体病的诊治指南.中华神经科杂志,2015,48(12):1045-1051.

[2] BAX B E. Mitochondrial neurogastrointestinal encephalomyopathy: approaches to diagnosis and treatment. Transl Genet Genom,2020,4:1-16.

[3] FINSTERER J, ZARROUK-MAHJOUB S. Keamis-Sayre syndrome is genetically and phenotypically heterogeneous. Pediatr Med Chir, 2018,40(1):193.

[4] MURAKAMI H, ONO K. MELAS: Mitochondrial encephalomyopathy, lactic acidosis and stroke-like episodes. Brain Nerve, 2017,69(2):111-117.

[5] HATTAB A W, ADESINA A M,JONES J, et al. MELAS syndrome:Clinical manifestations, pathogenesis, and treatment options . Mol Genet Metab, 2015, 116 (1/2) : 4-12.

第四节
Leigh 综合征

概述

　　Leigh 综合征（Leigh's syndrome，LS）又称亚急性坏死性脑脊髓病（subacute necrotizing encephalomyelopathy，SNE），为家族性或散发性线粒体脑肌病。部分为母系遗传，部分为常染色体隐性遗传。于出生后 6 个月至 2 岁内发病，典型症状为喂食困、共济失调、肌张力低下、精神运动性癫痫发作，以及脑干损伤所致的眼睑下垂、眼肌麻痹、视力下降、耳聋。

　　约 20% 的 Leigh 综合征患者为母系遗传，mtDNA 第 8 893 位 T → G（T8993G）点突变所致的 Leigh 病是其中的一个较经典的类型。患者组织 T8993 突变的比例与疾病的严重程度相关，低比例突变（< 75%）可导致神经病变伴肢体近端无力、共济失调及色素性视网膜炎（neuropathy with proximal weakness，ataxia and retinitis pigmentosa，NARP）综合征，高水平突变（> 95%）可导致 Leigh 综合征。另外 80% 的 Leigh 综合征患者与核基因突变相关，核基因缺陷引起呼吸链复合物 Ⅰ、Ⅱ、Ⅳ，丙酮酸脱氢酶复合物（pyruvate dehydrogenase complex，PDHC）及丙酮酸羧化酶（pyruvate carboxylase，PC）缺陷，是 Leigh 综合征的主要病因。高加索人 Leigh 综合征患者中 75% 为 *SURF1* 基因突变所致。所以，本病还可表现为常染色体隐性遗传或 X 连锁遗传。

临床表现

　　Leigh 综合征部分患者起病急骤，也被称为"急性坏死性脑脊髓病"。脑损害分布和病理特征与韦尼克(Wernicke)脑病非常相似,但比韦尼克脑病更广泛,表现为丘脑、基底核、中脑、脑桥、延髓和脊髓双侧对称性海绵状改变,伴髓鞘脱失,胶质和血管增生,周围神经可有脱髓鞘性改变。与韦尼克脑病不同的是乳头体很少受累。血乳酸和丙酮升高。脑脊液蛋白增高,脑电图见弥漫性慢波和发作性波。

Leigh 综合征临床表现复杂多样,根据起病年龄不同,可分为新生儿型、婴儿型、少年型及成人型,其中新生儿型和婴儿型最常见,成人型罕见。

1. 新生儿型 生后表现为吸吮无力、吞咽障碍、惊厥、肌张力低下、眼球活动异常、呼吸困难及严重运动发育落后等,常早期死亡。

2. 婴儿型 多于出生后3~4个月发病,呈急性或亚急性起病。有时由发热或手术诱发,表现为无法控制头部及其他运动能力丧失、肌张力低下、吮吸无力、厌食、呕吐、烦躁、持续哭闹、惊厥发作和肌阵挛,并出现本病特征性的呼吸功能紊乱,如过度换气发作、呼吸暂停、气短及安静地抽泣。起病后进展迅速,多于2岁内死亡。

3. 少年型 在青少年期发病,相对少见。逐渐出现眼外肌瘫痪、眼球震颤、凝视障碍、吞咽困难及四肢肌张力障碍;有些少年型患者在症状发作后有一段间歇期,在几年后又出现症状的急性或亚急性恶化。周围神经也可受累,如腱反射消失、四肢无力、肌萎缩。部分轻型患者主要表现为发育迟缓,常被误诊为脑瘫。

4. 成年型 在成年期发病,罕见。逐渐出现眼外肌瘫痪、眼球震颤、凝视障碍、吞咽困难及四肢肌张力障碍可以伴随周围神经病。

实验室及辅助检查

1. 血清及脑脊液乳酸测定 Leigh 综合征血乳酸和丙酮水平明显升高。

2. 肌肉活检 除电镜下可见线粒体增多外无其他异常。

3. 影像学检查 Leigh 病的 MRI 典型表现为双侧对称性的基底节和脑干的长 T_1 长 T_2 信号,尤以壳核为著。脑白质也可受累。

4. 运用皮肤成纤维细胞、淋巴细胞或神经细胞培养,可进行线粒体呼吸链酶学分析;运用基因检测,可对部分患者进行一些常见突变的筛查,如 mtDNA8993 位点及 *SURF1* 突变等,但因本症遗传学病因复杂,技术难度很大。

诊断及鉴别诊断

诊断 Leigh 综合征过程中临床和影像学检查有所提示,而后依靠基因检测确诊。Leigh 综合征需要和其他 Leigh 样综合征鉴别,包括伴随基底节损害的生物素 - 硫胺素反应性基底节病、有机酸尿症、病毒感染,以及免疫性疾病等。

治疗和预后

目前,对于 Leigh 综合征尚无根本的治疗方法,只能进行对症治疗。部分 PDHC 缺陷的患儿,大剂量维生素 B₁、低碳水化合物、高脂肪饮食有一定效果。辅酶 Q₁₀、左旋肉碱、生物素、碳酸氢钠、二氯乙酸、维生素 B₂、维生素 B₆、维生素 C、维生素 K 等对于电子传导障碍的患者有效。但剂量与疗效个体差异很大。如果患者合并心、肾、肝等合并症,尚应针对合并症进行治疗。Leigh 综合征患者发病愈早,预后愈差,婴幼儿期死亡率极高。

(胡　昊　李　娜)

参考文献

[1]　中华医学会神经病学分会,中华医学会神经病学分会神经肌肉病学组,中华医学会神经病学分会肌电图与临床神经生理学组.中国神经系统线粒体病的诊治指南.中华神经科杂志,2015,48(12):1045-1051.

[2]　唐瑶,刘赫.Leigh 综合征的认识、特征及处理.实用糖尿病杂志,2018,14(4):3.

[3]　CHEN L, CUI Y, JIANG D, et al. Management of Leigh syndrome: Current status and new insights. Clinical Genetics. 2018,93,(6):1131-1140.

第五节
婴儿进行性脑灰质营养不良

概述

婴儿进行性脑灰质营养不良(progressive neuronal degeneration of childhood)又称阿尔珀斯病(Alpers disease)或婴儿弥漫性大脑变性,由 Alpers 在 1931 年首先报道,Huttenlocher 首次将肝脏病变与本病联系起来,故本病又称之为 Alpers-Huttenlocher 综合征。婴儿进行性脑灰质营养不良的脑组织病理显示皮层受累为主,尤其以枕叶皮层常受累及,包括神经元丢失、海绵样变性和胶质细胞增生。婴儿进行性脑灰质营养不良的致病基因为 *POLG1*,*POLG1* 位于 15q25,编码线粒体 DNA 多聚酶 γ,该蛋白在线粒体 DNA 复制与修复中起重要作用。

已报道的突变包括纯合突变或复合杂合突变,*POLG1* 突变后影响了 mtDNA 的复制与修复,从而导致 mtDNA 的多发性片段缺失或 mtDNA 拷贝数量的下降。婴儿进行性脑灰质营养不良常见的 *POLG1* 基因突变为 A467T,占突变等位基因的 40%,其次为 W748S、G848S 及 T914P 等。Uusimaa 等报道 mtDNA 编码 COX Ⅱ 的基因突变也可导致婴儿进行性脑灰质营养不良。

临床表现

　　婴儿进行性脑灰质营养不良是一种常染色体隐性遗传病,好发于婴幼儿,多在 5 岁前发病。临床特征为难治性癫痫、皮层盲、精神运动倒退、进行性肝功能衰竭或应用丙戊酸后发生急性肝功能衰竭。共济失调也很常见,因中枢或外周感觉神经受累所致。患儿病情进行性加重,大部分于 3 岁前死亡,死亡的主要原因是癫痫持续状态和肝功能衰竭,尤其是应用丙戊酸后诱发的急性肝功能衰竭。

实验室及辅助检查

　　1. 肌酶谱检测　部分婴儿进行性脑灰质营养不良患者可有肝功能异常。

　　2. 脑电图检查　婴儿进行性脑灰质营养不良患者有弥散性全脑异常脑电图。

　　3. 头颅 MRI 检查　婴儿进行性脑灰质营养不良头颅 MRI 显示枕叶、颞叶、额叶皮层及白质萎缩。

　　4. 基因检测　针对致病基因 *POLG1* 的基因检测可准确诊断本病。

诊断及鉴别诊断

　　1. 诊断　依据如下:

　　(1)临床表现有难治性癫痫、精神运动倒退及肝损伤。

　　(2)无肝病及其他表现者,需 *POLG* 基因测序、肝组织活检、尸检进一步确诊。

　　(3)其他临床表现包括下列 10 条,须符合 2 条及以上。

　　1)颅脑磁共振波谱分析提示 N- 乙酰天门冬氨酸降低、肌酸正常、乳酸升高。

　　2)头颅磁共振或 CT 扫描提示脑容积减少。

　　3)脑脊液蛋白升高。

　　4)至少 1 次脑电图提示多灶起源的高波幅慢波、棘波 / 多棘波活动。

　　5)皮层盲或视神经萎缩。

　　6)视觉诱发电位异常,而视网膜电流图正常。

　　7)骨骼肌或肝脏线粒体 DNA 耗竭。

　　8)骨骼肌或肝脏聚合酶 γ 活性缺陷。

9）除外急性肝衰竭的情况，至少 1 次血或脑脊液的乳酸升高（ > 3mmol/L）。

10）肝细胞呼吸链测定实验提示单独电子传递链复合物Ⅳ缺陷或Ⅰ、Ⅴ联合缺陷。

2. 鉴别诊断　婴儿进行性脑灰质营养不良在临床上主要和高氨血症或其他儿童肝脏功能衰竭伴随脑病进行鉴别。

治疗和预后

本病目前无有效的治疗手段，惊厥难以控制，肝功能进行性恶化。发病 3 ～ 12 个月死亡，死亡的主要原因为癫痫持续状态和肝衰竭，尤其是应用丙戊酸钠后诱发的急性肝衰竭。早期认识本病很重要，可以避免丙戊酸钠应用导致的肝衰竭。

（胡　昊　李　娜）

参考文献

[1]　中华医学会神经病学分会，中华医学会神经病学分会神经肌肉病学组，中华医学会神经病学分会肌电图与临床神经生理学组．中国神经系统线粒体病的诊治指南．中华神经科杂志，2015，48（12）：1045-1051.

[2]　SANETO R P，COHEN B H，COPELAND W C，et al. Alpers-Huttenlocher Syndrome. Pediatric Neurology, 2013, 48(3):167-178.

[3]　NAVIAUX R K, NYHAN W J, BARSHOP B A, et al.Mitochondrial DNA polymerase gamma deficiency and mtDNA depletion in a child with Alperssyndrome. Ann Neurol, 1999,45 (1) : 54-58.

第六节
其他线粒体病

概述

线粒体病的临床表现呈明显的异质性和复杂多样性，除上述疾病类型外，还常见莱伯遗传性视神经病变（Leber hereditary optic neuropathy，LHON）、线粒体神经胃肠性脑病（mitochondrial neurogastrointestinal encephalopathy，MNGIE）和视网膜色素变性共济失调性周围神经病(neuropathy ataxia and retinitis pigmentosa,NARP)等。

1. LHON 是青春期或成年起病的急性或亚急性遗传性视神经萎缩。1871 年由 Leber 首次报道,男性好发,各年龄段均可发病,但通常为 20 ～ 30 岁,临床表现为急性或亚急性中央视野缺损。开始为单眼视物不清,数周或数月后双眼均受累,视力损害通常较重,可致全盲。视力丧失是由负责将视觉信息从眼睛转移到大脑的视神经细胞死亡导致的。LHON 的致病基因是线粒体复合体 Ⅰ 缺乏,通常为 *ND1*、*ND4*、*ND4L* 基因突变造成,其中 mtDNA11778、14484 及 3460 是热点突变。LHON 的主要病理改变是视神经和节细胞层变性而不伴明显的炎症过程外侧膝状体的 6 层均有明显的跨神经元变性(transitional degeneration)。肌肉活检无 RRF 和 SSV,以及其他酶组织化学异常。

2. MNGIE 同时影响消化系统和神经系统,可在婴儿期到成年期的各年龄段发病,但通常症状出现在 20 岁以后。消化系统异常是 MNGIE 病最常见和严重的特征之一。患者消化系统的肌肉和神经不能正常控制食物在消化道内的消化过程,从而导致胃肠动力障碍。MNGI 同时伴有神经系统的异常,包括眼外肌麻痹、感觉运动性神经病等症状。致病基因 *TYMP* 位于 22q13.32-qter,该基因编码胸腺嘧啶磷酸化酶。目前已经发现多种点突变,多数在第 4 或 7 外显子。胸苷磷酸化酶活性的丧失和胸腺嘧啶核苷的积累破坏了 mtDNA 的常规维护和修复,从而引起 mtDNA 的多发性片段缺失,并导致线粒体呼吸链酶复合体 Ⅰ 和Ⅳ 的活性缺乏。

3. NARP Holt 于 1990 年报道 3 代 4 个家族病例,其临床特点为视网膜色素变性、共济失调、发育迟滞痴呆、抽搐、近端四肢无力伴感觉性周围神经病等不同症状的组合。多在 3 岁前后发病,有报道其为母系遗传与莱伯遗传性视神经病并发,具有 CT、MRI 特征性改变,肌活检无 RRF。致病基因是线粒体上的 *ATP6* 基因。ATP6 是 ATP 合成酶的一个亚基。*MT-ATP6* 基因突变会改变 ATP 合成酶的结构或功能,降低线粒体合成 ATP 的能力。目前尚不清楚这种破坏线粒体能量产生的方式如何导致肌肉无力,视力丧失以及 NARP 的其他特征。

临床表现

1. LHON 的临床表现为急性或亚急性中央视野缺损。开始为单眼视物不清,数周或数月后双眼均受累,视力损害通常较重,可致全盲。早期可有视盘水肿,萎缩期后视盘变苍白。LHON 的一个显著特点是即使严重的中央视野缺损时,瞳孔对光反应仍存在。视力减退多为持续性,但相当一部分患者可有一定的视力改善,部分患者除了视觉症状外还可有运动障碍、震颤及心脏传导阻滞的症状。

2. MNGIE 通常在 20 岁之前发病,发病时会出现反复发生异常疼痛、呕吐、腹泻,并伴有进行性外展神经麻痹、痴呆伴脑白质营养不良、感觉丧失及肌肉无力等神经症状,放射诊断显示胃肠蠕动迟缓、胃张力缺乏、十二指肠膨胀。

3. NARP 的临床表现为近端神经源性肌肉无力,包括感觉神经病变,共济失调和色素性视网膜病变等。往往在儿童早期发病,具有共济失调和学习困难的症状。NARP 患者可保持相对稳定多年,病毒感染可导致疾病的恶化发作。

实验室及辅助检查

1. **LHON** 测量最佳矫正视力;用静态或动力学视野评估视野;心电图可辅助诊断合并心脏传导阻滞的 LHON;相关致病基因的线粒体基因检测。

2. **MNGIE** MRI 显示脑白质营养不良;放射诊断显示胃肠蠕动迟缓、胃张力缺乏、十二指肠膨胀;白细胞胸腺嘧啶磷酸化酶降低、胸腺嘧啶和脱氧尿苷血浆浓度升高;致病基因 *TYMP* 的基因检测。

3. **NARP** 肌电图和神经传导检测可显示周围神经病变;MRI 显示小脑萎缩;眼科检查可能会显示色素性视网膜病变或视神经萎缩。视网膜电图(electroretinogram,ERG)可能会显示异常(包括小幅度波形)。ERG 可能在一些家系中主要表现为锥体功能障碍,而在其他家系中主要表现为肝功能障碍;致病基因 *ATP6* 的基因检测。

诊断及鉴别诊断

1. LHON 患者表现为典型的母系遗传特征,一般先出现双眼视力逐渐下降。眼底检查结果提示双眼视盘轻度水肿、视网膜动脉变细、黄斑中心凹反光可见。视野检查结果提示视野同侧偏盲、视野残存或不规则视野。家系中其他患者也存在不同程度的视力受损。基因突变检测发现先证者及患者存在 *G11778A* 突变位点。结合家族史、临床特征及基因突变检测结果,该家系可明确诊断为 LHON。

2. MNGIE 目前的诊断标准常包括以下几项:①严重的胃肠运动障碍;②恶病质;③眼外肌麻痹;④周围神经损害;⑤无症状的广泛脑白质病变。头部 MRI 检查及 FLAIR 相弥漫脑白质改变,有些可累及胼胝体。组织检测到 *TYMP* 基因突变。MNGIE 主要和 MNGIE 型 mtDNA 缺失综合征、神经性厌食症、假性肠梗阻、脂肪泻、炎性肠病、慢性炎症性脱髓鞘性多发性神经病、白质脑病等鉴别。

3. NARP 患者一般以共济失调、视力障碍起病,逐渐出现认知功能下降、癫痫发作、四肢无力、眼底检查提示视网膜色素变性。ATP6 的基因检测出现 T8993G 点突变。

治疗和预后

1. LHON 患者应避免吸烟和酒精的摄入;补充艾地苯醌、维生素 B_{12} 和维生素 C 可起到恢复视力的作用。

2. MNGIE 尚无有效的治疗手段,但可通过药物治疗和腹腔神经丛阻滞手术,从而达到通过阻断神经传导,疼痛缓解,胃肠蠕动增加的作用;在器官损伤发生前的及时抢救可挽救患者的生命。

3. NARP 支持治疗包括使用碳酸氢钠或柠檬酸钠进行酸中毒和抗癫痫药物治疗。肌张力障碍单独或联合使用苯海绵、巴氯芬、四苯并嗪及加巴喷丁,或通过注射肉毒杆菌治疗。应避免使用:丙戊酸钠、巴比妥酸钠、麻醉及二氯乙酸(dichloroacetic acid,DCA)。

(胡　昊　李　娜)

参考文献

[1]　FEUER, W J, SCHIFFMAN, J C, DAVIS, J L,et al. Gene therapy for leber hereditary optic neuropathy: initial results. Ophthalmology ,2016,123 :558-570.

[2]　霍玲,刘丹. Leber 遗传性视神经病一家系的遗传学研究.中华临床医师杂志:电子版,2014, 8(17):4.

[3]　MANICKAM A H, MICHAEL M J R, RAMASAMY S. Mitochondrial genetics and therapeutic overview of Leber's hereditary optic neuropathy. Indian Journal of Ophthalmology,2017,65,(11):1087-1092.

[4]　许二赫,张弥兰.线粒体神经胃肠型脑肌病.中风与神经疾病杂志,2011, 28(9):3.

[5]　FILOSTO M, PICCINELLI S C, CARIA F ,et al. Mitochondrial Neurogastrointestinal encephalomyopathy (MNGIE-MTDPS1). Switzerland:Journal of Clinical Medicine,2018,7389 :1-13.

[6]　张冬,赵玉英,纪坤乾,等.周围神经病,共济失调和视网膜色素变性综合征一例.中华神经科杂志, 2016,(5):3.

[7]　CLAEYS K G, ABICHT A, HÄUSLER M, et al. Novel genetic and neuropathological insights in neurogenic muscle weakness, ataxia, and retinitis pigmentosa (NARP). Muscle Nerve,2016,54(2):328-333.

第八章

溶酶体贮积症

第一节
黏多糖贮积症

一、黏多糖贮积症 I -H 型

概述

黏多糖贮积症（mucopolysaccharidosis,MPS）I -H 型为常染色体隐性遗传病,是因缺乏溶酶体水解酶 α-L- 艾杜糖醛酸酶,使硫酸皮肤素和硫酸乙酰肝素积聚于体内,导致出现智力低下、面容丑陋、角膜浑浊、耳聋、肝脾肿大、骨骼病变及心血管病变等一系列症状。该病患儿尿检可检出大量硫酸皮肤素和硫酸乙酰肝素,这两种化合物的比例约为 2 : 1。α-L- 艾杜糖苷酶基因定位于染色体 4p16.3,其序列已被克隆和分析,并发现了一系列突变,其中至少包括两个常见等位基因 W402X 和 Q70X,两个等位基因的特定组合决定残余酶活性水平,进而决定临床表型的严重程度。

黏多糖贮积症 I -H 型,又称为赫尔勒（Hurler）综合征,是黏多糖贮积症的重型。发病率为每 100 000 新生儿中 1 ~ 3 例。

临床表现

1. **患儿出生时无异常**　生后数月发育可正常,随后逐渐出现临床症状,最先可为需要修补的腹股沟疝或慢性鼻炎,很少能在早期诊断此病。但是,赫尔勒综合征患儿在生后第一年内,可出现典型的外貌体征,伴持续性流鼻涕,反复呼吸道感染和分泌性中耳炎,呼吸声大,如同打鼾一样。

此类患儿的面容粗犷、头大、膨胀呈舟状,可伴有矢状缝骨质增生,前额凸出,以及突出的眉骨,眼距显著增宽,眼皮浮肿,鼻及鼻孔增大、前倾,唇厚并外翻,张口,舌大且常伸于口外。牙龈肥大,牙槽骨细小,牙齿小且无光泽、齿列稀疏不齐。全身多毛,头发浓密,发质粗糙,发际线低,前额有大量头发,眉毛浓密,胎毛丰富,全身皮肤增厚。

角膜浑浊是此病患儿的特征性症状。角膜呈毛玻璃样,可致失明。偶见眼球震颤和斜视,某些患儿会发展为青光眼。听力下降甚至耳聋会定期发生。生后 12 个月内可出现显著的生长发育迟缓。智力缺陷程度非常严重,智力值高峰能达到 2 ~ 4 岁的阶段,随后出现智力倒退。

2. 身材矮小是一个特征 此类患儿在 2 ~ 3 岁间停止身高增长。患儿 X 线经典表现为多发性成骨不全。所有的骨端均增粗,在生后第 1 年,骨皮质明显增厚,但随后由于骨髓腔扩张,骨皮质慢慢变薄,骨骺稀薄。上肢短而粗,中部扩大,桡、尺骨分别向外凸出。爪形手是赫尔勒综合征患儿成骨不全的特异性表现。远端掌骨宽大,近端掌骨狭窄,指骨厚呈子弹样。下肢直径增宽,可有髋外翻,股骨头细小,骨盆发育不良。下端肋骨增宽呈匙形。锁骨外侧发育不良甚至消失,表现非常独特。脊椎发育不良,尤其在胸椎联合处,椎骨扇形向后凸,呈鸟嘴样,此处椎骨产生楔入作用,导致胸腰部呈特异性钩形驼背。齿状突发育不良可致寰枢椎半脱位。

3. 心脏并发症 是此病晚期的特征性表现,常常意味着死亡。据报道某些婴儿在生后一年发生急性心肌病和心内膜弹力纤维增生症,较大儿童会有瓣膜病、心脏杂音、主动脉瓣关闭不全以及二、三尖瓣闭锁,这些都是黏多糖在心脏瓣膜蓄积的结果,导致充血性心力衰竭。冠状动脉瓣增厚引起心绞痛和心肌梗死。冠状血管造影术可以了解疾病的严重程度。肺炎亦可致患儿死亡。

实验室及辅助检查

1. 尿气相色谱质谱分析 尿中可检测较多硫酸皮肤素、硫酸乙酰肝素,可能超过正常 10 ~ 20 倍。

2. 血串联质谱分析 外周血滤纸片 α-L- 艾杜糖苷酶活性降低。

3. 基因检测 *IDUA* 基因突变检测有利于该病的确诊和产前诊断。

诊断及鉴别诊断

1. 诊断标准

(1)临床表现:粗犷面容、肝脾肿大,早期频繁的上呼吸道感染,包括中耳炎,特征性骨骼和关节表现(驼背畸形、关节运动范围受限);特征性眼部表现(角膜混浊)。单独的临床发现不能诊断。

(2)尿糖胺聚糖(glycosaminoglycan,GAG)(即肝素和硫酸皮肤素)的定量分析提示升高。

(3)血串联质谱分析发现缺乏溶酶体酶 α-L- 艾杜糖苷酶的活性。

(4)基因突变分析:IDUA 的分子遗传检测中发现双等位基因。

2. 鉴别诊断

(1)由于此病为多系统疾病,不同专科医生可能分别评估不同的主诉症状,例如主诉症状是发育迟缓和行为异常,需要与注意缺陷多动障碍和孤独症谱系障碍鉴别;主诉症状是关节炎,需要与少年特发性关节炎鉴别。

(2)其他溶酶体贮积病,特别是其他黏多糖疾病,包括寡糖贮积病、鞘脂贮积病、黏脂贮积症等,尿液中硫酸皮肤素、硫酸乙酰肝素、寡糖分析有助于鉴别诊断。

治疗

此病目前尚无特异的治疗方法。

1. 造血干细胞移植　这是针对黏多糖病的特异性治疗,起源于 20 世纪 80 年代。造血干细胞移植最大的缺点是存在较高的死亡率,大概是 70% 左右。目前的共识是对于 I 型的重型患者,若能在 2 岁前进行造血干细胞移植,能改变疾病的自然进程,促进身高的增加,改善多脏器的贮积症状,特别是神经系统的受益大,但对已经发生的心脏瓣膜改善作用不大。

2. 酶替代治疗　这也是针对黏多糖病的特异性治疗,通过静脉输液途径提供通过生物工程的方法获得患者所缺乏的酶。酶替代治疗的优点在于安全性好。目前 I 型、II 型、VI 型均有对应的酶替代治疗。对于 VI 型和 I 型轻型的患者,则首选酶替代治疗。

3. 对症支持治疗　如康复治疗、心瓣膜置换、疝气修补术、人工耳蜗等改善患者的生活质量。

预后

黏多糖贮积症 I -H 型患儿寿命明显缩短,平均死亡年龄约为 5 岁,几乎所有患者在 10 岁左右死亡。

二、黏多糖贮积症 I -S 型

概述

黏多糖贮积症 I -S 型(MPS I -S)以往属于黏多糖贮积症 V 型或 Scheie 综合征。与 MPS I -H 型一样,亦为 α-L-艾杜糖苷酶缺乏,只是在机体内,还有些酶活性,故临床症状较轻。

临床表现

该病患者常表现为双手僵直,骨骼中度异常。生命初期智力正常,随着年龄的增长,智力逐渐受损,但程度较轻。身高一般正常,为正常值下限,颈短,面容粗糙,下颌宽。学龄期出现周围型角膜混浊,夜间视力进行性下降,病情进展后白天视力也受损,可伴有色素性视网膜炎和青光眼。关节强直,爪形手,身体毛发多。所有患者均有肝大。心脏偶可闻及杂音,提示主动脉瓣异常,如主动脉反流和主动脉狭窄。

实验室及辅助检查

同 MPS Ⅰ -H 型。两者的鉴别主要靠疾病的临床过程。MPS Ⅰ -S 型病程长,无智力障碍。DNA 分析提示控制 MPS Ⅰ -S 和 MPS Ⅰ -H 的结构基因的突变位点不同。

诊断及鉴别诊断

1. 诊断标准

(1)以关节僵硬和角膜混浊为起病特征,伴或不伴肢体活动障碍,严重者可伴有失明。

(2)尿液硫酸皮肤素、硫酸乙酰肝素较同年龄组儿童明显升高。

(3)基因检测。

2. 鉴别诊断　其他溶酶体贮积病,特别是其他黏多糖疾病,包括寡糖贮积病、鞘脂贮积病、黏脂贮积症等,尿液中硫酸皮肤素、硫酸乙酰肝素、寡糖分析有助于鉴别诊断。

治疗

该病患者智力正常或受损程度小,寿命长,一般用手术纠正疾病并发症,如青光眼、主动脉瓣疾患等。

预后

此型患儿的寿命较其他亚型长,部分患儿存在严重残疾,大部分死于中年。

三、黏多糖贮积症 Ⅱ 型

概述

黏多糖贮积症 Ⅱ 型(MPS Ⅱ)是由 Hunter 在 1917 年首先报道,因此又称 Hunter 综合征。该病属于 X- 连锁隐性遗传。后来根据特异的临床表现将这种病归为黏多糖贮积症 Ⅱ 型(MPS Ⅱ)。经证实,该病发病机制与赫尔勒综合征一样,缺乏 α-L- 艾杜糖苷酶活性,导致硫酸皮肤素和硫酸乙酰肝素降解发生障碍,在有些组织内,经过内切糖苷酶的作用,产生的降解物可从尿液排出。尿中排出的硫酸乙酰肝素和硫酸皮肤素的比例为 1:1。

临床表现

MPS Ⅱ型临床上分为重型(A)和轻型(B),重型表现与赫尔勒综合征相似,多在青春期前死亡。轻型可活到 30～50 岁,发病迟,症状轻,中度或无智力障碍。MPS Ⅱ型与 MPS Ⅰ型相比,其严重程度较轻,角膜未见浑浊,特征为骨发育不全伴有侏儒症,粗糙面容,头大,前额突出,颅骨呈舟状畸形。颈短,下胸部和上腰部脊柱后突。鼻梁扁平宽,嘴唇大而外翻,舌大张口,牙齿稀疏而小,牙龈肥厚。面容粗糙,表情淡漠,智能落后。毛发多粗糙而黑。胸廓畸形,多数有关节挛缩,掌、指宽而短,膝、髋外翻并有扁平足。腹部膨隆,肝脾肿大但肝功能正常,反复呼吸道疾病,鼻咽管畸形,可有耳聋。由于黏多糖在血管壁的沉积,可突发冠状动脉闭塞或心肌梗死。

实验室及辅助检查

1. **尿糖胺聚糖(GAG)定性和定量检测**　尿 GAG 定性阳性,定量增高。
2. **血串联质谱分析**　外周血滤纸片 α-L- 艾杜糖苷(IDS)酶活性降低。
3. **基因检测**　IDS 基因突变检测有利于该病的确诊和产前诊断。

诊断及鉴别诊断

1. **诊断标准**

(1)临床表现:有 MPS Ⅱ相关症状,以及新生儿筛查阳性者。

(2)尿 GAG 增高、IDS 酶活性缺乏。

(3)基因突变分析提示变异。

2. **鉴别诊断**

(1)包含所有其他 MPS 疾病,这是因为显著重叠的临床表现和影像学表现。

(2)多种硫酸酯酶缺乏症和Ⅱ型、Ⅲ型黏多糖贮积症也可能有与 MPS Ⅱ类似的表现。尿液中硫酸皮肤素、硫酸乙酰肝素、寡糖分析有助于鉴别诊断。

治疗

该病无特异的治疗方法。由于血浆含有大量的艾杜糖硫酸酯酶活性,所以可替代一些酶的活性,目前国际上有两种重组 IDS 药物——艾杜硫酸酯酶 β 和艾杜硫酸酯酶。除酶替代治疗外,造血干细胞移植及其他非特异性对症治疗也为主要治疗方法。该病需坚持进行长期规范治疗来获得预后改善、延缓疾病进展的益处。

四、黏多糖贮积症Ⅲ型

概述

黏多糖贮积症Ⅲ型(MPSⅢ)最先由 Sanfilippo 报道,故又称圣菲利波(Sanfilippo)综合征。该病与其他类型黏多糖贮积症不同,存在不均一性。根据生化表现不同主要分为两类:MPSⅢA 型(硫酸酰胺酶缺乏)和 MPSⅢB 型(α-N-乙酰葡萄糖胺酶缺乏)。MPSⅢA 型发病率是 MPSⅢB 型的 2 倍。后来有人发现另外两类:MPSⅢC 型(N-乙酰转移酶缺乏),以及 MPSⅢD 型(葡糖胺 -6- 硫酸酯酶缺乏)。

该病为常染色体隐性遗传病,MPSⅢA 型缺乏酶的基因定位于染色体 17q25.3;MPSⅢB 型缺乏酶的基因定位于染色体 17q21;MPSⅢC 型缺乏酶的基因定位于染色体 8p11.1;MPSⅢD 型缺乏酶的基因定位于染色体 12q14。

临床表现

婴儿在生后至 1 岁期间,精神运动发育大致正常,或稍落后。2～3 岁期间,可首先出现行为异常,语言、智力发育进行性丧失,出现智力低下,与轻型赫尔勒综合征类似,会有关节强直、毛发多、面容粗糙、颈短及轻度爪形手畸形等症状,同时具有该类型特殊的表现:无角膜混浊,神经系统进行性受损,抽搐发作,手指徐动,四肢痉挛性瘫痪,中度肝脾肿大,轻度多发性骨发育不全,颅顶后部增厚或致密。从临床表现上看,该病的几种亚型之间无区别,但发病率各异,MPSⅢA 型比其他三种亚型发展要快。

实验室及辅助检查

1. 尿气象色谱质谱分析　尿中可检测较多硫酸乙酰肝素代谢产物。

2. 血串联质谱分析　外周血滤纸片硫酸酰胺酶、α-N-乙酰葡萄糖胺酶、N-乙酰转移酶及葡糖胺 -6- 硫酸酯酶活性降低。

3. 基因检测　四个基因(*GNS*、*HGSNAT*、*NAGLU* 和 *SGSH*)之一的双等位基因致病变异或相应的溶酶体酶缺乏已经确定,但该类型基因特异性低于其他类型,目前对 MPSⅢ型杂合子的检测还十分有限。

诊断及鉴别诊断

1. 诊断

(1)临床表现为婴儿型神经退行性疾病,其特征是智力退化、行为和睡眠障碍、不能走动和早年死亡。

(2)尿 GAG 增高、IDS 酶活性缺乏(初步诊断)。

(3)基因突变分析(确定诊断)。

2. 鉴别诊断

(1)其他溶酶体贮积病:MPS Ⅲ 患者的许多发现与其他溶酶体贮积病患者的发现重叠,特别是其他黏多糖疾病,包括 MPS Ⅰ 和 MPS Ⅱ。临床表现、生化检测和分子检测有助于区分其他与 MPS Ⅲ 中通常观察到的结果重叠的溶酶体贮积病。

(2)自闭症谱系障碍:语言延迟和行为问题可能是 MPS Ⅲ 最突出和最早的临床特征。许多患有 MPS Ⅲ 的儿童在正确诊断之前被怀疑患有自闭症谱系障碍。

(3)注意缺陷多动障碍:以多动症为最突出的初始临床特征的 MPS Ⅲ 儿童可能被误诊为以多动症为主要诊断。

治疗

主要是对症处理,改善功能障碍。选用合适的抗生素对抗呼吸道感染。此外,需对代谢缺陷进行直接矫正,如输血浆、全血或白细胞,以补充或替代患者所缺乏的酶等物质。若出现眼部病变提示预后不良。

五、黏多糖贮积症Ⅳ型

概述

黏多糖贮积症Ⅳ型(MPS Ⅳ)最先由 Morquio 发现,又称莫基奥(Morquio)综合征。该病根据患者体内酶缺乏的类型分为两类:MPS Ⅳ A 型及 MPS Ⅳ B 型。MPS Ⅳ A 型患者成纤维细胞中 Ga1NAc(或 Cal)6- 硫酸酯酶缺乏。MPS Ⅳ B 型则为缺乏 β- 半乳糖苷酶。

该病为常染色体隐性遗传病,MPS Ⅳ A 型中缺乏的 Ga1NAc(或 Cal)6 硫酸酯酶的基因位于染色体 16q24.3,MPS Ⅳ B 型缺乏的 β- 半乳糖苷酶的基因位于染色体 3p21。

临床表现

婴儿出生时无明显异常,在生后至 2 岁期间,精神运动发育与同龄儿无异常。2 ~ 3 岁线性生长迟缓,步态异常,骨骼畸变。最初腰部脊椎出现与赫尔勒综合征患者相似的鸟嘴形,随着年龄的增长,骨骼畸形越来越严重,出现特征性的骨骼改变:椎骨扁平,扁平性脊椎炎,脊柱后凸,肋骨呈飘带状,鸡胸,骨质疏松,额骨外倾,髂骨外翻,股骨头骨骺进行性变平,腕和膝关节肿大,膝盖外翻,长骨变短及手足畸变等。至 7 ~ 8 岁时,患儿身高最高值仅有 85 ~ 100cm。MPS Ⅰ 型和 MPS Ⅱ 型不同,该病患者无关节强直。至学龄期时,可出现角膜混浊,皮肤松弛、增厚。智力大多无异常,青春期正常发育。大多数患者在 20 岁前死于心力衰竭和 / 或呼吸衰竭。由于晚期脊索和脊髓压迫,严重者可发生麻痹性截瘫和呼吸麻痹。

实验室及辅助检查

1. 尿气相色谱质谱分析　尿中可检测较多硫酸角质素、硫酸软骨素等代谢产物。

2. 血串联质谱分析　外周血滤纸片的 Ga1NAc（或 Cal）6 硫酸酯酶和 β- 半乳糖苷酶的活性降低。

3. 基因检测　*GALNS*、*GLB1* 基因突变检测有利于该病的确诊和产前诊断。

诊断及鉴别诊断

1. 诊断

（1）以轻度至重度脊椎 - 骺端 - 干骺端发育不良为特征，表现为不成比例的身材矮小（颈部和躯干短）、关节松弛、鸡胸、膝外翻、步态异常、气管狭窄、脊柱异常（后凸畸形和脊柱侧凸）、呼吸障碍和心脏瓣膜病。

（2）尿 GAG 增高：由于 MPS Ⅳ 患者和年龄匹配的对照组之间的总尿 GAG 水平重叠。注意应同时测量尿液和血液硫酸角蛋白水平更有助于诊断。

（3）基因突变分析：MPS Ⅳ A 是由于硫酸角蛋白（KS）和 6- 硫酸软骨素降解所需的 N- 乙酰半乳糖胺 -6- 硫酸酯酶（*GALNS*，*16q24.3*）缺乏所致。MPS IVB 是由于 KS 降解所需的 β- 半乳糖苷酶（*GLB1*，*3p22.3*）缺乏所致。

2. 鉴别诊断

（1）其他溶酶体贮积症：包括 MPS Ⅰ、Ⅱ、Ⅳ和Ⅶ等会出现大脑性麻痹症状的溶酶体贮积疾病。

（2）脊椎骨骺发育不良：MPS Ⅳ患者骨骼特征与此病类似，其他合并的临床表现及实验室检查、基因检测可鉴别。

（3）其他视网膜退行性疾病（如巴尔得 - 别德尔综合征和阿尔斯特伦综合征）中与 MPS Ⅳ型表现出的视网膜发育不良类似。

（4）GM1 神经节苷脂贮积症Ⅲ型：此病通常在儿童期后期或成人期前期出现；预期寿命差异较大，但通常和正常人相比寿命较短。GM1 神经节苷脂贮积症Ⅲ型特点包括身材矮小、骨骼异常、心肌病、脑萎缩、智力障碍和张力障碍——异常肌张力，以及言语不清和步态不稳。在 MPS Ⅳ B 型中，神经认知功能通常正常，但骨骼异常造成的脊髓压迫可引起神经功能受损。实验室检查、基因检测可进一步鉴别。

治疗

1. 对症治疗　主要针对骨骼畸形进行矫形，包括：假体、手术、椎体融合颈部巩固、气管血管重建治疗近乎致命的气管阻塞、助行器或轮椅。

2. 造血干细胞移植和酶替代疗法 这两种疗法都可以部分恢复临床表型,但没有报道可以改善骨骼表现。

预后

预后取决于疾病严重程度和护理质量。死亡原因通常为气道受损和心脏病。如果不进行治疗,MPS Ⅳ A 患者通常无法存活超过 30 岁。通过适当的管理,患者可能存活超过 50 岁,有些存活超过 70 岁。

六、黏多糖贮积症Ⅵ型

概述

黏多糖贮积症Ⅵ型也称为马罗托 - 拉米(Maroteaux-Lamy)综合征或 N- 乙酰半乳糖胺 -4-硫酸酯酶缺乏症(芳基硫酸酯酶 B 缺乏症),由 Maroteaux 和 Lamy 及其团队于 1963 年发现,为常染色体隐性遗传病。此型患者的临床症状类似赫尔勒综合征但具有正常智力,尿中的黏多糖主要为硫酸皮肤素。此型的 N- 乙酰半乳糖胺 -4- 硫酸酯酶缺乏主要使硫酸软骨素的降解受阻,不能降解的各种黏多糖成分在体内大量积蓄,并沉积于上述各组织中,引起器官损害及功能障碍。致病基因芳基硫酸酯酶 B(arylsulfatase B,ARSB)位于染色体 5q13-q14 上,编码蛋白含 533 个氨基酸,已知的多种突变大多数为点突变。发病率约为每 100 000 例新生婴儿中 0.15 例(0.05 ~ 0.48 例不等)。

临床表现

本型 MPS 多在 2 ~ 3 岁起病,特征性表现为身材矮小、腹部膨隆、骨骼变形、关节活动受限、肢体挛缩、角膜混浊、肝脾肿大、骨发育不良(多发性),根据病情的进展速度,一般可将其分为经典型和缓慢进展型。

经典型患儿在出生时或出生后的较短时间即出现粗陋面容、身材矮小、骨骼畸形、关节僵硬、肝脾肿大、心脏瓣膜改变等,角膜混浊可在较早期便出现,大部分患儿智力正常。

缓慢进展型患儿在年龄较大时才出现症状,其粗陋面容、身材矮小及骨骼畸形等体征不明显或较轻,预期寿命较经典型长,但缓慢进展型患儿还可出现髋关节发育不良、鸭步样步态伴疼痛。

除此之外还可出现身材比例失衡(头颅比例大)、巨舌、脐疝、腹股沟疝、膝外翻、多毛、心力衰竭、腕管综合征等,影响到神经系统时可出现脑膜增厚、脑积水、脊髓炎、痉挛性截瘫、失聪等。

诊断及鉴别诊断

除了根据临床症状作为诊断参考之外，还需要结合酶学分析及基因检测以确认诊断。

MPS 是一种多系统疾病，最初可以表现和伪装成很多疾病。诊断 MPS 的困难之一在于，不同专科医生可能会分别评估不同的主诉症状，所以可能需要一定的时间才能意识到看似无关的健康问题其实为同一诊断。例如，如果患者的主要主诉症状是髋关节疾病，则鉴别诊断可能包括莱格 - 卡尔夫 - 佩尔特斯（Legg-Calve-Perthes，LCP）病和脊椎骨骺发育不良（spondyloepiphyseal dysplasia，SED）。相反，如果主要主诉症状是发育迟缓和行为异常，则鉴别诊断包括注意缺陷多动障碍（attention deficit hyperactivity disorder，ADHD）和孤独症谱系障碍（autism spectrum disorder，ASD）。角膜混浊、阻塞性睡眠呼吸暂停、听力损失和脊椎后凸的鉴别诊断还需要考虑其他疾病。一旦确定一系列临床表现有着共同的基础病因，则鉴别诊断主要考虑其他贮积病，包括寡糖贮积病（如，α 和 β- 甘露糖贮积病、岩藻糖苷贮积病、天冬氨酰葡萄糖胺尿症）、鞘脂贮积病（如，戈谢病 Ⅱ 型、A 型尼曼 – 皮克病）和黏脂贮积病（如，I- 细胞病）。尿液 GAG 和寡糖分析有助于鉴别上述疾病。

实验室及辅助检查

1. 常规实验室检查　尿液中有过多的硫酸皮肤素，中性粒细胞和淋巴细胞有多而明显的异染性颗粒。

2. X 线检查　类似 MPS Ⅰ 型，以四肢、脊柱、骨盆改变常见，另外还有头颅的改变。①四肢：股骨和胫骨管状骨有骨干异常，许多病例有骨骺板和干骺端畸形。上肢长管状骨较下肢改变明显。手和足的短骨改变因人而异，但均有畸形，表现为掌骨呈棒状，腕骨发育不全或呈畸形。②脊柱：以胸腰椎处改变为明显，表现有椎骨小，呈鸟嘴状或为其他畸形。也可有脊柱后凸。肋骨呈船桨状，伴有胸骨向前突出，可使胸部呈漏斗状。肋骨变形可使胸部呈钟样。③骨盆：髂骨翼发育不全，并有畸形，髋臼小，股骨头骨骺不规则和变扁。④颅骨：蝶鞍增大呈"乙"形，有硬化性乳突、齿状突发育不全及人字缝融合。

3. 尿糖胺聚糖（glycosaminoglycan，GAG）分析　在疑似马罗托 - 拉米综合征的个体中，最初可以检查尿液以评估 GAG 的水平。尿液 GAG 水平升高，以硫酸皮肤素为主，提示马罗托 - 拉米综合征。

4. 酶学分析　采用外周血白细胞、血清或培养成纤维细胞进行酶学分析，此型患儿 N-乙酰半乳糖胺 -4- 硫酸酯酶活性降低。

5. 基因检测　分析 N- 乙酰半乳糖胺 -4- 硫酸酯酶的编码基因突变类型有助于病因诊断及产前诊断。

治疗

酶替代治疗是该病的标准疗法，骨髓移植或可改善症状，需外科干预的情况如腕管综合征等，可予手术治疗缓解症状，另外也有报道对症治疗行角膜移植、心脏瓣膜移植等。

预后

未经治疗的患者常有阻塞性睡眠呼吸暂停和肺高压。可发生角膜混浊。智力通常正常，但视力和听力障碍或脑积水可导致发育迟缓。颈脊膜增厚加上脊髓前组织和后纵韧带增厚，可导致枕骨大孔和颈椎上段水平的椎管狭窄和脊髓环形紧缩，进而导致脊髓压迫。患者通常在十几岁或二十几岁死亡。

七、黏多糖贮积症Ⅶ型

概述

本型又称斯莱（Sly）综合征、β-葡萄糖苷酸酶缺乏症，为一种常染色体隐性遗传病，最早由 Sly（1973）报道。本病的发病机制是 β-葡萄糖苷酸酶缺乏，基因定位在 7q21-q22，编码蛋白含 651 个氨基酸。β-葡萄糖苷酸酶的作用是水解硫酸皮肤素及硫酸乙酰肝素的糖醛酸残基，当 β-葡萄糖苷酸酶基因突变导致其酶活性缺乏时，硫酸皮肤素及硫酸乙酰肝素等就会沉积于组织细胞内而致病，主要影响肝脾、骨骼及神经系统。

临床表现

其特征为智力正常或略落后、骨骼改变、特殊面容、矮小、肝脾肿大和有疝气。

根据病情严重程度可分为经典型、中间型及严重型。经典型患儿常表现为身材矮小、粗陋面容、肝脾肿大、脊柱后凸、智力落后等，另外还可出现角膜混浊、牙龈增生、关节挛缩、脑积水、频繁上呼吸道感染等。中间型患儿病情进展及严重程度相对较轻。严重型的通常在新生儿期即发病，多表现为全身水肿。

诊断及鉴别诊断

除了根据临床症状作为诊断参考之外，还需要结合酶学分析及基因检测以确认诊断。

MPS 是一种多系统疾病，最初可以表现和伪装成很多疾病。诊断 MPS 的困难之一在于，不同专科医生可能会分别评估不同的主诉症状，所以可能需要一定的时间才能意识到看似无关的健康问题其实为同一诊断。例如，如果患者的主要主诉症状是髋关节疾病，则鉴别诊断可能包括 Legg-Calvé-Perthes（LCP）病和脊椎骨骺发育不良（spondyloepiphyseal dysplasia,

SED)。相反，如果主要主诉症状是发育迟缓和行为异常，则鉴别诊断包括注意缺陷 / 多动障碍（attention deficit hyperactivity disorder，ADHD）和孤独症谱系障碍（autism spectrum disorder，ASD）。角膜混浊、阻塞性睡眠呼吸暂停、听力损失和脊椎后凸的鉴别诊断还需要考虑其他疾病。一旦确定一系列临床表现有着共同的基础病因，则鉴别诊断主要考虑其他贮积病，包括寡糖贮积病（如，α- 和 β- 甘露糖贮积病、岩藻糖苷贮积病、天冬氨酰葡萄糖胺尿症）、鞘脂贮积病（如，戈谢病 Ⅱ 型、A 型 Niemann Pick 病）和黏脂贮积病（如，I- 细胞病）。尿液 GAG 和寡糖分析有助于鉴别上述疾病。

实验室及辅助检查

1. 常规实验室检查 尿液中硫酸皮肤素和硫酸乙酰肝素增高，中性粒细胞和淋巴细胞有异染性颗粒。

2. X 线检查 表现为多发性成骨不全。上肢骨变短，伴有肱骨近端髓腔扩大，骨骺发育显示成熟加速，但骨膜新骨形成却很少，有胸骨、管状骨增粗等。椎体变扁平而小，脊柱后凸，椎间隙相对增宽，椎体形态完整，没有舌状突出。前肋变宽，肋骨下缘外翻。髂骨小，髂骨嵴有不规则透亮区，边缘硬化，肩胛骨下缘亦有类似改变。长骨干骺端和髋臼不规则，可能与佝偻病相混淆。

3. 酶学分析 外周血白细胞溶酶体酶测定示 β- 葡萄糖苷酸酶活性降低。

4. 基因检测 分析 β- 葡萄糖苷酸酶的编码基因突变类型有助于病因诊断及产前诊断。

治疗

酶替代治疗正在进行药物临床试验，基因疗法尚未成熟，另外可对症支持治疗。

预后

与轻型 MPS Ⅰ 一样，MPS Ⅶ 患者没有或只有轻度智力障碍。胎儿水肿是常见表现，可能在未识别患者中占比较高，因为这类患者在诊断前即死亡。近年的经验表明，水肿的胎儿如果活着度过围生期，则之后的病程不一定严重。最轻型仅有骨骼异常。

（陈衍晨　王　斌）

参考文献

[1]　SCOTT H S,ASHTON L J, EYRE H J, et al. Chromosomal localization of the human α -L-iduronidase gene (IDUA) to 4 p 163.Am J Hum Genet ,1990,47:802.

[2] BUNGE S, KLEIJER W J, STEGLICH C, et al. Mucopolysaccharidosis type Ⅰ: identification of 8 novel mutations and determination of the frequency of the two common alpha-L-iduronidase mutations (W402X and Q70X) among European patients. Hum Mol Genet, 1994, 3:861.

[3] SCOTT H S, LIYJENS T, HOPWOOD J J,et al. A common mutation for mucopolysaccharidosis Type 1 associated with a severe Hurler phenotype. Hum Mut, 1992, 1:103.

[4] SCOTT H S, LITJENS T, NELSON P V, et al. α-L-Iduronidase mutations (Q70X and P533X) associated with severe Hurler phenotype. Hum Mut, 1992, 1:333-339.

[5] MOSKOWITZ S M,TIEU P T, NEUFELD E F.A deletion/insertion mutation in the IDUA gene in a Libyan Jewish patient with Hurler syndrome (Mucopolysaccharidosis Ⅰ). Hum Mut, 1993, 2:71-73.

[6] BACH G, MOSKOWITZ S M,TIEU P T, et al. Molecular analysis of Hurler syndrome in Druze and Muslim Arab patients in Israel: multiple allelic mutations of the IDUA gene in a small geographic area. Am J Hum Genet, 1993, 53:330.

[7] BRAUNLIN E A, HUNTER D Q, KRIVIT W, et al. Evaluation of coronary artery disease in the Hurler syndrome by angiography. Am J Cardiol, 1992, 69:1487.

[8] KAUFFMAN HJ. Progress in Pediatric Radiology. Basel: Charger, 1973.

[9] MCKUSICK V A.The nosology of the mucopolysaccharidoses. Am J Med, 1969, 47:730.

[10] SCOTT HS, BUNGE S, GAL A, et al. Molecular genetics of mucopoly- saccharidosis type Ⅰ: diagnostic clinical and biological implications. Hum Mutat, 1995, 6:288-302.

[11] LI P,WOOD T,THOMPSON J N. Diversity of mutations and distribution of single nucleotide polymorphic alleles in the human α-L-iduronidase (IDUA) gene. Genet Med, 2002, 4:420-426.

[12] CLEMENS P R, BROOKS D A, SACCONE G P T, et al. Human α-L- iduronidase. 1 Purification monoclonal antibody production and subunit molecular mass. Eur J Biochem, 1985, 152:21.

[13] SCHUCHMAN E H, GUZMAN N A, DESNICK R J. Human α-L-iduronidase. 1 Purification and properties of the high uptake (higher molecular weight) and low uptake (processed) forms. J Biol Chem, 1984, 259:3132.

[14] SCOTT H S,ANSON D S, ORSBORN A M, et al. Human α-L-iduronidase: cDNA isolation and expression. Proc Natl Acad Sci USA, 1991, 88:9695-9699.

[15] KRESSE H, VON FIGURA K, KLEIN U, et al. Enzymic diagnosis of the genetic mucopolysaccharide storage disorders. Methods Enzymol, 1982, 83:559.

[16] CALLAHAN J W, LOWDEN J A .Lysosomes and Lysosomal Storage Diseases. New York: Raven Press, 1981.

[17] YOUNG E P. Prenatal diagnosis of Hurler disease by analysis of α-L-iduronidase in chorionic villi.J Inherit Metab Dis, 1992, 15:224-230.

[18] KAKKIS E D, MUENZER J,TILLER G E, et al. Enzyme-replacement therapy in mucopolysaccharidsosis Ⅰ.

N Engl J Med ,2001,344:182-188.

[19]   SCHEIE H G, HAMPRICK G M J R, BARNESS L H. A newly recognized form fruste of Hurler's disease (gargoylism).Am J Ophthalmol 1962,53:753.

[20]   FRATANTONI J C, HALL C W, NEUFELD E F. The defect in Hurler's and Hunter's syndromes: faulty degradation of mucopolysaccharides. Proc Natl Acad Sci USA ,1988,60:699-706.

[21]   NEUFELD E F, CANTZ M J. Corrective factors for inborn errors of mucopoly- saccharide metabolism. Ann NY Acad Sci,1971,179:580.

[22]   BACH G, FRIEDMAN R,WEISMANN B, et al.The defect in the Hurler and Scheie syndromes: deficiency of α -L-iduronidase. Proc Natl Acad Sci USA,1972 ,69:2048-2051.

[23]   MATALON R, DORFMAN A. Hurler's syndrome and α -L-iduronidase deficiency. Biochem Biophys Res Commun,1972,47:959.

[24]   MCKUSICK V A, HOWELL R R, HUSSELS I E, et al. Allelism nonallelism and genetic compounds among the mucopolysaccharidoses. Lancet ,1972,1:993.

[25]   LI P,WOOD T,THOMPSON J N. Diversity of mutations and distribution of single nucleotide polymorphic alleles in the human α -L-iduronidase (IDUA) gene. Genet Med ,2002,4:420-426.

[26]   SCHUCHMAN E H, ASTRIN K H, AULA P, et al. Regional assignment of the structural gene for α -L-iduronidase. Proc Natl Acad Sci USA,1984, 81:1169-1173.

[27]   ALIF N, HESS K, STRACZEK J, et al. Mucopolysaccharidosis type I : characterization of a common mutation that causes Hurler syndrome in Moroccan subjects. Ann Hum Genet , 1999, 63:9.

[28]   GATTI R, DINATALE P, VILLANI G R, et al. Mutations among Italian mucopolysaccharidosis type I patients. J Inherit Metab Dis , 1997, 20:803-806.

[29]   MATTE U, LEISTNER S, LIMA L, et al. Unique frequency of known mutations in Brazilian MPS I patients. Am J Med Genet ,2000,90:108.

[30]   YAMAGISHI A, TOMATSU S, FUKUDA S, et al. Mucopolysaccharidosis type I : identification of common mutations that cause Hurler and Scheie syndrome in Japanese populations. Hum Mutat ,1996,7:23.

[31]   HAMILTON E, PITT P.Articular manifestations of Scheie's syndrome. Ann Rheum Dis ,1992,51:542-543.

[32]   LAMON JM, TROJAK J E, ABBOTT M H. Bone cysts in mucopolysaccharidosis I S (Scheie syndrome). Johns Hopkins Med J , 1980, 146:73.

[33]   BUTMAN S M, KARL L, Copelands J G. Combined aortic and mitral valve replacement in an adult with Scheie's disease.Chest, 1989,96:209-210.

[34]   PERKS W H, COOPER R A, BRADBURY S, et al. Sleep apnoea in Scheie's syndrome. Thorax ,1980,35:85-91.

[35]   KENNEDY P, SWASH M, DEAN M D. Cervical cord compression in mucopolysaccharidosis. Dev Med Child Neurol ,1973,15:194.

[36] PAULSON G W, MEAGLER J N, BURKHART J. Spinal pachymeningitis secondary to mucopolysaccharidosis: case report. J Neurosurg ,1974,41:618-621.

[37] KAJII T,MATSUDA I,OSHAW A T, et al. Hurler-Scheie genetic compound (mucopolysaccharidosis Ⅰ H-Ⅰ S) in Japanese brothers.Clin Genet , 1974, 6:394.

[38] BERGSMA D. Disorders of connective tissue. New York：National Foundation-March of Dimes, 1975.

[39] GARDNER R J M, HAY H R. Hurler's syndrome with clear corneas. Lancet ,1974,2:845.

[40] HALL C W, LIEBAERS I, DINATALE P,et al. Enzymic diagnosis of the genetic mucopolysaccharide storage disorders. Meth Enzymol ,1978,50:539.

[41] DINATALE P, LEDER J G, NEUFELD E F. A radio-active substrate and assay for α -L-iduronidase. Clin Chim Acta ,1977,77:211.

[42] HOPWOOD J J, MULLER V. Biochemical discrimination of Hurler and Scheie syndromes. Clin Sci ,1979, 57:265-272.

[43] LOWRY R B, RENWICK D H G.The relative frequency of the Hurler and Hunter syndromes. N Engl J Med , 1971,284:221.

[44] JENSEN O A, PEDERSEN C, SCHWARTZ M, et al. Hurler-Scheie phenotype: report of an inbred sibship with tapeto-retinal degeneration and electron- microscopic examination of the conjunctiva. Ophthalmologica, 1978,176:194.

[45] KAIBARA H, EGUCHI M, SHIBATA K, et al. Hurler–Scheie phenotype: a report of two pairs of inbred sibs. Hum Genet ,1979,53:37.

[46] BACH G, MOSKOWITZ S M, TIEU P T, et al. Molecular analysis of Hurler in Druze and Muslim Arab patients in Israel: multiple allelic mutations of the IDUA gene in a small geographic area. Am J Hum Genet, 1993,53:330.

[47] MOSKOWITZ S M,TIEU P T, NEUFELD E F. Mutation in Scheie syndrome (MPS Ⅰ S): a GtoA transition creates a new splice site in intron 5 of one IDUA allele. Hum Mut ,1993,2:141-144.

[48] FORTUIN J J H, KLEIJER W J. Hybridization studies of fibroblasts from Hurler, Scheie and Hurler-Scheie compound patients: support for the hypothesis of allelic mutants. Hum Genet ,1980,53:155-159.

[49] WRAITH J E,ALANI S M. Carpal tunnel syndrome in the mucopolysaccharidoses and related disorders. Arch Dis Child ,1990,65 ;962.

[50] PRONICKA E, TYLKI-SZYMANSKA A, KWAST O, et al. Carpal tunnel syndrome in children with mucopolysaccharidoses: needs for surgical tendons and median nerve release. J Ment Defic Res ,1988,32:79.

[51] DORFMAN A, MATALON R.The Hurler and Hunter syndromes. Am J Med ,1969,47:691.

[52] BACH G, EISENBERG F, CANTZ M, et al. The defect in the Hunter syndrome: deficiency of sulfoiduronate sulfatase. Proc Natl Acad Sci USA ,1973,70:2134-2138.

[53] PALMIERI G, CAPRA V, ROMANO G, et al. The iduronate sulfatase gene: isolation of a 12Mb YAC contig spanning the entire gene and identification of heterogeneous deletions in patients with Hunter syndrome. Genomics , 1992, 12:52-57.

[54] UPADHYAYA M, SARFARAZI M, BAMFORTH J S, et al. Localization of the gene for Hunter syndrome on the long arm of X-chromosome. Hum Genet , 1986, 74:39.

[55] SUKEGAWA K, TOMATSU S, KATSUYUKI T, et al. Intermediate form of mucopolysaccharidosis type Ⅱ (Hunter disease): a C1327 to T substitution in the iduronate sulfatase gene. Biochem Biophys Res Commun , 1992, 183:809.

[56] CROTTY P L, BRAUN SE, ANDERSON R A, WHITLEY C B. Mutation R468W of the iduronate-2-sulfatase gene in mild Hunter syndrome (mucopolysaccharidosis type Ⅱ) confirmed by in vitro mutagenesis and expression. Hum Mol Genet , 1992, 1:755-757.

[57] YOUNG I D, HARPER P S, ARCHER I M, et al. A clinical and genetic study of Hunter's syndrome. 1 Heterogeneity. J Med Genet , 1982, 19:401-407.

[58] YOUNG I D, HARPER P S, NEWCOMBE R G, et al. A clinical and genetic study of Hunter's syndrome. 2 Differences between the mild and severe forms. J Med Genet , 1982, 19:408-411.

[59] YOUNG I D, HARPER P S. The natural history of the severe form of Hunter's syndrome: a study based on 52 cases. Dev Med Child Neurol , 1983, 25:481-489.

[60] TIMMS K M, BONDESON M L, ANSARI-LARI M A, et al. Molecular and phenotypic variation in patients with severe Hunter syndrome. Hum Mol Genet , 1997, 6:479.

[61] YOUNG I D, HARPER P S. Mild form of Hunter's syndrome: clinical delineation based on 31 cases. Arch Dis Child , 1982, 57:828-836.

[62] DIFFERANTE N M, NICHOLS B L J R. A case of the Hunter syndrome with progeny. Johns Hopkins Med J , 1978, 130:121.

[63] BECK M. Papilloedemas in association with Hunter syndrome. Br J Ophthalmol , 1983, 67:174.

[64] FREEMAN R G. A pathological basis for the cutaneous papules of mucopolysac-charidosis Ⅱ (the Hunter syndrome). J Cutan Pathol , 1977, 4:673.

[65] 中华医学会儿科学分会血液学组.异基因造血干细胞移植治疗黏多糖贮积症儿科专家共识.中国小儿血液与肿瘤杂志, 2017, 22(5):227-230.

[66] HARRIS R C. Mucopolysaccharide disorder: a possible new genotype of Hurler's syndrome. Am J Dis Child , 1961, 102:741.

[67] SANFILIPPO S J, PODOSIN R, LANGER L, et al. Mental retardation associated with acid mucopolysacchariduria (heparitin sulfate type). J Pediatr , 1963, 63:837.

[68] KRESSE H, WIESMANN U, GANTZ M, et al. Biochemical heterogeneity of the Sanfilippo syndrome:

preliminary characterization of two deficient factors. Biochem Biophys Res Commun ,1971,42:892.

[69]　KRESSE H, NEUFELD E F. The Sanfilippo A corrective factors. J Biol Chem ,1972,247:2164.

[70]　O'BRIEN J S. Sanfilippo syndrome: profound deficiency of alpha- acetylglucosaminidase activity in organs and skin fibroblasts from type B patients. Proc Natl Acad Sci USA ,1972,69:1720-1722.

[71]　VON FIGURA K, KRESSE H. The Sanfilippo B corrective factor: a N-acetyl- α -d-glucosaminidase. Biochem Biophys Res Commun ,1972,48:262.

[72]　KLEIN U, KRESSE H, VON FIGURA K. Sanfilippo syndrome type C: deficiency of acetyl-CoA: α -glucosaminide N-acetyl-transferase in skin fibroblasts. Proc Natl Acad Sci USA ,1978,75:5185-5189.

[73]　KRESSE H, PASCHKE E, VON FIGURA K, et al. Sanfilippo disease type D: deficiency of N-acetylglucosamine 6-sulfate sulfatase required for heparan sulfate degradation. Proc Natl Acad Sci USA ,1980,77:6822-6826.

[74]　ROBERTSON D A, FREEMAN C, NELSON P V, et al. Human glucosamine-6- sulfatase cDNA reveals homology with steroid sulfatase. Biochem Biophys Res Commun ,1988,157:218.

[75]　ROBERTSON D A, CALLEN D F, BAKER E G, et al. Chromosomal localization of the gene for human glucosamine 6-sulphatase to 12q14. Hum Genet ,1988,79:175-178.

[76]　ZHAO H G, LI H H, BACH G, et al. The molecular basis of Sanfilippo syndrome type B. Proc Nat Acad Sci USA ,1996,93:6101-6105.

[77]　VAN DE KAMP J J P, NIERMEIJER M F, VON FIGURA K, et al. Genetic heterogeneity and clinical variability in the Sanfilippo syndrome (types A, B and C). Clin Genet ,1981,20:152.

[78]　LINDOR N M, HOFFMAN A, O'BRIEN J F, et al. Sanfilippo syndrome type A in two adult sibs. Am J Med Genet ,1994,53:241.

[79]　NIDIFFER F D, KELLY T E. Developmental and degenerative patterns associated with cognitive behavioral and motor difficulties in the Sanfilippo syndrome: an epidemiological study. J Ment Defic Res ,1987,27:185.

[80]　VAN SCHROJENSTEIN-DEVALK H M J, VAN DE KAMP H P. Follow-up on seven adult patients with mild Sanfilippo B disease. Am J Med Genet ,1987,28:125.

[81]　MATALON R, DEANCHING M, NAKAMURA F, et al.A recessively inherited lethal disease in a Caribbean isolate – a sulfamidase deficiency. Pediatr Res ,1980,14:524.

[82]　SEWELL A C, PONTZ B F, BENISCHEK G. Mucopolysaccharidosis type ⅢC (Sanfilippo): early clinical presentation in a large Turkish pedigree. Clin Genet ,1988,34:116-121.

[83]　HERD JK, SUBRAMANIAN S,ROBINSON H.Type Ⅲ mucopolysaccharidosis: report of a case with severe mitral valve involvement. J Pediatr ,1973,82:101-104.

[84]　SASAKI T, SUKEGAWA K, MASUE M, et al. Purification and partial charac terization of α -N-acetylglucosaminidase from human liver. J Biochem ,1991,110:842.

[85]　MORQUIO L. Sur une form de dystrophie osseuse familiale. Arch Med Enfants ,1929,32:129.

[86] BRAILSFORD J F. Chondro-osteo-dystrophy: roentgenographic and clinical features of a child with dislocation of vertebrae. Am J Surg , 1929, 7:404.

[87] MAROTEAUX P, LAMY M. Opacities cornéennes et trouble métabolique dans la maladie de Morquio. Rev Fr Etud Clin Biol , 1961, 6:48.

[88] MINAMI R, KATSUYUKI A, KUDOH T, et al. Identification of keratan sulfate in liver affected by Morquio syndrome. Clin Chim Acta , 1979, 93:207.

[89] GADBOIS P, MOREAU J, LABERGE C. La maladie de Morquio dans la province de Quebec. Union Med Can , 1973, 102:602.

[90] GROEBE H, KRINS M, SCHMIDBERGER H, et al. Morquio syndrome (mucopolysaccharidosis IV B) associated with α -galactosidase deficiency: a report of two cases. Am J Hum Genet , 1980, 32:258-272.

[91] TOMATSU S, FUKUDA S, MASUE M, et al. Morquio disease: isolation characterization and expression of full length DNA for human N-acetylgalactosamine-6-sulfatase. Biochem Biophys Res Commun , 1991, 181:677.

[92] MASUNO M, TOMATSU S, NAKASHIMA Y, et al. Mucopolysaccharidosis IV A: assignment of the human N-acetylgalactosamine-6-sulfate sulfatase (GALNS) gene to chromosome 16q24. Genomics , 1993, 16:777-778.

[93] HORI T, TOMATSU S, NAKASHIMA Y, et al. Mucopolysaccharidosis type IVA: common double deletion in the N-acetylgalactosamine-6-sulfatase gene (GALNS). Genomics , 1995, 26:535-542.

[94] TOMATSU S, FUKUDA S, YAMAGISHI A, et al. Mucopolysaccharidosis IVA: four new exonic mutations in patients with N-acetylgalactosamine-6-sulfate sulfatase deficiency. Am J Hum Genet , 1996, 58:950-962.

[95] HECHT J T, SCOTT CI J R, SMITH T K, et al. Mild manifestations of the Morquio syndrome (Letter). Am J Med Genet , 1984, 18:369.

[96] HOLZGREVE W, GROBE H, VON FIGURA K, et al. Morquio syndrome: clinical findings in 11 patients with MPS IVA and 2 patients with MPS Ⅳ B. Hum Genet , 1981, 57:360-365.

[97] CAHANE M, TREISTER G, ABRAHAM F A, et al. Glaucoma in siblings with Morquio syndrome. Br J Ophthalmol , 1990, 74:382-383.

[98] NORTHOVER H, COWIE R A, WRAITH J E. Mucopolysaccharidosis type IVA (Morquio syndrome):A clinical review. J Inherit Metab Dis , 1996, 19:357-365.

[99] NELSON J, THOMAS P S. Clinical findings in 12 patients with MPS Ⅳ A (Morquio's disease). Further evidence for heterogeneity part Ⅲ: odontoid dysplasia. Clin Genet , 1988, 33:126-130.

[100] FUKUDA S, TOMATSU S, MASUE M, et al. Mucopolysaccharidosis type Ⅳ A: N-acetylgalactosamine-6-sulfate sulfatase exonic point mutations in classical Morquio and mild cases. J Clin Invest , 1992, 90:1049-1053.

[101] OSHIMA A, YOSHIDA K, SHIMMOTO M, et al. Human beta-galactosidase gene mutations in Morquio B disease. Am J Hum Genet , 1991, 49:1091-1093.

[102] SUZUKI Y, OSHIMA A. A beta-galactosidase gene mutation identified in both Morquio B disease and infantile

G(M1) gangliosidosis (Letter).Hum Genet , 1993,91:407.

[103] MAROTEAUX P, LEVÊQUE B, MARIE M, et al. A new dysostosis with urinary elimination of chondroitin sulfate B. Presse Med, 1963 ,71:1849-1852.

[104] POORTHUIS B J, WEVERS R A, KLEIJER W J, et al. The frequency of lysosomal storage diseases in The Netherlands. Hum Genet, 1999, 105(1/2):151-156.

[105] GIUGLIANI R, HARMATZ P, WRAITH J E. Management guidelines for mucopolysaccharidosis Ⅵ. Pediatrics, 2007, 120(2):405-418.

[106] KARAGEORGOS L, BROOKS D A, POLLARD A, et al. Mutational analysis of 105 mucopolysaccharidosis type Ⅵ patients. Human mutation, 2007, 28(9): 897-903.

[107] VALAYANNOPOULOS V, NICELY H, HARMATZ P, et al. Mucopolysaccharidosis vi. Orphanet journal of rare diseases, 2010 , 5(1): 5.

[108] TURBEVILLE S, NICELY H, RIZZO J D, et al. Clinical outcomes following hematopoietic stem cell transplantation for the treatment of mucopolysaccharidosis Ⅵ. Molecular genetics and metabolism, 2011, 102(2): 111-115.

[109] TOMATSU S, FUJII T, FUKUSHI M, et al. Newborn screening and diagnosis of mucopolysaccharidoses. Mol Genet Metab, 2013, 110(1/2):42-53.

[110] VAIRO F, FEDERHEN A, BALDO G, et al. Diagnostic and treatment strategies in mucopolysaccharidosis Ⅵ. The application of clinical genetics, 2015, 8: 245.

[111] HARMATZ P, SHEDIAC R. Mucopolysaccharidosis Ⅵ: pathophysiology, diagnosis and treatment. Front Biosci (Landmark Ed), 2017, 22: 385-406.

[112] GOME S, DALIL A, FERNANDE S, et al. Clinical effectiveness of enzyme replacement therapy with galsulfase in mucopolysaccharidosis type Ⅵ treatment: Systematic review. Journal of inherited metabolic disease vol, 2019, 42 (1): 66-76.

[113] SLY W S, QUINTON B A, MCALISTER W H, et al. Beta glucuronidase deficiency: report of clinical, radiologic, and biochemical features of a new mucopolysaccharidosis. J Pediatr, 1973 ,82(2):249-257.

[114] TOMATSU S, SUKEGAWA K, IKEDO Y, et al. Molecular basis of mucopolysaccharidosis type Ⅶ: replacement of Ala 619 in β -glucuronidase with Val. Gene, 1990 ,89(2): 283-287.

[115] SHIPLEY J M, KLINKENBERG M, Wu B M, et al. Mutational analysis of a patient with mucopolysaccharidosis type Ⅶ, and identification of pseudogenes. American journal of human genetics, 1993 ,52(3): 517-526.

[116] TOMATSU S, MONTAÑO A M, DUNG V C, et al. Mutations and polymorphisms in GUSB gene in mucopolysaccharidosis Ⅶ (Sly Syndrome). Human mutation, 2009 ,30(4): 511-519.

[117] LIEBHERR R B, RENNER M, GORRIS H H. A single molecule perspective on the functional diversity of in vitro evolved β -glucuronidase. Journal of the American Chemical Society, 2014 ,136(16): 5949-5955.

[118] KHAN F I, SHAHBAAZ M, BISETTY K, et al. Large scale analysis of the mutational landscape in β -glucuronidase: A major player of mucopolysaccharidosis type Ⅶ . Gene, 2016 , 576(Pt 1):36-44.

[119] MONTAÑO A M, LOCK-HOCK N, STEINER R D, et al. Clinical course of sly syndrome (mucopolysaccharidosis type Ⅶ). Journal of medical genetics, 2016 , 53(6):403-418.

[120] GURDA B L, De LATAILLADE A D G, BELL P, et al. Evaluation of AAV-mediated gene therapy for central nervous system disease in canine mucopolysaccharidosis Ⅶ . Molecular Therapy, 2016 , 24(2): 206-216.

[121] ZIELONKA M, GARBADE S F, KÖLKER S, et al. Quantitative clinical characteristics of 53 patients with MPS Ⅶ : a cross-sectional analysis. Genetics in Medicine, 2017 , 19(9): 983.

第二节

戈谢病

概述

戈谢病(Gaucher disease, GD)是一种较常见的溶酶体贮积病,由 Philippe Gaucher 在 1882 年首先描述,为常染色体隐性遗传病,致病基因位于 1 号染色体的 *GBA* 基因突变,常在犹太人中多见。目前已报道的患者中该基因突变超过 400 种,包括错义突变、剪接突变、转移突变、基因缺失、基因与假基因融合等,导致葡糖脑苷脂酶(又称酸性 β 葡萄糖苷酶)的活性明显降低,其催化功能和稳定性下降,同时通过内质网期间的酶错误折叠也可能导致蛋白酶体过早降解继而引起酶缺乏。造成其底物葡糖脑苷脂在肝、脾、骨骼、肺,甚至脑的单核 - 巨噬细胞中蓄积,形成典型的"戈谢细胞",导致受累组织器官出现病变,而 Mistry 等人在小鼠模型上发现了葡萄糖脑苷脂的另一种代谢途径,转化为葡萄糖基鞘氨醇(或溶血葡萄糖神经酰胺),而葡糖基鞘氨醇经活化代谢产生鞘氨醇,然后产生鞘氨醇 -1- 磷酸(sphingosine-1-phosphate, S1P),而鞘氨醇对骨骼有毒性。另外积累的葡糖基鞘氨醇可能导致神经元功能障碍和死亡,引起相关神经系统症状。葡糖基鞘氨醇通常不存在于人脑中,但在与戈谢病相关的神经病变的患者的大脑中可检测到。另外葡糖基鞘氨醇可作为 S1P 的来源,可能影响着多种细胞的功能。临床表现为多脏器受累并呈进行性加重。

临床表现

由于葡糖脑苷脂酶缺乏的程度不同,临床表现会较大的差异。根据戈谢病发病的急缓、内脏受累程度及有无神经系统症状将其分为三种类型(表 8-2-1):慢性型(非神经型、成人型、Ⅰ型)、急性型(Ⅱ型、神经型)和亚急性型(Ⅲ型、神经型)。同时根据亚急性型临床表现又分为Ⅲa、Ⅲb、Ⅲc型。

表 8-2-1　戈谢病分型及临床表现

发病人群	慢性型(Ⅰ型)	急性型(Ⅱ型)	亚急性型(Ⅲ型)
	任何年龄	3～6个月	儿童
神经系统症状	–	++++	++ → ++++
生存时间	较长	<两年	20～40年
脾大	++++	++	++
肝大	++	+	+
病理性骨折	+	–	+

1. **Ⅰ型(非神经病变型)**　这是最常见亚型(在欧美达90%～95%),发病越早,症状越重。各年龄段都有发病可能,主要为肝脾肿大,常伴有脾亢。存在血液系统异常表现,肤色苍白、疲劳,凝血功能异常表现。存在骨骼系统异常表现,常常侵袭腰椎、长骨干骺端、骨干及中后期的骨骺和骨突。X线表现为长骨骨管下端隆起呈锥形瓶样改变,可有生长发育迟缓。戈谢细胞不仅是巨噬细胞转化的结果,而且与来自替代分化途径不同的M2亚群相对应。这些特异性亚群表型取决于组织和巨噬细胞的特异性的微环境,其中M2亚群具有抗炎,免疫调节和组织修复特性,并去除异常造血细胞或吞噬成红细胞核的巨噬细胞,可分泌多种细胞因子,趋化因子等。骨骼系统的异常表现,如骨质疏松可能与抑制成骨细胞活性的IL-10相关,也可能与IL-1β、IL-6、M-CSF、MIP-1α和MIP-1β有关,通过增加破骨细胞刺激骨吸收活动。戈谢细胞中的铁蛋白水平较高,并且抑制铁经肠吸收的铁调素的合成增加,同时某些细胞因子(IL-6和IL-1β)也增加了铁调素基因转录;而且特异性活化的巨噬细胞也可以通过自分泌机制诱导铁的保留从而降低糖基化能力,导致糖基化铁蛋白的降低。而Ⅰ型戈谢病患者中的高铁蛋白血症与疾病严重程度的指标相关,铁蛋白可能可以作为一种非特异性生物标志物。

2. **Ⅱ型(急性神经病变型)**　Ⅱ型患者除有与Ⅰ型相似的肝脾肿大、血液系统血细胞计数异常等表现外,同时具有急性的、较为严重的神经系统损伤表现,表现为受累神经麻痹、痫样发作、角弓反张及认知障碍等,常在婴儿及幼儿期发病,2～4岁前死亡。

3. **Ⅲ型(亚急性神经病变型)**　Ⅲ型患者除有与Ⅰ型相似的肝脾肿大、血液系统血细胞计数异常等表现外,患者往往逐渐出现进展较为缓慢的神经系统损伤表现。根据典型的症状不同,Ⅲ型可分为a、b、c 3种亚型。

实验室及辅助检查

1. 葡萄糖脑苷脂酶活性检测 葡萄糖脑苷脂酶活性检测是戈谢病诊断的金标准。当其外周血白细胞或皮肤成纤维细胞中葡萄糖脑苷脂酶活性降低至正常值的 30% 以下时,即可确诊戈谢病。少数患者具有戈谢病肝脾肿大、血细胞计数异常及神经系统损伤表现,但葡萄糖脑苷脂酶活性大致正常时,需进一步完善其他相关检测。另外血浆壳三糖酶活性检测可用于戈谢病患者的辅助诊断及治疗效果的检测。

2. 骨髓形态学检查 患者骨髓穿刺涂片和骨髓活检可能发现特征性细胞即"戈谢细胞",该细胞体积大、胞核小、部分胞质可见空泡。但该检查存在假阳性及假阴性的情况,不能确诊,需鉴别区分其他疾病的同时,进一步行葡萄糖脑苷脂酶活性检测。

3. 基因检测 到 2015 年已发现中国人戈谢病基因突变类型约 40 种,基因诊断并不能代替酶活性测定的生化诊断,但可作为诊断的补充依据并明确对杂合子的诊断。

诊断及鉴别诊断

1. 诊断 由于本病误诊率及漏诊率较高,其诊断需结合临床表现、实验室检测及病理学检查等进行综合判断。脾肿大是该病的主要临床表现,因此,不明原因的脾肿大需引起重视。

2. 鉴别诊断 本病需与其他可能引起肝脾肿大疾病相鉴别:如血液系统疾病(白血病、淋巴瘤、免疫性血小板减少症、地中海贫血等),炎症与免疫性疾病(类风湿性疾病等),其他溶酶体贮积症(尼曼-皮克病等)。

治疗

1. 支持治疗 根据临床症状进行对症支持治疗。如脾大伴有脾功能亢进时可进行脾切除;如贫血混浊可补充铁剂,必要时输血纠正贫血;血小板较少伴有凝血功能障碍或出血倾向的患者,可进行血小板输注;骨痛患者可止痛、补钙及维生素 D 防治骨质疏松。

2. 特异性治疗 以基因重组方法研制的葡糖脑苷脂酶[注射用伊米苷酶(imiglucerase)]用于戈谢病的酶替代治疗。临床实践显示,伊米苷酶具有改善血细胞计数、减少肝和脾脏体积及改善腰椎骨密度等疗效。

3. 底物抑制剂疗法 其作用机制是抑制脂肪形成的代谢过程,直接减少脂肪沉积物在细胞中的积累,麦格司他可作为治疗戈谢病 I 型用药。在未治疗的患者中,血浆葡糖神经酰胺(GlcCer)水平显著增加(约为正常 3 倍左右),并且 GlcCer/Cer 比值与疾病严重程度相关。酶学疗法及底物抑制剂疗法在治疗 6 个月时就可导致血浆中的 GlcCer 水平下降,并且在有明显临床反应的患者中治疗效果最为显著。

4. 造血干细胞移植治疗 造血干细胞移植存在死亡率高、异体移植匹配程度低等缺陷,不作为首选治疗方法。

5. 其他治疗 如分子伴侣疗法、基因治疗等正在探索中,临床应用少,尚无明确证据表明其疗效。

遗传咨询和产前诊断

戈谢病是一种常染色体隐性遗传病,目前暂未列入常规产前筛查。对于生育过戈谢病患儿的家庭及亲属应进行遗传咨询及致病基因携带者检测。产前诊断是预防高危家庭再次生育类似患儿的最有效方法。

预后

戈谢病早诊早治可预防或减缓其不可逆性并发症的发生和发展,所以早期识别及确诊对改善其预后至关重要。

(陈衍晨 王 斌)

参考文献

[1] BOVEN L A, VAN MEURS M, BOOT R G, et al. Gaucher cells demonstrate a distinct macrophage phenotype and resemble alternatively activated macrophages . Am J Clin Pathol,2004,122(3):359-369.

[2] DAVIES E H, SURTEES R, DEVILE C, et al. A severity scoring tool to assess the neurological features of neuronopathic gaucher disease. J Inherit Metab Dis,2007,30(5):768-782.

[3] DEEGAN P B, COX T M. Clinical evaluation of biomarkers in gaucher disease. Acta Paediatr Suppl,2005,94(447):47-50.

[4] DI ROCCO M, GIONA F, CARUBBI F, et al. A new severity score index for phenotypic classification and evaluation of responses to treatment in type i gaucher disease. Haematologica,2008,93(8):1211-1218.

[5] GROENER J E, POORTHUIS B J, KUIPER S, et al. Plasma glucosylceramide and ceramide in type 1 gaucher disease patients: Correlations with disease severity and response to therapeutic intervention. Biochim Biophys Acta,2008,1781(1/2):72-78.

[6] HONG Y B, KIM E Y, JUNG S C. Upregulation of proinflammatory cytokines in the fetal brain of the gaucher mouse. J Korean Med Sci,2006,21(4):733-738.

[7] LONSER R R, SCHIFFMAN R, ROBISON R A, et al. Image-guided, direct convective delivery of glucocerebrosidase for neuronopathic gaucher disease. Neurology,2007,68(4):254-261.

[8] MCEACHERN K A, FUNG J, KOMARNITSKY S, et al. A specific and potent inhibitor of glucosylceramide

synthase for substrate inhibition therapy of gaucher disease. Mol Genet Metab,2007,91(3):259-267.

[9] PASTORES G M. Musculoskeletal complications encountered in the lysosomal storage disorders. Best Pract Res Clin Rheumatol,2008,22(5):937-947.

[10] PASTORES G M, BARNETT N L. Substrate reduction therapy: Miglustat as a remedy for symptomatic patients with gaucher disease type 1. Expert Opin Investig Drugs,2003,12(2):273-281.

[11] PASTORES G M, GIRALDO P, CH RIN P, et al. Goal-oriented therapy with miglustat in gaucher disease. Curr Med Res Opin,2009,25(1):23-37.

[12] PELLED D, TRAJKOVIC-BODENNEC S, LLOYD-EVANS E, et al. Enhanced calcium release in the acute neuronopathic form of gaucher disease. Neurobiol Dis,2005,18(1):83-88.

[13] SCHIFFMANN R, FITZGIBBON E J, HARRIS C, et al. Randomized, controlled trial of miglustat in gaucher's disease type 3. Ann Neurol,2008,64(5):514-522.

[14] STARZYK K, RICHARDS S, YEE J, et al. The long-term international safety experience of imiglucerase therapy for gaucher disease. Mol Genet Metab,2007,90(2):157-163.

[15] STIRNEMANN J, BELMATOUG N, CAMOU F, et al. A review of gaucher disease pathophysiology, clinical presentation and treatments. Int J Mol Sci,2017,18(2) :441.

[16] YOSHINO M, WATANABE Y, TOKUNAGA Y, et al. Roles of specific cytokines in bone remodeling and hematopoiesis in gaucher disease. Pediatr Int,2007,49(6):959-965.

[17] 张永红,罗学群,邱正庆.戈谢病临床诊断研究进展.中华儿科杂志,2015,53(4):313-315.

[18] 中华医学会儿科学分会遗传代谢内分泌学组,中华医学会儿科学分会血液学组,中华医学会血液学分会红细胞疾病(贫血)学组.中国戈谢病诊治专家共识(2015).中华儿科杂志,2015,53(4):256-261.

第三节

尼曼 - 皮克病

一、尼曼 - 皮克病 A/B 型

概述

尼曼 - 皮克病(Niemann-Pick disease,NPD)又称鞘磷脂沉积病,是一种罕见的先天性糖脂代谢性疾病,通过常染色体隐性遗传。首先由 Niemann 在 1914 年报道,Pick 基于泡沫细胞的出现将其与戈谢病区分开。尼曼 - 皮克病分为 A 型、B 型和 C 型,其中 A 型和 B 型患者由于缺乏鞘磷脂酶而致病,C 型患者并无鞘磷脂酶缺乏。A 型在阿什肯纳兹犹太人中相对常见,B 型在阿拉伯人、土耳其人及葡萄牙人中更多见。其发病机制是由于鞘磷脂酶的缺陷导致鞘磷脂在组织中积累,尤其在网状内皮细胞丰富的组织中,如脾、肝、肺、肾、脑、骨髓、肠道、淋巴结等。鞘氨醇 C-18 碱基和长链脂肪酸通过酰胺键连接合成神经酰胺,神经酰胺再结合磷酸胆碱,合成鞘磷脂,鞘磷脂酶缺乏导致鞘磷脂分解受阻,故脂质在组织和细胞内沉积,出现临床症状和典型病理特征即泡沫细胞。

临床表现

A 型表型较 B 型更常见,占所有患者的 3/4。B 型患者表型特征跨度较大,从肝脾大的婴儿到成年患者,不同的表型与不同的基因型有关。

1. 肝脾大、水肿及腹部膨隆　A 型患者出生时即可出现肝脾增大,且在胎儿期或能发现肝、脑、肾和胎盘中脂质沉积,超声可提示胎盘增大并导致流产;不同于戈谢病,患儿的肝大和脾大不成比例。典型的 B 型患者症状出现于成年后或青少年后期,严重者可进展为肝硬化,引起门静脉高压、腹水。

2. 肝功能异常　转氨酶谷草转氨酶(glutamic-oxaloacetic transaminase,GOT)、谷丙转氨酶(glutamic-pyruvic transaminase,GPT)、碱性磷酸酶、酸性磷酸酶、胆固醇、甘油三酯等都可能升高,部分 A 型患者出现长时间的新生儿黄疸及不明原因黄疸发作。另外可能继发弥漫性血管内凝血病、淋巴结病变等。

3. 感染或肺部症状　可能出现不明原因发热、呼吸窘迫、细支气管炎、肺炎、肺心病等,胸片可提示网状或广泛结节状弥漫间质浸润。部分患儿出生时有呼吸困难和鼻漏。

4. 发育迟缓　A 型患者可在 8 ~ 9 月龄出现生长发育停滞、体重不增,但身高直至15 ~ 18 月龄才停止增加,患儿表现为愈加瘦弱、厌食、恶病质,可伴有呕吐、腹泻或便秘。沙特阿拉伯地区的早发 B 型患者也在早期出现生长发育障碍,症状严重者多在 3 岁前死亡。

5. 神经系统异常　常见于 A 型疾病患者,包括精神发育迟缓、肌无力、肌张力低下、深腱反射亢进、小脑共济失调等,可进展为无环境意识的痉挛、强直状态。脑电图(EEG)多正常。

6. 眼底异常　约50%的患者眼底可见樱桃红或樱桃黑的黄斑。有时黄斑周围呈撒盐状,灰色颗粒状,黄斑晕轮综合征,或融雪状。视网膜电图异常。

7. 皮肤、骨质及血液等系统改变　皮肤可呈黄褐色,部分患者出现黄色瘤,特别在脸上和手臂上。大多数患者会出现骨质疏松症。脾亢可引起全血细胞减少,并进展为窒息或肺炎。

实验室及辅助检查

1. 鞘磷脂酶活性分析　采用荧光底物法检测外周血白细胞或培养的皮肤成纤维细胞内

鞘磷脂酶活性,通过对体外培养的羊水细胞和绒毛进行酶分析做产前诊断,可发现部分异常胎儿。一般在 A 型患者中,有活性的少于 5%、且活性通常检测不到;而 B 型患者酶活性差异较大 0 ~ 10%。值得注意的是,酶活性并不是判断临床严重程度的可靠指标。

2. 形态学检查 泡沫细胞是鞘磷脂酶缺乏患者的病理特征,通常首先在骨髓抽吸物中检测到,还可在患者的脾、肝、淋巴结和肺中广泛出现,部分有胃肠道症状和发育障碍的患者可以做直肠活检。光镜下经瑞氏染色后,细胞因其储存的脂质而被染色,脂滴大小均匀,呈蜂窝状或桑葚样。电子显微镜下,泡沫细胞的储存物质溶解后可见小的偏心核和膜结合的透明区域,也可有颗粒状物质、螺纹或薄片。

3. 分子遗传学检测 表型 - 基因型具有较大相关性,可以为患儿父母做遗传咨询,尤其在疾病高发的群体中,为已知明确突变的家庭做产前诊断和携带者检测。通过高通量二代测序检测分析出变异的基因位点,例如在阿什肯纳兹犹太人 A 型患者中发现了三种常见突变,分别是外显子 6 和 2 中的点突变,以及外显子 2 中的单碱基缺失造成的移码突变。

4. 其他 血常规及生化检查可有三系减少、肝功能损害,肺部 X 线片或 CT 呈粟粒样或网状浸润,B 超检查可见肝脾病变,部分患者头颅磁共振可见脑萎缩,眼底检查可见樱桃红斑。

诊断及鉴别诊断

1. 诊断 结合患者的临床表现,实验室辅助检查以及基因检测结果,可做出诊断。

2. 鉴别诊断 戈谢病与尼曼 - 皮克病的临床症状相似,区别点在于穿刺标本中可见数目不等的戈谢细胞和尼曼 - 皮克细胞,通过不同的形态学特征、不同的染色特征及电镜特点加以区分。

治疗

1. 一般治疗 以对症支持治疗为主,包括低胆固醇膳食,使用降胆固醇药物,控制肺部感染,镇静治疗等。脾功能亢进或肝功能损害的重症患者,可行脾切除术或肝移植术。对有严重神经系统症状患者给予康复和物理疗法有助于改善病情。

2. 酶替代治疗 鞘磷脂酶替代疗法已在儿童和成人患者中进行临床试验,正在积极探索中。

3. 基因治疗 通过基因编辑让患者细胞重新开始生成缺失的蛋白酶从而根治,但目前尚发展在动物实验阶段。

4. 骨髓移植 异基因造血干细胞移植能有效提高患儿体内鞘磷脂酶浓度,缓解肝脾肿大及间质性肺部病变症状,可观察到移植后肝脏和脾脏缩小,胸片提示肺部浸润也有改善,但对疾病的神经损伤没有延缓作用。

预后

尼曼 - 皮克 A 型患者预后较差,多因进行性神经退行性病变及肺部感染在 3 岁内死亡,部分尼曼 - 皮克 B 型患者可存活至成人期,但部分出现严重脾功能亢进者无法存活。

二、尼曼 - 皮克病 C 型

概述

尼曼 - 皮克病 C 型(Niemann-Pick type C)是一种常染色体隐性遗传的溶酶体贮积病,主要表现为胆固醇代谢异常。其发病机制是由于胆固醇异常加工和储存,胆固醇酯化和运输不足,使未酯化胆固醇在溶酶体和晚期内涵体中累积。*NPC1* 或 *NPC2* 基因缺陷均可致病,95% 患者与 NPC1 有关,NPC1 是一种多功能膜蛋白,富含低密度脂蛋白胆固醇,能够帮助胆固醇从晚期内涵体转运到高尔基体、内质网和质膜;5% 患者由于 *NPC2* 基因缺陷,无法编码溶酶体胆固醇结合蛋白而致病。

临床表现

1. 全身症状

(1)肝脾肿大、黄疸和肝功能异常:儿童期可出现肝脾肿大,也可随着生长发育症状渐渐消失。肝脏方面最常见表现为新生儿胆汁淤积性黄疸,通常早期自行消失,但也可能延长,还可伴有早发性急进性神经系统病变。胎儿腹水的病例大多死于婴儿期。继 α_1- 抗胰蛋白酶缺乏症之后,该病已被列为英国第二常见的肝病病因。

(2)生长发育迟缓:一些患者从婴儿期开始就出现生长发育迟缓,但神经系统变性 3 岁左右开始出现。

(3)肺部症状:肺部间质组织中泡沫细胞浸润可引起呼吸衰竭甚至死亡。

(4)其他:吞咽困难、营养不足、流涎和吸入性肺炎都可能发生。

2. 神经精神症状

(1)神经系统症状:通常在 3 ~ 13 岁之间出现,震颤、笨拙、进行性共济失调、注意力无法集中、语言障碍、肌张力障碍等锥体系和锥体外系体征。体格检查的特征性表现是垂直性核上性眼肌麻痹,向上注视功能受损可能被首先察觉,向下注视也可能受损,最终发展为眼肌麻痹甚至失明。早期的张力低下可能逐渐被痉挛或强直状态而取代,这些神经功能障碍进行性加重,可能发展为癫痫发作并难以控制。还有其他少见的特征表现如痴笑猝倒,即在点头或是巨大刺激后肌力突然丧失,引起跌倒和受伤。

(2)精神症状:属晚发型,多在青春期或成人期出现。有些患者仅有精神症状,如精神错乱、进行性认知障碍或痴呆。

实验室及辅助检查

1. 菲律宾染色测定 菲律宾染剂是一种检测未酯化胆固醇的荧光探针,对培养的成纤维细胞进行检测,发现异常沉积的胆固醇,提示结果呈阳性,该方法广泛而有效,特异性也较强,但与表型的相关性尚不清楚。

2. 分子遗传学检测 先通过高通量二代测序分析出 *NPC1* 或 *NPC2* 基因变异的位点,目前已发现很多不同的突变,包括缺失、插入、错义、纯合突变等等,该病广泛的分子异质性使得突变分析发展艰难,但对于某些突变种群、已知突变的家族或有明显化学表达异常的家庭,杂合子检测和产前诊断是首选方法。

3. 形态学检查 通常取骨髓抽吸物,或在肝、脾、扁桃体、淋巴结、脑、视网膜、结膜、皮肤等组织活检中可见蓄积的泡沫细胞,染色剂染色后看到胆固醇结晶,电子显微镜下可见大量同心高电子密度的包含物和低电子密度液泡。

4. 壳三糖苷酶的活性测定 壳三糖苷酶的活性在戈谢病中显著增加,在尼曼 - 皮克病 C 型和其他溶酶体贮积病中可能中度升高或正常。

5. 其他 血生化 HDL 降低、LDL 升高、甘油三酯升高,肺部 X 线片或 CT 提示肺部病变,颅脑影像或可见明显的脑萎缩。

诊断及鉴别诊断

1. 诊断 该疾病的临床表现有很大差异性,发现和诊断较晚。部分患者在新生儿期出现肝脾肿大、胆汁淤积性黄疸或肝功能不全,随即出现肺部间质浸润改变,孤立性脾肿大也可作为唯一症状持续数年并最终出现神经系统症状;部分患儿持续数月或数年肌无力,随后出现生长发育迟缓;学龄儿童突然出现癫痫和痴笑,持续多年,肢体运动协调力差;青少年或成人期出现类似抑郁症或精神分裂症等症状;根据临床表现,结合辅助检查手段即可确诊。

2. 鉴别诊断 患儿骨髓中可见海蓝色组织细胞,需与海蓝组织细胞增多症、多发性骨髓瘤相鉴别。

治疗

目前没有特异性的治疗手段,支持治疗很重要。常规抗惊厥药物可以控制癫痫发作者,普瑞普林和氯米帕明可用于猝倒和睡眠障碍,抗胆碱能药物对肌张力障碍和震颤可能有效。通过靶向中枢神经系统的 *NPC1* 基因的过表达,在纯合尼曼 - 皮克病 C 型小鼠模型中成功预防了神经系统变性并延长了寿命,提高了未来基因治疗的前景。

预后

尼曼 - 皮克 C 型患者常在 5 ～ 15 岁死亡，成年期发病可长期存活。

（陈衍晨 王 斌）

参考文献

[1] NIEMANN A. EIN UNBEKANNTES KRANKHEITSBILD. Jahrb Kinderheilkd , 1914, 79:1.

[2] PICK L. Ⅱ Niemann-Pick's disease and other forms of so-called xanthomatoses. Am J Med Sci , 1933, 185:601.

[3] CROCKER A C, FARBER S. Niemann-Pick disease: a review of eighteen patients. Medicine (Baltimore) , 1958, 37:1.

[4] SCHETTLER G, KAHLKE W. Niemann-Pick Disease. New York: Springer-Verlag, 1967.

[5] MAURER L E. Niemann-Pick's disease a report of four cases. Rocky Mtn Med J , 1941, 38:460.

[6] VANIER M T. Biochemical studies in Niemann-Pick disease. I Major sphingolipids in liver and spleen. Biochim Biophys Acta , 1983, 750:178.

[7] BLANKENSHIP R M, GREENBURG B R, LUCAS R N, et al. Familial sea-blue histiocytes with acid phosphatemia. A syndrome resembling Gaucher disease: the Lewis variant. JAMA, 1973, 225:54-56.

[8] STANBURY J B, WYNGAARDEN J B, FREDERICKSON D S .The metabolic basis of inherited disease. 3rd ed. New York: McGraw Hill, 1972.

[9] SCHOENFELD A, ABRAMOVICI A, KLIBANSKI C. Placental ultrasonographic biochemical and histochemical studies in human fetuses affected with Niemann-Pick disease type A. Placenta , 1985, 6(1): 33-43.

[10] DAWSON P G, DAWSON G. Adult Niemann-Pick disease with sea-blue histiocytes in the spleen. Hum Pathol , 1982, 13:1115-1120.

[11] TASSONI J P, FAWAZ K A, JOHNSON D E. Cirrhosis and portal hypertension in a patient with adult Niemann-Pick disease. Gastroenterology , 1991, 100:567-569.

[12] TAMARU J, IWASAKI I, HORIE H, et al. Niemann-Pick disease associated with liver disorders. Acta Pathol Jap , 1985, 35:1267.

[13] BALINT J H, NYHAN W L, LIETMAN P,et al. Lipid patterns in Niemann-Pick disease. J Lab Clin Med , 1961, 58:548.

[14] GRUNEBAUM M. The roentgenographic findings in the acute neuronopathic form of Niemann-Pick disease. Br J Radiol , 1976, 49:1018.

[15] DINARI G, ROSENBACH Y, GRUNEBAUM M, et al. Gastrointestinal manifestations of Niemann-Pick

disease. Enzyme，1980,25:407.

[16] ELLEDER M, CIHULA J. Niemann-Pick disease (variation in sphingomyelinase deficient group): neurovisceral phenotype (A) with an abnormally protracted clinical course and variable expression of neurological symptomatology in three siblings. Eur J Pediatr，1981,140:323.

[17] COGAN D G, CHU F C, BARRANGER J A, et al. Macular halo syndrome. Variant of Niemann-Pick disease. Arch Opthalmol，1983,101:1698. ·

[18] MARKINI M K, GERGEN P, AKHTAR M, et al. Niemann-Pick disease: report of a case with skin involvement. Am J Dis Child，1982,136:650.

[19] VANIER M T, ROUSSON R, GARCIA I, et al. Biochemical studies in Niemann-Pick disease. III In vitro and in vivo assays of sphingomyelin degradation in cultured skin fibroblasts and amniotic fluid cells for the diagnosis of the various forms of the disease. Clin Genet，1985,27:20.

[20] VANIER M T, BOUE J, DUMAZ Y. Niemann-Pick disease Type B: first-trimester prenatal diagnosis on chorionic villi and biochemical study of a foetus at 12 weeks of development. Clin Genet，1985,28:348.

[21] GATT S, DINUR T, KOPOLVIC J. Niemann-Pick disease: presence of the magnesium-dependent sphingomyelinase in brain of infantile form of the disease. J Neurochem，1978,30:917.

[22] TAKADA G, SATOH W, KOMATSU K, et al. Transitory type of sphingomyelinase deficient Niemann-Pick disease: clinical and morphological studies and follow-up of two sisters. Tohoku J Exp Med，1987,153:27.

[23] BAYEUER E, AUGUST CS, KAMAN N, et al. Bone marrow transplantation for Niemann-Pick disease (Type 1A). Bone Marrow Transplant，1992,10:83.

[24] VELLODI A, HOBBS J R, O'DONNEL N M, et al. Treatment of Niemann-Pick disease type B by allogenic bone marrow transplantation. BMJ，1987,295:1375.

[25] VANIER M T, PENTCHEV P, RODRIGUEZ-LAFRASSE C, et al. Niemann-Pick disease type C: an update. J Inherit Metab Dis，1991,14:580.

[26] VANIER MT，RODRIGUEZ-LAFRASSE C, ROUSSON R, et al. Type C Niemann-Pick disease: spectrum of phenotypic variation in disruption of intracellular LDLderived cholesterol processing. Biochim Biophys Acta，1991,1096:328.

[27] PALMER M, GREEN WR, MAUMENEE I H, et al. Niemann-Pick disease type C. Ocular histopathologic and electronmicroscopic studies. Arch Ophthalmol，1985,103:817.

[28] ELLEDER M, JIRASEK A, SMID F, et al. Niemann-Pick disease type C. Study on the nature of cerebral storage process. Acta Neuropathol (Berl)，1985,66:325.

[29] IMRIE J, WRAITH J E. Isolate splenomegaly as the presenting feature of Niemann-Pick disease type C. Arch Dis Child，2000,84:427.

[30] COLEMAN R J, ROBB S A, LAKE B D, et al. The diverse neurological features of Niemann-Pick disease Type

C: a report of two cases. Mov Disord , 1988, 3:295.

[31] HIGGINS J J, PATERSON M C, DAMBROSIA J M, et al. A clinical staging classification for type C Niemann-Pick disease. Neurology , 1992, 42:2286.

[32] MACONOCHIE J K, CHONG S, MIELI-VERGANI G, et al. Fetal ascites: an unusual presentation of Niemann-Pick disease type C. Arch Dis Child , 1989, 64:1391.

[33] MANNING D J, PRICE W I, PEARSE R G. Fetal ascites: an unusual presentation of Niemann-Pick disease type C. Arch Dis Child , 1990, 65:335.

[34] MIELI-VERGANI G, HOWARD E R, MOWAT A P. Liver disease in infancy: A 20-year perspective. Gut , 1991, Suppl:S123.

[35] FENSOM A H, EL KALLA S, BIZZARI R, et al. Clinical presentation and diagnosis of Niemann-Pick disease type C. Emirates Med J , 1990, 8:215.

[36] PIN I, PRADINES S, PINCEMAILLE O, et al. Forme réspiratoire mortelle de maladie de Niemann-Pick type C. Arch Fr Pediatr , 1990, 47:373.

[37] LONGSTRETH W T, DAVEN J R, FARRELL D F, et al. Adult dystonic lipidosis: clinical histologic and biochemical findings of a neurovisceral storage disease. Neurology , 1982, 32:1295.

[38] DENOIX C, RODRIGUEZ-LAFRASSE C, VANIER M T, et al. Cataplexie révélatrice d'une forme atypique de la maladie de Niemann-Pick type C. Arch Fr Pediatr , 1991, 48:31.

[39] ARSENIO-NUNES M L, GOUTIERES F. Morphological diagnosis of Niemann-Pick disease type C by skin and conjunctival biopsies. Acta Neuropathol (Berl) , 1981, 7:204.

[40] GROVER W D, NAIMAN J L. Progressive paresis of vertical gaze in lipid storage disease. Neurology , 1982, 32:1295.

[41] WENGER D A, BARTH G, GITHENS J H. Nine cases of sphingomyelin lipidosis a new variant in Spanish-American children. Juvenile variant of Niemann-Pick disease with foamy and sea blue histocytes. Am J Dis Child , 1977, 131:955.

[42] GILBERT E F, CALLAHAN J, VISESKUL C, et al. Niemann-Pick disease type C. Pathological, histochemical, ultrastructural and biochemical studies. Eur J Pediatr , 1981, 136:263.

[43] ASHKENAZI A, YAROM G, GUTMAN A, et al. Niemann-Pick disease and giant cell transformation of the liver. Acta Paediatr Scand , 1971, 60:285.

[44] VANIER M T, ROUSSON R M, MANDON G, et al. Diagnosis of Niemann-Pick disease type C on chorionic villus cells. Lancet , 1989, 1:104.

[45] KAMINSKI W E, KLUNEMANN H H, IBACH B, et al. Identification of novel mutations in the NPC1 gene in German patients with Niemann-Pick C disease. J Inherit Metab Dis , 2002, 25:385.

[46] IMRIE J, VIJAYARAGHAVEN S, WHITEHOUSE C, et al. Niemann-Pick disease type C in adults. J Inherit

Metab Dis , 2002, 25:491.

[47] GUO Y, HE W, BOER A M, et al. Elevated plasma chitotriosidase activity in various lysosomal storage disorders. J Inherit Metab Dis , 1995, 18:717.

[48] PHILIPART M, ENGEL J, ZIMMERMAN E G. Gelastic cataplexy in Niemann-Pick disease group C and related variants without generalized sphingomyelinase deficiency. Ann Neurol , 1983, 14:492-493.

第四节

脑白质营养不良

一、异染性脑白质营养不良

概述

异染性脑白质营养不良（metachromatic leukodystrophy, MLD）是一种常染色体隐性遗传性疾病，是由于硫酸脑苷脂（sulfatides）及其他含硫酸的糖脂不能脱硫酸，而沉积于全身组织的溶酶体中，主要在中枢及周围神经系统中，其次在肝、胆囊、肾及睾丸等脏器。芳基硫酸酯酶 A（arylsulfatase A, ARSA）或神经鞘脂激活蛋白 B（sphingolipid activator protein B, SAP-B）两者任何一种缺乏均可导致硫酸脑苷脂等贮积于体内，导致中枢神经系统广泛脱髓鞘，以脑白质受影响最重，主要表现为运动障碍、周围神经病变、精神行为异常等。国外报道本病发病率约在 1/100 000 ~ 1/40 000 之间，国内尚无该病统计发病率的报道。

MLD 以常染色体隐性方式遗传，由 ARSA 和 SAP-B 缺乏引起的，其中主要病因为 ARSA 缺乏，少数 SAP-B 缺乏。致病基因分别是芳基硫酸酯酶 A（arylsulfatase A, ARSA）基因和前列腺特异性酸性磷酸酶（prosaposin, PSAP）基因。*ARSA* 基因位于 22q13 .31，含有 8 个外显子，编码 507 个氨基酸蛋白，包含 3 个潜在 N- 糖基化位点，作用于组织中硫酸脑苷脂。*PSAP* 基因位于 10q21.1，含有 15 个外显子。ARSA 催化硫酸脑苷脂水解，将半乳糖硫酸脑苷脂分解为半乳糖脑苷脂和硫酸。ARSA 的活性缺陷，导致硫酸脑苷脂的堆积。SAP-B 基因突变导致其结构改变，使其稳定性降低、功能几乎完全丧失。ARSA 裂解其天然底物硫酸脑苷脂依赖于 SAP-B 的协助，如果 SAP-B 缺乏，硫酸脑苷脂不能被降解，导致 MLD。

临床表现

可在婴儿期、青少年期及成年早期起病,多数病例预后不佳,数年后发展为植物人状态,甚至死亡。MLD 根据发病年龄分为 3 型。临床亚型不同,患者的运动功能、认知能及行为表现均可不同。

1. 婴儿晚期型 2～3 岁前发病,约占 40%～50%,大多数在 12～24 个月时出现症状,逐渐在 1～7 岁间死亡。疾病的进展有 4 个阶段,表现出快速进展的神经系统症状。第一阶段表现是丧失习得的运动技能,学习走路可能会有一些延迟,走路不稳,经常摔倒,接着出现肌张力减低,腱反射减弱,这可能提示肌病或周围神经病变。在第二阶段,患者不能站立,共济失调,步态不稳,构音障碍或失语,智力倒退,双下肢强直,跟腱反射亢进,出现眼球震颤,眼底镜检查显示视神经萎缩。在第三阶段患者发生痉挛性四肢瘫痪,可能出现去大脑或去皮质强直,癫痫发作,吞咽肌协调功能丧失,进食困难及呼吸困难,智能进一步倒退,语言功能丧失。第四阶段对外界无反应,失明、失语,不能吞咽,此时需要鼻饲,一般死于肺炎。

2. 青少年型 约占 30%～40%,一般为 2～3 岁到 16 岁之间起病,起病可能不以上述神经系统症状为主,通常以认知和行为障碍开始,首发症状可为共济失调和轻度锥体外系症状,出现精神异常或情绪异常,甚至有些被误诊为精神分裂症、抑郁症或阿尔茨海默病。大多出现步态不稳、姿势异常和共济失调,神经学症状可能包括腱反射减弱,提示周围神经受累,晚期可出现痴呆、癫痫发作、视神经萎缩及四肢瘫痪等。疾病初期的进展比婴儿晚期型要缓慢,一旦出现神经系统体征,疾病进展迅速,类似婴儿晚期型,患者最终会失去所有功能。

3. 成人型 约 18%～20%,发病年龄大于 16 岁。主要表现为精神异常,可以通过神经影像学来和精神病患者区分。可能表现为记忆缺陷或智力下降、痴呆,以及精神分裂症症状、行为异常,情绪不稳定、焦虑或淡漠。视觉空间区分能力可能会受到损害。成年型病程比晚期婴儿要慢得多,平均生存时间约为 12 年,有些确诊后甚至可以存活几十年。

实验室及辅助检查

1. 生化检查 临床检测外周血白细胞和皮肤成纤维细胞 ARSA 的活性是确诊的可靠办法。在晚期婴儿型中 ARSA 的活性可全部缺乏,而少年型可在 0～10% 之间。尿液中 ARSA 活性降低,硫酸酯阳性,也支持诊断。有研究认为仅依据 ARSA 活性检测诊断 MLD 不一定可靠,主要有以下两个原因:①少数正常人可出现 ARSA 活性降低,但无任何症状,此为 ARSA 假性缺失;②少数 MLD 患者可出现 ARSA 活性正常。所以除测定 ARSA 活性,结合 ARSA 及 PSAP 基因突变分析十分必要。

2. 脑脊液检查 蛋白质浓度升高 脑脊液蛋白水平在婴幼儿疾病早期可能是正常的,但随病情进展其浓度逐渐上升到 100mg/dl 或更高。而少年晚期型患者和成人型患者通常蛋白质水平正常,少数浓度升高。

3. 脑电图检查 脑电图可能出现异常,特别是在癫痫发作的时候,有泛发的慢波和局限的棘波发放,成人型患者的脑电图接近正常。

4. 影像学检查 核磁共振成像(MRI)主要表现为双侧对称的 T_2 高信号,从胼胝体开始,随后累及脑室周围白质。MLD 典型特征为异常白质内具有正常(低)信号强度带的辐射条纹图案,即"虎纹征",晚期可累及皮质下白质、小脑等,后期会出现明显的脑萎缩。CT 可在病灶部位发现低密度影,磁共振波谱(magnetic resonance spectroscopy,MRS)提示 N- 乙酰天门冬氨酸盐的含量减少和神经胶质细胞标志物肌醇的增加。

5. 基因检测 *ARSA* 基因和 *PSAP* 基因突变检测可用于鉴别患儿基因型,为基因诊断提供依据,也可鉴别携带者,可用于产前诊断,通过培养羊膜细胞和绒毛膜细胞来完成产前诊断。

6. 活检 周围神经的活检显示出有特征的包涵体。

7. 其他检查 脑干听觉诱发反应、视觉诱发反应或躯体感觉反应也可能出现异常。运动神经传导速度减慢,这些异常在患者症状出现前已经表现出来,表明发病前存在周围神经病变。

诊断及鉴别诊断

1. 诊断

(1)临床表现:精神运动进行性倒退,表现为智力下降、共济失调、四肢瘫痪、癫痫等。

(2)实验室检查(外周血白细胞及皮肤成纤维细胞中 ARSA 活性下降)。

(3)头颅 MRI 显示脑白质病变以及皮质萎缩。

(4)基因诊断,包括 *ARSA* 基因和 *PSAP* 基因突变检测。

2. 鉴别诊断

(1)多种硫酸酯酶缺乏症(multiple sulfatase deficiency,MSD):为常染色体隐性遗传病,由于甲酰甘氨酸生成酶(formylglycine-generating enzyme,FGE)缺陷,影响了多种硫酸酯酶活性,常兼有婴儿晚期型 MLD 和黏多糖增多病表现,面容粗糙,并有鱼鳞病,以及脊柱畸形。血液白细胞多种硫酸酯酶活性分析是确诊关键方法,如果 3 种以上的硫酸酯酶活性明显降低可确诊,尿甲苯胺蓝试验阳性。

(2)肾上腺脑白质营养不良(adrenoleukodystrophy,ALD):是一种 X 连锁隐性遗传病,由于脂肪代谢紊乱所致,主要累及肾上腺和脑白质。患者体内缺乏乙酰辅酶 A 合成酶,不能将特长链脂肪酸切断,使其在脑和肾上腺皮质沉积,导致脑白质和肾上腺皮质破坏。表现为进行性神经系统受累症状,如认知障碍、步态不稳等;出现肾上腺皮质功能减退症,如皮质醇水平降低、皮肤色素沉着、促肾上腺皮质激素(adrenocorticotropic hormone,ACTH)水平升高。三磷酸腺苷结合转运子亚家族 D 成员 1(adenosine triphosphate-binding cassette D1,ABCD1)

检测为确诊 ALD 的金标准。

（3）其他脑白质病和溶酶体病，包括异染性脑白质营养不良（metachromatic leukodystrophy，MLD）、肾上腺脑白质营养不良（adrenoleukodystrophy，ALD）、亚历山大病（Alexander's disease，AD）、佩利措伊斯 - 梅茨巴赫病（Pelizaeus-Merzbacher disease，PMD）等，生后曾出现一段时间正常发育、继之出现精神运动进行性倒退，需做头颅 MRI 检查、酶学或基因检测鉴别。

治疗

1. 目前尚无特异的治疗方法，以对症支持治疗为主，包括抗癫痫治疗、营养支持治疗等

2. 酶替代治疗　基本原理是细胞吸收细胞外溶酶体酶，将其运输到溶酶体内从而产生生物活性。由于溶酶体酶不能穿过血脑屏障，因此酶替代治疗的临床疗效非常有限，目前相关研究试验仍在进行中。

3. 骨髓移植　骨髓移植治疗 MLD 开始于 1985 年，但目前长期疗效及存在的风险不确定。

4. 基因治疗　是通过基因修饰自体造血干细胞（hematopoietic stem cell，HSC）来表达 *ARSA* 基因。目前疗效不缺切，有待进一步研究。

5. 造血干细胞移植　目前认为 MLD 患者在疾病早期阶段接受造血干细胞移植可获得一定疗效，然而对于已经出现临床症状的 MLD 患者，该治疗方法疗效还未被证明。

预防

产前诊断是预防 MLD 的重要措施。该病为常染色体隐性遗传病，避免近亲结婚，对每一确诊患儿家庭成员需进行 ASA 活性检测及基因分析，尽早发现基因携带者并给予遗传咨询、生育指导；对已怀孕的基因携带者可进行产前诊断，取胎儿羊膜细胞和绒毛膜细胞来完成产前诊断，防止患病胎儿出生，以达到优生目的。

二、球形细胞脑白质营养不良

概述

球形细胞脑白质营养不良（globoid cell leukodystrophy，GLD）又称克拉伯（Krabbe）病，是由于 β- 半乳糖脑苷脂酶（galactocerebrosidase，GALC）基因缺陷，导致溶酶体内 GALC 缺乏，半乳糖脑苷脂蓄积在中枢神经和周围神经系统引起的一系列临床表现，是一种罕见的溶酶体贮积病，呈常染色体隐性遗传，该基因定位于 14q31，含有 17 个外显子，编码 669 个氨基酸，已经鉴定了相当多的突变。这个综合征在 1916 年首先被 Krabbe 报道，欧美发病率约为 1/100 000，国内缺少相关流行病学资料。GLD 是一种急性进展性中枢神经系统退行性疾病，特征为痉挛性四肢瘫痪,周围神经系统病变,脑白质弥漫性脱髓鞘,多核球形细胞广泛浸润,GALC 酶缺乏症。

临床表现

根据发病年龄的不同分为 4 型,发病越早者存活的时间越短。

1. **婴儿型(< 6 个月)** 约占 85% ~ 95%,患儿出生时正常,并且在头几个月发育正常。第一个症状通常出现在 3 ~ 6 个月之间,最早的表现往往是易激惹、不能安抚的哭闹、肌张力增高,对声音、光线或触觉敏感,这些刺激可引起尖叫和僵直,反复发热或惊厥性发作。第二阶段,出现角弓反张,运动技能和认知倒退迅速,视盘颜色苍白,并且对光反射迟钝,强直性或阵挛性惊厥性发作。第三阶段,发病后 9 ~ 12 个月左右,症状进行性加重,失明,耳聋和肌肉松弛,此时需要鼻饲。2 岁左右死亡,通常因为吸入性肺炎。

2. **晚发婴儿型(6 个月 ~ 3 岁)** 占 10% ~ 15%,早期发育可正常,多在 6 个月至 2 岁出现症状,表现为感觉障碍、呕吐、喂养困难、肌力下降、共济失调、精神运动恶化、视神经萎缩、癫痫发作等,疾病进展相对缓慢,表现与进展与婴儿型几乎没有区别,一般发病后 2 ~ 3 年内死亡。

3. **青少年型(3 ~ 16 岁)** 病情进展缓慢,表现为视力障碍、精神运动倒退、共济失调、中枢或周围性瘫痪,后期常出现癫痫发作和痴呆。

4. **成年型(> 16 岁)** 通常于 30 岁前发病,一般存活时间较长,甚至可到老年。表现为进行性痉挛性瘫痪或周围神经病变,也可出现认知功能减退等,进展缓慢。

实验室及辅助检查

1. **GALC 活性测定** 白细胞或培养的成纤维细胞 GALC 活性测定是重要诊断依据,当酶的活性低于正常均值的 5% 即可确诊,但酶活性的高低不能作为临床分型及病情预后判断的指标。

2. **脑脊液检查** 迟发型婴幼儿组患者的脑脊液蛋白异常,但在青少年或成年组患者中脑脊液可能正常或仅略有升高。

3. **影像学检查** 头颅 CT 表现为双侧丘脑、小脑、内囊后肢及脑干对称性的高信号,严重时累及半卵圆中心,晚期可见脑萎缩、脑室扩大。MRI 早期表现为小脑白质、内囊后肢及小脑核团异常长 T_2 信号,逐渐扩展至大脑深部白质长 T_2 信号,常见于顶叶,可扩展至内囊后肢或者胼胝体压部,后期丘脑、脑干可受累。

4. **脑电图检查** 脑电图杂乱无章、慢节律,有阵发性放电,双侧可能不对称。在成人型患者中,神经传导可能正常的,或肌电图提示脱髓鞘神经病变。

5. **其他检查** 视觉或听觉诱发电位异常,脑干听觉诱发电位发生在早期异常,而视觉诱发反应异常发生较迟。

6. 病理活检 克拉伯病的神经解剖病理学特征是白质硬化。在酶学分析可用之前,诊断通常通过临终前脑部活检来确定的,表现为髓鞘弥散性丢失,胶质细胞增生,以及特征性发现在白质中大量浸润多核球形细胞。球形细胞的超微结构显示出异常的管状晶体包涵体。

7. 基因检测 *GALC* 突变基因检测。

诊断及鉴别诊断

1. 诊断

(1)临床表现:神经系统退行性改变、周围神经病变。

(2)酶学分析:白细胞或培养的成纤维细胞 GALC 活性低于正常均值的 5%。

(3)基因诊断:GALC 突变基因检测。

2. 鉴别诊断

(1)多种硫酸酯酶缺乏症(multiple sulfatase deficiency,MSD)常染色体隐性遗传病,由于甲酰甘氨酸生成酶(FGE)缺陷,影响了多种硫酸酯酶活性,常兼有婴儿晚期型 MLD 和黏多糖增多病表现,面容粗糙,并有鱼鳞病以及脊柱畸形。血液白细胞多种硫酸酯酶活性分析是确诊关键方法,如果 3 种以上的硫酸酯酶活性明显降低可确诊,尿甲苯胺蓝试验阳性。

(2)其他脑白质病和溶酶体病,包括异染性脑白质营养不良(gmetachromatic leukodystrophy,MLD)、肾上腺脑白质营养不良(adrenoleukodystrophy,ALD)、亚历山大病(Alexander's disease,AD)、佩梅病(Pelizaeus-Merzbacher disease,PMD)等,生后曾出现一段时间正常发育、继之出现精神运动进行性倒退,需做头颅 MRI 检查、酶学或基因诊断鉴别。

治疗

1. 目前临床尚无有效根治方法,以支持对症治疗为主,包括营养支持治疗、抗癫痫治疗

2. 造血干细胞移植(HSCT) 目前认为有效的治疗方法,认为可以阻止或减缓克拉伯病的进展,在临床症状出现之前接受造血干细胞移植的婴儿生存率提高,神经发育结果更好。

3. 酶代替治疗 由于溶酶体酶不能穿过血脑屏障,因此酶替代治疗的临床疗效非常有限,目前相关研究试验仍在进行中。

4. 基因治疗 缺乏临床数据,有待进一步研究。

预防

产前诊断是预防 GLD 的重要措施。该病为常染色体隐性遗传病,对于诊断明确的克拉伯家系,可通过羊水细胞或胎盘绒毛膜上皮细胞内 GALC 酶活性检测或 GALC 基因分析进行产前诊断,避免有缺陷的患儿出生,以达到优生目的。

(王 斌)

参考文献

[1] 郑宏，牛冬鹤，梁瑞星，等. 以周围神经损伤为特征的异染性脑白质营养不良1例报告. 临床儿科杂志，2018,36(11): 816-819.

[2] 吴若豪，唐文婷，李栋方，等. 一例晚期婴儿型异染性脑白质营养不良病患儿的 ARSA 基因变异分析. 中华医学遗传学杂志, 2020,37(1): 12-16.

[3] 杨科，张玉薇，娄桂予，等. 一例晚期婴儿型异染性脑白质营养不良患儿的遗传学分析. 中华医学遗传学杂志, 2020,37(2): 153-155.

[4] 杨坤芳. 异染性脑白质营养不良. 国际儿科学杂志, 2018,45(10): 752-755.

[5] ASHRAFI M R, AMANAT M, GARSHASBI M, et al. An update on clinical, pathological, diagnostic, and therapeutic perspectives of childhood leukodystrophies. Expert Rev Neurother, 2020,20(1): 65-84.

[6] SHAIMARDANOVA A A, CHULPANOVA D S, SOLOVYEVA V V, et al. Metachromatic Leukodystrophy: Diagnosis, Modeling, and Treatment Approaches. Front Med (Lausanne), 2020,7: 576221.

[7] van der KNAAP M S, SCHIFFMANN R, MOCHEL F, et al. Diagnosis, prognosis, and treatment of leukodystrophies. Lancet Neurol, 2019,18(10): 962-972.

[8] SCHOENMAKERS D H, BEEREPOOT S, van den BERG S, et al. Modified Delphi procedure-based expert consensus on endpoints for an international disease registry for Metachromatic Leukodystrophy: The European Metachromatic Leukodystrophy initiative (MLDi). Orphanet journal of rare diseases, 2022,17(1): 48.

[9] 汪伟，秦亚丽，汪仁斌，等. 表现为周围神经病变的 Krabbe 病患者的临床及基因突变分析. 中华医学遗传学杂志, 2019, (08): 821-822.

[10] 骆燕辉，秦茂权，任晓暾，等. 异基因造血干细胞移植治疗 Krabbe 病一例. 中华儿科杂志, 2020,58(5): 420-422.

[11] KWON J M, MATERN D, KURTZBERG J, et al. Consensus guidelines for newborn screening, diagnosis and treatment of infantile Krabbe disease. Orphanet J Rare Dis, 2018,13(1): 30.

[12] WENGER D A, LUZI P, RAFI M A. Advances in the Diagnosis and Treatment of Krabbe Disease. International journal of neonatal screening, 2021,7(3): 57.

[13] EHMANN P, LANTOS J D. Ethical issues with testing and treatment for Krabbe disease. Dev Med Child Neurol, 2019,61(12): 1358-1361.

[14] ZHUANG S, KONG L, LI C, et al. GALC mutations in Chinese patients with late-onset Krabbe disease: a case report. BMC neurology, 2019,19(1): 122.

[15] ASHRAFI M R, TAVASOLI A R. Childhood leukodystrophies: A literature review of updates on new definitions, classification, diagnostic approach and management. Brain Dev, 2017,39(5): 369-385.

[16] BASCOU N A, BELTRAN-QUINTERO M L, ESCOLAR M L. Pathogenic variants in galc gene correlate with

late onset krabbe disease and vision loss: case series and review of literature. Front Neurol, 2020,11: 563724.

[17]　BRADBURY A M, BONGARZONE E R, SANDS M S. Krabbe disease: New hope for an old disease. Neurosci Lett, 2021,752: 135841.

[18]　ZHONG J, JIANG F, YANG H, et al. Novel GALC mutations cause adult-onset krabbe disease with myelopathy in two chinese families: Case reports and literature review. Front Neurol, 2020,11: 830.

第五节
GM1 神经节苷脂贮积症

概述

GM1 神经节苷脂贮积症（GM1gangliosidosis/β-galactosidase deficiency）是一种常染色隐性遗传病，因 β- 半乳糖苷酶活性缺陷导致 GM1 神经节苷脂在大脑和内脏溶酶体内沉积的疾病，导致整个单核巨噬细胞系统及内脏有泡沫细胞，其临床特征为进行性中枢神经系统退行性病变及类似黏多糖贮积症 I 型的骨骼异常，患儿通常在 2 岁之前死亡。

发病机制

GM1 神经节苷脂贮积症是等位基因突变的结果，其根本缺陷是溶酶体 β- 半乳糖苷酶活化障碍。β- 半乳糖苷酶的基因是在染色体 3p21.33 上，是一段编码 677 个氨基酸的蛋白质的编码序列，共 2 031 个核苷酸，包含 16 个外显子。

正常而言，前体蛋白由 3 号染色体（3p21.33）上的基因编码。64kD 单体聚集成 700kD 的聚合物，通过与定位于 22 号染色体基因编码的 32kD 蛋白质相关联以增加蛋白酶的稳定性。所形成的 β- 半乳糖苷酶将 GM1 末端半乳糖切割，转变成 GM2。

当 3 号染色体出现基因突变，A_1 酶自发二聚合形成 A_2，A_2 可逆地形成 A_3。A_1 同工酶则具有催化作用，可从半乳糖结合物切割半乳糖，其中就包含了 GM1 神经节苷脂和黏多糖。所形成的 A_2 导致上述 32kD 蛋白缺陷引起半乳糖唾液酸沉积症、保护性蛋白 / 组织蛋白酶 A（PPCA）的缺陷，无法切割出半乳糖，导致 GM1 神经节苷脂和黏多糖分别沉积于大脑及骨骼，引起相关病变。

临床表现

1. I 型又称全身型神经节苷脂贮积症，亦称婴儿型　首发症状是胎儿水肿、面部水肿、四肢凹陷性水肿或腹水、运动障碍、吮吸和食欲不佳、发育不良、肌张力低下及活力低下。其次面部特征表现为表情呆滞,前额突出且覆盖着绒毛、鼻梁凹陷、低耳位的大耳朵、鼻与上唇距离增宽、牙龈肥大及舌胖大。约有半数患儿双侧眼底可见樱桃红斑。可伴有眼球震颤,角膜可出现轻度浑浊,肝脾大。在8个月大前,患儿发育落后,很少笑并且对周边环境不感兴趣,哭声弱。深反射变得过度活跃,听觉过敏加重,肌无力加重。早期肌张力低下的症状会被四肢痉挛所替代。锥体束征表现明显。第1年后,病情恶化加快,惊厥频繁,吞咽功能较弱需要管饲,复发性肺炎会使病程复杂化。到16个月大时,患儿会出现失明和聋哑,呈去大脑强直,视力下降、视网膜水肿,肢体痉挛屈曲,对刺激没有反应。通常多在2岁之前因肺炎而死亡。在早期10个月内,有患儿出现血管角质瘤。

2. Ⅱ型亦称少年型,晚期婴儿型/少年型GM1神经节苷脂贮积症 该类患者大脑病变呈进展性,出现时间较晚,通常约1岁开始发病。起病时可能出现运动失调,表现为不协调或频繁跌倒、全身性肌无力。精神和运动发育会急剧进展。患者会发生痉挛和僵直,通常在3~7岁之间死于去大脑僵直。

3. Ⅲ型亦称成人型,慢性/成人型GM1神经节苷脂贮积症 成人型GM1神经节苷脂贮积症会出现进行性小脑构音障碍、进行性共济失调、肌阵挛及痉挛。肌张力障碍是主要表现。智力障碍比较轻微,但通常会随着时间而下降。步态或言语可能出现异常,眼底没有樱桃红斑点。

4. MORQUIO病B型 这是临床表型完全不一样的一型,它存在严重的骨骼发育不良而没有神经系统损伤。这种情况也称为黏多糖贮积症ⅣB型。

实验室及辅助检查

1. 影像学检查 Ⅰ型X线发现通常是早期非常严重的脂肪软骨营养不良,类似黏多糖症,比ⅠH型黏多糖症发病更早更严重。长骨缩短且中部增宽,远端和近端变细。骨膜下特征性地形成新骨。神经影像学显示脑白质变化,之后出现白质减少和萎缩。基底节信号增加,基底神经节出现钙化。脑电图(EEG)早期可正常,但后来会出现抑郁症的脑电图。视觉诱发电位也会出现异常。

2. 组织学检查 脑组织中出现神经元脂质沉积,电子显微镜显示神经元内是层状细胞质包涵体。视网膜的神经节细胞内也能看到这些膜状细胞质包涵体。内脏中存在组织细胞增多症,过碘酸希夫反应(periodic acid Schiff reaction,PAS reaction)可见实肝细胞和组织细胞空泡。肾小球上皮细胞呈特征性空泡形成和膨大。皮肤上皮细胞中溶酶体出现包涵体、外周血出现空泡淋巴细胞、骨髓出现组织泡沫细胞,均有助于诊断。对羊水细胞或绒毛膜绒毛细胞中的β-半乳糖苷酶的分析培养,是宫内诊断的一种方式。

3. 质谱技术分析 Ⅰ型患者尿中可能有过多的糖蛋白。Ⅱ型患者尿中可排出过多的酸性黏多糖。

诊断及鉴别诊断

1. 诊断　特殊外貌和临床症状可为诊断提供参考。眼底黄斑区樱桃红斑点为常见体征。X 线显示椎骨发育不良,长骨中骨皮质厚薄分布异常,掌骨楔形,蝶鞍楔形,肋骨薄片状,髂骨外张等可为诊断提供证据。约有 50% 的周围血淋巴细胞中有空泡,骨髓组织细胞中空泡形成等均可支持诊断。血清和皮肤成纤维细胞中相关的 β- 半乳糖苷酶及氨基己糖酶的酶活力是诊断神经节苷脂贮积症和进一步分型的唯一方法。

2. 鉴别诊断　Ⅰ型需与某些黏多糖贮积症鉴别,但后者病程较长。Ⅱ和Ⅲ型应与 GM2 神经节苷脂贮积症的婴儿型相鉴别,后者内脏不受累,必要时可通过酶的测定来确诊。

治疗

目前尚无有效治疗方法,临床上可对症治疗,酶的补充疗法尚在研究之中。亚胺糖 N- 脱氧半乳糖,可显著性降低大脑沉积的 GM1 神经节苷脂。

预防

遗传代谢性疾病治疗困难,疗效较差,预防措施更为重要,包括避免近亲结婚、推行遗传咨询、携带者基因检测及产前诊断和选择性人工流产等防止患儿出生。

（王　斌）

参考文献

[1]　RHA A K, MAGUIRE A S, MARTIN D R. GM1 Gangliosidosis: Mechanisms and Management. Appl Clin Genet, 2021, 14:209-233.

[2]　KOHYAMA M, YABUKI A, OCHIAI K, et al. In situ detection of GM1 and GM2 gangliosides using immunohistochemical and immunofluorescent techniques for auxiliary diagnosis of canine and feline gangliosidoses. BMC Vet Res, 2016, 12:67.

[3]　TORO C, ZAINAB M, TIFFT C J. The GM2 gangliosidoses: Unlocking the mysteries of pathogenesis and treatment. Neurosci Lett, 2021, 764:136195.

[4]　施惠平. 溶酶体贮积症. 实用儿科临床杂志, 2007, 22(8):561-563.

[5]　杨志刚, 王媛, 陈国洪, 等. GM1 神经节苷脂贮积症一例临床特点及 GLB1 基因突变分析. 中华神经科杂志, 2019, 10:812-816.

第六节

GM2 神经节苷脂贮积症变异型 B

概述

GM2 神经节苷脂贮积症变异型 B 又称泰 - 萨克斯（Tay-Sachs）病、家族性黑蒙性痴呆，为常染色体隐性遗传病，又称家族黑蒙性痴呆症，是溶酶体贮积病的一种，由英国眼科医生 Waren Tay 和美国神经病学医生 Bernard Sachs 的姓氏命名。

病理生理

Tay-Sachs 病是由位于染色体 15q23 染色体上的 HEXA 基因发生突变导致，HEXA 基因编码己糖胺酶 A，由于己糖胺酶 A 是 GM2 神经节苷脂降解所必需的，因此该病患者无法切割来自 GM2 神经节苷脂的 N- 末端 N- 乙酰半乳糖胺（GalNAc），导致 GM2 神经节苷脂在大脑和神经细胞中积累，从而影响细胞功能，造成精神性痴呆。

这种疾病在普通人群中很少见，但在 Ashkenazi 犹太人群中常常碰到。已经有相当多种类的突变被发现，其中大多数突变是在经典婴儿表型的患者中发现的。

临床表现

尽管有研究证明 GM2 神经节苷脂在胎儿中就开始积累，但泰 - 萨克斯病患者出生时是正常的。

临床发病可能出现在出生至 10 个月之间，其最早的临床表现可能是对声音的反应表现出夸张的惊吓反应，包括婴儿胳膊和腿伸展，这种过度受刺激反应的表现越来越突出。即使是非常温和的声音刺激也可诱发。

父母可能会注意到的第一个临床症状是运动缺陷。8 个月以前，宝宝可能会看起来困倦或不太机灵。之后就开始表现为坐的不好或头部活动控制不良，在这个阶段的最显著表现是肌张力低下。该病患儿在 1 岁以上如果没有大人辅助，很难能坐下来。患儿逐渐出现生长发育落后，并且越来越严重，可能还会出现眼球震颤和固定，凝视或漫游目光。3 ~ 12 月龄的婴儿眼底检查发现樱桃红色黄斑斑点，往往提示预后不良。

出生 12 ~ 18 个月，婴儿会失明、身体呈现去大脑僵直状态。由于吞咽功能很差，必须通过管饲喂食。患儿四肢肌张力通常增加，有反射亢进和角弓反张。惊厥和肌阵挛也很常见的。1 岁以后几乎合并癫痫，但可以使用抗惊厥药物控制。脑电图（EEG）异常相对中度，但 1 年后逐渐发展恶化。视网膜电图是正常的但视觉的诱发电位消失。

患儿常常有一个娃娃般的面部表情,长长的睫毛,细细的毛发和细腻粉红色肤色。出生15个月后,患儿会出现去大脑强直姿势,伴有吞咽和气道分泌物排出困难,以及植物状态的无反应性。

该病患者死亡原因通常是误吸和肺炎,年龄多在 2 ~ 4 岁。由于胶质细胞增殖和脂质储存,患者死亡时的脑重可能是正常值的 50%。该病患者不伴有肝脾大或外周功能障碍的存储性疾病。

较为慢性的表型称为少年发作泰 - 萨克斯病,通常最初见于 2 ~ 10 岁的儿童中,表现为言语流失、恶化渐进、痉挛及僵硬,其病因为己糖胺酶 A 的活性不足,但没有泰 - 萨克斯病婴儿型的严重程度。

迟发性泰 - 萨克斯病,通常在 30 或 40 岁出现其首发症状,与上述两种形式相反,迟发性泰 - 萨克斯病通常不会致命,它的特点是不稳定步态和进行性神经功能恶化。最初开始的症状为青春期或成年早期出现说话和吞咽困难、步态不稳、痉挛、认知能力下降及精神病,尤其是精神分裂症。迟发患者最终可能丧失行走能力,终身使用轮椅。

实验室及辅助检查

1. 皮肤成纤维细胞实验室检查

(1)测定血清和皮肤成纤维细胞中相关的 β- 半乳糖苷酶及氨基己糖酶的酶活力。此病患者总己糖胺酶的酶活性降低,而己糖胺酶 A 的百分比也降低。

(2)周围血淋巴细胞中有空泡形成。

2. 基因检测 通过二代测序完成 *HEXA* 基因突变检测,及时明确基因突变类型和来源。

3. 眼底检查 所有婴儿期泰 - 萨克斯病患者视网膜可见"樱桃红"黄斑斑点。这个红点是一个视网膜区域,由于周围的视网膜神经节细胞中的神经节苷脂而显示为红色。

4. 产前检测 孕妇进行羊水穿刺,在培养的羊水细胞或绒毛膜绒毛中都可以可靠地测定酶活性。如果父母双方都是杂合子的话,需要使用培养的羊水细胞进行测定以免误诊,并且要用超声来排除双胞胎的存在。

诊断及鉴别诊断

1. 诊断 对于临床上怀疑有泰 - 萨克斯病且发病年龄不同的患者,初始检测包括酶法测量血清和皮肤成纤维细胞中己糖胺酶的活性。在确认个体酶活性降低后,通过二代测序方法检测基因 *HEXA* 突变进行此病确诊。已经报道了近 100 种不同的突变,包括点突变,框架和终止密码子的缺失。不同人类种群该基因突变方式见表 8-6-1。

表 8-6-1　泰 - 萨克斯病中的氨基糖苷酶 A 基因突变类型

突变	人群	频率
+TATC 1278ius4	阿什肯纳齐犹太人	80%
+IVS 12 (G → C)	阿什肯纳齐犹太人	15%
G269S	阿什肯纳齐犹太人	大部分为晚发型
910 del TTC	摩洛哥犹太人	大部分人
-IVS 5-1G → T	日本人	大部分人
+IVS 7 (G → A)	法国裔加拿大人	稀有
+IVS 9+1(G → A)	凯尔特人, 法国人, 宾夕法尼亚州荷兰人	稀有
△ Phe304 or 305	摩洛哥, 犹太人, 爱尔兰人, 法国人	稀有
-IVS4 (G → T)	美国人, 黑人	稀有
C deletion 1510	意大利人	稀有
A → G, exon 1	美国黑人	稀有
G436 deletion (exon 4)	美国黑人	稀有
C → T 409 (exon 3)	非犹太裔美国人, 高加索人	稀有

2. 鉴别诊断　桑德霍夫（Sandhoff）病与泰 - 萨克斯病表现相似,但前者伴有肝脾大和进展更急,前者Ⅱ型患者起病晚,以进行性精神运动衰退为特点脑、肝脾、肾内均有 GM2 沉积但程度较轻因此进展较慢,可活至 10 ~ 15 岁不等。

治疗

泰 - 萨克斯病无法治愈。治疗主要针对症状的处理,可能包括:抗癫痫药物,如加巴喷丁或拉莫三嗪;物理治疗保持关节灵活;药物如三苯氧基苯甲酸或格隆溴铵可控制唾液的产生并防止流口水;使用专为患有腭裂的儿童设计的婴儿奶瓶,以帮助吞咽;地西泮等肌肉松弛剂可以治疗僵硬和痉挛;喂食管通过鼻子(鼻胃管)或手术植入胃(经皮内镜下胃造口术或 PEG 管)等。

虽然正在探索基因治疗和酶替代疗法研究作为治愈或减缓泰 - 萨克斯疾病进展的手段,但大多数研究都处于研究的早期阶段。

预后及预防

本病预后差,即使得到最好的护理,婴儿期泰 - 萨克斯病患儿通常会在 4 岁时死亡。少年型患儿可能会在 5 ~ 15 岁时死亡,而成人患者可能不会死。

预防泰 - 萨克斯疾病的发生的唯一方法是通过产前检测,识别高风险的夫妇并帮助他们做出适当的生育选择。根据情况可以在怀孕前或怀孕期间进行干预。

（王　斌）

参考文献

[1] 杨志刚,王媛,陈国洪,等.Tay-Sachs病1例临床及 *HEXA* 基因突变分析.临床儿科杂志,2019,37(9):697-699.

[2] SAKURAI M. Early juvenile Tay-Sachs disease with atypical symptoms. Pediatr Int, 2019, 61(6): 611-613.

[3] CLAYTON T. Ethical issues with genetic testing for Tay-Sachs. J Christ Nurs, 2017, 34(4): 246-249.

[4] LIU Z, ZHAO R. Generation of HEXA-deficient hiPSCs from fibroblasts of a Tay-Sachs disease patient. Stem Cell Res, 2016, 17(2): 289-291.

[5] BARRITT AW. Late-onset Tay-Sachs disease. Pract Neurol, 2017, 17(5): 396-399.

[6] ZHANG J. Prenatal Diagnosis of Tay-Sachs Disease. Methods Mol Biol, 2019, 1885: 233-250.

[7] MATSUSHITA K. Presynaptic Dysfunction in Neurons Derived from Tay-Sachs iPSCs. Neuroscience, 2019, 414: 128-140.

[8] CACHON-GONZALEZ M B. Reversibility of neuropathology in Tay-Sachs-related diseases. Hum Mol Genet, 2014, 23(3): 730-748.

[9] CHEEMA H A, WAHEED N, SAEED A. Unusual case of Juvenile Tay-Sachs disease. BMJ Case Rep, 2019, 12(9):230140.

第七节

法布里病

概述

法布里(Fabry)病又称"Anderson-Fabry病",1898年分别由两位皮肤科医生Anderson(英国)和Fabry(德国)最早报道。此病是一种X连锁遗传性疾病,缺陷基因位于X染色体长臂上。该病是由于α半乳糖苷酶A(GLA)基因缺陷,造成溶酶体中α半乳糖苷酶(α-galactosidase)活性缺陷,导致一种名为三己糖酰基鞘氨醇(globotriaosylceramide,GL3)的脂肪物质在全身许多组织中不断堆积,而引发多处器官病变,最终造成死亡。

遗传学和发病机制

此病是 X 连锁隐性遗传的溶酶体病,酶基因定位于 Xq21.3-q22。位于 Xq22.1 的 α 半乳糖苷酶基因(*GLA*)发生突变是该病的遗传基础。*GLA* 基因长约 12kb,由 7 个外显子组成,产生 429 个氨基酸组成的前体蛋白质。每个外显子的异常均可导致法布里病。*GLA* 基因编码分子量为 101kD 的 α 半乳糖苷酶 A(α-galactosidase A,α- Gal A,一种溶酶体酶),其为二聚体结构的糖蛋白。本病属于性遗传性疾病,因此对男性的影响会较大。女性携带者(一个 X 染色体缺陷,而另一个则正常)有时可出现疾病的某些症状,但通常轻微。

GLA 基因突变导致 α- 半乳糖苷酶活性降低或缺失,造成其代谢底物 GL3 和相关鞘糖脂在人体各器官、组织如心脏、肾脏、皮肤、神经、肺等大量贮积,最终引起系列器官组织病变。B 型血鞘糖脂抗原具有终端半乳糖,当 α 半乳糖苷酶 A 缺乏时,不能解离分子终端 α 半乳糖残基,因此血型 B 型或血型 AB 型患者比血型 O 型或血型 A 型患者有更多鞘糖脂沉积,故发病早、病情重。迄今已发现近 300 种法布里病中 *GLA* 基因突变。有许多基因突变集中发生于 CpG 二核苷酸处,称为突变热点,由于甲基胞嘧啶经脱氨基作用变为胸腺嘧啶所致。突变的 GLA 多肽被错误地折叠、加工,积聚于内质网,再通过泛素蛋白酶体途径降解。

临床表现

法布里病常累及多个器官、多个系统,出现皮肤、眼、耳、心脏、肾脏、神经系统及胃肠道等症状,男性患者临床症状多重于女性患者。本病最终多死于尿毒症和心脑血管病变。

1. 皮肤血管角质瘤 是本病的特征性损害,以阴囊部角化血管瘤最为明显。常表现为深红色斑疹,压之不褪色,随着时间推移,深红色斑疹可转化为斑丘疹,凸出皮面,抚之碍手,常呈双侧对称分布,主要分布于“坐浴区”,即躯干下部、会阴部、臀部和双侧大腿,口腔黏膜也可出现。皮肤血管角质瘤通常不伴随瘙痒或出血等症状,但阴囊部大皮肤血管角质瘤亦可出血。青春期及青春期后的典型皮肤损害可明确诊断为法布里病。

2. 自主神经功能异常 自主神经功能异常是本病最早出现的症状,多数于 10 岁前起病,表现为发作性四肢末端刺痛或烧灼样疼痛,持续时间长短不一,数分钟至数周,冷热刺激、疲乏、压力过大等均可诱使本病发作。法布里病还常伴发热、红细胞沉降率增快,故常常被误诊为风湿性关节炎或风湿热。指间关节的退行性病变常导致关节畸形。腹痛或背部疼痛常误诊为阑尾炎或肾绞痛。麻醉药往往不能减轻疼痛。疼痛具有自我缓解的特点,但容易反复发作。随着年龄的增长,疼痛发作频率和严重程度逐渐降低。部分法布里病患者无疼痛发作史,部分患者有反复发热病史。可有四肢末梢触觉过敏、蚁爬感,双下肢淋巴回流不畅性水肿。还可表现为少汗或无汗。

3. 眼部表现 结膜和视网膜血管扩张迂曲、角膜涡状混浊。裂隙灯下检查见典型角膜涡状混浊和晶状体后囊混浊均具有诊断意义。角膜浑浊最早可见于6月龄患儿。鞘糖脂沉积导致的眼部病变通常不会损害视力,但视网膜动脉闭塞可以导致失明。

4. 胃肠道症状 部分患者可长时间以胃肠道症状为唯一表现,主要为餐后腹痛或腹泻。因脂肪不耐受,多数患者形体消瘦。憩室形成和憩室破裂是急诊手术指征。

5. 肾脏损害 早期由于肾脏髓(Henle)祥和远端肾小管上皮细胞损害,导致浓缩功能障碍,出现夜尿增多、多尿、遗尿,随病情进展出现血尿、尿蛋白、高血压等慢性肾病表现,常发生于30~40岁之间。晚期出现肾衰竭,多发生于40~50岁,最早报道21岁。

6. 心血管损害 主要包括心肌缺血、心肌梗死、心律失常、心瓣膜病变及心肌病。由于左心室舒张功能障碍导致呼吸困难,左心室肥大、内皮细胞功能异常及冠状动脉狭窄导致心绞痛发作,房室传导异常及左心室流出道异常导致晕厥发作。冠状动脉阻塞和脑血管病变多发生于25岁之前。心脏彩超常可见室间隔和左心室后壁增厚。

7. 脑血管病变 主要有短暂性脑缺血发作、抽搐、中风、偏瘫和失语。上述临床表现是由于脑血管阻塞和浸润所致。MRI和MRS检查可发现脑血管病变部位。部分患者可逐渐出现听觉和前庭功能异常。部分患者亦可有精神症状,常表现为皮肤感觉过敏。

8. 呼吸系统病变 支气管上皮细胞浸润可导致劳力性呼吸困难和气道阻塞,肺功能检测示肺功能下降。

9. 其他 阴茎异常勃起,双下肢淋巴性水肿和贫血(表8-7-1)。

表 8-7-1　法布里病的临床进展

儿童期和青少年期	肢端疼痛;少汗或无汗;血管角质瘤;角膜涡状混浊;听力损害;肠道功能紊乱;蛋白尿、血尿;瓣膜病变
成人早期(17~30岁)	肢端疼痛(逐渐间期甚至消退);少汗或无汗;分布更广的血管角质瘤;角膜涡状混浊、角膜和视网膜血管迂曲;听力损害;腹痛、腹泻;血尿、蛋白尿、肾功能不全;心肌肥厚、传导阻滞、瓣膜病变、高血压;头晕、注意力下降
成人晚期(>30岁)	心脏病变(左心室肥厚、心律失常、瓣膜功能不全、心力衰竭、心肌梗死);肾功能损害;短暂性脑缺血发作(transient ischemic attack,TIA)或脑卒中

实验室及辅助检查

法布里病是仅次于戈谢病的最常见的溶酶体贮积病,实验室诊断主要依据α半乳糖苷酶A活性检测、病理检查和基因检测。

1. α半乳糖苷酶A活性检测 相对最为简单快速,标本可采取外周血白细胞、血浆、血清或培养的皮肤成纤维细胞等。男性患者该酶活性常明显降低,故男性半合子可通过酶活性检测诊断,而约30%的女性患者该酶活性可在正常范围,故女性半合子不能单纯靠酶活性检测作出诊断。此外,干纸片法检测外周血α半乳糖苷酶A活性的建立有助于高危人群筛查和家系成员的调查。

2. 病理检查 有助于法布里病的诊断,可采取皮肤、肾脏、心肌或神经组织。光镜下可见相应组织细胞空泡变性,电镜下相应组织细胞内充满嗜锇"髓样小体",为法布里病特征性病理改变。

3. 基因检测 是诊断的金标准,可提取外周血 DNA 或 RNA、头发毛囊 DNA 进行基因检测。

4. 血、尿 GL3 和血浆脱乙酰基 GL3 测定 男性法布里病患者血、尿 GL3 均明显高于健康人,部分女性患者血、尿 GL3 可高于健康人,较酶活性检测敏感性高。血浆脱乙酰基 GL3 检测敏感性较血、尿 GL3 更高,尤其是女性法布里病患者。

诊断及鉴别诊断

根据阳性家族史、典型的临床表现、异常降低的 α- Gal A 酶活性或升高的 Gb3/lyso-Gb3 水平、病理电镜下发现特征性髓样小体(斑马小体)即可诊断,而 GLA 基因检出突变方可进一步明确诊断。

1. 临床表现 由于临床表现多样,可分为 3 个亚型。

(1)经典型:学龄前出现四肢疼痛、出汗异常、血管角化瘤,20 多岁出现蛋白尿、角膜混浊,30 ~ 40 岁出现肾衰竭、脑血管疾病、心脏肥大。

(2)迟发型:不出现四肢疼痛、出汗障碍和血管角化瘤等经典型特征性症状。迟发性亚型包括以前的心脏和肾脏亚型。

(3)女性患者:杂合子女性患者的症状从无症状到严重的器官损伤不等。

2. 实验室检查

(1)血浆或尿液中三糖基神经酰胺 [GL-3、Gb-3,也称为三己糖苷(ceramide trihexosides,CTH)] 或三糖基鞘氨醇(lyso-Gb3)的积累。

(2)白细胞或培养的成纤维细胞中 α 半乳糖苷酶 A(α-Gal A)的活性降低,可确诊。

(3)肾活检显示肾小球胖胝体足细胞呈泡沫状变化,光镜下发现,愈伤组织足细胞内的同心结构表明电镜下基质积累。

(4)心脏活检在光学显微镜下显示心肌细胞呈空心样变化,在电子显微镜下显示类似肾脏的同心结构。

(5)学龄后眼科检查显示该病的螺旋状角膜混浊特征。

(6)遗传分析发现 α- 半乳糖苷酶的基因突变,可确诊。

3. 产前诊断 羊膜或绒毛膜囊穿刺检测羊水,或绒毛中 α- 半乳糖苷酶 A 的活性可进行产前诊断。

4. 鉴别诊断

(1) 累及心脏通常需与肥厚型心肌病相鉴别,不明原因的左心室肥厚患者需行 α-Gal A 活性测定或 α-Gal A 基因突变检测,以便早期诊断,及时治疗。

(2) 累及肾脏通常需与继发性肾功能损害相鉴别,男性多存在肾功能减退,需排查自身免疫病(多系统受累、免疫指标异常)、感染(既往感染史及用药史)、药物 / 毒物性因素(有药物毒物接触史)等病因,基因检测或者酶活性测定可鉴别。

治疗

近年对法布里病进行了大量研究,但治疗还在探索中。目前本病主要为对症和支持疗法。

1. 止痛　苯妥英钠,长期小剂量(200 ～ 300mg,每天 1 次)。单用卡马西平可能有效,但联合苯妥英钠使用效果更佳。加巴喷丁被推荐本病止痛治疗,成人剂量 100 ～ 300mg/ 次,每天 2 次,儿童剂量 15 ～ 60mg/kg。神经妥乐平,是一种从兔子接种牛痘疫苗后皮肤炎症反应部位皮肤提取的物质,在治疗腿部疼痛与卡马西平有相似效果,对发作性肠绞痛两者联合使用有效,单用均无效。

2. 透析和肾移植　进入终末肾衰后可做透析或肾移植提高生存质量、延长生命。肾脏移植可治疗肾衰竭,但不能改变脂质在其他组织器官沉积,部分接受过肾脏移植的患者最终死于心脏病等并发症。

3. 基因治疗和酶替代治疗　经基因工程合成 α 半乳糖苷酶 A(如阿加糖酶 -β),替代患者体内缺乏的脂肪代谢酶,已明确了治疗的有效性和安全性,阿加糖酶 -β 已获得美国食品药品监督管理局(Food and Drug Administration,FDA)和欧洲药品评价局认可,治疗最佳剂量上目前尚不明确,有人推荐使用:0.2 ～ 1.0mg/kg,静脉注射,2 周 1 次,疗程共 20 ～ 22 周。

4. 酶替代治疗　目前正在探索使用 1- 脱氧半乳糖吉他霉素激活突变的失去活性的酶来治疗法布里病。该合成物是一种溶酶体 α- 半乳糖苷酶的抑制剂,但小剂量可作为一种激活剂,使突变酶活性提高 14 倍。

5. 清除底物　有报道合成物如 1- 硬脂酸红霉素 -1- 乙烯基氧基苯基 -2- 棕榈基氨基 -3- 吡咯烷子基 - 丙醇(d-t-EtDO-P4)通过抑制参与合成的鞘脂葡糖基转移酶减少鼠法布里病模型组织中三己糖酰基鞘氨醇的沉积。

预后

此病男性患者的死亡平均年龄约在 45 ～ 50 岁左右,但随着对症治疗、酶替代疗法的进步,预计预后将显著改善。

(谭　宁　王　斌)

参考文献

[1] ANDERSON W. A case of angiokeratoma. Brit J Dermatol，1898，10:113.

[2] FABRY J. Ein beitrag zur kenntnis der purpura haemorrahagica nodularis (Purpura papulosa hemorrahagica Hebrae). Arch Dermatol Syph，1898，43:187.

[3] OPITZ J M, STILES F C D, VON GEMMINGEN G, et al. The genetics of angiokeratoma corporis diffusum (Fabry's disease) and its linkage with Xg(a) locus. Am J Hum Genet，1965，17:325-342.

[4] SHOWS T B, BROWN J A, HALEY L L, et al. Assignment of alpha-galactosidase (alpha-GAL) gene to the q22-qter region of the X chromosome in man. Cytogenet Cell Genet，1978，22:541-544.

[5] SHER N A, LETSON R D, DESNICK R J. The ocular manifestations in Fabry's disease. Arch Ophthalmol，1979，97:671.

[6] ROWE J W, GILLIAM J I,WARTHIN T A. Intestinal manifestations of Fabry's disease. Ann Intern Med，1974，81:628-631.

[7] COLOMBI A, KOSTYAL A, BRACHER R, et al. Angiokeratoma corporis diffusum-Fabry's disease. Helv Med Acta，1967，34:67.

[8] WHERRET J R, HAKIMORI S. Characterization of a blood group B glycolipid accumulating in the pancreas of a patient with Fabry's disease. J Biol Chem，1973，218:3046-3051.

[9] YASUDA M, SHABBEER J, OSAWA M, et al. Fabry disease: Novel_-galactosidase A 3_-terminal mutations result in multiple transcripts due to aberrant 3'-end formation. Am J Hum Genet，2003，73:162-173.

[10] FRIEDLAENDER M M, KOPOLOVIC J, RUBINGER D, et al. Renal biopsy in Fabry's disease eight years after successful renal transplantation. Clin Nephrol，1987，27:206.

第八节
GM2 神经节苷脂沉积病 O 型

概述

GM2 神经节苷脂沉积病 O 型又称为桑德霍夫（Sandhoff）病，是一种罕见的溶酶体贮积病，属于常染色体隐性遗传病，由于氨基己糖苷酶 β- 亚单位基因（HEXB）突变导致氨基己糖苷酶 A（Hex A）和氨基己糖苷酶 B（Hex B）均缺乏，GM2 神经节苷脂沉积在中枢神经系统及体细胞的溶酶体内,从而引起一系列临床症状。本病于 1968 年首次被 Konrad Sandhoff 报道,以进行性神经系统退行性病变为主要特征,发病率约为 1/400 000。

GM2 神经节苷脂沉积病是由于缺乏氨基己糖苷酶(Hex)所致,该酶在体内有两种同工酶,即 Hex A 和 Hex B。两者均由 2 条多肽链组成:Hex A 由 α 和 β 两种亚基组成;Hex B 则由 ββ 同二聚体组成。因此,α 链缺陷只影响 Hex A 活性,而 β 链的缺陷对 Hex A、Hex B 均有影响。Hex A 和 Hex B 均能水解糖蛋白和糖脂,但只有 Hex A 能水解 GM2 神经节苷脂,且必须依赖 GM2 激活蛋白(*GM2 A* 基因的表达产物)。因此,Hex A、Hex B、GM2 A 任一基因突变均可引起相应的酶缺乏,从而使 GM2 神经节苷脂降解障碍而在细胞内堆积,即为 GM2 神经节苷脂沉积症。根据突变基因的种类分为 3 型:① B 型(泰 - 萨克斯病),α 肽链基因突变导致 Hex A 活性丧失。② O 型(桑德霍夫病),β 肽链基因突变导致 Hex A 及 Hex B 酶活性均丧失。编码 β 肽链的 *HEXB* 基因位于染色体 5q13.3,基因全长 36,145pb,含 14 个外显子,编码含 556 个氨基酸的 β 亚基。③ AB 型(GM2 激活蛋白缺陷型),为 *GM2A* 基因突变所致。

临床表现

桑德霍夫病临床表现与泰 - 萨克斯病极相似,根据发病年龄不同,临床上分为婴儿型、青少年型及成年型。

1. 婴儿型　婴儿期起病者病情多较严重,多于 3 ~ 5 岁夭折。患儿在出生后数月内大多正常,偶见惊跳现象,常于 4 ~ 6 个月时起病,表现为激惹、精神运动发育迟缓、视力下降、锥体束征阳性,逐渐进展出现惊厥、听觉过敏、眼底樱桃红斑、失明、肝脾大、肌张力降低,智力运动减退、痉挛性瘫痪等症状。当 Hex B 酶活性降低时,影响硫酸角质素和硫酸软骨素的降解,可能会出现全身性症状,如心脏增大、巨舌、肝脾大、骨骼异常等黏多糖病样表现。

2. 青少年型　该型严重程度仅次于婴儿型,一般在 1 岁以后起病,多表现为痴呆、小脑共济失调、智力落后、肌肉萎缩,部分患儿可出现语言障碍、便秘、尿失禁及下肢反射增强等症状。

3. 成年型　一般在儿童早期发病,病情进展缓慢,以运动神经元病变为主,常以肌无力为首发症状,主要表现为小脑共济失调、肌肉萎缩、构音障碍、动眼神经损伤、精神心理异常、认知障碍及进行性痴呆等。

实验室及辅助检查

1. 酶活性检测　测定外周血白细胞或培养皮肤成纤维细胞 Hex A 和 Hex B 酶活性是确诊桑德霍夫病的重要依据。

2. 基因检测　氨基己糖苷酶的编码基因定位已知,DNA 测序技术可在患儿中发现多种不同的基因突变类型。基因检测为明确诊断、遗传咨询和产前诊断提供了可靠的依据。

3. 影像学检查 该病主要累及中枢神经系统,以丘脑、基底节(尾状核、壳核、苍白球)和小脑为著,头颅 CT 或 MRI 检查发现对称性丘脑异常信号是诊断 GM1、GM2 神经节苷脂沉积病的重要线索,CT 可见双侧丘脑均匀高密度影,MRI 可见 T_2WI 丘脑低信号、脑白质高信号,部分可见脑皮质萎缩、胼胝体变薄,尾状核、苍白球、硬膜、小脑及脑干异常信号。

4. 其他检查 视网膜神经纤维变性使黄斑区血管脉络暴露,眼底镜检查可见眼底黄斑区有诊断意义的樱桃红斑点。视觉诱发电位(visual evoked potential,VEP)异常或听力丧失、听性脑干反应(auditory brainstem response,ABR)潜伏期延长可为诊断提供参考。

诊断及鉴别诊断

出现进行性神经系统退行性病变临床表现的患儿,应警惕 GM2 神经节苷脂贮积病。外周血白细胞 Hex 酶活性可进一步明确诊断。当外周血白细胞 Hex A 酶活性降低时,可诊断泰-萨克斯病;Hex A 和 Hex B 酶活性均降低时,诊断桑德霍夫病。难以通过酶活性测定确诊的无症状患者,以及 GM2 激活蛋白缺陷者,需要进行分子诊断——对 *HEXA*、*HEXB* 和 *GM2 A* 基因进行测序,用于鉴别其他 GM2 神经节苷脂亚型(B 型:泰-萨克斯病和 AB 型:GM2 激活蛋白缺陷)。

治疗和预防

对各型 GM2 神经节苷脂贮积症目前尚无病因治疗方法。2021 年,药物 PLX-200 治疗 GM2 神经节苷脂贮积症获得 FDA 的孤儿药资格认定,其临床疗效仍有待进一步研究。近年来,针对 GM2 神经节苷脂沉积病进行的基因治疗研究取得了重大进展。此外,个别报道采用异基因造血干细胞移植(hematopoietic stem cell transplantation,HSCT)可以改善病情。其他治疗如鞘糖脂合成抑制剂、乙胺嘧啶分子伴侣疗法等目前仍处于研究阶段。

产前诊断是预防桑德霍夫病再发的重要措施。避免近亲结婚,通过家系调查和基因分析,尽早发现基因携带者并给予遗传咨询和生育指导;对已怀孕的基因携带者可通过胎盘绒毛或羊水细胞的酶学或基因分析进行产前诊断,防止患儿的出生。

(谭 宁 王 斌)

参考文献

[1] SANDHOFF K, ANDREAE U, JATZKEWITZ H. Deficient hexosaminidase activity in an exceptional case of Tay-Sachs disease with additional storage of kidney globoside in visceral organs. Pathol Eur,1968,3(2):278-285.

[2]　ZHANG Z X, WAKAMATSU N, MULES E H, et al. Impact of premature stop codons on mRNA levels in infantile Sandhoff disease. Hum Mol Genet, 1994, 3(1):139-145.

[3]　GOWDA V K, AMOGHIMATH R, SRINIVASAN V M, et al. Sandhoff Disease without Hepatosplenomegaly Due to Hexosaminidase B Gene Mutation. J Pediatr Neurosci, 2017, 12(1):78-79.

[4]　MOON J G, SHIN M A, PYO H, et al. An Infantile Case of Sandhoff Disease Presenting With Swallowing Difficulty. Ann Rehabil Med, 2017, 41(5):892-896.

[5]　OU L, PRZYBILLA M J, WHITLEY C B. Metabolomics profiling reveals profound metabolic impairments in mice and patients with Sandhoff disease. Mol Genet Metab, 2019, 126(2):151-156..

[6]　TAVASOLI A R, PARVANEH N, ASHRAFI M R, et al. Clinical presentation and outcome in infantile Sandhoff disease: a case series of 25 patients from Iranian neurometabolic bioregistry with five novel mutations. Orphanet J Rare Dis, 2018, 13(1):130.

[7]　VILLAMIZAR-SCHILLER I T, PABON L A, HUFNAGEL S B, et al. Neurological and cardiac responses after treatment with miglustat and a ketogenic diet in a patient with Sandhoff disease. Eur J Med Genet, 2015, 58(3):180-183.

[8]　LEAL A F, BENINCORE-FLÓREZ E, SOLANO-GALARZA D, et al.. GM2 gangliosidoses: clinical features, pathophysiological aspects, and current therapies. International journal of molecular sciences, 2020, 21(17): 6213.

第九节

Danon 病

概述

　　Danon 病是一种 X 连锁显性遗传病,由溶酶体膜相关蛋白 -2(lysosome associated membrane protein-2, LAMP2) 基因突变导致溶酶体存储障碍所致,该病由 Danon 等在 1981 年首先报道。LAMP2 是一种高度糖基化的溶酶体膜内蛋白,可能参与维持溶酶体膜的完整性及作为一种转运受体协助蛋白进入溶酶体。*LAMP2* 基因定位于 Xq24,该基因的第 9 号外显子的剪切差异,导致 LAMP2 蛋白存在 3 种亚型:其中 LAMP2A 和 LAMP2C 大量分布于肝脏、肺脏及胎盘等组织内,而 LAMP2B 主要分布于心肌和骨骼肌等组织细胞的溶酶体膜上,LAMP2B 致病突变导致 Danon 病。Danon 病病理学特征为胞质空泡内含自噬性物质,糖原在心肌、骨骼肌细胞中储积。

临床表现

Danon 病临床表现无特异性,可无任何临床症状,也可突发心源性猝死,症状多累及全身多系统,其中以肥厚型心肌病、骨骼疾病及智力障碍三联征为主要临床表现,部分患者出现眼底色素视网膜病。男性患者常发病早且病情重,女性患者一般在成年后出现心肌病。心肌肥厚可为最初表现,主要以左心室肥厚为主要表现,此外还伴有骨骼肌病,骨骼肌病最常表现为四肢近端和颈部的骨骼肌疲劳、无力,重者表现为肌肉萎缩及运动能力丧失。智力障碍可表现为感知速度减慢,言语能力减弱,注意力分散,情绪不稳定,自控力降低等。此外,肝脾大、高足弓、视力减退可出现在部分 Danon 患者中。

实验室及辅助检查

1. 血清酶检测 肌酸激酶(creatine kinase,CK)、肌酸激酶同工酶(Ck-Mb)、乳酸脱氢酶(lactate dehydrogenase,LDH)、谷丙转氨酶(GPT)、谷草转氨酶(GOT)常升高。

2. 心电图检查 最常见的心电图表现为预激综合征,此外还有左心室高电压、异常 Q 波、T 波深倒置、房室传导阻滞及心房扑动等。

3. 超声心动图检查 常表现为室间隔及左室壁逐渐肥厚,符合肥厚型心肌病诊断。

4. 病理检查 常显示细胞异常肥大,胞质空泡内含大量自噬物质和糖原储积的空泡样变性。这些特征性空泡是由含有细胞蛋白、基底膜和乙酰胆碱酯酶活性二次生成的膜所包围的溶酶体,空泡数量随症状的增加逐渐增多。

诊断及鉴别诊断

该病呈 X 连锁显性遗传,*LAMP2* 的基因编码定位于 Xq24 区域,*LAMP2B* 基因突变检测是确诊本病的最可靠依据。

该病需与安德森 - 法布里(Anderson-Fabry)综合征(GLA)、蓬佩病(GAA)、AMPK 介导的糖原储存疾病(PRKAG2)、淀粉样变性(amyloid degeneration,amyloidosis,TTR)、弗里德赖希(Friedreich)共济失调(Friedreich ataxia,FRDA)、强直性肌营养不良(myotonic dystrophy,DMPK,ZNF9)等在左室肥厚的初始评估中鉴别。遗传模式、心电图特征、肌肉病理检查有鉴别作用。

治疗

目前为止,Danon 病仍没有有效的治疗方法,且其临床上常快速进展为左心室功能不全和 / 或房室传导阻滞,因此在选择负性肌力药物 β 受体拮抗剂时治疗应谨慎。Danon 病常出现恶性室性心律失常。恶性心律失常及心力衰竭是缩短 Danon 病患者寿命的重要原因。目前认为,唯一有效的疗法是心脏移植。男性移植平均年龄为(17.9±7.2)岁,女性为(33.7±16.1)岁。男性平均死亡年龄(19.0±8.0)岁,女性平均死亡年龄(34.6±15.5)岁。

(谭 宁 王 斌)

参考文献

[1] TEISHA J R, MARY E. S , LUISA MESTRONI, et al. Danon disease–dysregulation of autophagy in a multisystem disorder with cardiomyopathy.Journal of science,2016 ,129(11): 2135-2143.

[2] D'SOUZA R S, LEVANDOWSKI C, SLAVOV D, et al. Danon disease: clinical features, evaluation, and management. Circ. Heart Fail,2014,7 :843-849.

[3] YANG Z, FUNKE B H, CRIPE L H, et al. Lamp2 microdeletions in patients with danon disease. Circ Cardiovasc Genet,2010,3:129-137.

[4] ENDO Y, FURUTA A, NISHINO I. Danon disease: a phenotypic expression of LAMP-2deficiency. Acta Neuropathol,2015,129(3):391-398.

第十节

多种硫酸酯酶缺乏症

概述

多种硫酸酯酶缺乏症(multiple sulfatase deficiency,MSD,OMIM 272200)是一种罕见的常染色体隐性遗传病,是由于硫酸酯酶修饰因子 -1 基因(sulfatase-modifying factor-1gene,SUMF1,OMIM 607939)突变导致体内全部的硫酸酯酶翻译后修饰出现异常,硫酸酯酶活性降低或缺乏,临床上出现类似婴儿型异染性脑白质营养不良(MLD)、黏多糖贮积症(MPS)及 X 连锁鱼鳞病(X-linked ichthyosis,XLI)等多种单个硫酸酯酶缺乏症的症状,病情进展迅速,多在发病后数年死亡。

硫酸酯酶是一组高度保守性的家族性酶,催化包括黏多糖、硫酸脑苷脂和硫酸类固醇在内的硫酸酯的水解过程。这些蛋白质分布在细胞的不同位置中,多数在溶酶体中,少数在内质网和高尔基体中,具有高度同源的氨基酸序列和底物特异性,功能各异。目前已发现 17 种硫酸酯酶,已明确其生物化学特点的有 13 种,至少有 8 种与单基因遗传病有关:包括芳基硫酸酯酶 A(aryl sulfatase A,ARSA)、芳基硫酸酯酶 B(aryl sulfatase B,ARSB)、芳基硫酸酯酶 C(aryl sulfatase C,ARSC)、芳基硫酸酯酶 E(aryl sulfatase E,ARSE)、艾杜糖 -2- 硫酸酯酶(IDS)、类肝素 -N- 硫酸酯酶(SGSH)、N- 乙酰氨基葡糖 -6- 硫酸酯酶(N-Acetylglucosamine-6-Sulfatase,GNS)、半乳糖胺 -6- 硫酸酯酶(GALNS)。

所有硫酸酯酶转录后都需要经过同一种翻译后修饰才能产生活性,在这个过程中,甲酰甘氨酸生成酶(formylglycine generating enzyme,FGE)对新生成的硫酸酯酶的翻译后修饰起重要作用。硫酸酯酶的活性位点内含有一个高度保守的半胱氨酸,它在 FGE 的作用下,在内质网里被修饰为甲酰甘氨酸残基,这是硫酸酯酶的一个关键的催化残基。FGE 的失活,导致所有硫酸酯酶对其各自的天然底物的催化活性降低,天然底物不能降解堆积于不同组织(如溶酶体和微粒体),从而引起 MSD 的发生。

MSD 十分罕见,新生儿患病率约 1/1 400 000。国内仅见个案报道。

遗传学

编码人类 FGE 的基因 *SUMF1* 位于 3p26.1,全长 105kb,包含 9 个外显子,cNDA 长 2 152bp。目前已发现超过 34 种突变,没有突变热点,其中绝大多数为错义突变。SUMF1 的突变可降低 FGE 的稳定性和催化活性,导致硫酸酯酶翻译后修饰出现异常,从而降低多种硫酸酯酶的活性。研究证实 FGE 的稳定性及酶活性与疾病严重程度有关,*SUMF1* 突变基因型与表型有一定关系,剪切突变与无义突变严重影响 FGE 的稳定性及酶活性,硫酸酯酶活性严重缺乏,临床表型为新生儿型;错义突变常残留部分酶活性,临床表现相对较轻。

临床表现

MSD 涉及多种硫酸酯酶缺乏,其临床表现与多种单个硫酸酯酶缺乏引起的症状和单个酶活性降低的程度相关,表型复杂多样,具有较强的遗传异质性。临床表现主要与以下几种疾病有关:异染性脑白质营养不良(MLD)、黏多糖贮积症(MPS,包括 Ⅱ、Ⅲ A、Ⅲ D、Ⅳ A、Ⅵ 型)、X 连锁鱼鳞病(XLI)和点状软骨发育不良,其次有 Hunter 综合征(MPS Ⅱ)、Sanfilippo A 综合征(MPS Ⅲ A)、Morquio 综合征(MPS Ⅳ)、Maroteaux-Lamy 综合征(MPS Ⅵ)。根据疾病的发病年龄、进展速度及严重程度,分为新生儿型、婴儿型及青少年型。

1. **新生儿型** 新生儿期起病,较少见,但症状重。主要表现为生后多发畸形,包括颈短、前额突出、肝脏肿大、脊柱后凸和 / 或侧凸、先天性软骨钙化、多发性脊柱骨骺发育不良、心脏异常、喉部发育异常;1 ~ 2 个月后可出现脑积水,也可逐渐出现角膜浑浊和皮肤鱼鳞病。病情重者可在数月内死亡。

2. 婴儿型　多数 MSD 患者生后有一段生长发育正常时期,常在生后 12 ～ 24 个月时发病,起病时临床表现类似婴儿型 MLD 或 MPS。

(1) 以婴儿型 MLD 表现为主:最常见,病情也较重。患儿出生时正常,多在 12 ～ 24 个月发病,早期表现为行走不稳、语言和智力倒退、肌张力降低、腱反射减弱,后期出现失用性肌萎缩、四肢痉挛性瘫痪、全身性强直阵挛性癫痫发作、眼震、视神经萎缩、失语等,同时常逐渐出现黏多糖贮积症和 X 连锁鱼鳞病的症状,神经系统病变进展迅速,常在发病数年内死亡。脑脊液中蛋白含量增高,头颅磁共振检查表现为弥漫性、对称性脑白质异常 T_2 高信号,以侧脑室额角和枕角旁显著。

(2) 类似 MPS 的表现:症状通常较典型的 MPS 轻,可出现生长迟缓、面容丑陋、角膜浑浊、鸡胸、脊柱畸形、关节活动受限、大拇指异常粗大、心脏异常、肝脾大、疝、智力低下及耳聋等,X 线检查提示多发性骨发育不良,尿中酸性黏多糖增高。皮肤通常自幼会出现 X 连锁鱼鳞病样改变,可累及全身皮肤,以腹部、四肢明显。

3. 青少年型　通常 3 ～ 5 岁发病,患儿的面容和身体改变类似 MPS Ⅳ 型和 MPS Ⅵ 型,有角膜混浊、大头、重度多发性骨发育不良、脊柱侧凸或后凸、因枢椎异常出现的神经系统病变、尿黏多糖增多等;但皮肤鱼鳞病、重度耳聋和重度智力低下很少见。虽然神经系统也有白质的改变,但 MLD 的症状并不明显。

实验室和辅助检查

1. 尿液检查　尿黏多糖、尿硫酸酯酶增多。

2. 脑脊液检查　脑脊液蛋白增多。

3. 硫酸酯酶活性测定　外周血白细胞和培养的成纤维细胞中 ARSA、ARSB、ARSC、ARSE、IDS、SGSH、GNS、GLANS 酶活性均有不同程度的降低,在培养的成纤维细胞中这些酶的残余活性通常在正常对照值的 10% 以下。由于 MSD 的酶学改变具有明显的遗传异质性,在一些患者的细胞系中,某个硫酸酯酶活性可正常。如果检测到 3 种及以上的硫酸酯酶活性明显降低,结合临床即可诊断 MSD。

4. 基因检测　*SUMF1* 基因突变分析。

5. 其他检查　头颅 MRI 检查示对称性脑白质病变,X 线检查可见多发性骨发育不良等黏多糖贮积症样改变。神经电生理检查可有周围神经病改变。

诊断和鉴别诊断

MSD 临床表现比较复杂,且发病率低,特别是发病初期仅表现为 MLD 或 MPS 等某种单个硫酸酶缺乏的症状时,极易误诊,注意与这两种疾病鉴别。应仔细检查有无皮肤鱼鳞病和是否存在其他不能用一种疾病完全解释的症状。生化酶学检测和 *SUMF1* 基因突变分析是确诊 MSD 的重要手段。生化诊断通常检测患者血浆、白细胞和培养的成纤维细胞中的硫酸酯酶活性,若检测到 3 种以上的硫酸酯酶活性明显降低,可诊断此病。

治疗

目前尚无有效治疗方法。对于单个硫酸酯酶缺乏引起的疾病如 MLD、MPS Ⅱ、MPS Ⅲ A、MPS Ⅳ A、MPS Ⅵ等,可以进行骨髓移植、酶替代治疗和基因治疗,能一定程度上缓解患者症状,提高生活质量。

预防

MSD 为常染色体隐性遗传病,患者父母通常为致病基因携带者,再次生育的再发风险为 25%。该病是一种高度致死性疾病,建议对先证者家庭进行遗传咨询和产前诊断,产前诊断方法包括检测绒毛或经培养的羊水细胞 2 ~ 3 种硫酸酯酶活性及 *SUMF1* 基因突变分析。

(谭 宁 王 斌)

参考文献

[1] SOONG B W, CASAMASSIMA A C, FINK J K, et al. Multiple sulfatase deficiency. Neurology, 1988, 38:1273.

[2] BURCH M, FENSOM A H, JACKSON M, et al. Multiple sulfatase deficiency presenting at birth. Clin Genet, 1986, 30:409.

[3] BURK R D, VALLE D, THOMAS G H, et al. Early manifestations of multiple sulfatase deficiency. J Pediatr, 1984, 104:574.

[4] ANNUNZIATA I, BOUCHÈ V, LOMBARDI A, et al. Multiple sulfatase deficiency is due to hypomorphic mutations of the SUMF1 gene. Hum Mutat, 2007, 28(9):928.

[5] AHRENS-NICKLAS R, SCHLOTAWA L, ANDREA B, et al. Complex care of patients with multiple sulfatase deficiency: Clinical cases and guideline consensus statement. Mol Genet Metab, 2018, 123(3):337-346.

[6] MOHAMMADIAN K N, HAKAK-ZARGAR B, VOTH T, et al. Late infantile form of multiple sulfatase deficiency. Endocrinol Diabetes Metab Case Rep, 2020, 2020:120-128.

[7] ADANG L A, SCHLOTAWA L, GROESCHEL S, et al. Natural history of multiple sulfatase deficiency: Retrospective phenotyping and functional variant analysis to characterize an ultra-rare disease. J Inherit Metab Dis, 2020, 43(6):1298-1309.

[8] SCHLOTAWA L, PREISKORN J, AHRENS-NICKLAS R, et al. A systematic review and meta-analysis of

published cases reveals the natural disease history in multiple sulfatase deficiency. J Inherit Metab Dis, 2020，43(6):1288-1297.

[9] SCHLOTAWA L, ADANG LA, RADHAKRISHNAN K, et al. Multiple Sulfatase Deficiency: A Disease Comprising Mucopolysaccharidosis, Sphingolipidosis, and More Caused by a Defect in Posttranslational Modification. Int J Mol Sci, 2020，21(10):3448.

第十一节
溶酶体酸性酯酶缺乏症

概述

溶酶体酸性酯酶缺乏症(lysosomal acid lipase deficiency, LAL-D)是一种常染色体隐性遗传病,是由于 LAL 先天缺陷导致胆固醇酯和甘油三酯降解障碍,从而在组织内沉积,以肝脾肿大、腹胀、肾上腺钙化为临床特征。分为沃尔曼(Wolman)病和胆固醇酯累积病(cholesterol ester storage disease, CESD)两种类型。沃尔曼病通常在生后几周发病,进展迅速,多在生后 1 年内死亡。CESD 由于有部分 LAL 活性,可在儿童期或成人期发病,病情进展较缓慢。

LAL 是一种作用于甘油三酯和胆固醇酯的 46 kD 糖蛋白,是将低密度脂蛋白(low density lipoprotein, LDL)衍生的胆固醇酯水解成游离胆固醇的关键溶酶体酶。细胞内游离胆固醇水平在调节胆固醇合成和 LDL 受体活性方面起着重要作用。在 LAL-D 中,由于不能从溶酶体胆固醇酯中释放游离胆固醇导致内源性胆固醇合成升高,并增加载脂蛋白 apo b 的生成,以至于大量胆固醇酯及甘油三酯在肝、脾、肾上腺、白细胞、成纤维细胞及其他组织中沉积。

LAL-D 为单基因病,属常染色体隐性遗传性代谢病。编码 LAL 的基因为 *LIPA*,由 36kb 核苷酸系列和 10 个外显子组成,位于染色体 10q23.2-q23.3。LIPA 突变类型包括错义突变(L179P, G321W, G60V)、无义突变(T22X, Q277X, Y303X, S106X, W140X, G266X)、插入突变(634insT, 351insA),和缺失突变(159 ~ 166,435 ~ 436,exon8,exon4,exon3)。沃尔曼病和 CESD 是由 *LIPA* 基因在染色体 10q23.2-q23.3 位置上的等位基因突变所致。

临床表现

1. 沃尔曼病　常在生后数周内起病,多数在生后 6 个月内死亡。婴儿在 2 ~ 7 周内多无临床正在,之后多以腹泻和呕吐起病,因其临床表现特异性,常被误诊为胃肠炎;多有反复腹胀,表现为肠梗阻。部分患儿出现黄疸、低热、肝脾肿大,肝脾肿大多发生在生后第 4 天。贫血是疾病的早期特征,一般出现在 6 周后,贫血逐渐加重。随着病情进展,出现生长障碍,精神运动发育明显落后,可表现为腱反射极其亢进,踝阵挛,甚至角弓反张,但神经病学相关检查正常,脑电图正常。

2. 胆固醇酯累积病 起病较晚,临床症状较轻。患者可在儿童期起病,表现为无症状性肝大或肝脾肿大,有发展为肝纤维化可能。成人以肝纤维化、高胆固醇血症及早发性动脉粥样硬化为特征。其临床表现呈多样性,可表现为反复腹痛、鼻出血及肠出血,偶见食管静脉曲张,少数患者出现急性或慢性肝功能衰竭,可有黄疸。部分患者出现高脂血症,血浆胆固醇水平升高,常见 Ⅱ b 型高脂血症。部分患者可出现黄斑瘤,甚至导致动脉粥样硬化。

实验室和辅助检查

1. 常规检查 包括血常规、肝肾功能、血脂、血沉、血涂片等。LAL-D 患者血常规提示血红蛋白、红细胞计数下降等贫血表现,但不伴随血小板计数减少。血涂片见棘红细胞增多,骨髓象可见泡沫细胞。凝血因子可减少,包括凝血酶原和凝血因子 V 减少;血浆胆固醇水平升高,红细胞沉降率升高,肝功能异常。检测促肾上腺皮质激素水平可以反映肾上腺功能减退现象。

2. 酶活性和基因检测 白细胞、成纤维细胞、羊水细胞酸性脂肪酶活性检测,可辅助诊断 LAL-D;基因突变分析是诊断 LAL-D 最可靠依据,并有助于产前诊断。

3. 病理活检 肝、脾、肾上腺、淋巴结及其他组织活检或尸检可见大量脂质沉积。

4. 影像学检查 腹部 X 线可见标志性的肾上腺钙化,表现为散在、点状钙化,CT 扫描是诊断肾上腺钙化的最佳手段。X 线可见肝脾肿大和腹水,由于充脂性组织在骨骼内大量增殖,骨骼 X 线表现为骨质疏松、髓腔增宽、骨皮层变薄。

诊断及鉴别诊断

1. 诊断 诊断主要依靠临床特征及皮肤的成纤维细胞,淋巴细胞或其他组织细胞培养检测有无酯酶的缺乏。由于 LAL-D 临床表现无明显特征性,易与新生儿期其他常见病的临床表现相混淆,且个体差异大,易发生误诊和漏诊。对于不明原因的慢性腹泻,肝脾肿大,生长发育落后等,应及时完善血常规、血脂、凝血功能、肾上腺 X 线等检查,可为诊断提供重要线索。白细胞、成纤维细胞酸性酯酶活性检测及基因分析是 LAL-D 诊断"金标准"。

2. 鉴别诊断 需与其他类型溶酶体贮积症相鉴别。戈谢病是由于葡萄糖脑苷脂酶缺陷所致,可见胎儿水肿,3 ~ 4 个月时出现肝脾大及神经系统症状,骨髓涂片可见戈谢细胞。尼曼 - 皮克病是鞘磷脂酶缺乏所致,可见胎儿水肿,生后头几天出现肝大,喂养困难,以后数月内出现严重进行性神经系统功能障碍,肝脾大,多于 3 岁时死亡。高效液相色谱法(HPLC)对血脂进行定量有利于鉴别沃尔曼病、尼曼 - 皮克病及戈谢病,并可用于成纤维细胞、淋巴细胞或白细胞及组织样本。

治疗

1. 对症支持治疗 如予以低脂饮食和使用降脂药物。HMG CoA 还原酶抑制剂洛伐他汀能降低胆固醇合成率和载脂蛋白 B 的分泌。

2. 酶替代疗法 Kanuma(Sebelipase alfa)已在 2015 年经美国食品药品监督管理局批准用于治疗溶酶体酸性酯酶缺乏症。对于急性 LAL 缺乏的 6 个月内的婴儿,推荐起始剂量为 1mg/kg,每周 1 次静脉输入,如果达不到最佳临床效果,剂量增加至 3mg/kg,每周 1 次静脉输入。LAL 缺乏的儿童和成人,根据病情和体质量推荐剂量是 1mg/kg 或 3mg/kg,每隔 1 周 1 次静脉输入。

3. 其他治疗 可行脾切除术、食管静脉曲张结扎术、肝移植术、造血干细胞移植术。

预后

预后与酶缺乏程度有关。婴儿期发病的患者预后差,多在 1 岁内死亡。儿童或成人期发病者,多伴有严重并发症,如肝硬化、早发型心血管疾病等。

(谭 宁 王 斌)

参考文献

[1] PASTORES G M,HUGHES D A. Lysosomal Acid Lipase Deficiency: Therapeutic Options. Drug Des Devel Ther ,2020 ,14:591-601.

[2] FASANO T, PISCIOTTA L,BOCCHI L,et al. Lysosomal lipase deficiency: molecular characterization of eleven patients with Wolman or cholesteryl ester storage disease. Mol Genet Metab,2012,105(3) : 450-456.

[3] LOHSE P, MAAS S,SEWELL A C, et al. Molecular defects underlying Wolman disease appear to be more heterogeneous than those resulting in cholesteryl ester storage disease. J Lipid Res,1999,40(2) : 221-228.

[4] ZSCHENKER O, JUNG N, RETHMEIER J,et al. Characterization of lysosomal acid lipase mutations in the signal peptide and mature polypeptide region causing Wolman disease. J Lipid Res,2001,42(7) : 1033-1040.

[5] 朱燕凤, 张婷,陈扬 . Wolman 病临床及 LIPA 基因突变 1 例 . 中国循证儿科杂志 ,2013, 8(01): 55-59.

[6] GINSBERG H N, LE N,SHORT M P, et al. Suppression of apolipoprotein B production during treatment of cholesterol ester storage disease with lovastatin. J Clin Invest ,1987,80:1692.

[7] PRITCHARD A B, STRONG A, FICICIOGLU C. Demonstrating dramatic improvement in transaminitis and dyslipidemia with initiation of enzyme replacement therapy. Orphanet J Rare Dis, 2020, 15(1):58.

[8] 宋岐, 马威, 李沁园, 等. Sebelipase alfa—用于治疗溶酶体酸性脂肪酶缺乏症的药物. 临床药物治疗杂志, 2017, 15(01): 71-74.

第十二节
神经元蜡样质脂褐素沉积症

概述

神经元蜡样质脂褐素沉积症（neuronal ceroid lipofuscinosis, NCL）是一组儿童常见的进行性神经元变性病，多为常染色体隐性遗传，目前认为是一种溶酶体沉积病。儿童期发病多见，少数成年人发病。主要临床症状包括快速的视力恶化、癫痫发作、进行性智力障碍、运动失调及行为变化。在病理上表现为病理性脂色素沉积在神经细胞和其他细胞内，沉积物在糖原染色及苏丹黑 B 染色阳性、具有黄色自发荧光特性，导致以大脑皮层和视网膜为主的神经细胞脱失。超微结构检查发现脂色素在不同的临床亚型由常规脂褐素、颗粒脂褐素、曲线体、指纹体和微管聚集构成。这些沉积物除在中枢神经系统的神经细胞内存在外，还可以在皮肤小汗腺分泌部的上皮细胞和血淋巴细胞内发现。

1826 年 Stengel 对 NCL 进行了首次描述，并提出了诊断。1963 年 Zeman 和 Alpert 在家族性黑蒙性痴呆患者脑内发现的沉积物具有黄色自发荧光特点，从而区别于其他代谢蓄积性疾病。1969 年 Zeman 等将此病命名为神经蜡样质脂褐素沉积症。

根据发病年龄、病程、超微病理改变和基因异常，NCL 分 4 个主要的亚型和 4 个地区性的变异型：婴儿型、晚期婴儿型、青少年型及成年型。除此之外，还有一些少见亚型约占所有 NCL 患者的 12% ~ 20%。晚期婴儿型的 4 个变异型，包括芬兰变异型、葡萄牙变异型、土耳其变异型及进行性癫痫伴智能迟缓型。

在 NCL 的 8 个亚型中已经有 6 个亚型发现 114 个基因突变和 28 个多态现象，其中 CNL1 有 38 个、CNL2 有 40 个、CNL3 有 31 个、CNL5 有 4 个和 CNL8 的 1 个基因突变。此外，还有 2 个基因突变出现在动物基因。这些基因编码的蛋白分为溶酶体蛋白酶和膜蛋白。CNL1 基因突变导致其编码的溶酶体酶棕榈酰蛋白硫酯酶（palmitoyl-protein thioesterase 1, PPT1）缺乏，出现鞘脂活性蛋白的堆积。以嗜锇性颗粒为特点的青少年型 NCL 的致病基因也是编码 PPT1 的基因。CLN2 的基因突变导致该基因编码的胃蛋白酶抑制素不敏感性溶酶体肽酶(三肽基酰肽酶,tripeptidyl peptidase 1,TPP1)缺乏,出现鞘脂活性蛋白和线粒体 ATP 合成酶 C 亚单位(Sub.C)堆积。CLN3、CLN5 和 CLN8 的基因分别编码一种膜蛋白,CLN6 的基因编码蛋白不明确。在这些 NCL 亚型沉积物中的主要成分是 Sub.C,C 亚单位在细胞内的沉积可能和该蛋白不能被跨膜蛋白转运或分解代谢有关,作为补偿,泛素溶酶体外蛋白降解系统可能发挥重要的分解作用。

临床表现

80%NCL 患者的首发症状为癫痫、痴呆、失明或运动障碍,20% 的患者出现其他的首发症状,主要集中在青少年型 NCL,如精神行为异常、周围神经病、不随意运动和共济失调。可伴有或合并非典型的多发性周围神经病、关节病、骨硬化病临床表现。

1. 婴儿型 NCL(CLN1) 发病年龄在 0 ~ 2 岁,表现为精神和运动功能障碍、视力减退和癫痫,类似于脊髓休克的症状,如腱反射减低和肌张力低下。有的婴儿表现为类似雷特(Rett)综合征的临床症状,表现为智能和语言发育倒退,不伴有癫痫和视网膜变性。多在 3 岁左右不能行走,6 ~ 15 岁死亡。

2. 晚期婴儿型 NCL 及其变异型

(1)经典的晚期婴儿型 NCL(CLN2):发病年龄在 2 ~ 4 岁半,难治性肌阵挛癫痫和智力发育倒退为主要表现,相继出现肌强直、共济失调、视神经萎缩、视力减低至丧失。大部分患者在发病后 3 年半左右卧床不起,10 ~ 15 岁死亡。

Wisniewski 变异型和 Edathodu 变异型是这个亚型存在最多的变异型。Wisniewski 变异型:发病年龄在 2 岁半 ~ 3 岁半,首发症状是由于小脑和锥体外系病变引起的运动异常,相继出现痴呆、肌阵挛癫痫、视力障碍。Edathodu 变异型:发病年龄在 9 岁,主要表现为精神异常,不伴癫痫、痴呆、运动异常和视网膜病变。

(2)芬兰变异型 NCL(CLN5):发病年龄在 4 ~ 7 岁,首发临床症状为注意力不集中和运动笨拙,而后出现智能发育迟缓、视力减退、共济失调及难治性肌阵挛癫痫。

(3)葡萄牙变异型 NCL(CLN6): 发病年龄在 4 ~ 5 岁,表现为共济失调,而后出现视力丧失、癫痫发作及痴呆。

(4)土耳其变异型 NCL(CLN7): 发病年龄在 1 ~ 6 岁,首发症状表现为癫痫发作和运动障碍,随病情进展,出现肌阵挛、智力减退、语言及视力障碍。

3. 青少年型 NCL(CLN3) 临床表现也有明显的差异,典型患者的发病年龄在 4 ~ 7 岁,视网膜变性和视力减退常为首发症状,同时伴有癫痫和轻度的精神和智力损害。青少年型 NCL 的变异型首先表现为学习障碍,而后出现进行性的全脑性痴呆、失明、失语,最后在 12 ~ 18 岁出现不能进食和行走。延迟性青少年型表现为在 10 ~ 20 岁出现视力损害,继而出现癫痫和痴呆。患者可以生存到 40 岁,病理改变表现为线样体和指纹样体,过去此型被作为成年型 NCL 进行了报道,但延迟性青少年型的遗传和病理改变特点不同于成年型的 NCL。

4. 成年型 NCL(CLN4) 此型也称 Kufs 病,发病年龄在 10 ~ 50 岁,平均发病年龄 30 岁左右,可有显性和隐性家族史,临床以慢性、进行性病程为主,亦有急性发作或迟发性(老年期发病)发病者。主要表现为进行性痴呆、精神行为异常、肢体无力、咽喉肌麻痹症状、锥体系和锥体外系症状、肌阵挛性癫痫。Bekovic 在 1988 年根据患者的临床症状把成年型 NCL 分成 2 个亚型:①A 型,主要表现肌阵挛性癫痫伴痴呆;②B 型,主要表现为精神行为异常,而后出现痴呆和运动障碍。运动障碍包括锥体系和锥体外系运动障碍,一般没有视力减退。也可以存在不典型的临床表现,如伴随出现心脏症状、累及胶质细胞为主的脑白质营养不良。此外,个别患者表现为痴呆合并肌萎缩侧索硬化的症状。以精神分裂症起病的神经元蜡样质脂褐素沉积症不在少数,这些患者表现出思维混乱、情感淡漠偏执、幻觉、行为失常、抑郁等,持续很长时间后才出现神经病学表现,详细的神经系统检查显然对疾病的诊断具有提示意义。

5. 进行性癫痫伴智能发育迟缓型(CLN8) 此型是一种出现在芬兰的东北部的 NCL 亚型,也称为北方癫痫综合征。此病早期发育正常,发病年龄在 5 ~ 10 岁,主要表现为癫痫大发作,而后出现进行性的智能发育延迟,癫痫在青春期前发作频率增加,而后发作减少;痴呆出现在癫痫发作后 2 ~ 5 年,持续到成年;部分患者出现构音障碍和行为异常;视力的改变比较轻微或后期出现。患者的寿命比其他 NCL 长。

实验室及辅助检查

包括视网膜电图、脑电图、CT、MRI、单光子扫描 CT(SPECT)、皮肤活检及血淋巴细胞的超微结构检查。

1. 影像学检查 MRI 检查对于 NCL 没有特异性,但有助于 NCL 的鉴别诊断。NCL 的 MRI 特点包括:①弥漫性脑萎缩,表现为脑室和脑沟扩大,在 CLN1 和 CLN2 表现比较明显,特别是小脑萎缩,在 CLN3 和 CLN4 一般早期不明显,晚期主要表现为大脑和小脑的萎缩;②大脑白质在 T_2 相出现信号轻度增高:主要是深部大脑白质的改变,一般首先出现在侧脑室后角附件的白质,后期出现胼胝体萎缩,脑干和小脑白质无明显改变,改变的程度不如脑白质营养不良明显;③皮层变薄:出现的比较晚,在横断面比较有助于观察;④丘脑在 T_2 相低密度:MRI 的异常改变可以出现在亚临床状态,图像改变随病程的延长而加重,在病程晚期脑萎缩更加显著。形态改变在前 4 年发展迅速。CLN3 和 CLN4 的 MRI 主要表现为疾病晚期的大脑和小脑萎缩。SPECT 显示有广泛的灰质葡萄糖代谢减少或缺乏,这种改变以丘脑和皮层最为明显,并且和病情轻重及病程长短有明显的相关性。

2. 电生理检查 体感、听觉和视觉诱发电位异常及视网膜电位的改变对于诊断具有较高的提示价值。眼底可见视神经萎缩,视网膜色素沉着。进行性视力减退或失明患者视网膜电图可显示异常。脑电图除发现患者有癫痫的电生理改变外,在低频光刺激时出现多相高压尖波是一种比较典型的电生理改变,在 CLN2 可出现假周期型的癫痫放电,在 CLN4 出现肌阵挛的改变特点。

3. 形态学检查 皮肤和血淋巴细胞的电镜检查是目前最常用的确诊手段。应当注意,约 15% 的患者第 1 次皮肤活检没有阳性发现,同时结合血淋巴细胞检查将有助于提高阳性率。病理性脂色素颗粒主要出现在皮肤小汗腺分泌部的上皮细胞,在皮肤平滑肌细胞、血管内皮细胞及施万(Schwann)细胞较少见,皮脂腺和大汗腺一般不受累及,上皮细胞和纤维细胞也极少被累及,因此皮肤活检必须取到小汗腺的分泌部。在观察汗腺有无异常的情况下,应注意观察汗腺周围的神经末梢,神经轴索营养不良患者可出现巨大型轴索。发病年龄不同的 CLN1 基因型患者神经细胞内均可见嗜锇颗粒沉积,晚期婴儿型以曲线体为主,青少年型以指纹体为主,成年型及其他类型多为混合型沉积物。CLN4 的脂色素也出现在中枢神经系统以外的躯体细胞内。此外尿沉渣的肾小管上皮细胞检查和尿 Sub.C 检查也有助于 CLN1 和 CLN2 的诊断。

4. 基因检测 基因检测目前已经成为诊断 NCL 的重要方法,是除形态学检查之外又一可靠的诊断手段。由于存在许多变异型,个别亚型的基因改变不清楚。

5. 酶学检查 主要用于可溶性蛋白质的检查,是诊断 CLN1 和 CLN2 基因型的重要方法。目前已经对 CLN1 和 CLN2 基因型进行了相关酶学检查,发现溶酶体酶棕榈酰蛋白硫酯酶(PPT1)、三肽基酰肽酶(TPP1)和组织蛋白酶 D 水平降低。

诊断及鉴别诊断

以前诊断 NCL 主要依靠发病年龄、临床表现及病理检查结果,现在的诊断除依靠临床和病理检查外,还可以通过酶学分析和基因检测,在进行生化和基因检测前必须进行超微结构的检查,以确定溶酶体内沉积物的性质。病理检查发现病理性脂褐素颗粒是诊断 NCL 的金标准。NCL 的产前诊断主要依靠电子显微镜和基因技术。通过绒毛膜活检,检查基质血管壁几乎可以 100% 地诊断 CLN1,在怀孕 12 周时 50% 的基质血管壁出现颗粒脂色素,如果检查 40 个基质血管没有发现脂色素的沉积,基本可以除外 CLN1。曲线体出现在羊膜细胞和胎儿皮肤,所以电子显微镜检查可以单独应用于 CLN2 和其芬兰变异型的产前诊断。此外对 CLN1、CLN2、CLN3 及 CLN5 可以根据基因的异常来进行产前诊断。

应注意与其他锥体外系病变引起的运动异常、共济失调,以及各类型痴呆、精神异常、延髓麻痹、肌阵挛型癫痫和视网膜病变等鉴别。

治疗

目前尚无有效治疗,可给予抗癫痫药物等对症处理,应用酶替代疗法和抗氧化剂、维生素 E、硒等药物,治疗效果不明显。早期采取骨髓移植的方法治疗此病有一定的疗效。基因治疗和神经干细胞移植可能是未来治疗此病的研究方向。

(谭 宁 王 斌)

参考文献

[1] GERAETS R D,KOH S Y,HASTINGS M L,et al.Moving towards effective therapeutic strategies for Neuronal Ceroid Lipofuscinosis.Orphanet Journal of Rare Diseases,2016,11(1):40-46.

[2] KOUSI M,LEHESJOKI A,MOLE S E. Update of the mutation spectrum and clinical correlation of over 360 mutationns in eight genes that underlie the neuronal ceroid lipofuscinosis.Human Mutation,2012,33(1):42-63.

[3] 任晓暾,封志纯.神经元蜡样质脂褐质沉积症诊断策略和治疗进展.中国实用儿科杂志,2012,2 :153-156.

[4] COTMAN S L,KARAA A,STAROPOLI J F,et al.Neuronal ceroid lipofuscinosis:impact of recent genetic advances and expansion of the clinicopathologic spectrum. Current Neurology & Neurosciance Reports,2013,13(8):366-383.

[5] ZHONG N ,MOROZIEWICZ D ,WRONSKA A , et al. 等位基因特异性引物延伸法在婴儿型和幼儿型神经元蜡样质脂褐质沉积病产前诊断中的应用 (英文). 北京大学学报 (医学版),2005 ,(01):20-25.

[6] ARRANT A E,ONYILO V C,UNDER D E,et al.Progranulin Gene Therapy Improves Lysosomal Dysfunction and Microglial Pathology Associated with Frontotemporal Dementia and Neuronal Ceroid Lipofuscinosis. Journal of Neuroscience,2018,38(9):2341-2358.

[7] ADAMS H R, MINK J W.Neurobehavioral Features and Natural History of Juvenile Neuronal Ceroid Lipofuscinosis(Batten Disease).Journal of Child Neurology,2013,28(9):1128-1136.

[8] KAY G W, JAY N P,OALMER D N.The specific loss of GnRH-positive neuroons from the hypothalamus of sheep with CLN6 neuronal ceroid lipofuscinosis occurs without glial activation and has only minor effects on reproduction.Neurobiology of Disease,2011,41(3):614-623.

[9] KUIZON S, DIMAIUTA K, WALUS M, et al.A Critical Tryptophan and Ca2+ in Activation and Catalysis og TPPI,the Enzyme Deficient in Classic Late-Infantile Neuronal Ceraoid Lipofuscinosis.Plos One,2010,5(8):11929.

[10] SEXTON A N, REGALADO S G, LAI C S, et al.Genetic and molecular identification of three human TPP1 functions in telomerase action:recruitment,activation,and homeostasis set point regulation.Genes

Dev,2014,28(17):1885-1899.

[11] UUSIRAUVA K,BLOM T,SCHANTZFANT C V,et al.Induced Pluripotent Stem Cells Derived from a CLN5 Patiant Manifest Phenotypic Characteristics of Neuronal Ceroid Lipofuscinosis.International Journal of Molecular Sciences,2017,18(5):955-969.

[12] KANNINEN K M,ALEXANDRA G,APHRODITE C,et al.Altered biometal homeostasis is associated with CLN6 mRNA loss in mouse neuronal ceroid lipofuscinosis.Biology Open,2013,2(6):635-464.

[13] GUO J,O'BRIEN D P,MHLANGAMUTANGADURA T,et al.A rare homozygous MFSD8 single-base-pair deletion and frameshift in the whole genome sequence of a Chinese Crested dog with neuronal ceroid lipofuscinosis.BMC Vet Res.2015,10(1):960-970.

[14] LOJEWSKI X,STAROPOLI J F,BISWASLEGRAND S,et al.Human iPSC models of neuronal ceroid lipofuscinosis capture distinct effects of TPP1 and CLN3 mutations on the endocytic pathway.Human Molecular Genetics,2014,23(8):2005-2022.

[15] KIM K,KLEINMAN H K,LEE H J,et al.Safety and potential efficacy of gemfibrozil as a supportive treatment for children with late infantile neutonal ceroid lipofuscinosis and other lipid storage disorders.Orphanet Journal of Rare Diseases,2017,12(1):113-122.

第十三节
其他溶酶体病

一、胱氨酸贮积症

概述

　　胱氨酸贮积症(cystine storage diseases,CSD)是溶酶体胱氨酸转运蛋白缺陷导致的疾病，为常染色隐性遗传，是由于编码溶酶体胱氨酸转运蛋白的 CTNS 基因发生突变，该蛋白基因定位于 17 号染色体(17p13)，由于溶酶体膜对胱氨酸转运缺陷造成胱氨酸在溶酶体内贮积，通常沉积于肾脏、眼、肝、淋巴结及外周血白细胞等处，引起不同程度的损害。沉积于肾脏累及近曲小管上皮细胞造成多种物质重吸收障碍，表现为范科尼综合征。眼内结晶体沉积于角膜、结膜为多，其次为虹膜、睫状体、视网膜等处，出现畏光、视力损害等。肝内结晶体沉积于库普弗细胞造成肝脏肿大，质地变硬。肌肉结晶体沉积于肌束膜，出现肌肉空泡变性，出现肌无力。结晶体还可沉积于甲状腺、胰腺等处,呈现各器官相应症状。

临床表现

CSD 根据临床表现分为非肾型、肾型,其中肾型又分为婴儿型和迟发型。

(1)非肾型:又称良性成人型,可见角膜、结膜有胱氨酸结晶沉积,症状轻微,仅有畏光,部分患者结晶体沉着于骨髓细胞。

(2)肾型:婴儿型在 6 ~ 8 个月后出现肾脏损害,近曲小管重吸收障碍,引起多尿、多饮、脱水,严重出现脱水热。1 岁左右出现生长发育迟缓、酸中毒、佝偻病、糖尿、氨基酸尿、磷酸尿、肾小管性蛋白尿等范科尼综合征,也可表现为肾病综合征,出现严重水肿、大量蛋白尿,部分出现肾结石、肾性尿崩症,约 9 岁左右发展为肾功能不全,可合并眼症状,畏光多在 3 ~ 4 岁时出现,逐年加重,伴有视力减退,严重出现视网膜脱落及青光眼。迟发型起病年龄约 12 岁左右,胱氨酸结晶沉着于角膜,结膜等处,伴有进行性肾功能减退,逐渐进入终末期肾病。肾型患者亦有肝脏肿大,甲状腺功能减退,齿龈组织增生,个别有性发育落后。

实验室及辅助检查

1. **尿液检查** 以糖尿、蛋白尿、氨基酸尿常见,磷酸盐排出增加,可见颗粒管型,偶见红细胞。

2. **血液检查** 晚期肾小球滤过率下降,血肌酐及尿素氮增高,出现代谢性酸中毒、高钾、高磷、继发性低钙血症等。

3. **特殊检查** 裂隙灯检查:可见角膜和结膜有六角形胱氨酸结晶,白细胞和皮肤成纤维细胞内游离胱氨酸浓度增高。

4. **产前诊断** 羊水穿刺或羊膜细胞培养用于有家族史和可疑病例。

5. **基因检测** 外周血提取 DNA,PCR 扩增测序 CTNS 基因的所有外显子,进行致病突变或缺失检测。

诊断与鉴别诊断

临床表现为范科尼综合征的患儿,裂隙灯检测角膜有胱氨酸晶体沉着,应高度怀疑胱氨酸贮积症。患者白细胞内胱氨酸含量增加、CTNS 基因发现两个致病突变,可明确诊断。

本病应与半乳糖血症、酪氨酸血症Ⅰ型、多发性骨髓瘤、糖尿病相关的范科尼综合征、巴特综合征、眼脑肾综合征、维生素 D 缺乏性佝偻病等疾病相鉴别。

治疗

本病无根治措施,以对症综合治疗为主。

（1）胱氨和磷酸胱氨：胱氨属弱碱性，可以自由通过溶酶体膜，在酸性溶酶体中聚集，与胱氨酸反应形成胱氨酸 - 胱氨二硫基，进而通过阳离子氨基酸运载系统离开溶酶体，从而达到减低胱氨酸的沉积。胱氨有异味，容易引起恶心、呕吐，磷酸胱氨无异味，患儿容易接受，进入肠道后即水解为胱氨。

（2）维生素 D：用于佝偻病患者，每天维生素 D 10 000 ～ 15 000U，长期口服。

（3）吲哚美辛：适用于多饮、多尿者，可以减少尿量，增加食欲，改善生长发育，1 ～ 2mg/（kg·d），临床症状好转后，逐渐减量或停药。

（4）肾移植：适用于晚期肾衰，以延长寿命，改善生活质量。

二、半乳糖唾液酸贮积症

概述

半乳糖唾液酸贮积症（galactosialidosis，GS）是一种由组织蛋白酶 A 缺陷所致的常染色体隐性遗传病，组织蛋白酶 A 又称为保护蛋白，其基因定位于 20 号染色体（20q13.1），正常情况下，保护蛋白通过与半乳糖苷酶和神经氨酸酶的结合激活这两个酶，并保护它们在溶酶体中的活性和稳定性。保护蛋白基因突变致保护蛋白缺乏或功能异常，导致两种糖苷酶活性同时缺乏，继之唾液酸化的寡聚糖、糖蛋白、神经节苷脂大量贮积在组织内，使细胞液泡化，进一步损害细胞功能而致病。

临床表现

像大多数其他溶酶体贮积症一样，此病的临床表现具有高度异质性，表现为非免疫胎儿水肿，以及神经系统症状，包括视网膜樱桃红斑、视神经萎缩、视力减退、肌阵挛发作、耳聋、共济失调等。新生儿期发病以非免疫胎儿水肿、肝脾大、严重发育迟缓等为主。婴儿期发病表现为面部皮肤粗糙、肝脾大、肾功能，以及心功能不全、发育迟缓、智力落后、多发性成骨异常等。而迟发型以面部皮肤粗糙、多发性成骨异常、角膜混浊、樱桃红斑、智力落后、癫痫、共济失调等为主要表现。

实验室及辅助检查

1. 生化检查　包括血浆、白细胞、尿液及皮肤成纤维细胞的半乳糖苷酶和神经氨酸酶活性测定及相关代谢物测定。

2. 产前诊断　胎儿可采用羊水细胞或绒毛膜样品进行基因分析或酶学测定。

3. 基因检测　对于有家族史的新生儿进行有针对性的基因检测。

诊断与鉴别诊断

结合临床表现、患者血浆、白细胞、尿液及皮肤成纤维细胞中酶学活性检测、基因检测可确诊。

该病需要与糖原贮积症、黏多糖贮积症、唾液酸贮积症、脂贮积症、鞘脂贮积症等相鉴别。

治疗

对于该病目前缺乏根治手段，主要是对症治疗，主要针对癫痫发作和肌阵挛，但疾病对药物的反应性不佳，康复治疗能够在一定程度上帮助患者保持活动能力。随着基因治疗及干细胞治疗等技术不断发展，人类将能找到一种全新的有效的治疗手段。

三、岩藻糖苷贮积症

概述

岩藻糖苷贮积症（fucosidosis）是一种因 α 岩藻糖苷酶缺陷而引起的类黏多糖贮积症，编码 α 岩藻糖苷酶的基因 *FUCA 1* 位于染色体 1p36-p34。临床上以神经系统异常、反复呼吸道感染、智力低下及心脏病变为特征，无黏多糖尿。最早由 Durand（1966）以"一种新的黏多糖脂质沉积症"为题报告，Van Hoof（1968）发现所报告的病例有 α- 岩藻糖苷酶缺陷。同年，Durand 将本病命名为岩藻糖苷贮积症。此类患者的脑、肝、肾、肺、尿内都有 α- 岩藻糖苷酶缺乏，脑、肝等组织的沉积物是一种含有岩藻糖的糖脂（以岩藻糖为终末部分的四己糖基及五己糖基神经酰胺），特别是脑内最为明显。

临床表现

传统上根据症状出现的年龄及临床表现的轻重程度将该病分为Ⅰ、Ⅱ型。

1. **Ⅰ型**　通常在 3 ~ 18 个月时发病，是最严重的类型，其表现包括：粗陋面容、肝脾肿大、心脏扩大、智力发育落后、癫痫、多发性骨发育不良、大脑及脊髓功能进行性退化，以及多汗或少汗、反复呼吸道感染等。病程进展迅速，预后差，预期寿命约 10 年。

2. **Ⅱ型**　多在 1 ~ 2 岁左右发病，以进行性智力和运动发育障碍为主要表现，面容粗陋生长迟缓、骨骼异常和神经系统病变等可与Ⅰ型相似或较轻，无肝脾肿大、无角膜浑浊。其最特征性表现为皮肤有弥漫性血管角质瘤，表现为针尖大小蓝褐色隆起的皮损。起初分布于腹背部，以后可扩展至上、下肢。有时可出现皮肤无汗症。预期寿命可达 20 ~ 40 年。

实验室及辅助检查

1. 常规实验室检查 在周围血液淋巴细胞内可见有 PAS 染色弱阳性的空泡。在汗液中，氯化物和钠的含量较正常人高 3 ～ 9 倍。

2. X 线检查 可呈现多发性骨发育不良、骨骺成熟延迟、颅骨增厚、腰背部侧弯，伴以椎体双凸畸形、椎体发育不全、椎体前上部呈鸟嘴状等影像。

3. 尿液分析 应用薄层色谱、高效液相色谱法可以检测到患者尿液中存在大量岩藻糖肽类和含岩藻糖的寡糖。Ⅰ型患者尿中以岩藻糖寡糖为主，Ⅱ型患者尿中以岩藻糖肽类为主。

4. 酶学分析 检测患儿外周血细胞、成纤维细胞中 α- 岩藻糖苷酶活性是诊断此病的金标准。患儿残余酶活性极低，通常小于 1%。

5. 基因检测 分析 α- 岩藻糖苷酶的编码基因突变类型有助于病因诊断及产前诊断。

诊断与鉴别诊断

根据患者自幼发病，出现精神运动发育迟缓、粗陋面容、少汗、生长落后、多发性骨骼发育异常（以椎体改变为主）、神经系统退行性变、肝脾大等症状，结合 α- 岩藻糖苷酶活性或 *FUCA1* 基因突变，可诊断此病。应注意与黏多糖贮积症、黏脂贮积症等溶酶体贮积症相鉴别。

治疗

尚无有效疗法，多为对症治疗，如手术矫正骨骼畸形，抗生素控制感染等。有个别报道患者行骨髓移植或造血干细胞移植的报道，但缺乏大样本研究及长期临床观察。

四、α- 甘露糖苷贮积症

概述

α- 甘露糖苷贮积症（α-mannosidosis）是一种罕见的溶酶体贮积症，其基本的生化异常是 α- 甘露糖苷酶缺乏。正常时这种酶水解寡聚糖 α- 键连接的甘露糖苷，当 α- 甘露糖苷酶有缺陷时，糖蛋白不能分解，富有甘露糖的寡聚糖即沉积于组织内，造成患者多器官功能受损，主要临床特征有智力障碍、听力受损、面部和骨骼异常、免疫缺陷等。

α- 甘露糖苷酶缺乏是由于其编码基因 *MAN2B1* 发生基因突变所致，该基因定位在 19p13.2 ～ q12，包含 24 个外显子，全长 21.5kb。

临床表现

1. 传统分型 传统上可根据患者发病时间及临床表现轻重程度不同分为 2 型,婴儿型和青少年型。

(1) 婴儿型临床症状较重,可因严重感染而在早期死亡,主要表现为粗陋面容、肝脾肿大、肌张力低、严重的智力和运动退化、多发性骨发育不良、角膜混浊、白内障及失聪等,另外还可能出现疝气、巨头畸形、频繁上呼吸道感染等。

(2) 青少年型主要表现为智力退化及听力受损,也可能出现脑积水、痉挛性截瘫、食欲增强等表现,可存活至成年。

2. 现在分型 随着更多病例被发现,目前建议将此病分为 3 型。I 型为轻型,一般 10 岁以后出现临床症状,不伴随骨骼异常,病情进展缓慢。II 型为中间型,一般 10 岁前出现临床症状,伴随骨骼异常,在 20 ~ 30 岁左右出现共济失调,病情进展较慢。III 型为严重型,生后即出现症状,伴随骨骼异常,病情进展迅速,中枢神经系统受累或肌无力通常是导致患者早期死亡的主要原因。

实验室及辅助检查

1. 常规实验室检查 周围血象中的中性粒细胞、淋巴细胞及骨髓细胞内可见有空泡,骨髓涂片也可见到类似改变。

2. X 线检查 表现为轻度多发性骨发育不全,腰椎椎体发育不全,呈鸟嘴状,髂骨翼轻度外翻,髋外翻畸形,肋骨增宽。长骨的骨骺、骨干、掌骨和指骨增粗。颅骨穹窿部及颅底硬化,有的甘露糖苷贮积症病例可出现严重脊柱侧弯和驼背。

3. 尿液检查 应用薄层色谱、高效液相色谱法可检测患者尿液中存在过量含甘露糖残基的寡糖。

4. 酶学分析 检测患者外周血白细胞、培养的成纤维细胞中 α- 甘露糖苷酶活性是诊断此病的金标准。患儿的残余酶活性很低,通常为正常人的 5% ~ 10%。

5. 基因检测 检测 α- 甘露糖苷贮积症相关的基因突变。

6. 其他检查 此外患者还需行肝脾彩超、听力检查、头颅 MRI 等辅助检查。

诊断和鉴别诊断

患者自幼发病,伴随精神运动发育迟缓、粗陋面容、骨骼异常、肝脾肿大、听力障碍、共济失调等症状,与黏多糖贮积症 I 型、其他糖蛋白贮积症或寡糖贮积症的临床表现互有交叉,注意鉴别。

治疗

1. 骨髓移植及造血干细胞移植 可改善患者症状,可能延缓病情进展。

2. 酶替代治疗 在动物实验取得成功,目前进行临床试验。

3. 对症治疗 治疗反复发作的感染,早期对听力障碍进行干预及语言训练,对关节、脊柱等骨骼畸形进行外科矫正,对神经系统症状进行对症治疗等。

（谭 宁 王 斌）

参考文献

[1] SCRIVER C R, BEAUDET A L, SLY W S,et al.The metabolic and molecular bases of inherited disease.8th ed. New York：McGraw-HiU,2001.

[2] FERNANDES J, SAUDUBRAY J M, VANDEN BERGHE G. Inborn metabolic diseases. 2nd ed. Berlin:Springer-Verlag,1996.

[3] CLARKE J T R. A Clinical guide to inherited metabolic diseases.2nd ed. Cambridge UK：Cambridge University Press, 2002.

[4] BLAU N , LEONARD J , HOFFMANN G F , et al. Physician's guide to the treatment and follow-up of metabolic diseases. Berlin： Springer Berlin Heidelberg, 2006.

[5] BLAU N, DURAN M, GIBSON K M,et al. Physician's guide to the diagnosis, treatment, and follow-up of inherited metabolic diseases. Berlin: Springer-Verlag ,2014.

[6] HIRASAWA M.Genetic advances in galactosialidosis. Nihon Rinsho, 1993,51(9): 2319-2323.

[7] DURAND P, PHILIPPA M, BORRONE C, et al. A new glycolipid storage disease. Pediatr. Res, 1967, 1(5): 416.

[8] VAN HOOF F, HERS H G. Mucopolysaccharidosis by absence of α-fucosidase. The Lancet, 1968, 291(7553): 1198.

[9] SCHOONDERWALDT H C, LAMERS K J B, KLEIJNEN F M, et al. Two patients with an unusual form of type Ⅱ fucosidosis. Clinical genetics, 1980, 18(5): 348-354.

[10] TIBERIO G, FILOCAMO M, GATTI R, et al. Mutations in fucosidosis gene: a review. Acta geneticae medicae et gemellologiae: twin research, 1995, 44(3/4): 223-232.

[11] WILLEMS P J, SEO H C, COUCKE P, et al. Spectrum of mutations in fucosidosis. European Journal of Human Genetics, 1999, 7(1): 60.

[12] MIANO M, LANINO E, GATTI R, et al. Four year follow-up of a case of fucosidosis treated with unrelated

donor bone marrow transplantation. Bone marrow transplantation, 2001, 27(7): 747.

[13]　ÖCKERMAN P A. A generalised storage disorder resembling Hurler's syndrome. The Lancet, 1967, 290(7509): 239-241.

[14]　BECK M, OLSEN K J, WRAITH J E, et al. Natural history of alpha mannosidosis a longitudinal study. Orphanet journal of rare diseases, 2013, 8(1): 88.

[15]　MALM D, NILSSEN Ø. Alpha-mannosidosis. Orphanet Journal of Rare Diseases, 2008, 3(1): 21.

[16]　RIISE STENSLAND H M F, KLENOW H B, NGUYEN L V, et al. Identification of 83 novel alpha-mannosidosis-associated sequence variants: Functional analysis of MAN2B1 missense mutations. Human mutation, 2012, 33(3): 511-520.

[17]　BORGWARDT L, LUND A M, DALI C I. Alpha-mannosidosis-a review of genetic, clinical findings and options of treatment. Pediatric endocrinology reviews: PER, 2014, 12: 185-191.

[18]　PACIOTTI S, CODINI M, TASEGIAN A, et al. Lysosomal alpha-mannosidase and alpha-mannosidosis. Frontiers in bioscience (Landmark edition), 2017, 22: 157-167.

第九章

过氧化物酶体病

过氧化物酶体（peroxisomal）为真核细胞的细胞器之一，为单层膜，含细小的基质颗粒，见于除红细胞以外的其他所有人体组织细胞。现已发现 80 余种酶存在于过氧化物酶体内，如多种氧化酶及过氧化物酶，以及与脂质、氨基酸代谢有关的酶等。各种氧化酶的作用是将不能被线粒体氧化的物质进行氧化，如将氨基酸、脂肪酸等底物变成过氧化氢。过氧化物酶体是极长链脂肪酸（very-long-chain fatty acid，VLCFA）β 氧化的唯一部位，在此 VLCFA 降解为短链脂肪酸。过氧化物酶体的功能还包括缩醛磷脂的生物合成、植烷酸氧化及哌可酸代谢等。过氧化氢酶可催化过氧化氢分解而解毒，还原成水。

近年来发现许多遗传代谢性疾病与过氧化物酶体缺陷有关，称之为过氧化物酶体病（peroxisomal biogenesis disorders），属于遗传性极长链脂肪酸代谢病，总发病率约为 1:(25 000 ~ 50 000)，除肾上腺脑白质营养不良为 X 连锁隐性遗传外，其他均为常染色体隐性遗传。由于不能形成正常的过氧化物酶体，缺少过氧化氢酶及基质蛋白，β 氧化不完全，使底物 VLCFA、二羟羧和三羟羧甲基类粪胆酸等在血中蓄积，缩醛磷脂、植烷酸及哌可酸代谢障碍，导致神经、肝、肾和骨骼等广泛异常，多种器官受累如肝硬化、肾囊性变、眼角膜混浊、白内障、视网膜病及先天性心脏病等。

过氧化物酶体病主要分为两大类，即过氧化物酶体生物发生异常（peroxisomal biogenesis defects，PBD）及酶体功能异常。新生儿期出现症状的多为第一类，细胞内不能形成正常的过氧化物酶体，如脑肝肾综合征（Zellweger syndrome）、新生儿肾上腺脑白质营养不良和婴儿植烷酸病等均属于这一类。病理检查显示过氧化物酶体数量减少或缺如，呈囊状，缺乏正常基质蛋白。生化特点是血浆 VLCFA、植烷酸、哌可酸及胆盐前体水平升高，缩醛磷脂水平下降。

各种过氧化物酶体病临床表现相似，不易区分。有以下特点应考虑过氧化物酶体病：①明显的精神及运动发育落后；②肌张力低、弱；③顽固性惊厥，脑白质发育不良；④肝功能异常；⑤特殊感官功能障碍（视力、听力异常）。

第一节
脑肝肾综合征

概述

　　脑肝肾综合征(Zellweger syndrome,ZS)又称泽尔韦格综合征,是 1964 年由 Bowen 等首先报道的,随后新生儿肾上腺脑白质营养不良和婴儿植烷酸病等相继被报道。各个疾病间临床表现相互重叠,有相似的形态异常和生化缺陷,因此将这类疾病称之为泽尔韦格系列疾病,其中典型的泽尔韦格综合征最严重,婴儿植烷酸病最轻。

　　泽尔韦格综合征为常染色体隐性遗传,同胞发病,女性多见,男女发病比例为 1:2.7,已发现多个 PEX 基因突变与本征相关,其中 PEX1 基因突变最常见。本征是胎儿期铁转运机制异常所致,铁在脑、肝和肾过多蓄积可能是本症的发病原因。近年来 Goldfsher 等发现本病患者线粒体异常,肝内缺乏过氧化酶及过氧化物酶体(peroxisome),从而不能形成正常的转运蛋白,致使过氧化物酶出现功能缺陷。

临床表现

　　患儿有多发的先天畸形。新生儿表现为特殊面容,前额高、平,面平,内眦赘皮,大囟门,外耳畸形,颈部皮肤松弛,肌张力极低,生后数小时即出现;抽搐、眼病(角膜混浊、白内障、虹膜斑点、青光眼、视神经发育不良、色素视网膜病等)、多脏器异常、脑发育异常(巨小脑回,神经元异位移行,星形细胞、胶质细胞增生,胼胝体发育不良)、肝大、黄疸、肝囊肿、肝功能异常、蛋白尿、肾囊肿及先天性心脏病。在新生儿期患儿即有严重肌力、肌张力低下,常合并惊厥和呼吸暂停;吸吮、吞咽无力,常需要鼻饲;精神运动无明显发育;平均寿命 12.5 周,生后数月内死亡,但有的可存活至 12 个月。

实验室及辅助检查

　　1. **影像学检查**　腹部 B 超显示肝大、肾大、肝肾囊肿。头颅 MR 示脑发育不良、皮质下囊性变、巨脑回、多小脑回等。

　　2. **生化检查**　肝功能异常,高胆红素血症,凝血异常等。肝活检电镜检查示过氧化物酶体消失。

　　3. **血 VLCFA 测定**　是最普遍的筛查方法。疑有此类病者应做 VLCFA 测定,二十四碳烷酸(C24:0)、二十六碳烷酸(C26:0)、C24/C22、C26/C22 水平升高有助诊断。

　　4. **基因检测**　目前有 16 种人类已知的 PEX 基因,其中 13 种基因突变与疾病有关。ZS

主要由于 *PEX1* 基因(占 2/3 患者)和 *PEX6* 基因突变所致。这些基因编码 Peroxins,此蛋白为正常过氧化物装备所必需。

诊断及鉴别诊断

明确诊断需根据典型的临床表现、生化异常,以及其他辅助检查结合基因检测。

治疗

严重病例无有效治疗,主要是对症治疗,如鼻饲喂养或行胃造瘘管饲,补充脂溶性维生素、胆酸,应用抗癫痫药物等。

预防

本病属于常染色体隐性遗传病,先证者经 DNA 确诊后,家庭再次生育仍有 25% 的发病风险,需进行产前诊断避免患儿出生。

(郝 虎)

参考文献

[1] BERENDSE K, KLOUWER F C, KOOT B G, et al. Cholic acid therapy in Zellweger spectrum disorders. J Inherit Metab Dis, 2016, 39:859-868.

[2] BRAVERMAN N E, RAYMOND G V, RIZZO W B, et al. Peroxisome biogenesis disorders in the Zellweger spectrum: An overview of current diagnosis, clinical manifestations, and treatment guidelines. Mol Genet Metab, 2016, 117:313-321.

[3] EBBERINK M S, KOSTER J, VISSER G, et al. A novel defect of peroxisome division due to a homozygous non-sense mutation in the PEX11 β gene. J Med Genet, 2012, 49:307-313.

[4] EBBERINK M S, MOOIJER P A, GOOTJES J, et al. Genetic classification and mutational spectrum of more than 600 patients with a Zellweger syndrome spectrum disorder. Hum Mutat, 2011, 32:59-69.

[5] FALKENBERG K D, BRAVERMAN N E, MOSER A B, et al. Allelic expression imbalance promoting a mutant PEX6 allele causes Zellweger spectrum disorder. Am J Hum Genet, 2017, 2017, 101:965-976.

[6] KLOUWER F C, BERENDSE K, FERDINANDUSSE S, et al. Zellweger spectrum disorders: clinical overview and management approach. Orphanet J Rare Dis, 2015, 10:151.

[7] MATSUMOTO N, TAMURA S, FURUKI S, et al. Mutations in novel peroxin gene PEX26 that cause peroxisome-biogenesis disorders of complementation group 8 provide a genotype-phenotype correlation. Am J

Hum Genet, 2003, 73:233-246.

[8] POLL-THE B T, GOOTJES J, DURAN M, et al. Peroxisome biogenesis disorders with prolonged survival: phenotypic expression in a cohort of 31 patients. Am J Med Genet A, 2004, 126:333-338.

[9] RAAS-ROTHSCHILD A, WANDERS R J, MOOIJER PA, et al. A PEX6-defective peroxisomal biogenesis disorder with severe phenotype in an infant, versus mild phenotype resembling Usher syndrome in the affected parents. Am J Hum Genet, 2002, 70:1062-1068.

[10] RATBI I, FALKENBERG K D, SOMMEN M, et al. Heimler syndrome is caused by hypomorphic mutations in the peroxisome-biogenesis genes PEX1 and PEX6. Am J Hum Genet, 2015, 97:535-545.

[11] RENAUD M, GUISSART C, MALLARET M, et al. Expanding the spectrum of PEX10-related peroxisomal biogenesis disorders: slowly progressive recessive ataxia. J Neurol, 2016, 263:1552-1558.

[12] RUSH E T, GOODWIN J L, BRAVERMAN N E, et al. Low bone mineral density is a common feature of Zellweger spectrum disorders. Mol Genet Metab, 2016, 117:33-37.

[13] SEVIN C, FERDINANDUSSE S, WATERHAM HR, et al. Autosomal recessive cerebellar ataxia caused by mutations in the PEX2 gene. Orphanet J Rare Dis, 2011, 6:8.

[14] STEINBERG S, CHEN L, WEI L, et al. The PEX Gene Screen: molecular diagnosis of peroxisome biogenesis disorders in the Zellweger syndrome spectrum. Mol Genet Metab, 2004, 83:252-263.

[15] TRAN C, HEWSON S, STEINBERG SJ, et al. Late-onset Zellweger spectrum disorder caused by PEX6 mutations mimicking X-linked adrenoleukodystrophy. PediatrNeurol, 2014, 51:262-265.

第二节

肾上腺脑白质营养不良

概述

肾上腺脑白质营养不良（adrenoleukodystophy，ALD）属于 X 连锁隐性遗传病，临床表现较泽尔韦格综合征轻，但即便是轻型患儿也有智力低下、视网膜变性和运动功能异常。发病率在男性婴儿中为 1/50 000 ~ 1/20 000，约 20% 的女性携带者可出现相对较轻的神经系统的表现。

肾上腺脑白质营养不良的病因是位于 X 染色体上 ATP 结合匣 D 亚组膜 1（ATP-binding cassette subfamily D，member 1，ABCD1）基因发生突变后，其表达的 ALD 蛋白（ALDP）功能异常。ALDP 位于过氧化物酶体膜上，ALDP 和另外 3 个位于过氧化物酶体膜上的蛋白结合，形成二聚体，能将饱和的 VLCFA 转运至过氧化物酶体内进行 β 氧化。由于 *ABCD1* 基因突变，导致 ALDP 功能异常，使得 VLCFA 不能进行 β 氧化，VLCFA 在细胞和体液内异常堆积，特别是脑白质、脊髓、肾上腺及睾丸中，导致细胞和血浆中 VLCFA 水平升高，出现弥散性神经脱髓鞘和肾上腺皮质功能不足的临床表现。

临床表现及分型

受累病例临床表现差异较大，根据其临床表现的不同分为儿童脑病型（childhood cerebral adrenoleukodystrophy，CCALD）、肾上腺神经脱髓鞘型（adrenomyeloneuropathy，AMN）和单纯肾上腺皮质功能减退型（addison only）。

1. CCALD 约占 ALD 的 35%，男性通常在 4～8 岁起病，高峰发病年龄为 7 岁，很少在 3 岁前发病。临床表现为行为变化和学习能力下降，多动、注意力下降，常易被误诊为多动症或注意力缺陷，这些症状通常持续数月或更久，并出现更严重的神经系统异常，如进行性智力和运动能力倒退、书写困难、失语、阅读困难、视力障碍及平衡力下降。此时行头颅 MRI 会发现脑白质异常改变。个别病例以惊厥为首发症状，病情可在数周内迅速恶化，6 个月至 2 年死亡。同时，绝大多数病例同时有肾上腺皮质功能低下的临床表现。

2. AMN 约占 ALD40%～45%，典型表现为在 20 岁后或在中年起病，临床表现为双下肢无力、僵硬，精神异常，性功能障碍（阳痿），这些症状通常缓慢加重或进展停滞，时间跨度会超过 10 年或更长，40%～45% 的 AMN 伴随神经系统异常。其中 10% 神经系统症状会进行性加重，导致严重的认知和行为异常，直至完全丧失功能及死亡。70% 的病例在出现神经系统病变时合并肾上腺皮质功能异常。

3. 单纯肾上腺皮质功能减退型 约占 ALD 10%，起病年龄为 2 岁至成年期，最常见于 7 岁时出现肾上腺功能不足，包括难以解释的呕吐、乏力或突发昏迷，部分患者皮肤色素加深，通常在肢体暴露及关节部位皮肤色素加深明显。直到有 AMN 的临床表现，临床上常被误诊为艾迪生（Addison）病。

以上 3 型中 90% 的 CCALD 和 70% 的 AMN 均有肾上腺功能异常表现，其母亲携带者通常表型正常。肾上腺功能异常典型的表现为血浆 ACTH 水平升高，ACTH 负荷试验皮质醇升高，无肾上腺抗体。此外，临床上有 5%～10% 的 ALD 病例报道表现为局部脑病型，仅有基因突变，无神经及内分泌功能改变。

实验室及辅助检查

1. 实验室检查 脂肪酸定量检测是最重要的辅助检查手段，通过串联质谱分析发现，ALD 血浆中 VLCFA 水平异常，其中 3 个指标：C26:0、C24:0 与 C22:0 比值、C26:0 与 C22:0

比值异常升高。

2. 影像学检查　85% 的病例神经脱髓鞘病变首发于胼胝体压部白质并逐渐扩散到相邻的顶 - 枕叶白质区域,部分病例神经脱髓鞘初发于胼胝体膝部然后对称性进展至额叶区白质,少数病例是初发于内囊或脑桥的锥体束然后向半圆中心发散。无论其临床表现轻重,头颅 MRI 平扫或加强检查时,在脑白质脱髓鞘区域和液体抑制反转恢复序列(fluid attenuated inversion recovery sequence,FLAIR)会显现高密度异常信号影,T_1 序列会显现低密度信号影。头颅 MRI 检查发现的神经系统异常通常是诊断 ALD 的首发线索。

3. 基因检测　通常采用基因测序分析 *ABCD1* 基因有无突变,此项技术可发现 99% 的男性 *ABCD1* 突变和 93% 的女性 *ABCD1* 携带者,突变类型包括无义突变、错义突变、编码框偏移突变及外显子启动区的突变等,是最经典的分子诊断技术。对于未能发现基因突变者临床有高度怀疑 ALD 的病例,可以再应用多重连接探针扩增技术(MLPA)、定量 PCR 及微阵列分析检出 *ABCD1* 基因大片段的缺失或重复。

诊断及鉴别诊断

　　ALD 的诊断依靠临床表现、VLCFA 水平测定,以及影像学和基因检测,头颅 MRI 检查经常为本病的诊断提供首要线索。测定 VLCFA 水平可用于诊断大多数男性 ALD 患者,很少患者在测定 VLCFA 水平不能确定时可以进行基因检测来确诊。有以下临床表现者应考虑为 ALD:①儿童期起病的男性,表现为注意力缺陷合并进行性智力下降和行为异常、视力下降、语言理解力下降、书写困难等神经系统异常者;②年轻及中年起病,进行性步态异常,下肢僵硬、乏力,精神异常、性无能,可合并或不合并肾上腺功能不足、行为及认知异常者;③原发性肾上腺皮质功能低下的男性,无论有无神经系统异常者;④成年女性,进行性偏瘫、精神异常、下肢感觉异常,有阳性 ALD 家族史。

治疗

　　目前,ALD 缺乏特异性治疗方法,干预治疗原则是激素替代改善肾上腺皮质功能,饮食干预降低体内 VLCFA 水平,康复训练改善运动功能倒退,早期诊断的 CCALD 建议行骨髓移植。

预防

　　在确定先证者生化改变及基因突变后,同时证实其母亲是携带者的前提下,在先证者母亲再次妊娠时需进行产前诊断,通过进行脐带血或羊水生化及基因检测,以避免患儿出生。

(郝　虎)

参考文献

[1] BEZMAN L, MOSER A B, RAYMOND G V, et al. Adrenoleukodystrophy: incidence, new mutation rate, and results of extended family screening. Ann Neurol, 2001, 49:512-517.

[2] CORZO D, GIBSON W, JOHNSON K, et al. Contiguous deletion of the X-linked adrenoleukodystrophy gene (ABCD1) and DXS1357E: a novel neonatal phenotype similar to peroxisomal biogenesis disorders. Am J Hum Genet, 2002, 70:1520-1531.

[3] DUBEY P, RAYMOND G V, MOSER A B, et al. Adrenal insufficiency in asymptomatic adrenoleukodystrophy patients identified by very long-chain fatty acid screening. J Pediatr, 2005, 146:528-532.

[4] EICHLER F, DUNCAN C, MUSOLINO P L, et al. Hematopoietic stem-cell gene therapy for cerebral adrenoleukodystrophy. N Engl J Med, 2017, 377:1630-1638.

[5] KEMP S, PUJOL A, WATERHAM HR, et al. ABCD1 mutations and the X-linked adrenoleukodystrophy mutation database: role in diagnosis and clinical correlations. Hum Mutat, 2001, 18:499-515.

[6] LOES D J, FATEMI A, MELHEM E R, et al. Analysis of MRI patterns aids prediction of progression in X-linked adrenoleukodystrophy. Neurology, 2003, 61:369-374.

[7] MAHMOOD A, DUBEY P, MOSER H W, et al. X-linked adrenoleukodystrophy: therapeutic approaches to distinct phenotypes. Pediatr Transplant, 2005, 9:55-62.

[8] MAHMOOD A, RAYMOND G V, DUBEY P, et al. Survival analysis of haematopoietic cell transplantation for childhood cerebral X-linked adrenoleukodystrophy: a comparison study. Lancet Neurol, 2007, 6:687-692.

[9] MOSER A B, KREITER N, BEZMAN L, et al. Plasma very long chain fatty acids in 3 000 peroxisome disease patients and 29 000 controls. Ann Neurol, 1999, 45:100-110.

[10] MOSER AB, MOSER HW. The prenatal diagnosis of X-linked adrenoleukodystrophy. PrenatDiagn, 1999, 19:46-48.

[11] MOSER H W, RAYMOND G V, LU S E, et al. Follow-up of 89 asymptomatic patients with adrenoleukodystrophy treated with Lorenzo's oil. Arch Neurol, 2005, 62:1073-1080.

[12] SCRIVER C R, BEAUDET A L, VALLE D, et al. The metabolic & molecular basis of inherited disease. 8th ed. New York, NY: McGraw-Hill, 2001.

[13] PAN H, XIONG H, WU Y, et al. ABCD1 gene mutations in Chinese patients with X-linked adrenoleukodystrophy. Pediatr Neurol, 2005, 33:114-120.

[14] SCHACKMANN M J, OFMAN R, van GEEL B M, et al. Pathogenicity of novel ABCD1 variants: The need for biochemical testing in the era of advanced genetics. Mol Genet Metab, 2016, 118:123-127.

[15] SHAPIRO E, KRIVIT W, LOCKMAN L, et al. Long-term effect of bone-marrow transplantation for childhood-onset cerebral X-linked adrenoleukodystrophy. Lancet, 2000, 356:713-718.

[16] SILVERI M, De GENNARO M, GATTI C, et al. Voiding dysfunction in x-linked adrenoleukodystrophy: symptom score and urodynamic findings. J Urol, 2004, 171:2651-2653.

[17] TAKANO H, KOIKE R, ONODERA O, et al. Mutational analysis and genotype-phenotype correlation of 29 unrelated Japanese patients with X-linked adrenoleukodystrophy. Arch Neurol, 1999, 56:295-300.

[18] VOGEL B H, BRADLEY S E, ADAMS D J, et al. Newborn screening for X-linked adrenoleukodystrophy in New York State: Diagnostic protocol, surveillance protocol and treatment guidelines. Mol Genet Metab, 2015, 114:599-603.

[19] WANDERS R J, MOOYER P W, DEKKER C, et al. X-linked adrenoleukodystrophy: improved prenatal diagnosis using both biochemical and immunological methods. J Inherit Metab Dis, 1998, 21:285-287.

第三节
植烷酸贮积症

概述

植烷酸贮积症（Refsum disease）又名遗传性共济失调性多发性神经炎样痛、雷夫叙姆病。1945 年首先由 Refsum 报道，是一种罕见的常染色体隐性遗传疾病，常见父母近亲结婚者，国外报道的发病率为 1∶1 000 000。雷夫叙姆病的临床特征为儿童后期及青少年隐袭起病，渐进性进展，出现视力减退、夜盲及视网膜色素变性、多发性运动、感觉周围神经病及小脑性共济失调等表现。

雷夫叙姆病的所有患者均有植烷酸贮积，是因为植烷酰-CoA 羟化酶及过氧化物酶体定位信号 2（PTS2）受体缺陷，导致 α 氧化作用缺陷，使植烷酸不能通过常规的 β 氧化降解，而聚集在血液和组织，取代组织中其他的不饱和脂肪酸并和甾醇结合，导致表皮基底和基底上层脂质空泡形成，进而产生相应的病理改变。雷夫叙姆病中两个基因突变已确定：① PHYH，定位在染色体 10p11.2，该基因编码植烷酰-CoA 羟化酶，90% 以上的患者此基因发生变异；② PEX7，定位在染色体 6q22-q24，该基因编码 PTS2 受体，近 10% 的患者该基因发生变异。

临床表现

婴儿出生时一般正常，起病隐袭，最初的症状不稳定且不易发现。症状于童年后期或青春期开始明显，30% 发生在 10 岁以内，50% 在 10～30 岁发病，也有 50 岁才发病者。通常是渐进性进展,有缓解期;快速的体重下降、发热和怀孕时可表现为急性或亚急性发病。主要表现:①非典型视网膜色素变性,夜盲、视野逐步环形受限,瞳孔对光反射损害导致白内障和畏光;②多发性运动、感觉周围神经病,肢体对称性无力,肌萎缩,呈"手套 - 袜子型"感觉减退,深腱反射减弱或消失;③小脑性共济失调,步态不稳,意向性震颤,眼球震颤,位置感丧失;④心肌病和心电传导异常;⑤鱼鳞病,掌跖过度角化可以出现;⑥骨骺发育不良导致掌骨和第四跖骨趾缩短、锤状趾、弓形足、脊柱侧弯和骨软骨炎;⑦进展性神经性耳聋,嗅觉丧失和膀胱问题;⑧并发症:心脏受累与过早死亡相关。极高的植烷酸可致可逆性肾损害,产生氨基酸尿症。多数病例视网膜色素变性为首发症状。其他的症状在以后的 10 ~ 15 年中可能会发生,按发生频率依次为嗅觉丧失、多发性周围神经病、耳聋、共济失调及鱼鳞病,少数患者也会出现精神障碍。

实验室及辅助检查

1. 辅助检查

(1)血浆中植烷酸 > 200μmol/L(正常水平 < 10μmol/L),降植烷酸 < 2μmol/L(正常水平 < 3μmol/L),植烷酸 / 降植烷酸比值增加;六氢吡啶羧酸浓度在植烷酰 -CoA 羟化酶缺陷者升高,PTS2 受体缺陷者正常,红细胞缩醛磷脂浓度植烷酰 -CoA 羟化酶缺陷者正常,PTS2 受体缺陷者可降低。

(2)脑脊液:蛋白细胞分离。

(3)影像学:普通 X 线可观察到骨的变化;MRI 检查可显示皮质脊髓束、小脑齿状核和胼胝体的对称性改变。

(4)神经传导速度非均匀减慢,为多发性神经脱髓鞘性改变。

(5)神经活检:周围神经肥大性改变,髓鞘广泛脱失与再生,形成洋葱样改变。

(6)视网膜电图可能严重异常。

2. 基因检测　*PEX7* 基因和 *PHYH* 基因突变测定。

诊断及鉴别诊断

童年晚期发现视网膜色素变性的个体应怀疑本病。需注意的是,所有的症状和体征均存在的患者很罕见,大多症状随着年龄的增加而发展。诊断本病主要依据视网膜色素变性、多发性周围神经病、小脑性共济失调三主征。但确诊有赖于血清中植烷酸含量增高,或患者皮肤成纤维细胞培养或羊水细胞的 α 羟化酶活性降低。

治疗

雷夫叙姆病目前尚无有效的治疗方法,疾病的早期预防尤为重要。限制饮食可降低血浆和组织中植烷酸水平,避免摄入含植烷酸的食物(植烷酸主要是存在于载有叶绿素的食品中,奶制品及反刍动物脂肪中含有少量),饮食治疗应终身性,但降低植烷酸的疗法是否会影响视网膜色素变性、嗅觉丧失、耳聋的进展,目前尚不能确定。对症治疗如听力丧失给予人工耳蜗植入。血浆置换是目前治疗此病的唯一方法,主要用于症状严重或迅速恶化的患者(可迅速改善临床症状)及少数饮食治疗失败的患者。

预防

如果先证者已确定存在 *PEX7* 或 *PHYH* 突变,其同胞再发病风险为 25%,家庭再次生育需通过产前诊断以避免该病患儿出生。

(郝　虎)

参考文献

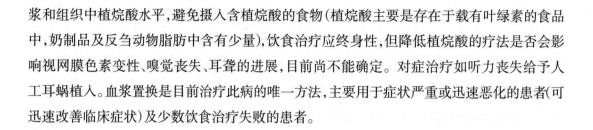

[1] BAMIOU D E, SPRAGGS P R, GIBBERD F B, et al. Hearing loss in adult Refsum's disease. ClinOtolaryngol Allied Sci,2003,28:227-230.

[2] BROWN P J, MEI G, GIBBERD F B, et al. The determination of phytanic acid and phytol in certain foods and application of these knowledge to the choice of suitable convenience foods for patients with Refsum's disease. J Hum Nutr Diet,1993,6:295-305.

[3] CLARIDGE K G, GIBBERD F B, SIDEY M C. Refsum disease: the presentation and ophthalmic aspects of Refsum disease in a series of 23 patients. Eye (Lond),1992,6:371-375.

[4] FERTL E, FÖLDY D, VASS K, et al. Refsum's disease in an Arabian family. J NeurolNeurosurg Psychiatry, 2001,70:564-565.

[5] GIBBERD F B, FEHER M D, SIDEY M C, et al. Smell testing: an additional tool for identification of adult Refsum's disease. J NeurolNeurosurg Psychiatry,2004,75:1334-1336.

[6] HORN M A, van den BRINK D M, WANDERS R J, et al. Phenotype of adult Refsum disease due to a defect in peroxin 7. Neurology,2007,68:698-700.

[7] JANSEN G A, HOGENHOUT E M, FERDINANDUSSE S, et al. Human phytanoyl-CoA hydroxylase: resolution of the gene structure and the molecular basis of Refsum's disease. Hum Mol Genet,2000,9:1195-1200.

[8] JANSEN G A, van den BRINK D M, OFMAN R, et al. Identification of pristanal dehydrogenase activity in peroxisomes: conclusive evidence that the complete phytanic acid alpha-oxidation pathway is localized in peroxisomes. BiochemBiophys Res Commun,2001,283:674-679.

[9] JANSEN G A, WATERHAM H R, WANDERS R J. Molecular basis of Refsum disease: sequence variations in phytanoyl-CoA hydroxylase (PHYH) and the PTS2 receptor (PEX7). Hum Mutat, 2004, 23:209-218.

[10] MUKHERJI M, CHIEN W, KERSHAW N J, et al. Structure-function analysis of phytanoyl-CoA 2-hydroxylase mutations causing Refsum's disease. Hum Mol Genet, 2001, 10:1971-1982.

[11] OYSU C, ASLAN I, BASARAN B, et al. The site of the hearing loss in Refsum's disease. Int J PediatrOtorhinolaryngol, 2001, 61:129-134.

[12] TRANCHANT C, AUBOURG P, MOHR M, et al. A new peroxisomal disease with impaired phytanic and pipecolic acid oxidation. Neurology, 1993, 43:2044-2048.

第四节
亚历山大病

概述

亚历山大病（Alexander disease）是由编码星形胶质细胞特有的胶质纤维酸性蛋白（glial fibrillary acidic protein, GFAP）的基因突变导致的罕见的常染色体显性遗传性白质脑病，主要累及婴幼儿。GFAP 基因缺陷是目前已知唯一导致此病的原因，该基因定位在 11q13。亚历山大病的发病机制仍不十分清楚，可能与罗森塔尔纤维（Rosenthal fibers, RF）有关。亚历山大病是一种非常罕见的疾病，其真正流行程度尚不清楚。自最初描述亚历山大病以来，只有大约 550 例被描述。日本的一项研究估计发病率为 1/270 万。

临床表现

根据发病年龄及临床表现的不同，可分为婴儿型、少年型及成人型。

1. **婴儿型** 最常见，多在 2 岁以内起病，男性多于女性。主要表现为精神运动发育迟滞，进行性中枢神经系统功能减退，包括智力发育迟缓，肢体无力，肌张力减低，吸吮困难、饮水呛咳、构音不清等真性或假性延髓性麻痹，肌阵挛，小脑性共济失调，70% 的患者有癫痫发作。由于脑体积增加（巨脑）而头围增大（巨颅），此型病情严重，常在 10 岁前死亡。

2. **少年型** 4 ~ 14 岁起病，男女均可发病。临床特征与婴儿型有很多相似处，不同点为癫痫发作、巨脑的表现相对少见，病情发展相对缓慢，但脑干病变相对多见且严重，延髓性麻痹症状突出。少数患者可有睡眠增多、呕吐、脊髓功能受损、脊柱侧弯等异常表现。生存期变化较大,短则几年,长则几十年,平均病程约为 8 年。

3. 成人型 较少见。20 ~ 70 岁起病,男女均可发病,过去多认为临床特征基本同少年型,表现为真性或假性延髓性麻痹,腱反射增高、病理征阳性、下颌反射明显等锥体束征,眼震、共济失调等小脑受损的症状,包括软腭肌阵挛在内的全身肌阵挛,但少有感觉障碍和锥体外系症状。

根据临床表现及头颅 MRI 特点将亚历山大病分为 2 个类型:①Ⅰ型亚历山大病患儿主要特点为发病相对早(通常 < 4 岁),发育迟缓、头围大、癫痫发作、发作性加重多见,头颅 MRI 符合典型改变;②Ⅱ型亚历山大病通常发病晚,临床特点为自主功能异常、眼球运动障碍、腭肌阵挛及延髓症状等,头颅 MRI 常不典型。

实验室及辅助检查

1. 头颅影像学检查(主要为 MRI) 可作为临床诊断的依据。

(1)大脑白质:约 2/3 的患者脑白质受累,多数患者仅表现为散在的点片状异常信号,常累及脑室旁白质,有的形成"脑室旁花环"或"环脑室旁线"。少数患儿白质病变可不对称,还可伴有钙化等。

(2)脑干:大部分Ⅱ型亚历山大病患者脑干区域会出现萎缩或信号异常,脑干萎缩中以延髓最为常见,其次为脑桥、中脑萎缩。信号异常可分布于脑干背侧,亦可分布于腹侧,形状可呈点片状或呈线形环绕脑干,部分患儿也可出现脑桥等部位的强化。

(3)脊髓:脊髓萎缩较常见,萎缩可局限于上颈髓,亦可累及胸段甚至全段脊髓,部分患儿出现"蝌蚪萎缩",即脑干与脊髓因萎缩程度不一造成的形如蝌蚪样的萎缩;部分患儿脊髓还会出现局灶性信号异常或强化。

(4)小脑:约 1/2 的患者出现齿状核部位信号异常,少数患者出现小脑萎缩。

(5)基底核和/或丘脑:约 1/5 的患者出现基底核和/或丘脑信号异常,多数为双侧对称性。

2. 脑脊液检查 通常腰椎穿刺检查脑脊液压力、细胞数、葡萄糖及氯化物均正常,蛋白正常或轻度增高,脑脊液中胶质细胞原纤维酸性蛋白(glial fibrillary acidic protein,GFAP)明显升高。在临床怀疑亚历山大病时,分析脑脊液中的 GFAP 是一种快速、有效的筛选办法,并且能判断出是否有 *GFAP* 基因的突变。

3. 病理检查 亚历山大病的病理特征为脑白质髓鞘脱失,神经元保留,血管周围、软脑膜下、脑室周围白质内聚集有大量星形胶质细胞,这些星形胶质细胞内含罗森塔尔纤维,在小脑齿状核、脑干、脊髓的白质亦可见到 RF。RF 为电镜下可发现的星形胶质细胞内的嗜伊红小体,免疫组化检查提示氧化应激的终产物和脂质过氧化作用在 RF 的形成中起重要作用。

4. 基因检测 *GFAP* 基因突变检测。

诊断及鉴别诊断

由于本病临床表现非特异性,临床需与有机酸尿症、溶酶体病、过氧化物酶体病及卡拿弯病等鉴别诊断。本病的临床诊断主要依赖于临床表现和典型 MRI 表现,确诊需要靠基因检测或病理诊断。

治疗

尚无有效的治疗方法,主要是对症处理。

预防

先证者通过基因诊断确诊后,家庭再次生育需通过产前诊断避免患儿出生。

(郝　虎)

参考文献

[1] BALBI P, SERI M, CECCHERINI I, et al. Adult-onset Alexander disease: report on a family. J Neurol, 2008, 255:24-30.

[2] BROCKMANN K, MEINS M, TAUBERT A, et al. A novel GFAP mutation and disseminated white matter lesions: adult Alexander disease? EurNeurol, 2003, 50:100-105.

[3] DELNOOZ C C, SCHELHAAS J H, van de WARRENBURG BP, et al. Alexander disease causing hereditary late-onset ataxia with only minimal white matter changes: A report of two sibs. MovDisord, 2008, 23:1613-1615.

[4] DER PERNG M, SU M, WEN S F, et al. The Alexander disease-causing glial fibrillary acidic protein mutant, R416W, accumulates into Rosenthal fibers by a pathway that involves filament aggregation and the association of alpha B-crystallin and HSP27. Am J Hum Genet, 2006, 79:197-213.

[5] DOTTI M T, BUCCOLIERO R, LEE A, et al. An infantile case of Alexander disease unusual for its MRI features and a GFAP allele carrying both the p.Arg79His mutation and the p.Glu223Gln coding variant. J Neurol, 2009, 256:679-682.

[6] FLINT D, LI R, WEBSTER L S, et al. Splice site, frameshift, and chimeric GFAP mutations in Alexander disease. Hum Mutat, 2012, 33:1141-1148.

[7] GRAFF-RADFORD J, SCHWARTZ K, GAVRILOVA R H, et al. Neuroimaging and clinical features in type Ⅱ (late-onset) Alexander disease. Neurology, 2014, 82:49-56.

[8] GUTHRIE S O, BURTON E M, KNOWLES P, et al. Alexander's disease in a neurologically normal child: a

case report. PediatrRadiol, 2003, 33:47-49.

[9]   HINTTALA R, KARTTUNEN V, KARTTUNEN A, et al. Alexander disease with occipital predominance and a novel c.799G>C mutation in the GFAP gene. Acta Neuropathol, 2007, 114:543-545.

[10]   HSIAO V C, TIAN R, LONG H, et al. Alexander-disease mutation of GFAP causes filament disorganization and decreased solubility of GFAP. J Cell Sci, 2005, 118:2057-2065.

[11]   JACOB J, ROBERTSON N J, HILTON D A. The clinicopathological spectrum of Rosenthal fibre encephalopathy and Alexander's disease: a case report and review of the literature. J Neurol Neurosurg Psychiatry, 2003, 74:807-810.

[12]   KINOSHITA T, IMAIZUMI T, MIURA Y, et al. A case of adult-onset Alexander disease with Arg416Trp human glial fibrillary acidic protein gene mutation. Neurosci Lett, 2003, 350:169-172.

[13]   KYLLERMAN M, ROSENGREN L, WIKLUND L M, et al. Increased levels of GFAP in the cerebrospinal fluid in three subtypes of genetically confirmed Alexander disease. Neuropediatrics, 2005, 36:319-323.

[14]   LI R, JOHNSON A B, SALOMONS G, et al. Glial fibrillary acidic protein mutations in infantile, juvenile, and adult forms of Alexander disease. Ann Neurol, 2005, 57:310-326.

[15]   LI R, JOHNSON A B, SALOMONS G S, et al. Propensity for paternal inheritance of de novo mutations in Alexander disease. Hum Genet, 2006, 119:137-144.

[16]   MELCHIONDA L, FANG M, WANG H, et al. Adult-onset Alexander disease, associated with a mutation in an alternative GFAP transcript, may be phenotypically modulated by a non-neutral HDAC6 variant. Orphanet J Rare Dis, 2013, 8:66.

[17]   MESSING A, BRENNER M. Alexander disease: GFAP mutations unify young and old. Lancet Neurol, 2003, 2:75.

[18]   MESSING A, BRENNER M. GFAP: functional implications gleaned from studies of genetically engineered mice. Glia, 2003, 43:87-90.

[19]   MESSING A, LI R, NAIDU S, et al. Archetypal and new families with Alexander disease and novel mutations in GFAP. Arch Neurol, 2012, 69:208-214.

[20]   MURAKAMI N, TSUCHIYA T, KANAZAWA N, et al. Novel deletion mutation in GFAP gene in an infantile form of Alexander disease. Pediatr Neurol, 2008, 38:50-52.

[21]   NAM T S, KIM J H, CHANG C H, et al. Identification of a novel nonsense mutation in the rod domain of GFAP that is associated with Alexander disease. Eur J Hum Genet, 2015, 23:72-78.

[22]   SALVI F, AOKI Y, DELLA NAVE R, et al. Adult Alexander's disease without leukoencephalopathy. Ann Neurol, 2005, 58:813-814.

[23]   SCHMIDT H, KRETZSCHMAR B, LINGOR P, et al. Acute onset of adult Alexander disease. J Neurol Sci, 2013, 331:152-154.

[24] SHIIHARA T, SAWAISHI Y, ADACHI M, et al. Asymptomatic hereditary Alexander's disease caused by a novel mutation in GFAP. J Neurol Sci, 2004, 225:125-127.

[25] SREEDHARAN J, SHAW C E, JAROSZ J, et al. Alexander disease with hypothermia, microcoria, and psychiatric and endocrine disturbances. Neurology, 2007, 68:1322-1323.

[26] TANG G, PERNG M D, WILK S, et al. Oligomers of mutant glial fibrillary acidic protein (GFAP) inhibit the proteasome system in Alexander disease astrocytes, and the small heat shock protein {alpha}B-crystallin reverses the inhibition. J Biol Chem, 2010, 285:10527-10537.

[27] WADA Y, YANAGIHARA C, NISHIMURA Y, et al. Familial adult-onset Alexander disease with a novel mutation (D78N) in the glial fibrillary acidic protein gene with unusual bilateral basal ganglia involvement. J Neurol Sci, 2013, 331:161-164.

[28] YOSHIDA T, SASAKI M, YOSHIDA M, et al. Alexander Disease Study Group in Japan. Nationwide survey of Alexander disease in Japan and proposed new guidelines for diagnosis. J Neurol, 2011, 258(11):1998-2008.

第五节
卡拿弯病

概述

卡拿弯病(Canavan disease)是一种常染色体隐性遗传的白质脑病。虽然此症可见于多个种族,但是大多数报道的患者是德系犹太裔,发病率为 1/573 ～ 1/40,非犹太人的发病率为 1/400 000 ～ 1/200 000。

本病由 *ASPA* 基因发生突变导致,导致 ASPA 活性下降或失活,N- 乙酰天门冬氨酸(N-acetyl-aspartate,NAA)水解成乙酸和天冬氨酸障碍,从而具有神经毒性的物质 NAA 在脑内聚集,最终导致中枢神经系统功能障碍,产生一系列的临床症状。

临床表现

临床上可分为三型:①先天型,症状在生后不久即表现出来;②婴儿型,最常见,症状在出生 6 个月后出现;③少年型,5 岁以后起病。

总的来说,卡拿弯病患儿一般有一个正常发育期。婴儿期肌张力低下、大头、竖头困难三联征常提示卡拿弯病。发育迟缓多数在 3 个月以后才逐渐发现。肌张力减低和竖头困难常持续存在,这是此症最突出的体征。大头是另一个重要体征,即使开始可能不明显,但也是位于正常高限。随着患儿年龄增长,肌张力低下逐渐转变为痉挛,使得这些患儿常被诊断为脑瘫,但是竖头困难持续存在。惊厥常出现在 1 岁以后,而视神经萎缩逐渐成为此期特征。此症患儿经常表现为易激惹及睡眠困难,而且常有不明原因发热。随疾病进展,胃食管反流成为突出问题,常导致喂养困难和体重不增,继而出现吞咽困难而需要鼻饲。大多数患儿在 10 岁内死亡。

实验室及辅助检查

1. 影像学检查(主要为 MRI) 弥漫性白质变性,主要在大脑,小脑和脑干较少受累。MRS 显示 NAA 显著增多具有重要诊断价值。

2. 尿 NAA 检测 应用 GC-MS 方法测定尿中 NAA 水平是目前最可靠的临床诊断方法,患者尿 NAA 显著升高(多为正常人的数百倍)。

3. 酶学检测 检测培养的成纤维细胞中的天冬氨酸酰基转移酶活性,患者显著降低。由于正常成纤维细胞有时也可以有酶活性缺乏,所以可靠性不如尿 NAA 检测。

4. 基因检测 *ASPA* 基因突变检测主要用于确认诊断、携带者检出及产前诊断。

诊断及鉴别诊断

本病的临床诊断主要依赖于典型临床和 MRI 表现,确诊需进行酶学和基因诊断。

治疗

尚无有效的治疗方法。主要是对症处理。基因治疗已经在基因敲除小鼠和个别患者中开展,但是其作用有待评估。

预后

必须先明确先证者的基因缺陷,在基因确诊的情况下,家庭再生育需进行产前诊断。天冬氨酸酰基转移酶活性在羊水细胞和绒毛膜细胞中非常低,所以此法不能用于产前诊断。

(郝　虎)

参考文献

[1]　CALIEBE A, VATER I, PLENDL H, et al. 439 kb-sized homozygous deletion in 17p13.3 leading to biallelic loss of the ASPA as cause of Canavan disease detected by SNP-array analysis. Mol Genet Metab, 2010, 99:184-185.

[2]　COZZOLINO M, AUGELLO B, CARELLA M, et al. Chromosomal 17p13.3 microdeletion unmasking recessive Canavan disease mutation. Mol Genet Metab, 2011, 104:706-707.

[3]　DELANEY K E, KRALIK S F, HAINLINE B E, et al. An atypical case of Canavan disease with stroke-like presentation. Pediatr Neurol, 2015, 52:218-221.

[4]　KARIMZADEH P, JAFARI N, NEJAD B H, et al. The clinical features and diagnosis of Canavan's disease: A case series of Iranian patients. Iran J Child Neurol, 2014, 8:66-71.

[5]　MATALON R M, MICHALS-MATALON K. Spongy degeneration of the brain, Canavan disease: biochemical and molecular findings. Front Biosci, 2000, 5:307-311.

[6]　OLSEN T R, TRANEBJAERG L, KVITTINGEN E A, et al. Two novel aspartoacylase gene (ASPA) missense mutations specific to Norwegian and Swedish patients with Canavan disease. J Med Genet, 2002, 39:55.

[7]　TACKE U, OLBRICH H, SASS J O, et al. Possible genotype-phenotype correlations in children with mild clinical course of Canavan disease. Neuropediatrics, 2005, 36:252-255.

[8]　YALCINKAYA C, BENBIR G, SALOMONS G S, et al. Atypical MRI findings in Canavan disease: a patient with a mild course. Neuropediatrics, 2005, 36:336-339.

[9]　ZENG B J, WANG Z H, RIBEIRO L A, et al. Identification and characterization of novel mutations of the aspartoacylase gene in non-Jewish patients with Canavan disease. J Inherit Metab Dis, 2002, 25:557-570.

[10]　ZENG B J, WANG Z H, TORRES P A, et al. Rapid detection of three large novel deletion of the aspartoacylase gene in non-jewish patients with Canavan disease. Mol Genet Metab, 2006, 89:156-163.

[11]　BITTO E, BINGMAN C A, WESENBERG G E, et al. Structure of aspartoacylase, the brain enzyme impaired in Canavan disease. Proc Natl Acad Sci USA, 2007, 104:456-461.

第十章

类固醇及脂代谢病

第一节
21- 羟化酶缺乏症

概述

21- 羟化酶缺乏症（21-hydroxyulase deficiency，21-OHD）是一种常染色体隐性遗传病，因 21- 羟化酶基因突变导致酶的缺乏，皮质类固醇合成障碍及旁路产物合成分泌增多，导致一系列代谢改变的一种疾病。21-OHD 是先天性肾上腺皮质增生症（congenital adrenal hyperplasia，CAH）最常见的一种，临床上有高钾、低钠、女性外生殖器男性化、男性假性性早熟，严重时可在新生儿期出现代谢危象、威胁生命等表现。本病在国际上报道发病率为 1/10 000 ～ 1/20 000，杂合子发生率 1∶60，国内为 1/12 200 ～ 1/16 466。

病因

在 21- 羟化酶（P450c21）的作用下，17- 羟基孕酮（17α-hydroxyprogesterone，17-OHP）和孕酮（progesterone，P）分别转变为皮质醇和醛固酮的前体，11- 脱氧皮质醇和 11- 脱氧皮质酮。P450c21 缺乏和 / 或活性低下导致皮质醇和醛固酮合成障碍。皮质醇减少经负反馈引起促肾上腺皮质激素（adrenocorticotropic hormone，ACTH）分泌增加，刺激肾上腺皮质细胞增生；此外，在高 ACTH 的刺激下，蓄积 17-OHP 和孕酮向雄激素转化增多，导致高雄激素血症。醛固酮合成受损，致水盐平衡失调，导致高钾、低钠、低血容量性休克，严重者可发生致命性失盐危象。

21- 羟化酶基因（CYP21）位于第 6 号染色体上，长约 3.3kb，有 10 个外显子。通过对 21-OHD 患者进行基因分析，目前已经发现百余种 CYP21 的突变类型，这些突变引起 21- 羟化酶活性受损。不同基因型的酶缺陷程度不同，形成了 21-OHD 辅助检查和临床表现的多样化。

临床表现

1. 失盐型 醛固酮低下致失盐危象常是典型失盐型在生后早期首发表现,呈现以低血钠、低血容量为主要特征的休克,伴或不伴低血糖;有高钾血症是与其他低血容量性休克鉴别点。危象一般由应激诱发。非危象起病者软弱无力、恶心、呕吐、喂养困难、腹泻、慢性脱水及体格生长迟滞。失盐型患儿大多数在出生后 1 ~ 5 周发病,6 周以后发病者极少。

2. 单纯男性化型 高雄激素血症在不同性别及年龄段的患儿有不同的表现。女性患儿外生殖器在宫内分化时受高浓度的雄激素作用下向男性分化;出生时表现为外阴不同程度男性化。轻者单纯表现为阴蒂肥大,重者与阴囊型完全性尿道下裂伴隐睾患儿难以鉴别,但内生殖器结构(卵巢和子宫)正常。男性患儿新生儿期和婴儿期雄激素受体不敏感,出生时生殖器无异常,常常延误诊断。幼儿期开始出现外周性性早熟,表现为阴茎增大,伴或不伴阴毛;女性患儿表现为异性性早熟、第二性征发育不良和原发性闭经。在高水平的雄激素对下丘脑的长期作用下,5 岁后两性均可转化为中枢性性早熟,体格发育呈线性生长伴骨龄增长加速,最终导致成年身高受损。

3. 非经典型

(1)无症状型:又称隐性 CYP21 缺乏症。血 17-OHP 水平增高,但无临床表现。

(2)迟发型:早期无异常,青春期前出现多毛、痤疮、体格发育线性生长和骨龄提前。

辅助检查

1. 血清 17-OHP 检测 清晨空腹 > 300nmol/L 为典型,6 ~ 300nmol/L 为非典型;激发试验后 > 300nmol/L 为典型,31 ~ 300nmol/L 为非典型。

2. 基础血清皮质醇和 ACTH 检测 典型患者表现为皮质醇水平低下及 ACTH 升高。小于 6 月龄患儿皮质醇分泌及睡醒节律尚不稳固,应在觉醒时采血,必要时多次采血。

3. 雄激素检测 雄烯二酮、睾酮、脱氢表雄酮升高,需参考不同性别及年龄段正常值判断。

4. 血浆肾素及醛固酮检测 典型失盐型肾素升高,醛固酮降低。小婴儿有生理性醛固酮抵抗,肾素及醛固酮正常也可升高,诊断需结合其他指标。

5. 血清电解质检测 失盐型表现为不同程度的高血钾、低血钠。

6. 影像学检查 性别模糊患儿应行彩超检查了解有无子宫;双侧肾上腺彩超或 CT 检查可帮助与肾上腺肿瘤及其他疾病相鉴别。

7. 基因检测 对于临床上怀疑 21-OHD 或需与其他疾病鉴别的患儿均应行基因检测确诊。尤其对于非典型患者,基因检测更为重要。

诊断

临床上表现为性别模糊、性早熟、线性生长、骨龄超前等,结合相关实验室及影像学检查,典型患者不难诊断。非典型患者可仅表现为线性生长、骨龄超前,血浆肾素及醛固酮基本正常,应尽早行基因检测帮助确诊。

鉴别诊断

其他类型的 CAH:

1. P450 氧化还原酶缺陷,母亲孕期有高雄激素血症,出生时,男性外阴女性化,女性外阴男性化,雌雄激素均低下,易发生肾上腺危象。

2. 11- 羟化酶缺陷:有高雄激素表现,但水电解质表现为水钠潴留,高血钠,低血钾。

治疗

1. 急性肾上腺皮质危象(失盐型)的治疗

(1)建立静脉通道,扩容,纠正低血压。

(2)琥珀酸氢化可的松钠 50mg/m²,静脉推注,然后以 50 ~ 100mg/m² 静脉滴注维持 24 小时。

(3)低血钠和高血钾:口服氟氢化可的松 0.1mg。以后根据血清电解质水平、脱水程度和血压状态调整氟氢化可的松用量。

(4)低血糖:立即静脉推注葡萄糖 0.25g/kg。

2. 维持治疗

(1)氢化可的松替代治疗:婴儿期患儿 8 ~ 12mg/(m²·d),学龄前期至青春期前调整为 10 ~ 15mg/(m²·d),或醋酸可的松 22mg/(m²·d)。青春期氢化可的松体内清除率高,应适当调高剂量,但不宜超过 17mg/(m²·d)。分次口服。用药期间应定期检测,个体化调整用药方案。

(2)盐皮质激素:新生儿期和婴儿期患儿口服氟氢化可的松 50 ~ 100μg/d。此外还需口服氯化钠 1 ~ 2g/d,以维持正常水电解质及血压水平。

3. 监测 替代治疗剂量不足不能抑制高雄激素血症,剂量过度可引起医源性库欣综合征,抑制生长。在治疗过程中应定期随访,监测相关指标。3 个月以内每个月 1 次,3 个月至 2 岁,每 3 个月 1 次。≥2 岁每半年 1 次,学龄期起 1 年 1 次,青春期 4 ~ 6 个月 1 次,成年后 1 年 1 次。

(1)实验室监测:清晨空腹,服药前 17-OHP、雄烯二酮、血钠、血钾及血浆肾素,应控制在稍高于同年龄性别正常水平。皮质醇和 ACTH 不能作为 21-OHD 的监测指标,尤其当 ACTH 在正常范围时提示治疗过度。

(2)临床监测:生长速度、青春发育进程和骨龄,以及体重、身体质量指数(body mass index,BMI)、血压等库欣综合征相关临床指标。

预后

1. 单纯男性化女患者经合理的治疗后能拥有正常的月经及生育功能,但多有尿道口小及性欲减退。两性患者成年身高均受不同程度影响。

2. 中断治疗后女性患者易患多囊卵巢、异性性早熟及骨骺早闭;男性患者易发生睾丸肾上腺残余细胞增生、垂体增生、肾上腺肿瘤和肾上腺皮质危象。

3. 过度治疗可致医源性库欣综合征,导致肥胖和骨质疏松、生长停滞。

(李思涛)

参考文献

[1] 中华医学会儿科学分会内分泌遗传代谢病学组 . 先天性肾上腺皮质增生症 21- 羟化酶缺陷诊治共识 . 中华儿科杂志 , 2016,54(8): 569-576.

[2] SPEISER P W, ARLT W, AUCHUS R J, et al. Congenital adrenal hyperplasia due to steroid 21-hydroxylase deficiency: an endocrine society clinical practice guideline. J Clin Endocrinol Metab , 2018,103(11):4043-4088.

[3] SHARMA R, SETH A. Congenital adrenal hyperplasia: issues in diagnosis and treatment in children. Indian J Pediatr, 2014, 81 (2):178-185.

[4] FOREST M G. Recent advances in the diagnosis and management of congenital adrenal hyperplasia due to 21-hydroxylase deficiency. Hum Reprod Update, 2004,10(6):469-485.

[5] 顾学范,周建德,叶军,等 . 上海地区新生儿先天性肾上腺皮质增生症的筛查 . 中华预防医学杂志,2002,36(1):16-18.

第二节
11β- 羟化酶缺乏症

概述

11β- 羟化酶缺乏症(11β-hydroxylase deficiency,11β-OHD)是 CAH 的第二大病因,是由 *CYP11B1* 基因突变引起的常染色体隐性遗传性疾病。约占 CAH 的 5% ~ 8%。高雄激素血症、低肾素性高血压、低钾血症是该病的特征。

病因及发病机制

CYP11B1 基因位于 8q21，长度为 6 030 bp，含 9 个外显子组成，编码 503 个氨基酸残基。该基因突变后可引起 11β 羟化酶（P45011β）合成受损，导致 11β- 羟化酶缺乏症。经典型 11β- 羟化酶缺乏症，*CYP11B1* 基因突变引起酶活性的减低或缺失；非经典型基因突变目前尚不明确。11β- 羟化酶缺乏症的基因型和表现型之间关系尚不明确。

P45011β 缺乏引起糖皮质激素合成障碍，负反馈引起垂体合成和分泌 ACTH 增加，ACTH 又促进了合成，从而引起水钠潴留和高血压及低钾血症。此外，11- 去氧皮质酮和 11- 去氧皮质醇水平的升高，加强了雄性激素的合成分泌，导致高雄激素血症。

临床表现

11β-OHD 患者常表现为高雄激素血症、低肾素性高血压、低血钾及其高雄激素血症引起的女性外生殖器男性化，男性假性性早熟。根据临床表现的不同，可分为经典型和非经典型。

1. 经典型 经典型 11β-OHD 女性患儿在胎儿期受高浓度雄激素水平影响下，外生殖器向男性化改变，表现为阴蒂肥大、阴唇融合、性别模糊等。男性患儿出生时可正常。出生后，两性患者在雄激素作用下均出现体格发育呈线性生长、痤疮、声音粗犷、阴毛及腋毛初现早、阴茎增大或阴蒂肥大，骨龄超前最终导致成年身高受损等表现。11- 去氧皮质酮大量增加，可代偿皮质醇的不足，极少出现肾上腺皮质功能危象，但其保钠排钾能力常引起水、钠潴留，血容量增加出现高血压、低血钾等表现；负反馈引起肾素、醛固酮合成下降。

2. 非经典型 非经典型的患者早期与正常患儿无异。儿童期发病，临床上仅表现为轻度男性化或阴毛初现等部分性早熟的改变。成年女性患者也仅表现为轻度多毛、痤疮、月经失调或不孕。

诊断

1. 血浆 ACTH、11- 去氧皮质醇、11- 去氧皮质酮及睾酮水平增高，PRA 和醛固酮水平降低。
2. 不同的基因型临床表现不同，典型表现为高血钠、低血钾、高容量性高血压。
3. 尿 11- 去氧皮质醇和 11- 去氧皮质酮及其代谢产物升高。

治疗与预防

1. 氢化可的松替代治疗 婴儿期患儿 8 ~ 12mg/（m²·d），学龄前期至青春期前调整为 10 ~ 15mg/（m²·d），或醋酸可的松 22mg/（m²·d）。青春期氢化可的松体内清除率高，应适当调高剂量，但不宜超过 17mg/（m²·d）。分次口服。用药期间应定期检测，个体化调整用药方案。

2. **降压治疗**　单纯糖皮质激素不能完全使血压恢复正常的患者,需要联合应用降压药。

3. **外生殖器整形**　宜在 1 岁前,病情稳定后行阴蒂矫形术。阴道成形术可在成年后进行。

4. **预防**　对有相关家族史的家庭,孕前应完善产前咨询,孕18～20周进行羊水产前诊断。

(李思涛)

参考文献

[1]　孙首悦,张曼娜,杨军,等.11β-羟化酶缺陷症临床和基因型分析.中华医学杂志,2011,42(15):2999-3002.

[2]　张曼娜,李小英.11β-羟化酶缺陷症研究进展.国际内分泌代谢杂志,2011,31(1):66-68.

[3]　王晓晶,聂敏,孙梅励.11β-羟化酶缺陷症遗传学研究现状.生殖医学杂志,2014,23(2):160-164.

第三节

17α- 羟化酶缺陷症

概述

17α- 羟化酶缺乏症(17-alpha-hydroxylase deficiency,17α-OHD)是一种常染色体隐性遗传病,是 CAH 的一种罕见类型,仅占 CAH 的 1% 左右。由 *CYP17A1* 基因突变引起17α- 羟化酶(P450c17)活性降低或缺失,导致以肾素性高血压、低血钾性肌无力、女性性幼稚、原发性闭经及男性假两性畸形为特征的临床表现。大多患者因青春发育延迟、缺乏第二性征发育或原发性闭经就诊。

病因

CYP17A1 基因位于 10q24.3,含 8 个外显子,编码 508 个氨基酸。在睾丸、卵巢、肾上腺束状带及网状带均可表达。目前,已发现该基因的突变类型有 100 余个。

P450c17 是皮质醇及性激素合成的关键酶,可催化孕烯醇酮和孕酮为 17- 羟孕烯醇酮和17- 羟孕酮,并在其他酶的作用下催化为性激素和皮质醇。P450c17 缺乏时皮质醇、雌激素及睾酮激素合成障碍,17- 孕烯醇酮更多向盐皮质激素方向转化。此外,糖皮质激素合成减少,负反馈引起 ACTH 分泌增加促使双侧肾上腺增生,盐皮质激素合成通路中 11- 去氧皮质酮大量增加,以代偿皮质醇的不足,但同时也引起水钠潴留及低钾血症,血容量增加也抑制肾素分泌,引起为低肾素性高血压。

临床表现

P450c17 活性受损的程度不同,临床上可表现为不同程度的 17α- 羟化酶 /17,20- 碳链裂解酶联合缺乏症和单纯性的 17,20- 裂解酶缺乏症。

1. 17α- 羟化酶 /17,20 碳链裂解酶联合缺乏症　由于性激素的缺乏,男性外生殖器在体内向女性分化,表现为不同程度的女性化的外生殖器,并可有尿道下裂、小阴茎、隐睾的表现,部分伴有腹部疝气、腹股沟肿块和盲端阴道,但缺乏女性内生殖器器官。女性患者表现为性幼稚、第二性征发育延迟、原发性闭经、阴毛稀少等,部分患者会出现多囊卵巢的改变。患者体内积蓄的 11- 去氧皮质酮可代偿部分糖皮质激素功能,因此极少发生肾上腺危象,但出现不同程度的高血压、低钾血症和代谢性碱中毒。

2. 单纯性 17,20- 裂解酶缺乏症　患者临床上只有低性激素引起相关表现,无水电解质紊乱及高血压等表现。

诊断

1. 肾上腺皮质激素检测　17α- 羟化酶活性降低或缺乏可导致皮质醇、17-OHP、雄烯二酮显著降低;高水平的 ACTH 可致孕烯醇酮、孕酮、11- 脱氧皮质酮和 11- 脱氧皮质醇升高。此外,肾素和醛固酮也不同程度地降低。

2. 性激素检测　血睾酮、雌二醇均呈现低下水平,而血黄体生成素(luteinizing hormone,LH)、促卵泡素(follicle stimulating hormone,FSH)升高。

3. 超声检查　检查是否有正常女性内生殖器官或腹腔内的睾丸。青春期后,女性卵巢可以有多囊卵巢的改变。

4. 染色体核型分析　鉴定性别。

5. 基因检测　明确突变类型,帮助确诊及鉴别诊断。

治疗

1. 糖皮质激素治疗　儿童期口服氢化可的松、醋酸(氢化)可的松,骨骺闭合后可改地塞米松或泼尼松长期维持。地塞米松:0.1 ～ 0.375mg/d,泼尼松:5.0 ～ 6.25mg/d。用药后高血压无明显好转,需联合降压药治疗。

2. 补充性激素治疗　青春期患者均予性激素治疗,治疗前应完善染色体检查,明确性别。男性患者予以睾酮制剂,女性患者予以雌激素制剂治疗,帮助第二性征发育。

3. 手术疗法　对于 46,XY 完全女性表型患者,宜做女童抚养,可在 2 岁内行生殖器矫形手术,并切除腹腔内或腹股沟内发育不良的睾丸,避免发生恶变。

(李思涛)

参考文献

[1]   杨军,李小英,孙首悦,等.17α-羟化酶/17,20-碳链裂解酶缺陷症研究进展.上海交通大学学报(医学版),2006,26(1): 13-16.

[2]   王彬,宋康兴,冯丽洁,等,17α-羟化酶缺陷症的早期诊断与干预.中国全科医学,2013,16(23): 2738-2739.

[3]   杨明辉,吴新宝,李庭,等.17α-羟化酶缺陷症临床及分子遗传学研究.中华医学杂志,2006,86(41): 2900-2904.

[4]   江秋燕,任跃忠.17α-羟化酶缺陷症临床特点分析.全科医学临床与教育,2017,15(1): 92-93.

第四节
3β-羟类固醇脱氢酶缺乏症

概述

3β-羟类固醇脱氢酶缺乏症(3β-hydroxysteroid dehydrogenase deficiency,3β-HSD deficiency)是因 3β-羟类固醇脱氢酶编码基因 *HSD3B2* 基因突变导致的一种以 $\triangle^5/\triangle^4$ 类固醇比例增高、皮质醇、醛固酮和性激素水平降低的遗传性代谢病。是类固醇激素代谢中很少见的一种常染色体隐性遗传病,是导致先天性肾上腺皮质增生症(CAH)很少见的类型。典型患者可表现为肾上腺糖皮质激素、盐皮质激素以及性激素均缺乏,若未及时诊断治疗,患儿常在婴儿期由于失盐和肾上腺皮质功能减退而死亡。

3β-HSD 的主要功能是将 $\triangle^5$-类固醇转变为 $\triangle^4$-类固醇,即将孕烯醇酮、17-羟孕烯醇酮及脱氢表雄酮(dehydroepiandrosterone,DHEA)催化分别生成孕酮、17-羟孕酮(17-hydroxyl progesterone,17-OHP)和 $\triangle^4$-雄烯二酮($\triangle^4$-androstenedione,$\triangle^4$-A)。此酶缺陷使孕烯醇酮、17-羟孕烯醇酮、DHEA 大量堆积,皮质醇、醛固酮和睾酮合成受阻。人类 3β-HSD 存在 I 型和 II 型两种同工酶,3β-HSD I 型同工酶主要分布于胎盘和外周组织,由 *HSD3B1* 基因编码,外周组织存在的 I 型 3β-HSD 仍然可将一部分 17- 羟孕烯醇酮和 DHEA 分别转化为 17-OHP 和 △⁴-A,故 17-OHP 浓度可上升以及部分女性轻度男性化,但这些外周升高的 17-OHP 不能被肾上腺利用继续合成皮质醇。目前所发现的 3β-HSD 缺乏症均由 HSD3B2 突变引起,原因是 I 型同工酶缺陷将会导致胎盘孕酮合成障碍造成自发性流程,目前已知突变数达 43 个。

3β-HSD 缺乏症的致病基因 *HSD3B2* 定位于 1p13.1,含 4 个外显子,基因全长 7.88kb,其中第 2 外显子至第 4 外显子为蛋白质的翻译区,主要表达于肾上腺、性腺组织。目前 HGMD 数据库中记录的 HSD3B2 突变数达 43 个,其中绝大多数与 CAH 有关。一些研究证实,*HSD3B2* 基因型与盐皮质激素缺乏的临床表型之间存在一定的相关性,体外实验证实几乎丧失功能的基因突变(如 *P222T*、*P222Q*)导致明显的失盐表现;丧失部分功能的基因突变使患者仍具备部分合成醛固酮的能力,故无失盐症状。但是,尚未证实基因型与雄激素不足的临床表型之间存在明显的关联。非典型患者中主要存在 *T259M* 和 *G129R* 的基因突变。

临床表现

1. 经典型 临床表现为明显的失盐和肾上腺皮质功能不足的症状。患儿一般出生 2 周左右开始出现恶心、呕吐、脱水、低血糖、低血钠、高血钾、代谢性酸中毒等表现。由于 3β-HSD 的酶活性在肾上腺和性腺均下降,故男性(46,XY)患者虽然肾上腺外的 3β-HSD 可使 DHEA 在外周转化为活性较强的雄激素,但其男性化不明显,为男性假两性畸形,可表现为隐睾、小阴茎、尿道下裂,甚至可有一泌尿生殖窦和盲端阴道;女性患者中,大量的 DHEA 在外周转化为活性较强的雄激素,进而产生不同程度的男性化,表现为阴蒂肥大、伴或不伴有阴唇融合,为女性假两性畸形。进入青春期后,女性患者有不同程度高雄激素血症的表现,如多毛、痤疮、月经量少,甚至造成多囊卵巢;男性患者多表现为不同程度的性腺功能低下。

2. 非经典型 一般没有失盐症状,男女两性外生殖器正常外观。男性在青春期可能因为性腺功能低下、女性在青春期可能因为多毛、痤疮、月经稀少等症状就诊。

实验室及辅助检查

1. △⁵- 类固醇、△⁴ 类固醇检测 患者血 △⁵- 类固醇(孕烯醇酮、DHEA 等)水平明显升高,而 △⁴ 类固醇(17-OHP、△⁴-A 等)浓度下降。△⁵/ △⁴ 类固醇比例增高,常高于平均水平 2 ~ 3 个标准差。ACTH 激发试验后,△⁵/ △⁴ 类固醇比例可进一步升高,甚至可达平均水平的 8 个标准差以上。

2. 皮质醇、醛固酮、ACTH、PRA 检测 患者基础血、尿皮质醇水平及血醛固酮浓度低下,尿 17- 酮和 17- 羟皮质醇浓度下降,而 ACTH、PRA 浓度升高。

3. 血电解质、血气分析 呈现高血钾、低血钠及代谢性酸中毒的改变。

4. 染色体核型分析 对于有女性外观生殖器或外生殖器性别难辨者均应做染色体核型

检查。

5. 基因检测 通过基因测序可以明确突变类型,有助于该病的确诊及与其他疾病的鉴别诊断。

诊断与鉴别诊断

1. 诊断 根据有失盐、肾上腺皮质功能减退表型,以及男性外生殖器呈女性外观或发育不良改变、女性外生殖器呈不同程度雄性化改变等可作出初步临床诊断。进一步可以通过检测特征性的类固醇中间代谢产物及 $\triangle^5/\triangle^4$ 类固醇比例而确诊。不典型者临床表现轻微或变化不大而诊断比较困难,主要依据动态实验室激素、类固醇中间代谢产物的检测,有条件的实验室可以进行 *HSD3B2* 基因分析,从而明确 3β-HSD 缺乏症的诊断及其基因突变类型。

2. 鉴别诊断

(1)失盐型 21- 羟化酶缺乏症:由于外周 I 型 3β-HSD 的作用,部分患者基础 17-OHP 浓度可上升至 21- 羟化酶缺乏症的水平,致使女性 3β-HSD 缺乏症患者有时难以和 21- 羟化酶缺乏症鉴别。$\triangle^5/\triangle^4$ 类固醇基础比例增高及 ACTH 激发后进一步增高是 3β-HSD 缺乏症区别于 21- 羟化酶缺乏症的主要鉴别点。男性 3β-HSD 缺乏症患儿外生殖器表现为男性化不足,与 21- 羟化酶缺乏症男性假性性早熟表现有明显区别。

(2)先天性类脂性肾上腺皮质增生症:此病也有失盐、肾上腺皮质功能减退的表现,但其患者不论遗传性别如何,外生殖器均为女性外观,实验室检查可发现所有类固醇激素包括 $\triangle^5$ 类固醇激素也降低,而 3β-HSD 缺乏症患者 $\triangle^5$ 类固醇水平增高,女性患者可呈现部分男性化的表现。

(3)肾上腺雄性化肿瘤:女性 3β-HSD 缺乏症患者需要同此类肿瘤鉴别。3β-HSD 缺乏症患者皮质醇、醛固酮浓度减低,DHEA 增高而 $\triangle^4$-A 降低,尿 17- 酮排出减少,且多有失盐表现;肾上腺肿瘤患者电解质、醛固酮和皮质醇均正常,DHEA 和 $\triangle^4$-A 均增高,尿 17- 酮排出增多,无失盐表现。3β-HSD 缺乏症者应用地塞米松抑制后,增高的 DHEA 可下降,而肾上腺雄性化肿瘤者对地塞米松无反应。

(4)肾上腺功能早现:肾上腺功能早现的孩子会过早初现阴、腋毛,但无其他性征初现。女性 3β-HSD 缺乏症患儿由于雄激素增多也会有类似的变性,特别是非典型的患者,阴毛早现很可能是其就诊原因。可行 ACTH 激发,$\triangle^5/\triangle^4$ 类固醇的比值可助鉴别,3β-HSD 缺乏症患儿的比值明显增高。

治疗

1. 替代疗法 在 3β-HSD 缺乏症,糖皮质激素治疗可通过抑制 ACTH 的过量分泌而减少雄激素的产生,患者过快的生长速度和超前的骨龄可逐渐恢复正常。除了糖皮质激素外,还需要补充盐皮质激素进行替代治疗,同时要每日增加食盐的摄入量。

2. 手术疗法　对外生殖器发育异常的患儿,可行外科手术矫正。若男性患者外阴完全女性化,则应作为女性抚养,应切除睾丸并行阴道成形术,至青春期给予雌激素替代维持女性第二性征。

预防

禁止近亲结婚,对阳性家族史成员进行遗传咨询。对于已经生育过 3β-HSD 缺乏症患儿的家庭,若已明确先证者的 *HSD3B2* 基因突变,并证实父母为疾病携带者时,可以选择孕期采集绒毛、羊水脱落细胞或者胎儿脐血等标本,进行产前诊断。

(郝　虎)

参考文献

[1]　RHEAUME E, LACHANCE Y, ZHAO H F, et al. Structure and expression of a new cDNA encoding the almost exclusive 3β-hydroxysteroid dehydrogenase/ △5/ △4-isomerase in human adrenals and gonads.Mol Endocrinol,1991,5:1147-1157.

[2]　LACHANCE Y, LUU-THE V, LABRIE C, et al. Characterization of human 3β hydroxysteroid dehydrogenase/ △5/ △4-isomerase gene and its expression in mammalian cells. Biol Chem,1990,265:20469-20475.

[3]　SIMARD J, DUROCHER F, MEBARKI F, et al. Molecular biology and genetics of the 3β-hydroxysteroid dehydrogenase/ △5/ △4-isomerase gene family. Endocrinol, 1996 , 150:189-207.

第五节
类固醇激素合成急性调节蛋白缺乏症

概述

类固醇激素合成急性调节蛋白缺乏症(steroidogenic acute regulatory protein deficiency, StARD)是因类固醇生成急性调节蛋白的编码基因 *StAR* 突变而导致的一种以体内几乎所有类固醇激素均显著缺乏,而垂体促肾上腺皮质激素(adrenocorticotropic hormone,ACTH)浓度和血浆肾素活性(plasma renin activity,PRA)明显升高的遗传性代谢病。StARD 是类固醇激素代谢中最严重的一种罕见的常染色体隐性遗传病,是导致类脂性先天性肾上腺皮质增生症(congenital lipoid adrenal hyperplasia,CLAH)的主要原因。

类固醇激素合成急性调节蛋白(StAR)是胆固醇的一种转运蛋白,在类固醇激素合成过程中作为限速酶起着特别关键的作用。目前较为公认的发病机制是"两次打击模型"。StAR 功能障碍即为"第一次打击",将导致绝大部分的类固醇生成障碍。肾上腺皮质激素及性激素合成减少则反馈性刺激 ACTH 和促黄体生成素分泌增加,从而引起靶细胞胞内第二信使——环磷酸腺苷增多,促进低密度脂蛋白受体的生物合成,最终导致细胞对低密度脂蛋白(low density lipoprotein,LDL)胆固醇的摄取及胞内胆固醇的合成增加。通过非 StAR 依赖的途径,仍然有部分胆固醇进入线粒体内进行少量类固醇合成。然而,在 ACTH、LH 的不断刺激下,细胞内的胆固醇越积越多,最终可对细胞形成"第二次打击",即大量积聚在胞内的胆固醇及胆固醇酯通过对细胞器挤压造成结构破坏以及自身氧化产物的毒性作用,最终导致细胞合成类固醇的能力完全丧失。

StARD 的致病基因 *StAR* 定位于 8p11.23,含 7 个外显子,编码 285 个氨基酸,主要表达于肾上腺、性腺组织。目前已经发现 51 种 *StAR* 基因突变,其中最多见为基因点突变,其次是小片段缺失,大片段缺失罕见。不同人种的 *StAR* 突变热点也不同,例如 R182L 多见于巴勒斯坦地区的阿拉伯人,R182H 见于沙特阿拉伯东部人群,而 L260P 则见于瑞士人;65% ~ 70% 的日本患者和所有韩国患者的 *StAR* 基因的突变热点为 Q258X。

临床表现

1. **经典型**　大多数 StARD 患者的临床表现呈经典型。大多数患儿在出生后 2 周左右出现失盐症状和肾上腺皮质功能不全的症状,如呕吐、腹泻、脱水、生长发育缓慢、皮肤色素沉着,甚至拒食、血容量不足、低血压性休克等。由于性激素合成障碍,不论男女性别,出生时外生殖器均呈女性外观。男性患儿可有隐睾,睾丸可位于腹腔内或腹股沟内;女性患儿可有正常的内外生殖器,若存活至成人,可出现乳房发育欠佳及不规律、无排卵的月经周期,月经来潮数年之后出现卵巢早衰现象,甚至患者都无生育能力。其他表现还包括免疫功能低下、易感染,周期性发热并伴有关节痛、肌痛、头痛和寒战等症状(糖皮质激素可使之缓解)。

2. **非典型**　临床表现多样。以耐力差、皮肤色素沉着等糖皮质激素功能不足为主要表现,而无脱水、失盐的症状或仅是轻度失盐。有些患者在应激后才诱发失盐和肾上腺危象。

实验室及辅助检查

1. **血皮质醇和 ACTH 检测**　ACTH 基础值明显升高而血皮质醇水平降低,且经大剂量 ACTH 刺激后也不会有明显上升。

2. 血醛固酮和 PRA 检测 经典型患者醛固酮下降而 PRA 明显升高;非典型患者醛固酮多正常,而 PRA 轻至中度升高。

3. 血 17 羟孕酮、DHEA、△⁴ 雄烯二酮检测 血中这些类固醇皮质激素代谢的中间产物浓度均降低,且大剂量 ACTH 刺激后无明显变化。

4. 血睾酮、孕酮、雌二醇检测 经典男性患者的血睾酮浓度明显降低,女性患者在月经周期初,雌二醇浓度可正常,但孕中期的孕酮水平明显下降。

5. 血电解质、血气分析 经典患者可有高血钾、低血钠及代谢性酸中毒的表现;部分非典型患者失盐表现不明显,电解质正常。

6. 影像学检查 典型患儿 B 超、CT 或磁共振检查发现双侧肾上腺增大。

7. 染色体核型分析 对所有具有女性外生殖器外观及外生殖器畸形的患儿均需要做染色体核型分析。

8. 基因检测 通过基因测序可以明确突变类型,有助于该病的确诊以及与其他疾病的鉴别诊断。

诊断与鉴别诊断

1. 诊断 有失盐、肾上腺皮质功能减退、皮肤黑色素沉着、外生殖器女性化等典型症状的患者,通过血类固醇激素的检测和染色体核型的检查,可以作出明确诊断。临床表现不典型的患者诊断较为困难,应当先排除其他类型的先天性肾上腺皮质增生症、先天性肾上腺发育不良(adrenal hypoplasia congenital,AHC)、家族性糖皮质激素缺乏症(familial glucocorticoid deficiency,FGD)等疾病,最后通过基因检测进行确诊。

2. 鉴别诊断

(1) 与 P450scc 缺乏症的鉴别:由 *CYP11A1* 基因编码的 P450scc 主要功能是将进入线粒体中的胆固醇催化为孕烯醇酮。P450scc 缺乏症的临床表现、血类固醇激素的变化与典型的 StAR 缺乏症非常相似,难以鉴别。两者的不同之处在于肾上腺形态的区别,典型的 StAR 缺乏症患者双侧肾上腺增大,而 P450scc 缺乏症患者的肾上腺形态较小。基因检测仍是鉴别这两种疾病的最重要手段。

(2) 与 3β- 羟类固醇脱氢酶(3β-HSD)缺乏的 CAH 鉴别:两者都可以导致所有类固醇激素的缺乏,出现失盐和肾上腺皮质功能低下的表现,其不同之处在于:StAR 缺乏症患者体内孕烯醇酮、17 羟孕烯醇酮及 DEHA 浓度是降低的,而 3β-HSD 缺乏的患者体内此三种物质浓度却是升高的;另外,3β-HSD 的女性患者外生殖器呈轻度男性化,男性则为假两性畸形或小阴茎、尿道下裂等,典型的 StAR 缺乏症患者的外生殖器均为女性外观。

(3) 与 AHC 鉴别:此病主要有两类。一种为 X 连锁隐性遗传,与 *DAX-1* 基因突变有关,以男性发病,主要表现为肾上腺皮质功能不全、伴或不伴有失盐症状,但多伴有低促性腺激素性腺发育不良,而不会出现完全女性生殖器外观。另一种为常染色体隐性遗传,与 *SF-1* 基因突变有关,典型患者临床表现与 StAR 缺乏症非常相似,可出现失盐、皮肤色素沉着、男性外生殖器完全女性化等。除了肾上腺形态可提供线索外,两者不同之处还在于,SF-1 突变引起的 46,XY 性发育异常(46,XY disorder of sex development,46,XY DSD)患者体内存在米勒管结果并有条索状发育不良的性腺,而 StAR 缺乏症引起的 46,XY DSD 患者体内存在华氏管结果,睾丸存在 Sertoli 细胞。

(4)与 FGD 鉴别:非典型 StAR 缺乏症症状与 FGD 相似,易误诊。FGD 是由于肾上腺对 ACTH 抵抗,仅造成的糖皮质激素缺乏,无失盐症状,醛固酮、PRA 正常可鉴别。

(5)与其他引起 46,XY DSD 的疾病鉴别: 如完全性雄激素不敏感综合征、5α- 还原酶缺乏症、17β- 羟类固醇脱氢酶 3 型缺乏症等,这些疾病会导致男性外生殖器完全女性化,但无肾上腺皮质功能减退和失盐的表现,可与 StAR 缺乏症相鉴别。

治疗

1. 替代疗法 一旦 StARD 确诊,就应立即给予糖皮质激素和盐皮质激素替代治疗,并增加盐的摄入,这样才能保证患儿存活至成人。

2. 补充疗法 核型为 46,XX 的患者若乳房发育欠佳及月经不规律、无排卵、卵巢早衰,则给予雌激素补充,并进行人工周期。

3. 手术治疗 核型为 46,XY 的患者需要通过手术将腹腔内或腹股沟内的睾丸切除,避免恶变,并做女性抚养。

4. 对症治疗 避免过度活动,多休息,保持心情愉快。若患儿出现失盐及肾上腺皮质功能不全的症状,及时补液扩容、补充营养、护胃、调节肠道菌群等。

预防

避免近亲结婚。若父母均为 StAR 突变携带者,则下一胎患病的概率为 25%,所以对已生育过 StARD 患儿的母亲,当其再次妊娠时需通过测定母体或羊水中激素水平、B 超观察外生殖器及胎儿核型检测等手段进行产前筛查和诊断。

(郝 虎)

参考文献

[1] TSUJISHITA Y, HURLEY J H. Structure and lipid transport mechanism of a StAR-related domain.Endocrine Reviews,1996,17(3):221-244.

[2] BOSE H S, WHITTAL R M, BALDWIN M A ,et al. The active form of the steroidogenic acute regulatory protein, StAR, appears to be a molten globule.Proc Natl Acad Sci USA,1999,96(13):7250-7255.

第六节
家族性高胆固醇血症

概述

家族性高胆固醇血症(familial hypercholesterolemia,FH)是一种以血浆总胆固醇(total cholesterol,TC)和低密度脂蛋白胆固醇(low density lipoprotein cholesterol,LDL-C)水平增高,身体不同部位的皮肤或肌腱散发大小不等的黄色瘤及早发冠心病(premature coronary artery disease,PCAD)为特征的常染色体显性遗传性疾病,也是儿童期最常见的遗传性高脂血症,与性别无关,男女性发病机会均等。

低密度脂蛋白(low density lipoprotein,LDL)是人体内运输外源性胆固醇的主要载体,广泛分布于肝脏、动脉壁平滑肌、血管内皮细胞,主要功能是通过将胆固醇摄入细胞内,用于细胞增殖和固醇类激素及胆汁酸盐的合成,从而调节体内胆固醇的平衡。LDLR 是细胞表面的一种糖蛋白,通过介导 LDL 内吞作用来调节血浆胆固醇浓度;载脂蛋白 B(apolipoprotein B,Apo B)作为 LDLR 的配体,通过影响脂蛋白的空间构象,降低 LDLR 与 LDL 的亲和力,影响体内血浆胆固醇的转运;PCSK9 基因的主要功能为调节 LDLR,PCSK9 前体自我裂解后可与 LDLR 结合,使 LDLR 不能完成循环通路返回肝细胞表面,而是在肝细胞溶酶体内降解。由此可见,LDLR 在调节胆固醇的体内平衡起着关键性的作用,Apo B 及 PCSK9 则是通过改变 LDLR 的功能来实现对体内血浆胆固醇浓度的调节。FH 的临床特点是血浆 LDL-C 极度升高。典型的杂合子 FH 患者血浆总胆固醇是正常人的 2 ~ 3 倍,体内巨噬细胞吞噬了过量的胆固醇则会引起在肌腱部位出现结节性肿胀,称为肌腱黄色瘤。同时由于血浆高胆固醇水平的出现,会造成胆固醇沉积在全身动脉,因而动脉粥样斑块的出现也远远早于正常人,多数患者会出现早发冠心病的症状。

目前已报道 7 种基因突变可导致该疾病的发生,其中最常见的被称为"FH 基因"的是位于低密度脂蛋白受体(low density lipoprotein receptor,LDL-R)、载脂蛋白 B(apolipoprotein B,Apo B)、枯草菌素蛋白转换酶 9(proprotein convertase subtilisin/kexin type 9,PCSK9)上的基因。其中,LDL-R 突变导致的临床症状较其他几种突变更为严重,Apo B 次之。FH 包括纯合子及杂合子两型,发病率有很大差异,目前认为 FH 杂合子患病率为 1/500,纯合子约为 1/1 000 000。*LDLR* 基因定位于 19p13.1-13.3,包含 18 个外显子,长度为 45kb,编码 860 个氨基酸;*ApoB* 基因定位于 2p23-24,长约 43kb,包含 28 个内含子和 29 个外显子,3 500 相邻位点突变可造成 LDLR 的结合结构域的空间构象改变,与 LDLR 的亲和力显著降低,导致 LDL-C 清除障碍、血浆胆固醇升高;*PCSK9* 基因定位于 1p34-32,包含 12 个外显子,长度为 12kb,编码 692 个氨基酸,主要在肝脏、小肠中表达。

临床表现

1. 皮肤肌腱黄色瘤　在体格检查中,皮肤肌腱黄色瘤对于 FH 的临床诊断具有重要意义。皮肤黄色瘤主要表现为眼睑皮肤皱褶处扁平黄色斑逐渐融合成片并高出皮肤;肌腱黄色瘤好发于跟腱及肘关节、腕关节、膝关节等伸肌腱,呈圆形或卵圆形皮下结节,质硬、不易活动。然而若未发现黄色瘤也不能排除 FH,在已经确诊为 FH 的患者中,尚有 20% ~ 30% 的患者未发现有黄色瘤。

2. 早发冠心病　在伴有 LDL-C 升高的 PCAD 患者中,应高度怀疑 FH。以较早发生动脉粥样硬化为特征,出现冠心病的症状和体征。纯合子 FH 患者在十几岁时就会发生严重的心血管事件,甚至死亡。

3. 角膜弧形带　过量的脂质在角膜周边部基质内沉着,伴有虹膜上有发白的褪色点,通常约 1mm 宽,外侧边界清楚,内侧边界稍模糊,与角膜缘之间有透明角膜带相隔。

4. 其他临床表现　反复性的多关节炎和腱鞘炎,主要累及踝关节、膝关节、腕关节和近端指间关节,抗炎药物不能控制症状。

实验室及辅助检查

1. 血脂测定　包括血浆总 TC、甘油三酯(triglyceride,TG)、LDL-C、ApoB 等。

(1)血浆总胆固醇升高:TC > 7.76mmol/L(杂合子患者 TC 约在 9 ~ 14mmol/L,纯合子患者 TC 约在 17 ~ 26mmol/L),16 岁以下儿童 TC > 6.72mmol/L。

(2)LDL-C 升高:LDL-C > 4.91mmol/L(杂合子患者 LDL-C 约为 5 ~ 10mmol/L,纯合子患者 LDL-C 约 > 15.5mmol/L),16 岁以下儿童 LDL-C > 4.0mmol/L。

(3)ApoB 升高,TG 正常或偏高,HDL-C 降低。

2. 超声心动图检查　瓣膜反流、主动脉口狭窄可为 FH 患者动脉粥样硬化提供重要依据,其中二尖瓣反流最常见(46.34%),其次为主动脉瓣反流(31.71%)、主动脉瓣膜狭窄(7.32%)。

3. 超声检查　对跟腱进行超声检查可以提高黄色瘤的诊断率。

4. 基因检测　能够帮助 FH 患者明确病因。

诊断与鉴别诊断

1. 诊断 诊断 FH 主要根据临床表现、家族史、血脂检查结果，目前尚无公认的诊断标准，各国的诊断标准都有所不同，常用的是英国的 Simon Broome 诊断标准（表 10-6-1）。对于大多数病例而言，根据肌腱黄色瘤、常染色体显性遗传家族史血浆胆固醇和 LDL-C 等，即可初步作出诊断。通常，诊断纯合子 FH 并不困难，而杂合子患者由于临床表现不典型，容易误诊，对可疑患者需进行基因检测诊断明确。

表 10-6-1 Simon Broome 诊断标准

成人：TC>7.5mmol/L 或 LDL-C>4.9mmol/L，儿童：TC>6.7mmol/L 或 LDL-C>4.0mmol/L，并伴有以下任意 1 项：	诊断
(1)基因检测显示低密度脂蛋白受体(low density lipoprotein reception, LDLR)、载脂蛋白 -B (Apo B) 或前蛋白转化酶枯草杆菌蛋白酶 Kexin-9 型(pro-protein convertase subtilisin/kexin type 9, PCSK9)基因突变	确诊 FH
(2)家族中至少 1 人（包括先证者）患肌腱黄色瘤	确诊 FH
(3)心肌梗死家族史（一级亲属 <60 岁，二级亲属 <50 岁）	可能为 FH
(4)一级或二级亲属 TC>7.5mmol/L（成人）或 6.7mmol/L（儿童）	可能为 FH

2. 鉴别诊断 本病主要需要与家族性高乳糜微粒血症、弹力纤维假黄瘤病鉴别。

（1）家族性高乳糜微粒血症：本病儿童期的主要表现为复发性腹痛、急性胰腺炎、皮肤黄色瘤，早发性心血管病少见，实验室检查以血甘油三酯（TG）升高为主，伴有总胆固醇升高、低密度脂蛋白和极低密度脂蛋白正常或降低。

（2）弹力纤维假黄瘤病：与 FH 不同，本病的皮肤黄色瘤好发于颈旁、腋下腹股沟、肘窝等皱襞处，亦有泛发性大面积皮损，长久不消退。缺乏自觉症状眼损害为本病重要症状之一。

治疗

成人 FH 患者一旦确诊应立即改变生活方式并开始药物治疗：①最大耐受剂量的他汀类药物；②依折麦布；③胆汁酸螯合剂；④对于纯合子患者及患有冠心病并对其他治疗无效的杂合子患者采取血浆清除。但是对于儿童患者，基于生长发育的考虑，无论纯合子型还是杂合子型 FH，2 岁前均不宜应用低脂饮食，药物治疗也要在 8 ~ 10 岁后才考虑。

1. 饮食治疗 通过低脂饮食（胆固醇摄入量控制在 200mg/d 以下，脂肪所占每天饮食比例应低于 30%）、增加膳食纤维的摄入、生活方式的调整（FH 患者及其家族成员均应接受生活方式的干预，包括戒烟、饮食及运动咨询），可控制血胆固醇浓度，预防或缓解动脉粥样硬化等并发症。

2. 药物治疗 儿童高血脂专家组推荐，年龄在 10 岁以上的患者，经过饮食治疗 6 个月后,仍有以下情况的大年龄患者,可考虑药物治疗:① LDL-C > 190mg/dl;② LDL-C > 160mg/dl,同时伴有下列情况之一者:有早发阳性心血管疾病家族史,合并糖尿病、高血压、严重肥胖、不运动者、低 HDL-C、吸烟。

(1)他汀类药物:他汀类药物通过提高 LDL-R 的活性而降低血浆 LDL-C 的水平,故对纯合子型 FH(LDL-R 活性仅为 0 ~ 30%)患者效果不明显;他汀类可以降低冠心病的发病风险。他汀类药物对血清胆固醇的降低作用呈剂量依赖性,因此建议成人从最大耐受剂量开始,但是药物毒副作用(消化系统症状、肌痛及肌溶解等)的发生率和严重性也会随剂量的增加而升高,故用药应慎重。

(2)胆固醇吸收抑制剂:依折麦布是目前上市的唯一一种胆固醇吸收抑制剂,单独使用可使 LDL-C 水平下降 15% ~ 20%,与他汀类联合使用可使 LDL-C 下降 60% ~ 70%。本品推荐剂量为每天 1 次,每次 10mg。常见不良反应为头痛、腹痛和腹泻,不良反应轻微且呈一过性。本品可单独或联合他汀类治疗杂合子型 FH,但在治疗纯合子型 FH 患者时须联合他汀类。

(3)胆汁酸螯合剂:胆汁酸螯合剂通过阻断胆汁酸的肠肝循环而阻止胆汁酸或胆固醇从肠道吸收,并增强肝脏中胆固醇向胆汁转化,促进胆固醇降解,可使 LDL-C 水平下降约 20%,常见的不良反应为胃肠道反应如恶心、腹胀、便秘等。临床常用的胆汁酸螯合剂为考来烯胺,每次 2g,每天 2 次,餐前口服。此类药物无全身吸收作用,但可导致 TG 升高,在 TG > 300mg/dl 时慎用。

(4)普罗布考:通过抑制 HMG-CoA 还原酶使 LDL-C 合成减少,并通过受体及非受体途径增加 LDL 的清除,使血浆 LDL-C 水平降低,且可以改善内皮功能,稳定甚至消退动脉粥样硬化斑块,降低 FH 患者心血管疾病的发病风险。成人常用量每次 0.5g,每天 2 次,早晚餐时服用。

(5)新型治疗药物:近年来,治疗 FH 的新型药物发展迅速,如米泊美生、洛美他派、PCSK9 抑制剂及胆固醇酯转移蛋白抑制剂。其中米泊美生、洛美他派是针对纯合子型 FH 的新型治疗药物,但是均可引起转氨酶升高和肝脏脂肪变性,FDA 建议定期检查肝功并观察肝损伤的临床症状,必要时停止用药。

3. 血浆清除治疗　FDA 批准血浆清除治疗用于纯合子型 FH 患者及经药物治疗后 TC 水平持续 > 10.5mmol/L,或有心肌损害经药物治疗 6 个月后血浆 TC 水平不能降低至 6.5mmol/L 的杂合子型 FH 患者。

4. 肝移植治疗　对于不能耐受血浆清除治疗或效果不理想的年轻纯合子型 FH 患者可考虑肝移植。

5. 基因治疗　基因治疗有望从根本上治疗 FH,但目前基因治疗大多还停留在动物实验中,未开展广泛应用。

预防

避免近亲结婚。曾经生育过本病患儿的父母再次生育前,应进行遗传咨询,对先证者及父母进行基因诊断,再次生育前进行产前诊断。

(郝　虎)

参考文献

[1] LEIGH S E, FOSTER A H, WHITTALL R A, et al. Update and analysis of the university college London Low density lipoprotein receptor familiar hypercholesterolemia data base. Ann Hum genet,2008,72(4):485-498.

[2] ARRAIZ N, BERMUDEZ V, RONDON N, et al. Novel mutations identification in exon 4 of LDLR gene in patients with moderate hypercholesterolemia in a Venezuelan population.Am J Ther,2010,17(3):325-329.

[3] BRAUTBAR A, LEARY E, RASMUSSEN K, et al. Genetics of familial hypercholesterolemia. Curr Atheroscler Rep,2015,17(4):491-505.

[4] PLEWA R, LUCZAK M. BURCHARDT A J.et al. Familial hypercholesterolemias an evaluation of apoB 100 and LDLR gene polymorphism, J Kardiol, 2006,64(2):127-133.

[5] KOLOVOU G D, KOSTAKOU P M, ANAGONSTOPOULOU K K. Familial hypercholesterolemia and triglyceride metabolism. Int J Cardiol,2011,147(3):349-358.

[6] GOLDBERG A C, HOPKINS P N, TOTH P P, et al. Familiar hypercholesterolemia : screening, diagnosis and management of pediatric and adult patients : clinical guidance from the National Lipid Association Expert Panel on Familial Hypercholesterolemia.J Clin Lipidol,2011,5(3):1-8.

[7] PIJLMAN A H, HUIJGEN R, VERHAGEN S N ,et al. Evaluation of cholesterol lowering treatment of patients with familial hypercholesterolemia :a large cross-sectional study in The Netherlands.Atheroscleros is,2001,209:189-194.

第七节
家族性高甘油三酯血症

概述

家族性高甘油三酯血症(familial hypertriglyceridemia,FHTG)是一种以血浆甘油三酯(TG)水平持续升高,可伴有皮肤黄色瘤、脂肪肝、继发急性胰腺炎为特征的常染色体显性遗传性疾病。与性别无关,男女性发病机会均等,只要体内有一个致病基因存在就会发病。在一般人群中,估计该症的患病率为 1/(300 ～ 400)。

血浆中的 TG 主要存在于乳糜微粒(chylomicron,CM)和极低密度脂蛋白(very low density lipoprotein,VLDL)中,两者统称为富含 TG 的脂蛋白(lipoprotein,TRL)。TRL 水平与血浆 TG 浓度相关,TRL 产生过多和 / 或清除减少都将引起血浆中 TG 浓度升高。FHTG 的发病机制目前尚不明确,研究显示该病可能与体内产生过量的 VLDL 及 Apo C- Ⅲ或 TRL 的代谢损伤等有关。浙江分子医学研究所在一家族性高甘油三酯血症家族谱分析中认为载脂蛋白 E 造成的 TRL 的代谢损伤可能是发病原因。载脂蛋白 E 主要分布于血浆 TRL 及其残粒中,它既是 LDL 受体的配体,也是肝细胞 CM、VLDL 残粒及含载脂蛋白 E 的 HDL 受体的配体。由于载脂蛋白 E 异构体不能与 LDL 受体结合,致使 TRL 及其残粒不能被肝脏摄取,导致血浆 TRL 水平上升从而导致 TG 升高。此后由于 VLDL 向 LDL 转化发生障碍,患者的 VLDL 仅少部分转化为 LDL 从而导致血浆 LDL 水平下降。在 FHTG 时,VLDL 和乳糜微粒浓度升高可引起动脉粥样硬化病变,越来越多研究表明,高甘油三酯血症是冠心病的危险因素。

目前发现多个基因与本病相关,如载脂蛋白Ⅲ(apoC3)、apoA5、脂肪酶Ⅰ(lipase Ⅰ,LIP Ⅰ)基因的缺陷,以及氧调节感光蛋白(oxygen-regulated photoreceptor protein 1,RP Ⅰ)基因的多态性等。

临床表现

通常在成人期发病,很少在 20 岁前发病,常在体检中发现。轻到中度 FHTG 常无特别的症状和体征,但血浆 TG 浓度高达 11.3mmol/L(10 000mg/L)或更高时,常可发现脾大,伴有巨噬细胞和肝细胞中脂肪堆积,在躯干和四肢近端的皮肤可出现疹状黄色瘤,也可见于四肢远端。也可出现因血浆中 CM、VLDL 浓度上升,颗粒栓子急性阻塞胰腺的微血管的血流导致的急性胰腺炎。与家族性高胆固醇血症相比,本病发生早发的心血管疾病风险相对较低。

实验室及辅助检查

1. 血 TG 显著增高(> 第 90 百分位数),一般在 250 ～ 1 000mg/dl,若检查结果血 TG 水平介于 150 ～ 250mg/dl 应在禁食 12 ～ 16 小时后再次复查以明确诊断;若 TG 大于 1 000mg/dl,应通过超速离心及电泳技术进行定量分析,以明确异常血脂性质。

2. 血 TC 正常或轻度偏高,TC/TG 比值 < 0.25。

3. 极低密度脂蛋白胆固醇(VLDL-C)升高,低密度脂蛋白胆固醇(LDL-C)、高密度脂蛋白胆固醇(HDL-C)降低。

4. 疑似患者可进行相关基因的家系分析。

诊断和鉴别诊断

FHTG 的诊断主要依靠血脂检查结果、家族史等,目前尚无儿童 FHTG 的诊断标准或共识。本病主要与家族性高乳糜微粒血症、家族性混合型高脂血症鉴别。

1. 家族性高乳糜微粒血症 常染色体隐性遗传病,主要为乳糜微粒代谢障碍,患者多在幼年时出现症状,与 FHTG 相比,本病血脂检查 TG 升高更显著,可达 2 000 ~ 4 000mg/dl,同时伴有 LDL 和 VLDL 降低。

2. 家族性混合型高脂血症(FCHL) 常染色体显性遗传病,与 FHTG 相比,患者血脂检查以 TC、TG 或 Apo B 同时升高为主要表现,同时,FCHL 患者的第一代亲属中通常有多种类型高脂蛋白血症的患者。

治疗

FHTG 的治疗以饮食控制、生活方式的干预为主,药物的治疗在儿童患者不建议常规使用。

1. 饮食治疗 低脂饮食:胆固醇摄入量控制在 200mg/d 以下,脂肪所占每天饮食比例应低于 30%;保证膳食营养的充分与平衡;生活方式的调整:FHTG 患者及其家族成员均应接受生活方式的干预,包括戒烟、饮食及运动咨询。

2. 药物治疗 除非严重病例,儿童患者一般不建议使用降脂药物治疗,对于伴有严重并发症的 FHTG 患者,由专科医师对降脂药物进行全面的风险评估后再用药。

预防

禁止近亲结婚。合理膳食,应给予高蛋白、高维生素、限制高脂高糖饮食,因为过量的糖可在肝内转化为内源性甘油三酯。通过加强体育锻炼,加快机体代谢,每年测血压、血脂、体重、皮下脂肪,维持体重在正常范围,预防肥胖症。对于家族性血脂异常及具有冠心病危险因素的患者应定期复查血脂。

(郝 虎)

参考文献

[1] BRUNZELL J. Hypertriglyceridemia. N Engl J Med,2007,357:1009-1017.

[2] AGUILAR SALINAS C A, ZAMORA M, GOMEZ-DIAZ R A, et al. Familial combined hyperlipidemia: controversial aspects of its diagnosis and pathogenesis. Semin Vasc Med,2004,4:203-209.

[3]　吴佳,沈东超,石玉芝,等.高甘油三酯血症的评估与治疗:内分泌学会临床实践指南(节选第二部分),中国卒中杂志,2013,8(2):124-132.

第八节
家族性高乳糜微粒血症

概述

　　家族性高乳糜微粒血症是一种罕见的常染色体隐性遗传性疾病,由脂蛋白酶(lipoprotein,LPL)、载脂蛋白 C-Ⅱ(Apo C-Ⅱ)、高密度脂蛋白结合蛋白 1(GPIHBP1)基因缺陷或存在脂蛋白酯酶抑制剂导致,引起体内高乳糜微粒血症。*LPL* 基因突变最为常见,其位于 8p22;*APOC2* 基因位于 19q13.2;*GPIHBP1* 基因位于 8q24.3;亦有 *APOA5* 基因突变、*LMF1* 基因突变的报道。

　　乳糜微粒(chylomicron,CM)是小肠黏膜上皮细胞合成的脂质小滴,包含甘油三酯、胆固醇酯、载脂蛋白,进行运输。LPL 是 CM 内甘油三酯水解的催化酶,水解生成甘油和脂肪酸进而被心脏、肌肉组织利用。Apo C-Ⅱ 是 LPL 的激活因子,存在于成熟 CM 表面。因此,LPL 与 Apo C-Ⅱ 基因突变,导致催化酶 LPL、激活因子 Apo C-Ⅱ 的活性降低甚至缺失,甘油三酯代谢障碍,使体内大量乳糜微粒堆积,血甘油三酯升高,进而引起一系列症状。

临床表现

　　多在 10 岁左右发病,约 25% 早在婴儿期起病。多数没有明显的提示,唯一的线索可能是在手术或抽血过程中发现患者血液为粉色,静置后血清呈乳白色。

　　1. 反复腹痛　最主要的症状表现,患者血液中大量的乳糜微粒滞留阻塞胰腺的毛细血管,引起反复发作的胰腺炎,亦可并发致命性的坏死性胰腺炎。

　　2. 出疹性黄色瘤　淡黄色丘疹,红斑状基底,质软、无压痛,典型分布于臀部、肩部及四肢伸侧,无疼痛、瘙痒等不适,常见于甘油三酯水平高于 2 000mg/dl 的患者,可在甘油三酯水平降低后消退。为巨噬细胞吞噬大量甘油三酯及胆固醇酯后沉积所致。

　　3. 肝脾大　巨噬细胞系统吞噬大量甘油三酯所致。脂质沉积可引起脂肪肝。

　　4. 视网膜脂血症　视网膜动静脉扩张,且光透过乳糜微粒使血管呈现奶白色。

　　5. 其他并发症　糖尿病、脂肪泻、胰腺钙化,多见于中年时期。并发动脉粥样硬化、冠状动脉疾病少见。有报道指出脂质沉积导致脂质脑病,从而影响神经系统发育与功能,表现为痴呆、抑郁等。患者骨髓中存在泡沫细胞。

实验室及辅助检查

1. 高甘油三酯水平测定 TG > 1 000mg/dl;低密度脂蛋白升高(*APOC2* 基因缺陷),低密度脂蛋白正常或降低(*LPL* 基因缺陷)。

2. 脂蛋白酶活性测定

3. 皮肤黄色瘤组织活检 可见吞噬了大量甘油三酯、胆固醇酯的巨噬细胞。

4. 基因检测 *LPL*、*APOC2*、*GPIHBP1* 基因突变检测。

诊断及鉴别诊断

根据临床表现,实验室检查血清甘油三酯显著升高,结合脂蛋白酶活性降低或基因检测结果可确诊。应与家族性高胆固醇血症鉴别,后者为常染色体显性遗传,临床表现以高胆固醇血症、皮肤黄色瘤、早发心血管疾病为主,实验室检查低密度脂蛋白及胆固醇升高,甘油三酯正常。

治疗与预后

1. 饮食治疗 低脂饮食,脂肪摄入限制在 20g/d 以下(< 总热量的 15%),首选中链脂肪酸 [< 0.5g/(kg·d)],使血甘油三酯 < 2 000mg/dl。避免饮酒、使用雌激素、服用使甘油三酯升高的药物。

2. 对症治疗 可适当补充脂溶性维生素、载脂蛋白 C-Ⅱ肽治疗、血浆置换、外科手术(Scopinaro 发明的胆胰分流术)。降脂药物如贝特类、烟酸类、他汀类可有一定疗效,前提是患者体内脂蛋白酶活性未完全缺失。

3. 基因治疗 2012 年基因治疗药物 Glybera 获欧委会批准用于脂蛋白脂肪酶缺乏的治疗,Glybera 通过病毒载体将活性 *LPL* 基因(LPLS447X)整合入肌细胞 DNA,从而使这些细胞能产生正常数量的 LPL。

长期的低脂饮食可逆转肿大的肝脾,减少该疾病相关性胰腺炎的复发,可达平均寿命,预后好。治疗的关键是早期诊断与长期终身饮食控制。

(郝　虎)

参考文献

[1] STROES E, MOULIN P, PARHOFER K G, et al. Diagnostic algorithm for familial chylomicronemia syndrome. Atheroscler Suppl, 2017, 23: 1-7.

[2] SUGANDHAN S, KHANDPUR S, SHARMA V K. Familial chylomicronemia syndrome. Pediatr Dermatol, 2007, 24(3): 323-325.

[3] BROWN W V, GOLDBERG I, DUELL B, et al. Roundtable discussion: Familial chylomicronemia syndrome: Diagnosis and management. J Clin Lipidol, 2018, 12(2):254-263.

[4] FALKO J M. Familial Chylomicronemia syndrome: a clinical guide for endocrinologists. Endocr Pract, 2018, 24(8):756-763.

第九节

家族性载脂蛋白 B-100 缺陷症

病因概述

家族性载脂蛋白 B-100 缺陷症是一种常染色体显性遗传病,患者为杂合子,因载脂蛋白 B-100 基因单个核苷酸突变,使其介导的低密度脂蛋白(LDL)与 LDL 受体的结合力降低,进而导致血中 LDL- 胆固醇堆积。发病率在西方白种人群为 1/500 ~ 1/700,在原发性高胆固醇血症中占 3%。

载脂蛋白 B-100 基因位于 2p24-p23,目前研究发现有 3 种突变:FDB3500Q(CGG 变为 CAG)、FDB3500W(CGG 变为 TGG)、FDB3500C(CGC 变为 CGT)。载脂蛋白 B(Apo B)是富含甘油三酯和胆固醇的脂蛋白(CM、VLDL、LDL)特有的蛋白质成分,是 LDL 受体的专一性配体,介导 LDL- 胆固醇被外周组织细胞摄取和清除。

临床表现

与家族性高胆固醇血症(familial hypercholeslerolemia,FH)相似。

1. **高胆固醇血症**　胆固醇中到重度升高,甘油三酯正常。

2. **早期动脉粥样硬化**　冠心病、动脉斑块形成、外周血管病。

3. **脂质角膜弓**　脂质成分异味沉积于邻近角膜缘的灰色或黄色混浊区。

4. 肌腱黄色瘤 胶原和吞噬了胆固醇酯的巨噬细胞积聚形成。

实验室检查

1. 血清胆固醇、LDL 中到重度增高，以中度增高为主。TG 正常。

2. ApoB 结合力 体外 LDL 竞争性结合 LDL 受体能力试验且 LDLR 正常。

3. 基因检测 *APOB* 基因突变位点检测。

诊断与鉴别诊断

　　FDB 临床表现与 FH 极其相似，尽管两者都是 LDL 分解代谢引起的高胆固醇血症，但 FDB 是由 Apo B（配体）缺陷所致，FH 是 LDLR（受体）缺陷所致。通过测定 Apo B 结合力、LDLR 水平或基因检测可鉴别。

治疗与预后

　　治疗宗旨是降低体内胆固醇水平。

1. 饮食治疗 减少胆固醇、脂肪摄入，减轻体重。

2. 药物治疗 胆酸阻断剂（simvaatatin）、HMG-CoA 还原酶抑制剂（考来烯胺）可通过上调 LDLR 不同程度降低血浆胆固醇和 LDL- 胆固醇水平（12% ~ 40%）。考来烯胺、烟酸可减少 VLDL 合成及肝脏释放，有一定疗效。因氧化的 LDL 被认为参与粥样硬化斑块的形成，故抗氧化剂普罗布考对 FDB 可能有潜在治疗作用。

3. 基因治疗 目前尚无基因治疗药物。

（郝　虎）

参考文献

[1]　刘芳 . 家族性载脂蛋白 B-100 缺陷症 (FDB). 国外医学 (心血管疾病分册),1996, 4: 201-205.

[2]　ANDERSEN L H, MISEREZ A R, AHMAD Z, et al. Familial defective apolipoprotein B-100: A review. Journal of Clinical Lipidology, 2016, 10(6): 1297-1302.

[3]　SHEN H, DAMCOTT C M, RAMPERSAUD E, et al. Familial defective apolipoprotein B-100 and increased low-density lipoprotein cholesterol and coronary artery calcification in the old order amish. Arch Intern Med, 2010, 8: 1850-1855.

第十节

家族性异常 β- 脂蛋白血症

概述

家族性异常 β- 脂蛋白血症（familial dysbetalipoproteinemia，FD），又名高脂蛋白血症Ⅲ型（hyperlipoproteinemia type Ⅲ，HLP），以患者血浆富含胆固醇的 β- 极低密脂蛋白（β-low density lipoprotein，β-VLDL）为突出表现，临床上表现为特征性的"手掌褶纹黄色瘤"、过早的动脉粥样硬化或体检发现的无症状性高脂血症。本病发病率为 1/10 000。

家族性 β 脂蛋白血症是因 APOE 基因突变造成载脂蛋白 E（apolipoprotein E，Apo E）的缺陷。Apo E 由 317 个氨基酸组成，分子量为 36154Da，分布于乳糜微粒、VLDL、LDL，具有识别 LDL 受体的功能。Apo E 结合血浆中外源性脂类形成的乳糜微粒及 VLDL，形成脂蛋白运输至肝脏，再与脂蛋白受体连接进入肝脏进行代谢。APOE 基因位点有同工型等位基因，主要为 E2、E3、E4 三种，分别占 7%、82%、11%。这些等位基因可构成 6 种 APOE 基因型：E2E2，E2E3，E2E4，E3E3，E3E4，E4E4。在大多数情况下，FD 与 E2E2 基因型有关，为常染色体隐性遗传，然而，约 10% 的病例是由 Apo E 突变引起，从而表现为自体细胞显性遗传。APOE 等位基因与血脂分布、心血管事件风险相关，如 E4 与高 LDL- 胆固醇水平、脑卒中和冠心病风险、阿尔茨海默病有关；与 E3 相比，携带有 E2 的患者有更低水平的 LDL- 胆固醇、更高的甘油三酯。E2E2 的患者比 E3E3 有更高的风险罹患外周动脉疾病。

临床表现

最早发现高脂血症的患者是 12 岁，一般儿童、青少年时期无症状，20 岁后逐渐出现黄色瘤、角膜环、动脉粥样硬化性心脑血管病变。男性较女性多见且发病年龄提前。

1. 黄色瘤 特征性的"手掌褶纹黄色瘤"，鲜黄色，指、掌、腕横褶纹分布，高于皮肤表面。也可分布于肘、膝、臀部，为结节状或丘疹簇状，可增长至葡萄大小，基底红。黄色瘤时间长可变成坚硬的根瘤状。

2. 早期动脉粥样硬化 约 40% 患者出现冠心病，男性发病年龄较早，男性约 40 岁，女性约 50 岁。约 1/3 患者伴有外周动脉阻塞、跛行或坏疽。

3. 伴随疾病 约一半的患者伴有尿酸升高或糖耐量异常，5% 出现痛风或糖尿病。大部分患者网状内皮细胞中可见泡沫细胞。

实验室检查

1. 血脂检测 血胆固醇 9.1 ～ 10.4mmol/L。甘油三酯 7.8 ～ 18.2mmol/L。VLDL 中胆固醇与血浆甘油三酯比值 > 0.28 提示有可能为 FD，≥ 0.3 有确诊意义。VLDL- 胆固醇 / VLDL- 甘油三酯比值 ≥ 1 有诊断意义。

2. 血脂蛋白谱检测 血浆脂蛋白电泳分析可见 β 脂蛋白与前 β 脂蛋白融合的宽 β 带。FD 的特征性血脂蛋白谱的改变是：VLDL、中密度脂蛋白（intermediate density lipoprotein，IDL）明显升高；低密度脂蛋白（LDL）降低；高密度脂蛋白（HDL）降低或不变。

诊断与鉴别诊断

一些临床特征性表现如手掌褶纹黄色瘤、高脂血症（胆固醇、甘油三酯同时升高）可提示本病。确诊需经分子检测出 *E2/E2* 纯合基因型或 *APOE* 基因突变。注意与继发性高脂血症鉴别。

治疗与预后

1. 饮食治疗 主要通过饮食调整纠正代谢紊乱，限制热量摄入、减少食物中饱和脂肪酸和胆固醇的含量，减少碳水化合物的摄入可改善糖代谢，对控制血脂亦有益处。FD 的患者对饮食治疗普遍敏感。

2. 药物治疗 若经饮食治疗后血脂未能降至正常，应采用药物降脂治疗如：烟酸类、β- 羟基 -β- 甲戊二酸单酰辅酶 A（β-hydroxy-β-methylglutaryl-CoA，HMG-CoA）还原酶抑制剂、纤维芳酸类、鱼油等，但儿童尚无降脂药使用经验。

3. 合并症治疗 需注意合并的其他代谢异常，如糖尿病、甲状腺功能减退，进行相应的治疗。尽早发现、及时治疗、定期监测可改善预后，减少高脂血症引起的心血管并发症。

（郝　虎）

参考文献

[1] SMELT A H, de BEER F. Apolipoprotein E and familial dysbetalipoproteinemia: clinical, biochemical, and genetic aspects. Semin Vasc Med, 2004,4(3):249-257.

[2] KOOPAL C, MARAIS A D, VISSEREN F L. Familial dysbetalipoproteinemia: an underdiagnosed lipid disorder. Curr Opin Endocrinol Diabetes Obes, 2017,24(2):133-139.

[3] MARAIS D. Dysbetalipoproteinemia: an extreme disorder of remnant metabolism. Curr Opin Lipidol, 2015,26(4):292-297.

第十一节

其他脂质代谢病

一、类固醇生成因子核受体 1 缺陷

概述

类固醇生成因子核受体 1（steroidogenic nuclear receptor factor 1 deficiency，SF-1）缺陷是 *SF-1* 基因突变导致 SF-1 蛋白转录活性改变，引起下丘脑 - 垂体 - 性腺轴及肾上腺组织发育不全，临床上出现先天性肾上腺和性腺功能缺陷的一种遗传性疾病。

人类 *SF-1* 基因位于 9q33，SF-1 是一种核受体转录因子，在肾上腺发育、性腺、脾脏发育及生殖功能起关键调节作用。SF-1 高表达于类固醇生成组织中，它的靶基因几乎涵盖下丘脑 - 垂体 - 性腺轴的所有成员，并涉及肾上腺类固醇生成的基因，包括细胞色素 P450 类固醇羟化酶（CYPs）、3β- 羟类固醇脱氢酶（3β-hydroxysteroid dehydrogenase，3β-HSD）、芳香化酶、垂体糖蛋白 α 亚基启动子、黄体生成素（LH）、促卵泡素（FSH）、促性腺激素释放激素（gonadotropin-releasing hormone，GnRH）受体、促肾上腺皮质激素释放激素及催乳素等，SF-1 通过调节这些组织中的靶基因进而影响其发育及功能。另外，SF-1 在肾上腺肿瘤细胞中高表达，提示与肾上腺肿瘤具有相关性。

临床表现

临床表型轻重不一，从完全性性反转到男性化不全，可伴或不伴先天性肾上腺皮质发育不良。

1. **性腺** 性发育和原发性性腺功能异常。男孩中可见 46,XY 性发育障碍，外生殖器女性化，米勒管永存，条索性性腺，不同程度尿道下裂，轻者仅表型为小睾丸、小阴茎、阴蒂肥大等。女孩表现相对隐匿，早期无明显异常，随着生长发育，可见原发性卵巢功能不全，原发性闭经等。

2. **肾上腺** 肾上腺皮质功能不全症状：生长发育迟缓、乏力、皮肤色素沉着；胃肠道症状如食欲减退、嗜盐、呕吐、腹泻；神经精神症状如萎靡、嗜睡等，甚至出现肾上腺危象。SF-1 缺陷患儿可不出现肾上腺皮质发育不良。

3. **下丘脑垂体** 垂体合成促性腺激素（FSH、LH）低下；影响糖、脂代谢及醛固酮分泌，最终导致糖尿病、肥胖、高血压等代谢综合征。

实验室检查

1. 生化检测　电解质,激素基础水平(睾酮或雌二醇、FSH、LH、肾素、血管紧张素、醛固酮、皮质醇激素、ACTH、AMH 等)。

2. HCG 激发试验　无反应型,提示睾丸合成分泌睾酮不足。

3. GnRH 激发试验　无反应型,提示垂体促性腺激素细胞分泌功能低下。

4. ACTH 激发试验　无反应型,提示肾上腺皮质功能不全。

5. 影像学检查　睾丸或卵巢、肾上腺彩超明确是否存外观发育异常,必要时可行性腺组织学检查明确。

6. 染色体核型及基因检测　因可能出现完全性性反转,故无论外观如何均应查染色体核型。基因检测 *SF-1* 基因是否突变。

诊断与鉴别诊断

1. 诊断　通过临床不同程度性腺及外生殖器发育不良,伴或不伴肾上腺功能不全,结合实验室检查证实性腺功能低下可诊断,确诊需基因检测。

2. 鉴别诊断　需与 DAX-1 缺陷相鉴别,后者以肾上腺发育不全为主要表现,但亦可出现性腺低功能,临床上难以完全区分二者,需依赖遗传学诊断。

治疗与预后

替代疗法。性腺发育障碍者根据病情适当选择性激素治疗,促进第二性征发育及患儿身心健康;肾上腺功能不全者根据各激素水平予以糖皮质激素或盐皮质激素替代治疗,按需补充电解质,可纠正代谢紊乱。

二、*DAX-1* 基因缺陷

概述

X 染色体连锁 - 剂量敏感性性反转 - 先天性肾上腺发育不全基因 1 缺陷(dosage-sentive sex reversal-adrenal hypoplasia critical region on chromosome X-gene 1 deficiency,DAX-1 deficiency)是一种因 *DAX-1* 基因突变所致的罕见 X 连锁隐性遗传病,表现为先天性肾上腺发育不良(congenital adrenal hypoplasia,AHC)伴低促性腺激素型性腺功能减退症(hypogonadotropic hypogonadism,HH)。

DAX-1 基因又称 *NROB1* 基因,属于核受体亚家族,位于 X 染色体短臂(Xp21),其作为辅助调节因子,在转录水平发挥作用。DAX-1 广泛表达于 HPAG 轴上各组织:肾上腺皮质、

下丘脑、垂体、性腺等,直接影响相应器官发育及其激素合成。目前发现 *DAX-1* 基因至少有 190 种突变。

1. 肾上腺 促肾上腺前体干细胞分化发育为肾上腺皮质内分泌细胞,若发生突变,可造成肾上腺前体细胞分化成熟障碍,导致肾上腺发育不全。

2. 性腺 基因敲除实验证明,DAX-1 是睾丸正常发育及其功能正常发挥所必需的。在卵泡发育早期阶段,DAX-1 可抑制 SF-1 介导的类固醇合成酶的转录。DAX-1 基因缺失将导致原始性腺分化发育不良。

3. 下丘脑垂体性腺轴 *DAX-1* 基因突变可能通过 SF-1 影响下丘脑和垂体促性腺细胞的发育,导致低促性腺激素型性腺功能减退症,但具体机制不明。

临床表现

男性发病多见。发病越早症状越重。

1. 肾上腺皮质功能不足 精神萎靡、食欲下降、呕吐、脱水、低血钠、高血钾等电解质紊乱症状,皮肤、黏膜色素沉着、低血糖等糖皮质激素缺乏表现,在感染、外伤等应激下可出现肾上腺危象。

2. 性腺发育不全 与 SF-1 缺陷不同,性反转少见,多表现为性腺发育落后如小睾丸、小阴茎或因生精障碍不育。

3. 下丘脑垂体 因 LH、FSH、T、抑制素 B(inhibin,Inh B)激素水平低下,患者表现为低促性腺激素型性腺功能低下、原发性性腺发育不良。

实验室检查

1. **生化检测** 电解质、肝肾功能、血糖、血脂、肾上腺皮质激素、促性腺激素及性激素水平。
2. **ACTH 激发试验** 检测肾上腺皮质功能。
3. **GnRH 激发试验** 检测下丘脑垂体促性腺激素合成分泌功能。
4. **HCG 激发试验** 检测睾丸内分泌功能。
5. **影像学检查** 性腺、肾上腺彩超或 CT 检查见肾上腺缺失或体积小、发育欠佳。
6. **基因检测** *DAX-1* 基因缺失或突变。

诊断与鉴别诊断

1. 诊断 以先天性肾上腺皮质功能不全(AHC)为突出表现,伴有低促性腺激素型性腺发育减退症(HH)及原发性性腺发育不良,基因检测方可确诊。

2. 鉴别诊断

(1)SF-1 缺陷:临床上 SF-1 缺陷患者多出现性反转,伴或不伴 AHC,而 DAX-1 缺陷患者则以 AHC 多见,但两者仍需依靠基因诊断进行鉴别。

(2)X 染色体邻近基因缺失综合征:患儿除 AHC 外,还表现为进行性假肥大性肌营养不良、甘油酸激酶缺乏症等异常。

(3)先天性肾上腺皮质增生症(CAH):CAH 与 DAX-1 缺陷患者均表现为肾上腺皮质功能不足,但后者无体格生长加速、骨龄落后,且存在肾上腺发育不良、性腺发育障碍,可进行鉴别。但在生长发育早期婴幼儿阶段难以鉴别,需持续观察或行基因检测。

治疗与预后

1. 终身肾上腺皮质激素替代治疗 维持正常生理状态的离子、激素水平。糖皮质激素缺乏的替代治疗首选氢化可的松,电解质紊乱者应合理补充盐皮质激素及电解质。性腺发育障碍者根据严重程度不同,适当予以雄激素或促性腺激素替代治疗。疗效评价参考:临床上症状消失、患者生长发育速度达标、ACTH 下降。

2. 肾上腺危象的治疗 迅速扩容,典型患者液体损失可达到细胞外液 1/5,1 ~ 2 日补充生理盐水 2 000 ~ 3 000ml/d;静注氢化可的松 100mg 使皮质醇浓度达到正常人应激水平,逐渐减量维持;积极治疗诱发因素如感染。

(郝 虎)

参考文献

[1] PARKER K L, RICE D A, LALA D S, et al. Steroidogenic factor 1: an essential mediator of endocrine development. Recent Prog Horm Res, 2002, 57:19-36.

[2] BAKKE M, ZHAO L, PARKER K L. Approaches to define the role of SF-1 at different levels of the hypothalamic-pituitary-steroidogenic organ axis. Mol Cell Endocrinol, 2001,179(1-2):33-37.

[3] ACHERMANN J C, MEEKS J J, JAMESON J L. Phenotypic spectrum of mutations in DAX-1 and SF-1. Mol Cell Endocrinol,2001,185(1/2):17-25.

[4] VERRIJN STUART A A, de VROEDE M A, GILTAY J C. From gene to disease; congenital adrenal hypoplasia and the DAX-1 gene. Ned Tijdschr Geneeskd,2005,149(21):1156-1158.

[5] WHEELER B, GEORGE PM, MACKENZIE K, et al. Three cases of congenital adrenal hypoplasia with novel mutations in the (NROB1) DAX-1 gene. Ann Clin Biochem, 2008, 45(6):606-609.

第十一章

其他代谢病

第一节
乳酸代谢障碍

概述

乳酸代谢障碍是由于各种原因所致的乳酸生成增加和/或清除减少而导致的高乳酸血症。高乳酸血症通常分为继发性和先天性乳酸血症。继发性乳酸血症可见于过度换气,剧烈的肌肉运动,低氧血症,组织灌注不足,肝功能、肾功能衰竭和各类中毒;先天性乳酸血症通常见于严重的遗传代谢病。以往认为先天性乳酸血症很少见,但近年发现其发病率在上升,乳酸盐和丙酮酸升高是多种代谢障碍的一个特征。本章主要阐述遗传代谢病所致乳酸代谢障碍引起的先天性高乳酸血症。

先天性高乳酸血症又称先天性乳酸酸中毒(congenital lactic acidosis),是一类代谢缺陷的总称,包括丙酮酸代谢障碍及糖原异生系统中的酶活性缺乏和线粒体呼吸链紊乱。本病多见于婴幼儿,于出生后不久即被发现有间歇性呼吸增快,伴有全身肌张力低、抽搐、阵挛性抽搐、震颤、嗜睡、共济失调或意识障碍,同时智能和运动功能发育迟滞,可伴有肝大、心脏扩大、低血糖等,血中乳酸水平明显升高,严重的代谢性酸中毒(pH < 7.0),血中丙酮酸、丙氨酸、α- 酮戊二酸也可相应地增高。

乳酸的生成及代谢

乳酸是强有机酸,在水中迅速水解为 H^+ 和乳酸根离子。正常禁食情况下静脉血乳酸浓度为 0.3 ~ 1.3mmol/L,一般也不会超过 2.1mmol/L,分子质量为 90,它是乳酸脱氢酶(lactate dehydrogenase,LDH)的唯一产物,它通过氧化 NADH 成 NAD^+,使丙酮酸可逆性转化为乳酸,这是乳酸唯一产生途径。乳酸的生成与 LDH、丙酮酸浓度、还原型烟酰胺腺嘌呤二核苷酸

(reduced nicotinamide adenine dinucleotide，NADH) 与 NAD$^+$ 比值及 pH 值有关。因为乳酸仅来源于丙酮酸，所以乳酸血症一般继发于体内丙酮酸的增加。人体内的丙酮酸来源于丙氨酸和磷酸烯醇丙酮酸，后者则来源于糖代谢，每 1mol 的葡萄糖代谢产生 2mol 丙酮酸。此外，丙氨酸作为重要的糖异生氨基酸，可通过氨基酸转氨酶的脱氨基作用形成丙酮酸。所有能促进糖异生和糖酵解的因素都会增加丙酮酸的产生，丙酮酸通过 2 种可逆反应进行代谢，一种是三羧酸循环，另一种是糖异生途径进行代谢。一些氨基酸神经递质，如天冬氨酸盐、谷氨酸盐和 γ- 氨基丁酸(γ-aminobutyric acid，GABA)也是由三羧酸循环的中间产物合成，并且也依赖于丙酮酸羧化酶(pyruvate carboxylase，PC)的活性。作为丙酮酸的主要氧化代谢途径，在线粒体中由丙酮酸脱氢酶复合物(pyruvate dehydrogenase complex，PDHC)催化为乙酰CoA 和二氧化碳，PDHC 的调控在乳酸代谢中非常重要，因为任何抑制丙酮酸氧化的紊乱都会导致丙酮酸的累积，继而乳酸盐增加。

常见代谢病及其临床表现

1. PDHC 缺陷　PDHC 缺陷是儿童先天性乳酸血症的一个主要原因。PDHC 是一种存在于线粒体基质中的多酶复合物，其作用将丙酮酸转化为乙酰辅酶 A。PDHC 缺乏将导致丙酮酸盐和乳酸盐在体内的蓄积，由此引起乳酸血症和能量生成不足。PDHC 由 5 个成分组成：①El 是丙酮酸脱氢酶；②E2 是转酰酶；③E3 是硫辛酰基脱氢酶；④X 蛋白；⑤丙酮酸脱氢酶磷酸酶。El 缺陷最常见。PDHC 缺乏的临床表现可轻可重：在新生儿期即发病者的酶缺乏和乳酸酸中毒严重，多有脑实质或基底节囊性病变或脑萎缩；婴儿期发病者除慢性乳酸酸中毒外，可见精神运动发育迟缓、脑干有囊性病变，基底节有类似亚急性坏死性脑脊髓病的病理变化；儿童期发病的患儿酶活力稍高，酸中毒程度轻，共济失调常见，但智力正常。

丙酮酸脱氢酶缺乏者血乳酸、丙酮酸增高，血乳酸水平在进食后达高峰，乳酸 / 丙酮酸(L/P) 比值正常；尿中有大量乳酸及 β- 羟基丁酸排出。

2. PC 缺乏症　PC 是脑部糖原异生和补缺途径的一个关键酶，PC 缺陷是一种罕见的常染色体隐性遗传病。临床表现与此酶的残留活性有关，大致可分为两型：① A 型，在婴幼儿期甚或年长儿时发病，酸中毒程度较轻，以生长发育迟缓和神经系统症状为主，后者包括喂养困难、嗜睡、脑瘫、惊厥发作及小头畸形等；② B 型，酶活力严重缺乏，在新生儿期即发病，乳酸酸中毒严重，全身肌张力亢进或减退，伴有肝大和惊厥发作、昏迷等神经系统症状。PC 缺乏者在进食和饥饿时的血乳酸水平均增高，A 型 L/P 比值正常，尿乳酸及 α- 酮戊二酸增高；B 型 L/P 比值增高，尿乳酸、α- 酮戊二酸增高。2006 年，Garca-Cazorla 等对其所在医院诊断为严重 PC 缺乏症的 9 例新生儿进行回顾性研究，在出生后第 1 小时内，所有患儿出现肌张力减退和呼吸急促；大多数患儿的最初意识处于抑制状态，运动异常和异常视觉行为是最常见的表现；脑部磁共振成像最常见囊性脑室周围白质软化；低血糖、乳酸酸中毒和高瓜氨酸血症也常出现。大多数患儿都迅速死亡。最后得出结论：临床和生化特征可以高度提示该疾病的发生。当出现严重乳酸酸中毒时，患儿表现出运动异常是 PC 缺乏症重要的诊断依据。

3. 呼吸链功能缺陷 呼吸链功能缺陷是由于缺氧、遗传缺陷引起的 $NADH/NAD^+$ 的比率上升，$NADH/NAD^+$ 的比率上升反过来会抑制 PDH 和其他三羧酸循环中间代谢酶的作用。儿童中呼吸链缺陷常常由于该基因的亚单位或多个因子（所有复合体）突变所致，后面这种情况常常在生后头 5 年内发病。本病的主要特征：①各种年龄均可发病，病程快速进行性发展，不同组合的各种系统器官受损；②全身性肌张力低下、乏力、软弱、眼睑下垂；③嗜睡、昏迷、精神运动发育迟缓、痴呆、共济失调、肌阵挛、癫痫、皮层盲；④眼球震颤、白内障、视神经萎缩、色素性视网膜炎；⑤心律失常、传导失常、心肌病变；⑥肝大、进行性肝功能衰竭；⑦肾炎、肾小管病变、肾衰竭；⑧反复呕吐、腹泻、身材矮小、糖尿病、甲状旁腺功能减退；⑨全血细胞减少、大细胞性贫血。

呼吸链功能缺陷的患儿空腹和餐后血乳酸升高，在进食后达高峰，L/P 升高。1987 年 Robinson 等，对 10 例呼吸链缺陷患儿的皮肤纤维原细胞进行培养，结果显示 10 例患儿 L/P 的比值较健康对照组升高，其中 NADH-CoQ 还原酶缺陷组较早出现乳酸血症、呼吸衰竭、食欲减退及张力减退；细胞色素氧化酶缺陷组出现症状稍迟（18 个月至 2 岁），表现为轻微乳酸血症，也有食欲减退和张力减退，伴有发育迟缓，开始走路和说话在生后 18 ~ 24 个月，然后慢慢倒退。

线粒体脑肌病伴高乳酸血症与线粒体脑肌病伴高乳酸血症和卒中样发作（mitochondrial encephalomyopathy with lactic acidosis and stroke-like episode，MELAS）是一组具有高度临床变异性和遗传异质性的 mtDNA 疾病。主要特征有：①脑顶枕叶局灶性损害及由此引起的卒中样发作；②乳酸性酸中毒和破碎红纤维；③其他中枢神经表现，包括痴呆、反复头痛、恶心、肌张力异常、色素性视网膜炎、眼外肌瘫痪、眼球震颤、神经性耳聋；④一些患者有共济失调的表现；⑤少数患者出现糖尿病、假性肠梗阻和心肌病；⑥线粒体复合体 I 常有缺损，而复合体Ⅳ不易受累，出现的破碎红纤维为细胞色素 C 氧化酶阳性。

诊断及鉴别诊断

增加伴血浆碳酸氢盐浓度降低可诊断代谢性酸中毒。通常情况下，阴离子间隙约 5 ~ 15mmol/L，如果该值超过 25mmol/L，通常表示存在有机酸血症。婴儿、儿童及成人最低碳酸氢盐浓度分别为 17mmol/L、20mmol/L 及 25mmol/L。仅依靠临床表现很难确定乳酸酸中毒的病因。通常，新生儿暴发性或持续性严重的乳酸性酸中毒往往存在 PDHC 严重缺陷，也可由粒体脑肌病引起。一过性乳酸酸中毒和神经功能障碍，特别是运动失调，可能是由代谢性疾病引起，特别当患儿存在持续性或进行性神经系统症状时，需警惕遗传代谢病的存在。如果主要表现为低血糖，那么可能存在糖异生缺陷。如果低血糖不明显，则可能存在

PDHC、PC 或另一种有机酸血症。

乳酸酸中毒的诊断应该通过测量血液中乳酸含量而明确。如果患儿挣扎和哭泣,乳酸也会上升。应注意防止采集到淤滞的血液样本。为防止由红细胞持续生产乳酸,立刻用高氯酸(以 2.0ml 8.0% 高氯酸加入 1.0ml 血液)对样品进行脱蛋白。此时血液样本会转为巧克力牛奶色。用这种方法处理血液可以稳定数月。丙酮酸也可以用同一样品进行测定,但因为分子不稳定需立即进行测量。如果乳酸盐的含量在 2.0mmol/L 以上,pH < 7.37,除外其他原因的酸中毒后,可以诊断乳酸酸中毒。正常的丙酮酸浓度为 0.03 ~ 0.08mmol/L。血液和尿液标本应尽快进行遗传代谢检查。如果临床已经给予治疗,培养成纤维细胞进行诊断有助于先天性代谢缺陷的诊断。遗传代谢相关基因谱检查可以明确病因。

治疗

先天性乳酸酸中毒的治疗通常不是十分有效,各种饮食或营养补充常联合使用。

1. 一般治疗 纠正酸中毒,保证热量、水盐供给;避免应用影响呼吸链功能的药物;给予生酮饮食;避免饥饿、感染、过度劳累。

治疗首先要纠正心、肺或循环功能障碍。纠正酸中毒如碳酸氢盐和三羟甲基氨基甲烷(trihydroxymethyl aminomethane,THAM)治疗非特异性酸中毒。当 pH < 7.10 时需补碱(先给总量的半量)。pH < 7.10 时心脏收缩和肝脏摄取乳酸会减少,有利于乳酸酸中毒的缓解。在使用碳酸氢盐时应当注意,碳酸氢盐不能通过细胞膜,二氧化碳却可迅速通过,这样可能在短期内加重细胞内和脑脊液内酸中毒,造成继发心脏抑郁症和昏迷。在暂时性的乳酸酸中毒状态下,体内累积的乳酸最终被利用后,额外的氢离子将被清除,纠酸治疗可能会出现反弹性碱中毒,因此,当 pH > 7.10 时,应当停用碳酸氢盐。

在进行基本的支持治疗和纠正酸中毒后,应进行进一步检查。重要检查包括毒物筛查;肝肾功能检查;败血症评价;定量血糖、电解质、血气及血氨;胸部 X 线、心电图检查等。应尽快对血和尿标本进行遗传代谢检查。

2. 辅助替代疗法 一般用某些线粒体代谢中的载体(如肉碱)或线粒体呼吸链某些酶复合体的辅助因子,以增加线粒体 KIP 的生成量。如可用辅酶 Q_{10}[4 ~ 5mg/(kg·d)],维生素 C[50 ~ 60mg/(kg·d)],维生素 K_1[0.4mg/(kg·d)],维生素 B_1[25 ~ 100m/(kg·d)],核黄素 [3 ~ 20mg/(k·d)] 等治疗。

(肖　昕)

参考文献

[1] ADEVA-ANDANY M, LOPEZ-OJEN M, FUNCASTA-CALDERON R, et al.Comprehensive review on lactate metabolism in human health. Mitochondrion, 2014, 17 : 76-100.

[2] GENE R E V, PAGON R A. Gene reviews. Seattle (WA): University of Washington, 1993.

[3] ADEVA M, GONZALEZ-LUCAN M, SECO M, et al. Enzymes involved in l-lactate metabolism in humans. Mitochondrion, 2013, 13(6): 615-629.

[4] STACPOOLE P W, KERR D S, BARNES C, et al. Comtrolled clinlcal trial of dichlorcecelat for treatment of congenital lactic acidosis in children. Pediatrics, 2006, 117(5): 1519-1531.

[5] CHOW S L, ROOEY Z J, CLEARY M A, et al. The significance of devated CSF lactate. Arch Dis Child, 2005, 90(11): 1188-1189.

[6] STACPOOLE P W, OWEN R, FLOTTE T R. The pyruvate dehydrogenase complex as a target for gene therapy. Curt Gene Iher, 2003, 3(3): 239-245.

[7] GARCA-CAZORLA A, RABIER D, TOUALI G, et al. Pyruvate carboxylase deficiency: Metabolic characteristics and new neurological aspects. Ann Neurol, 2006, 59(1): 121-127.

[8] ROBINSON B H, DE MEIRLEIR L, GLERUM M, et al. Clinical presentation of mitochondrial respiratory chain defects in NADH-eoenzyme Q reductase and cytodarome oxidase: clues to pathngenesis of Leigh disease. J Pediatr, 1987, 110(2): 216-222.

第二节
希特林缺陷综合征

概述

希特林(Citrin)缺陷综合征是由于 *SLC25A13* 基因突变导致的一种常染色体隐性遗传病，有两种年龄相关表型：希特林缺陷所致的新生儿肝内胆汁淤积症(neonatal intrahepatic cholestasis caused by citrin deficiency, NICCD)和成年发病Ⅱ型瓜氨酸血症(adult-onset type 2 citrullinemia, CTLN2)。希特林缺陷所致的新生儿肝内胆汁淤积症最早于 2001 年由日本学者 Ohura 等报道，其发现伴有高氨血症及半乳糖血症的肝内胆汁淤积患儿存在 *SLC25A13* 基因的突变，故将该病定义为 NICCD。NICCD 患儿多于婴儿早期甚至新生儿期起病，表现为皮肤黄染持续不退、生长发育迟缓、肝大、肝功能损害及凝血功能障碍等，多数 NICCD 患儿预后良好，症状、体征可在 1 岁左右缓解，但极个别病例仍会进展为肝衰竭，甚至危及生命。此外，希特林缺陷患儿除在婴儿期表现为 NICCD 外，少数患儿成年后还可发展为致命的成人瓜氨酸血症 Ⅱ 型（CTLN2）。瓜氨酸血症分为 CTLN1 及 CTLN2，CTLN1 是由于编码精氨酸代琥珀酸合成酶（argininosuccinate synthetase，ASS）的基因突变所致全身 ASS 表达异常；而 CTLN2 仅有肝脏特异型 ASS 活性降低，其肾脏及培养的皮肤成纤维细胞中 ASS 活性、mRNA 表达水平无异常。因此应该纠正该病为自限性疾病、患者均预后良好的错误观点，重视本病的早期诊治。虽然最初的 NICCD 患者以日本人为主，但最近的研究发现此病为全球性疾病。在中国，尤其是华南地区并不罕见。我国对该病的研究和报道始于 2006 年，迄今已有相当深入的研究报道。

流行病学

Kobayashi 等报道的 *SLC25A13* 突变基因的携带率在中国为 1.54%，日本为 1.46%，韩国为 0.90%，提示希特林缺乏症在东亚广泛存在并具有种族差异性。日本报道的发病率为 1/34 000 ~ 1/17 000，小样本调查显示我国发病率为 1/880。NICCD 在我国分布具有显著地域差异，以长江为界，广东、浙江、福建等南方地区发病率最高，江苏、上海、四川等长江流域地区发病率次之，河南、辽宁、吉林等北方地区发病率最低。

病因及发病机制

SLC25A13 基因编码的 Citrin 蛋白全长 675 个氨基酸，相对分子质量为 74 000，与 *SLC25A12* 基因编码的 Aralar 蛋白在氨基酸序列上具有 77.8% 的同源性。但 Citrin 蛋白主要在肝脏表达，而 Aralar 蛋白则主要在大脑、骨骼肌表达，两者分布不同。编码 Citrin 蛋白的 mRNA 主要在肝脏、肾脏、心肌及成纤维细胞中均有表达，产生 Citrin 蛋白，但是以肝脏细胞内表达为主，提示 Citrin 蛋白缺乏症是一种局限于肝脏的疾病。自 1999 年至今，已报道 *SLC25A13* 基因突变型共 80 多种，包括错义突变、缺失突变、插入突变、剪切突变、无义突变等。基因突变有较大的种族差异性，日本最常见的基因突变型是 IVS11+1G > A（39%）。我国以 c.851_854de(58.41%)、c.1638_1660dup23(8.85%)、c.IVS6+5G > A(8.41%)及 IVS16ins3kb(7.52%)最常见，该 4 种突变型在我国南方所占比例（87.9%）高于北方（63.6%）（表 11-2-1）。

表 11-2-1　*SLC25A13* 基因常见突变类型、氨基酸改变及比例

突变	类型	氨基酸改变	dbSNP	突变频率 /%
851 del854	缺失	p.M285 fsX 286	80338720	58.41
1638 _ 1660 dup 23	重复	p.A 554 fsX 570	80338725	8.85

突变	类型	氨基酸改变	dbSNP	突变频率 /%
IVS6+5G > A	剪切	尚不明确	更新中	8.41
IVS16 ins3 kb	插入	p.A 584 fs 585X	更新中	7.52
c.1399C > T	错义	R467X	更新中	2.21
c.955C > T	错义	R319X	更新中	1.33
IVS11 + 1G > A	剪切	p. 340 - 392 del	更新中	1.33
c.754G > A	错义	尚不明确	更新中	0.88
c.1799dupA	重复	p.Tyr 600Terfs	80338726	<0.1
c.1910T > C	错义	p.Val637 Ala	148962110	0.000 4
c.1813C > T	错义	p.Arg 605Ter	80338729	<0.1
c.1801G > T	错义	p.Glu601Ter	80338727	<0.1
c.1801G > A	错义	p.Glu601Lys	80338727	<0.1
c.1799dupA	重复	p.Tyr 600Terfs	80338726	<0.1
c.1763G > A	错义	p.Arg 588 Gln	121908532	<0.1
c.1592G > A	错义	p.Gly531 Asp	80338724	<0.1
c.1434G > T	错义	p.Gly478 =	146111714	0.002
c.1078C > T	错义	p.Arg 360Ter	80338721	<0.1
c.1064G > A	错义	p.Arg 355 Gln	398122839	0.000 2
c.674C > A	错义	p.Ser 225Ter	80338719	< 0.1
c. 615+5G > A	剪切	p.A 206 fs 212X	80338717	0.000 2
c.550C > T	错义	p.Arg 184Ter	80338716	<0.1
c.51T > c	同义	p.Leu17 =	794727288	<0.1
c.15G > A	同义	p.Lys 5 =	80338715	<0.1
c.2T > C	错义	p.Met1 Thr	541276426	0.005 4
c.1194A > G	同义	p.L398L	更新中	<0.1
c.1814G > A	同义	p.R605Q	更新中	<0.1

　　迄今 Citrin 蛋白缺乏所致 NICCD 及 CTLN2 的发病机制尚未完全清楚,目前公认还原型烟酰胺腺嘌呤二核苷酸(NADH)堆积对发病起重要作用。NICCD 是由于 *SLC25A13* 基因表达异常所导致 Citrin 蛋白功能缺陷,进而造成一系列生化代谢紊乱,导致临床出现一系列的症状、体征。Citrin 蛋白位于肝细胞线粒体内膜,是一种钙结合性跨膜溶质载体蛋白,负责将线粒体中的天冬氨酸转运至胞浆,同时将细胞质的谷氨酸转运至线粒体内部。这一过程

与苹果酸穿梭相耦联,同时将细胞质中还原型烟酰胺腺嘌呤二核苷酸(NADH)重新氧化为NAD$^+$,从而维持了细胞质中氧化/还原状态的稳定性。Citrin缺陷时,胞质中NADH大量堆积,NADH/NAD$^+$比值升高,抑制NADH中的H进行氧化磷酸化,从而抑制糖酵解、糖异生及尿苷二磷酸半乳糖表异构酶的活性,造成低血糖、半乳糖蓄积和高乳酸血症。因此,尿气相色谱分析检测到半乳糖、半乳糖醇、半乳糖酸明显升高。肝源性精氨基琥珀酸合成酶(ASS)缺乏也可致CTLN2瓜氨酸聚集,同时导致尿液中精氨基琥珀酸升高,据报道ASS缺乏继发于Citrin缺乏,具体机制尚待研究。由此可见,NADH在胞质的大量堆积是本病发生发展的关键,值得注意的是,碳水化合物的大量摄入会加重胞质内NADH的堆积,使疾病加重。这也很好地解释了治疗本病需要不含乳糖的特殊配方奶粉、患儿长大后不喜碳水化合物的饮食癖好,以及CTLN2患儿快速或大量输注葡萄糖、甘露醇、甘油果糖等液体后会加重疾病的进展(图11-2-1)。

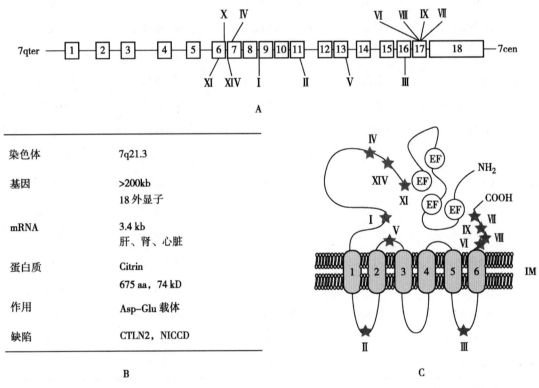

A. *SLC25A13*基因外置与信息;B. *SLC25A13*基因定位及表达,Citrin蛋白功能和缺陷所致疾病;

C. 作为转运载体和Citrin蛋白的跨膜状态

图 11-2-1 *SLC25A13*基因及Citrin蛋白信息

临床表现

1. 新生儿肝内胆汁淤积 Tomamasa等于2002年将这种在新生儿及婴幼儿人群中出

现的特殊类型的肝炎,同时伴有多种氨基酸血症、胆汁淤积、低蛋白血症、半乳糖血症和低血糖为主要表现的疾病,命名为 NICCD 并阐述如下:本病发病年龄多在 2 个月以内,很少晚于 5 个月,男女比例无差异,平均出生体质量低于正常。主要临床表现:①新生儿或婴儿期起病,有肝大、黄疸等婴儿肝炎综合征表现,部分患儿可有凝血功能障碍,可有白内障等半乳糖血症表现;②发育迟缓;③血生化检测可发现胆红素(直接胆红素为主)、胆汁酸、酶学指标(如 GGT、ALP、AST、ALT 等)等升高,而白蛋白 / 总蛋白降低,同时有不同程度高血氨、高乳酸血症,往往伴甲胎蛋白明显增高;④血氨基酸分析发现瓜氨酸、苏氨酸、蛋氨酸、酪氨酸及精氨酸增高;⑤尿气象色谱分析可有半乳糖、半乳糖醇及半乳糖酸等半乳糖血症标志物的增高。

2. 成年发作 II 型瓜氨酸血症　Kobayashi 等报道本病发病年龄 11 ~ 79 岁,其中以 20 ~ 50 岁为高发年龄段。男女比例接近 2 : 1。临床上主要表现为反复发作性的精神行为异常,伴不同程度的意识障碍,甚至昏迷,起病急骤,可有身形消瘦表现。常由饮酒(该类患者不耐受酒精)、药物或感染所诱发。平素有偏食习惯,该类患者从小厌糖却喜食富含蛋白质和脂类食物,如花生、豆类、鸡蛋、鱼肉等。高脂血症和肝癌是本病的主要并发症,约超过 10% 的患者合并有肝脏肿瘤,约有 40% 的患者开始被诊断为精神神经类疾病,如癫痫、精神分裂症、抑郁症、睡眠疾病和帕金森病。本病预后不良,常于发病几年后因脑水肿而死亡。

实验室检查

1. 生化特点　血生化检测可发现血清总胆红素(total bilirubin,TB)和直接胆红素(direct bilirubin,DB)升高;转氨酶水平轻度升高,谷草转氨酶(GOT)升高的水平高于谷丙转氨酶(GPT)升高的水平;血清总胆汁酸显著升高,且与胆红素升高的水平不成比例;血清总蛋白和清蛋白水平降低,甲胎蛋白水平显著升高,以及低血糖、高脂血症、半乳糖血症、凝血功能轻度异常等。对于 CTLN2,生化检查可发现血氨水平升高,通常为疾病发作期,并且以夜间显著升高为特点,而发作间期可能仅轻度升高或正常。

2. 血串联质谱及尿气相色谱检测　血串联质谱检测结果显示瓜氨酸、蛋氨酸、苯丙氨酸、酪氨酸等多种氨基酸升高,以瓜氨酸升高最显著。不同氨基酸升高时期不同,瓜氨酸于出生后即升高,其他氨基酸之后升高。串联质谱常提示游离肉碱(C2、C3)及长链酰基肉碱(C14、C16、C18:1)升高,出现在胆汁酸、胆红素升高及瓜氨酸降低之后,在谷丙转氨酶、谷草转氨酶升高之前。尿气相色谱结果均示半乳糖醇明显升高,且与病毒性肝炎患儿有显著性差异,限制乳糖摄入一段时间后可恢复正常。

3. 影像学检查及肝穿刺活检　NICCD 患儿的肝组织病理的显著改变为肝脂肪变性,可见弥散肝细胞微泡或大泡状脂肪变性,毛细胆管内有胆汁淤积,甚至小胆栓形成,轻到中度纤维化,炎症轻微,个别患者可见肝门处淋巴细胞浸润及肝巨细胞转化。随着近年来对该病的认识加深及基因诊断的广泛开展,已不再主张对疑诊 NICCD 的患儿进行肝穿刺检查。

4. 基因检测 目前研究发现存在 80 余种基因突变形式,包括错义突变、无义突变、插入突变及缺失突变等,其中以错义突变占据比例较大,而采用聚合酶链式反应技术进行基因序列的测定为诊断本病的金标准。

诊断和鉴别诊断

1. 诊断 NICCD 临床诊断主要依靠临床表现、实验室检查及基因检测等综合评估,其中基因检测为确诊方法。DNA 直接测序、PCR-RFLP 是现已发展成熟的基因分析方法,对某些新发突变或较大剪切、缺失突变,上述常规检测方法不能检出。有报道证实,Citrin 蛋白存在于外周血淋巴细胞内,*SLC25A13* 基因突变时,Citrin 蛋白缺如。用蛋白质印迹免疫分析法(Western blot)检测外周血淋巴细胞 Citrin 蛋白是否缺乏可补充诊断基因分析阴性的 NICCD 及 CTLN2 病例,肝组织活检也可明确诊断基因检测阴性的病例,但作为侵入性检查,临床难以广泛实施。

临床上若患儿出现黄疸消退延迟、胆汁酸及直接胆红素异常升高、肝脏酶学指标升高、肝功能损害等表现,应常规检测血乳酸及甲胎蛋白,若其异常升高,应行血串联质谱和尿气相色谱检查。合并出现瓜氨酸异常升高为主的血氨基酸异常及尿半乳糖、半乳糖醇升高应警惕 NICCD,立即行基因检测以确诊。

虽然典型的 NICCD 患儿其血清学指标有一定特征性,但现在越来越多的病例报道发现 NICCD 患者的临床表现和实验室检查异常多种多样,而且具有一过性。因此,目前尚无确切的诊断指标,血清学指标不能作为确诊或排除 NICCD 的依据。因为 NICCD 具有一定自限性,很多实验室检查指标在 4 ~ 6 月龄后渐渐恢复正常,所以强烈建议患儿在 4 月龄前完成所有必要的检查,以免错过时机,掩盖病情,造成漏诊。因此,基因检测的推广十分必要,但 NICCD 基因突变种类较多,检查费用贵,部分家长因难以承担而拒绝检查。c.851 _ 854 del、c.1638 _ 1660 dup 23、c.IVS 6+5G > A 及 IVS16 ins 3 kb 四种突变占我国总突变 83% 以上,可定向检测这四种突变以降低费用,确保基因检测施行。

2. 鉴别诊断 对于 NICCD 患儿,除了与婴儿肝病综合征中感染相关的疾病(TORCH 感染)及肝外胆道梗阻(如胆道闭锁、胆总管囊肿)相鉴别外,还需要与其他引起肝内胆汁淤积的疾病加以鉴别:①进行性家族性肝内胆汁淤积(progressive familial intrahepatic cholestasis,PFIC),包括Ⅰ型、Ⅱ型和Ⅲ型,临床表现相似,但一般来讲,该病不会有低血糖、甲胎蛋白显著升高、清蛋白降低及氨基酸代谢异常,除非到了疾病晚期;该病Ⅰ型和Ⅱ型的谷氨酰转肽酶(glutamyltransferase,GGT)水平正常或降低也是鉴别要点,另外,还可以进行基因检测加以鉴别。②阿拉日耶综合征也可表现为慢性胆汁淤积,系累及多系统(肝、心脏、肾、椎骨、眼等)的显性遗传病,特殊面容及其他多系统的特征性改变均有助于诊断,必要时行肝穿刺活检(肝内胆管发育不良)及基因检测更有助于确诊。③先天性胆汁酸合成障碍也可表现为新生儿期即可出现的胆汁淤积,但该病不会有低血糖、甲胎蛋白显著升高、清蛋白降低及氨基酸代谢异常等特点,血清胆汁酸水平正常或极低以及胆汁酸成分分析有助于鉴别。

在 NICCD 时期,各种氨基酸血症需要与酪氨酸血症及严重肝损伤后继发性的代谢改变相鉴别。酪氨酸血症患儿甚至可以表现为胆汁淤积、肝脾大、腹水,以频繁呕吐、腹泻而就诊,此时尿中琥珀酰丙酮升高是其突出特点。有时 NICCD 还要与经典半乳糖血症相鉴别,可进行有关半乳糖代谢酶的检测。

综上所述,随着近几年对儿童肝病研究的进展,确诊 NICCD 并不困难,血生化和血串联质谱对于诊断很有帮助,而基因分析则为确诊提供了保障。

治疗

NICCD 的治疗主要包括饮食调整和对症治疗。由于乳糖对于 NICCD 患儿可能是一种毒性物质,应避免摄入乳糖,并给予高蛋白低碳水化合物食物。积极预防胆汁淤积并发症,如营养不良和维生素 K 缺乏,给予不含乳糖、富含中链脂肪酸配方的奶粉,建议缩短喂养间期,避免低血糖发生进而造成脑损伤;并补充脂溶性维生素(包括维生素 A、D、E、K);熊去氧胆酸具有改善胆汁酸成分、拮抗疏水性胆汁酸的细胞毒作用、促进胆汁流及保护肝细胞膜的作用,可用于利胆和控制瘙痒;确诊为 NICCD 的患儿需要进行半乳糖水平检测,以预防白内障的发生。NICCD 患儿通过饮食调整及对症治疗,多能取得良好效果,患儿的症状和体征在 1 岁前多数能自然缓解,实验室指标逐步恢复正常。

对于 CTLN2 患者,因其存在明显的高氨血症,为减轻高血氨对神经系统的毒性作用,应长期坚持低碳水化合物饮食,可给予苯甲酸钠、苯乙酸钠等降低血氨。精氨酸可改善线粒体尿素循环酶的活性,因而可降低血氨水平,血氨显著升高时可进行血液或腹膜透析治疗。

预后

本病虽然与发现是否及时及长期治疗过程密切相关,但是临床分型不同,其预后相差很多。其中,NICCD 病程多为自限性,预后较好。但也有患儿尽管经过积极治疗仍然发展为肝衰竭,最终需进行肝移植。在 NICCD 症状缓解后的代偿期,部分患儿可以表现为健康状态,而受环境、饮食结构或个体素质等因素的影响,有些患儿机体适应机制受损或代偿机制失调,部分患儿症状缓解,十年至数十年后发展为致命性的 CTLN2,或在症状缓解后出现低血糖酮症、智能发育的短暂落后,以及癫痫发作、胰腺炎、高蛋白饮食嗜好等其他类似于 CTLN2 的表现。而成人型总体预后不良,从症状出现到死亡平均时间为 26.4 个月,71% 的患者存活时间不超过 2 年。

参考文献

[1] OHURA T,KOBAYASHI K,TAZAWA Y,et al,Neonatal presentation of adult-onset type Ⅱ citrullinemia. Hum Genet,2001,108(2):87-90.

[2] TAZAWA Y,KOBAYASHI K,OHURA T,et al. Infantile cholestatic jaundice associated with adult-onset type Ⅱ citrullinemia. J Pediatr,2001,138(5):735-740.

[3] KOBAYASHI K,SINASAC D S, IIJIMA M,et al. The gene mutated in adult—onset type Ⅱ citrullinaemia encodes a putative mitochondrial cal Tierprotein. Nat Genet,1999,22(2):159-163.

[4] SAHEKI T,KOBAYASHI K. Mitochondrial aspartate glutamate carrier (citrin)deficiency as the cause of adult—onset type Ⅱ citrullinemia(CTLN2)and idiopathic neonatal hepatitis(NICCD). J Hum Genet,2002, 47(7):333-341.

[5] KOBAYASHI K,BANG L Y,XIAN L M,et al. Screening of nine SLC25A13 mutations: their frequency in patients with citrin deficiency and high carrier rates in Asian populations. Mol Genet Metab,2003,80(3): 356-359.

[6] KOBAYASHI K,USHIKAI M,SONG Y Z,et al. Overview of citrin deficiency: SLC25A13 mutations and the frequency .J Appl Clin Pediatr,2008,23(20):1553-1557.

[7] ZHANG Z H, YANG Z G, CHEN F P, et al. Screening for five prevalent mutations of SLC25A13 gene in Guangdong, China:a molecular epidemiologic survey of citrin deficiency .Tohoku J Exp Med, 2014, 233(4): 275-281.

[8] CHEN R,WANG X H,FU H Y,et al. Different regional distribution of SLC25A13 mutations in Chinese patients with neonatal intrahepatic cholestasis . World J Gastroenterol,2013, 19(28): 4545-4551.

[9] YEH J N,JENG Y M,CHEN H L,et al. Hepatic steatosis and neonatal intrahepatic cholestasis caused by citrin deficiency (NICCD) in Taiwanese infants . J Pediatr, 2006, 148(5):642-646.

[10] SONG Y Z, ZHANG Z H, LIN W X, et al. SLC25A13 gene analysis in citrin deficiency: sixteen novel mutations in east Asian patients,and the mutation distribution in a large pediatric cohort in China . PLoS One, 2013, 8(9): e74544.

[11] SAHEKI T, KOBAYASHI K, IIJIMA M, et al. Pathogenesis and pathophysiology of citrin (a mitochondrial aspartate glutamate carrier) deficiency . Metab Brain Dis, 2002,17(4): 335-346.

[12] TOMOMASA T,KOBAYASHI K,KANEKO H,et al. Possible clinical and histologic manifestations of adult-onset type II citrullinemia in early infancy. J Pediatr,2001,138(5) : 741-743.

[13] ABUKAWA D,OHURA T,IINUMA K,et al. An undescribed subset of neonatal intrahepatic cholestasis associated with multiple hyperaminoacidemia. Hepatol Res,2001,21(1) : 8-13.

[14] LEE N C, CHIEN Y H, KOBAYASHI K, et al. Time course of acylcarnitine elevation in neonatal intrahepatic

cholestasis caused by citrin deficiency . J Inherit Metab Dis, 2006,29(4): 551-555.

[15]　SONG Y Z,LI BX,CHEN F P,et al. Neonatal intrahepatic cholestasis caused by citrin deficiency: clinical and laboratory investigation of 13 subjects in mainland of China . Dig Liver Dis, 2009, 41(9): 683-689.

[16]　TOKUHARA D,IIJIMA M,TAMAMORI A,et al. Novel diagnostic approach to citrin deficiency: analysis of citrin protein in lymphocytes . Mol Genet Metab, 2007, 90(1):30-36.

[17]　MUTOH K,KUROKAWA K,KOBAYASHI K,et al.　Treatment of a citrin-deficient patient at the early stage of adult-onset type II citrullinaemia with arginine and Sodium pyruvate.　J Inherit Metab Dis,2008, 31(2) :343-347.

[18]　HAYASAKA K,NUMAKURA C,TOYOTA K,et al.　Treatment with lactose (galactose) -restricted and medium-chain triglyceride-supplemented formula for neonatal intrahepatic cholestasis caused by citrin deficiency.　JIMD Rep,2012,2: 37-44.

[19]　OHURA T,KOBAYASHI K,TAZAWA Y,et al.　Clinical pictures of 75 patients with neonatal intrahepatic cholestasis caused by citrin deficiency (NICCD).　J Inherit Metab Dis,2007,30(2) : 139-144.

（肖　昕）

第三节
阿拉日耶综合征

概述

　　阿拉日耶综合征（Alagille syndrome,AGS）是一种罕见的多系统发育异常疾病,为常染色体显性遗传,又称先天性肝内胆管发育不良征和动脉 - 肝脏发育不良综合征。该综合征在 1969 年由 Alagille 等首次报道,并在 1975 年得到进一步阐述。阿拉日耶综合征的临床特点表现为多器官发育异常,主要涉及肝脏、心脏、眼、椎骨和面部,其次还可导致肾、胰或神经血管的异常。国外报道该病的发病率约为 1/70 000。国内近年来开始关注该病,虽仍无发病率的资料,但研究发现其同样是我国儿童慢性胆汁淤积的重要原因之一。

病因及发病机制

　　1. **JAG1 基因**　*JAG1* 基因定位在染色体 20p12,编码细胞膜表面蛋白 JAGGED1。JAGGED1 是 Notch 受体的功能性配体,受体与配体相互作用启动下游信号转录,从而影响细胞的增殖与分化。生长发育过程中 *JAG1* 在心血管系统,特别是在全身动脉中表达。在体外,Notch 信号控制细胞增殖和血管内皮细胞的迁移和分化;在体内,Notch 信号通路促进心脏中上皮 - 间质细胞转型,诱导血管的生成,并且 Notch 信号可通过促进心肌再生、保护缺血心肌和抑制心脏成纤维细胞 - 肌成纤维细胞转化来修复心肌损伤。在越南 AGS 患者中 90% 可检测到 *JAG1* 突变,且 80%(17/21)都是未被报道的新突变,说明 *JAG1* 基因突变具有高度异质性。

2. *NOTCH2* 基因　McDaniell 等筛选了 11 例 *JAG1* 突变阴性的阿拉日耶综合征患者,发现了 *NOTCH2* 基因的突变。*NOTCH2* 基因在近端肾单位的形成中起重要作用,其突变可导致肾发育不良及蛋白尿。该基因突变的阿拉日耶综合征患者多具有胆管稀疏,但很少发现骨骼畸形及面部特征性改变,不完全符合传统诊断标准。

3. 发病机制　目前研究发现 Notch 信号在肝内胆管(intrahepatic bile duct,IHBD)的生成及维持中起重要作用。Notch 信号缺乏导致肝内胆管生成异常,胆管内皮细胞减少,并导致肝内胆管的主分支及中间支生成异常。RBP(Notch 信号的组成部分)缺乏小鼠的单位门静脉所含胆管减少,且单位汇管区所含门静脉减少。Notch 信号在心血管系统发育及稳态维持中起重要作用,JAGGED1 在胚胎期即有表达,特别是在血管内皮细胞。Notch 信号缺失将会导致右心室肥大、肺动脉狭窄、室间隔缺损、冠状动脉异常及瓣膜缺损。在心内膜垫的形成过程中,JAG1 的缺失将会破坏内皮细胞向间充质转化,影响心内膜垫的形成。JAG1 突变成年小鼠表现出与异常基质重塑相关的心脏瓣膜钙化。Zanotti 等发现 Notch 信号可以调节骨骼发育和重塑。Notch 信号缺乏不仅导致骨骼发育障碍和骨质流失,还在骨肉瘤的发展和乳腺癌的骨转移方面有促进作用。Notch 信号对近端肾小管上皮细胞及肾集合管系统的发育起重要作用,并且对损伤修复及组织稳态也起关键作用,急性肾损伤的非阿拉日耶综合征患者 Notch 信号表达升高以启动修复机制。此外,胆汁淤积还可以使载脂蛋白 A-I、HDL、VLDL 等合成障碍,引起高脂血症,从而引发肾脏脂质沉积,引发系膜增生性肾小球肾炎、微小病变性肾小球肾炎等。

临床表现

阿拉日耶综合征患者的临床表现多变,甚至在同一个家系内部的表现也各不相同,轻者症状轻微甚至可能不表现出症状,重者则具有极其典型的临床表现,并伴有严重的并发症,以致需要进行肝移植。阿拉日耶综合征可累及多个器官,肝脏、心脏、骨骼、眼睛异常及特殊面容是该病最常见的临床表现。

1. 肝脏表现　肝脏上常表现为不同程度的胆汁淤积,致胆汁淤积性慢性肝病。绝大多数患者因为胆汁淤积的临床表现而就诊。黄疸是该病最主要表现之一,多数在婴儿早期,尤其在新生儿期即可出现高结合胆红素血症,呈阻塞性黄疸表现。大约一半的患儿黄疸持续整个婴儿期,部分患儿黄疸可能逐渐有所缓解。瘙痒是阿拉日耶综合征的突出表现,当属在所有胆汁淤积性肝病中最严重的,往往较黄疸和胆汁淤积表现更为明显。但可能由于感觉神经发育不成熟,患儿在 3 ~ 5 月龄之前很少出现此症状,幼儿期后较常见,无黄疸患儿亦可有瘙痒症表现。肝大见于绝大部分阿拉日耶综合征患者,包括婴儿期。脾大开始时少见,但随病情进展,可见于约 70% 的患者。因为胆汁淤积,阿拉日耶综合征患者可有严重的高脂血症,尤其以血中胆固醇升高最明显。严重者可见多发性黄瘤,通常在生后数年内逐渐增多,随着胆汁淤积改善可消失。肝功能化验血中胆红素升高可达正常上限的 30 多倍,胆汁酸可达百倍以上。血中转氨酶水平也不同程度升高,但肝脏合成功能常不受影响。凝血功能障碍常见,但多在注射维生素 K 后可纠正,表明为继发于维生素 K 缺乏。肝病严重程度是影响阿拉日耶综合征患者预后的主要原因。

2. 心脏表现 心脏杂音是阿拉日耶综合征第二常见的主要体征,杂音主要因肺动脉流出道或外周肺动脉的狭窄引起。肺动脉病变多单发,也可与其他心脏病变同时出现,其中周围肺动脉和肺动脉瓣狭窄占 67%,法洛四联症占 16%,其他畸形包括室间隔缺损、房间隔缺损、主动脉瓣狭窄及主动脉缩窄等,心血管畸形是影响阿拉日耶综合征患者预后的另一主要原因。

3. 骨骼表现 阿拉日耶综合征患者可有脊椎异常,主要表现为蝶状椎骨。特征性的蝶状椎骨表现见于约 33% ~ 87% 的患者。骨骼的异常通常不表现出临床症状,而在 X 线检查时发现。除脊柱病变外,少数患者出现四肢骨骼病变,多表现为骨质疏松或骨质缺失,如上下肢缩短、浮肋缺如、股骨病理性骨折等。

4. 眼部表现 眼部异常涉及角膜、虹膜、视网膜及视神经乳头等。角膜后胚胎环是最具有特征性的眼部改变。角膜后胚胎环即凸出中心位的 Schwalbe 环,常出现在角膜内皮和色素层小梁组织的交界处。后胚胎环可见于 56% ~ 95% 的患者,但 8% ~ 15% 的正常人亦可见此表现,因此单独出现诊断价值有限,只有同时存在其他异常时才有意义。其他眼部异常包括青光眼与角膜巩膜发育不全(阿克森费尔德异常)、中胚层发育不全(Rieger 异常)、异常的视神经乳头、小角膜等。阿拉日耶综合征的眼部异常很少出现临床症状。

5. 面部表现 阿拉日耶综合征患者可出现典型面部畸形,如前额宽阔、眼窝深陷、耳郭突出、眼距增宽、尖下巴,整张脸犹如一个三角形,呈 V 字形。上述特征在婴幼儿期可不明显,而随着年龄增长逐渐显现出来。早期研究认为阿拉日耶综合征患者的面部特征无特异性,但 Kamath 等认为与其他形式的先天性肝内胆汁淤积症导致的面部异常相比,阿拉日耶综合征的面部畸形的特异度为 79%。

6. 其他表现 随着研究的深入,许多其他器官的临床表现逐渐被证实与阿拉日耶综合征有关。其中肾病备受关注,约 40% 的阿拉日耶综合征患者合并肾脏受累,具体表现为肾小管性酸中毒、肾发育不良、蛋白尿肾囊肿、尿路梗阻等。阿拉日耶综合征也可涉及胰腺、气管或支气管、空肠、回肠和脑血管等的一些异常。此外,口腔健康依赖于肝脏的疾病状态,牙科表现并非阿拉日耶综合征的主要特征,但它们可作为胆汁长期淤积的一种并发症。胆汁淤积可致牙釉质混浊、矿质过少和牙齿的色素沉着等。

阿拉日耶综合征也可有体格和精神发育障碍,大运动发育迟缓,异常的视觉、听力和其他感觉异常,肌力减退和震颤等,但多随强化营养或肝移植而改善,提示这些改变可能是继发性的。颅内出血是最重要的颅内合并症,可发生在颅内不同部位。大多数的出血发生在无显著凝血障碍的患者。头部外伤,通常是轻微的外伤和一些病例的出血有关。结合最新的分子生物学研究及尸检发现,推测其可能和固有的颅内血管发育异常有关,但这些微小的血管病变 MRI 检查也难以发现,因此目前还不能预测和预防。良好的凝血机制纠正和头外伤后仔细观察可能减少某些病例的病死率和致残率。

肝脏病理表现

肝脏活检病理发现小叶间胆管减少或缺乏曾被认为是阿拉日耶综合征的最重要的恒定的特征。然而,近年研究发现有些阿拉日耶综合征的患者在婴儿早期可无小叶间胆管消失或减少,其小叶间胆管消失是在生后逐渐发生的。有研究发现,6 月龄前进行肝脏穿刺活检,仅有约 60% 的患者有小叶间胆管缺乏;6 月龄后进行肝活检,95% 的患者可表现小叶间胆管缺乏。有些阿拉日耶综合征的患者可表现为汇管区的减少。部分病例汇管区可有炎症细胞浸润,早期纤维化常不明显。若有早期纤维化,则可表现为窦旁纤维化,而非汇管区纤维化。少部分的阿拉日耶综合征患者在疾病早期可有小胆管的增生,此时和胆道闭锁鉴别非常困难。随着年龄增长,虽然小叶间胆管的消失在大多数病例逐渐发展,但很少进展为肝硬化。

诊断和鉴别诊断

1. **诊断**　阿拉日耶综合征临床诊断的确立依赖于综合的判断。经典的诊断标准为肝组织活检有肝内小叶间胆管数量减少或缺如,并具有至少包括慢性胆汁淤积、心脏杂音、蝴蝶椎骨、角膜后胚胎环和特殊面容等 5 个主要临床表现中的 3 个,并排除其他可能原因(表 11-3-1)。其他临床表现包括肾功能异常、生长发育迟缓和智力发育落后也有助于诊断阿拉日耶综合征。虽然过于严格的诊断标准可能导致漏诊,但是标准过低则可能导致误诊误治。作为一种常染色体显性遗传病,综合考虑临床表现、家族史、肝脏病理改变和基因突变等依据对于阿拉日耶综合征诊断可能是必要的。因此,Kamath 等和 Guru 等提出了修订的阿拉日耶综合征诊断标准(表 11-3-2)。该修订标准强调了肾脏异常和 *JAG1* 基因突变对于阿拉日耶综合征的诊断价值,但随着分子生物学研究的进展,*NOTCH2* 基因突变也应被考虑。

表 11-3-1 经典的阿拉日耶综合征诊断标准

系统 / 问题	具体描述
肝脏 / 胆汁淤积	在新生儿期通常表现为高胆红素血症,常伴有白色便
畸形面容	前额宽阔,眼睛深陷,有时可见睑裂上斜、耳郭突出、鼻梁挺直而鼻尖呈蒜头状、尖下巴,上述特点使得脸呈三角形
先天性心脏病	肺动脉狭窄最常见,但也可见肺动脉闭锁、房间隔缺损、室间隔缺损和法洛四联症
中轴骨 / 椎骨异常	前后位 X 线片可见蝴蝶椎,偶见半椎体、相邻椎体融合和隐性脊柱裂
眼睛 / 角膜后胚胎环	前房缺陷,角膜后胚胎环(虹膜与角膜交界处突起的 Schwalbe 环)最常见

表 11-3-2 修订的阿拉日耶综合征诊断标准

家族史	胆管稀疏	基因突变	临床标准数目*
无	有	无	3 个或更多
无	无	无	4 个或更多
无	无	有	1 个或更多
有	有	无	1 个或更多
有	未知	无	1 个或更多
有	无	有	任何或更多

*临床标准包括:①心脏:周围肺动脉狭窄、法洛四联症、室间隔缺损、房间隔缺损、主动脉缩窄;②肾脏:肾发育不良、多囊肾、孤立肾、异位肾、马蹄肾、肾小管性酸中毒、肾脂质沉积、肾动脉狭窄、成人发病的肾衰竭;③眼部:角膜后胚胎环、视网膜色素改变、虹膜发育不全、棋盘格样眼底、玻璃膜疣;④脊柱:蝴蝶椎;⑤面部:典型的 ALGS 面部特征。

2. 鉴别诊断 阿拉日耶综合征患儿血 GGT 升高明显,因此需要和伴有 GGT 升高的各种婴儿期胆汁淤积症相鉴别。要将阿拉日耶综合征从其他原因引起的高结合胆红素血症中鉴别出来有一定的困难。这是因为虽然阿拉日耶综合征是多系统受累,但脊柱、眼睛及肾脏异常的改变多无显著的临床表现,特征性的面容在婴儿早期也不显著等。早期诊断面临的最大挑战是如何与胆道闭锁相鉴别。由于胆道闭锁需要尽早手术治疗,而有报道若把阿拉日耶综合征误诊而进行手术可使预后变差,因此如何有效区分两者显得尤为重要。肝穿刺组织活检对鉴别诊断有很大帮助。胆道闭锁的特征是小胆管显著增生,而阿拉日耶综合征虽然在早期可不存在肝内胆管消失或减少,但也少见显著小胆管增生。然而,病理医生通常很少注意和描写小叶间胆管情况,易造成漏诊,因此对临床怀疑阿拉日耶综合征的患者,要提示病理医生注意小叶间胆管的观察,同时要注意小胆管和小叶间胆管的区分,更好识别是否有小叶间胆管的缺失。

治疗

阿拉日耶综合征目前尚无病因治疗措施,其治疗以对症支持为主。对于诊断为阿拉日耶综合征的患儿,应注意监测各个器官的功能。良好的营养可改善生长发育落后,摄取多种食物的同时,要注意食物之间的搭配,做到平衡膳食。除补充适当的糖、脂肪、蛋白质外,还应注意补充微量元素及脂溶性维生素。他汀类药物治疗,可以有效降低患儿总胆固醇和低密度脂蛋白胆固醇,但其远期疗效有待观察。眼部症状多对症治疗,Fukumoto 等对 ALGS 相关白内障患儿进行白内障超声乳化术及人工晶体植入术,缓解了眼部症状。肾脏损伤可考虑透析治疗,但对于严重肾病可进行肾移植。阿拉日耶综合征患儿的最终预后取决于肝脏和心脏疾病的严重程度。对于肝病引起的严重的皮肤瘙痒可使用阿片受体拮抗剂纳曲酮、考来烯胺和利福平进行治疗,若无改善可考虑肝移植。Kamath 等发现阿拉日耶综合征的患儿肝移植后的存活率显著低于先天性胆道闭锁的患儿。周围肺动脉狭窄是阿拉日耶综合征最常见的心脏异常,大多数中心提倡进行导管介入干预,疗效较好,但多需要再次介入治疗。有证据表明,外科手术也能获得较好的疗效。Monge 等对 16 例行肺动脉重建术的患者进行分析,术中死亡 1 例,右心室 / 左心室压力比值下降至 0.40,比术前下降了 55%,在 5 年的随访中,并未发现死亡及需要再次手术的情况,因此认为肺动脉重建术有利于患者长期生存。

(郝 虎)

参考文献

[1] HUANG X L,CHEN J,MA M,et a1. A 9-year old Chinese boy with Alagilie syndrome.Chin Med J,2007,120(10):941-942.

[2] LIN HC, LE HOANG P, HUTCHINSON A, et al. Alagille syndrome in a Vietnamese cohort: mutation analysis and assessment of facial features. Am J Med Genet A, 2012, 158A(5): 1005-1013.

[3] MCDANIELL R, WARTHEN D M, SANCHEZ-LARA P A, et al. NOTCH2 mutations cause Alagille syndrome, a heterogeneous disorder of the notch signaling pathway[J]. Am J Hum Genet, 2006, 79(1):169-173.

[4] ZANOTTI S, CANALIS E. Notch regulation of bone development and remodeling and related skeletal disorders. Calcif Tissue Int, 2012, 90(2): 69-75.

[5] CARDONA J,HOUSSIN D,GAUTHIER F,et a1. Liver transplantation in children with Alagille syndrome——a study of twelve cases.Transplantation,1995,60(4):339-342.

[6] PENTON A L, LEONARD L D, SPINNER N B. Notch signaling in human development and disease. Semin

Cell Dev Biol, 2012, 23(4):450-457.

[7]　王建设，王晓红，王中林，等. Alagille 综合征五例临床和病理特点. 中华儿科杂志, 2007, 45(4): 308-309.

[8]　WELLS K K, PULIDO J S, JUDISCH G F, et a1. Ophthalmic features of Alagille syndrome(artefiohepatic dysplasia). J Pediatr Ophthalmol Strabismus, 1993, 30(2): 130-135.

[9]　BALES C B, KAMATH B M, MUNOZ P S, et al. Pathologic lower extremity fractures in children with Alagille syndrome. J Pediatr Gastroenterol Nutr, 2010, 51(1): 66-70.

[10]　SUCHY F J, SOKAL F U, BALISTRERI W F. Liver disease in children. 2nd ed. Lippineott : Williams & Wilkins, 2001.

[11]　WITT H, NEUMANN L M, GROLLMUSS O, et al. Prenatal diagnosis of Alagille syndrome. J Pediatr Gastroenterol Nutr, 2004, 38(1):105-106.

[12]　OLSEN I E, ITTENBACH R F, ROVNER A J, et al. Deficits in sizeadjusted bone mass in children with Alagille syndrome. J Pediatr Gastroenterol Nutr, 2005, 40(1): 76-82.

[13]　FUKUMOTO M, IKEDA T, SUGIYAMA T, et al. A case of Alagille syndrome complicated by intraocular lens subluxation and rhegmatogenous retinal detachment. Clin Ophthalmol, 2013,7: 1463-1465.

[14]　KAMATH B M, YIN W, MILLER H, et al. Outcomes of liver transplantation for patients with Alagille syndrome: the studies of pediatric liver transplantation experience. Liver Transpl,2012, 18(8): 940-948.

[15]　MONGE M C, MAINWARING R D, SHEIKH A Y, et al. Surgical reconstruction of peripheral pulmonary artery stenosis in Williams and Alagille syndromes. J Thorac Cardiovasc Surg,2013, 145(2): 476-481.

第四节
先天性胆汁酸合成障碍

概述

先天性胆汁酸合成障碍(congenital bile acid synthesis defect, CBAS)又称胆汁酸合成缺陷症，是遗传代谢性疾病中较罕见的一类，遗传方式多为常染色体隐性遗传，胆汁酸合成过程中的任何一种酶缺陷均可致病。新生儿期起病的 CBAS 可能引起致死性肝内胆汁淤积，而儿童期及成人期多表现为进行性神经系统疾病。大部分 CBAS 患者口服初级胆汁酸和脂溶性维生素等可出现显著疗效，因此及早诊断及治疗非常重要。

目前 CBAS 确切的发病率并无报道,共约占儿童胆汁淤积性疾病的 1% ~ 2%,以 1 ~ 3 型为主。CBAS 中第一个被发现的酶缺陷是固醇 27- 羟化酶缺陷,发病率约为 1/70 000。其他几种仅有少数病例被报道,发病率并未统计。

发病机制

胆汁酸是一种酸性类固醇,其结构多样,主要作用包括胆汁酸分泌密切影响胆固醇、胆红素、磷脂等分泌,可减少胆石产生,还可促进胆汁大量分泌,进而促进体内某些有害代谢产物经胆汁排泄;胆汁酸还能增加脂类物质吸收。

胆汁酸的合成有两条主要途径:①经典途径(也称为中性途径),胆固醇 7α- 羟化酶为其限速酶,是成人期合成胆汁酸的主要途径,只存在于肝脏;②替代途径(也称酸性途径),限速酶为固醇 27- 羟化酶,可能是婴儿期的主要途径,其初始的几个步骤可在其他器官发生。在上述两种途径中同时起作用的酶包括 3β- 羟基 -C_{27}- 类固醇脱氢酶、δ-4-3- 氧固醇 -5β- 还原酶、固醇 27- 羟化酶。此外,还有其他途径,例如从胆固醇 C_{24} 和 C_{25} 羟化开始等。

胆汁酸合成过程中,任何一种酶的缺乏均可导致胆汁酸合成障碍,引起与胆汁共同排泄的物质如胆固醇等进行性升高;人体对脂质吸收产生障碍,造成生长发育迟缓、脂肪泻、出血倾向等;胆汁酸可促进 γ- 谷氨酰转移酶(γ-glutamyltransferase,γ-GT)从胆管膜上脱落,故胆汁酸合成障碍致胆汁淤积时 γ-GT 不升高。

固醇 27- 羟化酶缺陷病的患儿存在胆固醇侧链氧化障碍,使胆固醇和胆甾醇等在肝外组织如脑的髓鞘、周围神经及血管中堆积,引起一系列疾病如脑腱黄瘤病(cerebrotendinous xanthomatosis,CTX)、进行性神经系统功能障碍及动脉粥样硬化,最终可致患儿死亡。

临床表现

胆汁淤积症如在新生儿期起病,可见结合胆红素及转氨酶升高,γ-GT 正常,常伴有脂质吸收不良及神经系统表现,包括上运动神经元损害(痉挛性截瘫)等。各种酶缺乏所致的临床症状如下:

1. 3β- 羟 基 -C_{27}- 类 固 醇 脱 氢 酶 / 异 构 酶 缺 陷(3β-hydroxy-C_{27}-steroid dehydrogenase/isomerase deficiency,MIM 607765) 即先天性胆汁酸合成障碍 1 型(bile acid synthesis defect,congenital,1;BASD-1),是 CBAS 中最常见的酶缺陷。1987 年 Clayton 等在沙特阿拉伯人中第一次发现该型。

起病年龄为 3 月龄至 26 岁,多在 3 岁以前,尤以婴儿期多见。婴幼儿期起病的表现为进行性肝内胆汁淤积症,可见新生儿高胆红素血症,伴排黑尿、白陶土样大便及脂肪泻,可出现生长发育缓慢、皮肤瘙痒、佝偻病、低钙抽搐、肝脾大及出血倾向。儿童期和成人期的起病表现多为原因未明的肝硬化,也可表现为脂溶性维生素缺乏引起的生长迟缓、佝偻病及出血倾向等。患者肝穿刺活检显示肝巨细胞样变、胆汁淤积及肝细胞排列紊乱等。

2. δ-4-3- 氧固醇 -5β- 还原酶缺陷症（δ-4-3-oxosteroid-5β-reductase deficiency, MIM 235555） 被称为先天性胆汁酸合成障碍 2 型（bile acid synthesis defect,congenital,2 ；BASD- 2),编码该种酶的 *AKR1D1* 基因突变是根本原因。1988 年,Setchell 等在同卵双胎男孩中第 1 次发现此型,后续研究发现肝损害严重时尿代谢产物中的胆汁酸谱符合本病。迄今为止的病例报道均出现新生儿期进行性肝内胆汁淤积症,其临床表现类似该病 1 型的婴儿期起病患者。

3. 氧固醇 7α- 羟化酶缺陷症（oxysterol 7α-hydroxylase deficiency,MIM 613812）为先天性胆汁酸合成障碍 3 型（bile acid synthesis defect,congenital,3 ；BASD- 3)。1998 年,Setchell 等报道了第 1 例该型的男性患儿。目前全球仅报道过 3 例 CBAS 确定由此酶缺陷所致,临床表型均为新生儿期即出现进行性加重的胆汁淤积,伴黄疸、肝脾大、出血倾向等。

引起氧固醇 7α- 羟化酶缺陷的致病基因为 *CYP7B1* 基因,该基因突变最初发现于遗传性痉挛性瘫痪（hereditary spastic paraplegia,HSP）患者,HSP 以上运动神经元退行性病变为主,常导致下肢无力及痉挛。2008 年,Tsaousidou 等报道了 5 例 HSP 5A 型的家系,从而明确了该型存在第 2 种临床表型。该型以儿童期及青中年期发病多见,遗传异质性明显。

4. 2- 甲酰辅酶 A 消旋酶缺陷症（2-methylacyl-CoA racemase deficiency） 为先天性胆汁酸合成障碍 4 型（bile acid synthesis defect,congenital,4 ；BASD-4,MIM 214950)。2- 甲酰辅酶 A 消旋酶有两个主要作用:①参与合成胆汁酸,作用于 25R 异构体辅酶 A（25R THCA-CoA）进行外消旋;②参与脂肪酸代谢,对支链脂肪酸 2R 降植烷酰辅酶 A（2R pristanoyl-CoA）起作用。2000 年,Setchell 等报道过一例此症患儿,在新生儿期出现血便、轻度肝内胆汁淤积和缺乏脂溶性维生素。同年,Ferdinandusse 等报道了 3 例成人病例,均出现进行性感觉神经病变。

5. 固醇 27 羟化酶缺陷症（sterol 27-hydroxylase deficiency,MIM 213700） 有多种临床表现,在新生儿期,早期即可出现肝内胆汁淤积,严重程度不同;对于儿童而言,早期可见慢性腹泻及幼年性白内障,可伴有生长发育迟缓;而后期则可见智力发育迟缓、精神疾病或肌腱异常;成年期表现为神经功能进行性障碍,包括小脑共济失调、锥体束征、癫痫、构音障碍、智力低下或痴呆等;成年患者早期可出现黄色瘤,发生在肌腱、骨骼、肺部、中枢神经系统等部位。某些患者可能出现甲状腺功能减退、骨质疏松、早期动脉粥样硬化和冠脉疾病、肌无力等。

6. 酰化障碍 合成胆汁酸的最后一步是甘氨酸和牛磺酸与初级胆汁酸结合形成结合胆汁酸。在胆汁酸的酰化过程中有两种催化酶:①一种酶为胆汁酸 CoA:氨基酸 N- 酰基转移酶（bile acid-CoA: amino acid N-acyltransferase,BAAT）,催化甘氨酸和牛磺酸结合到胆汁酸 CoA 上;②另一种是胆汁酸 -CoA 连接酶（bile acid-CoA ligase）,是胆汁酸结合过程中的限速酶,催化形成 CoA 硫酯。患儿如缺乏 BAAT,临床表现可为生长发育迟缓、佝偻病、黄疸、白陶土大便;*BAAT* 基因若发生无义突变,可以引起亚米西人家族性高胆烷血症(familial hypercholanemia,FHC,MIM 607748),以脂质吸收障碍、高胆汁酸、瘙痒为主要特征,可表现生长发育迟缓和出血倾向。FHC 所致肝病不典型,患者转氨酶基本正常,但脂质吸收出现严重障碍。尿中胆汁酸明显升高,以未结合胆汁酸为主。胆汁酸 -CoA 连接酶缺陷的临床表现可能不明显,在需要长期进行静脉营养的患者中可表现为结合胆红素升高。

实验室检查

1. 先天性胆汁酸合成缺陷 1 型、2 型和 3 型

(1)肝功能检查可见结合胆红素升高,转氨酶和碱性磷酸酶明显升高,总胆汁酸正常,γ-GT 正常。凝血酶原时间(prothrombin time,PT)延长,维生素 E 水平降低。

(2)尿胆汁酸质谱分析:质谱分析可检出异常代谢产物,如 $3\beta,7\alpha$- 二羟胆烷酸和 $3\beta,7\alpha,12\alpha$- 三羟胆烷酸;3β- 羟基 -5 胆烷酸和 3β- 羟基 -5 胆酸;7α- 羟 3- 氧 -4- 胆烷酸和 $7\alpha,12\alpha$- 二羟 -3- 氧 -4- 胆烷酸。

2. 先天性胆汁酸合成缺陷 4 型 血降植烷酸和多聚类异戊二烯脂肪酸升高;血和尿液分析显示胆烷酸的 25R 异构体升高。胆汁和血尿质谱分析结果与影响胆汁酸合成的过氧化物酶体疾病类似。

3. 固醇 27- 羟化酶缺陷

(1)多数患者血中胆固醇水平正常或偏低,血浆和组织中胆甾烷醇浓度水平明显偏高。鹅去氧胆酸合成明显降低,血尿胆汁中的胆甾烷醇及其结合物浓度升高,脑脊髓液中胆甾烷醇和载脂蛋白浓度升高。

(2)胆固烷醇和胆固醇比例升高和 / 或尿中胆烷醇分泌增加。

(3)脑电图检查可见弥漫性慢波或阵发性放电。

(4)磁共振检查可见幕上或幕下萎缩,在脑室周围白质、苍白球 / 内囊、大脑脚、齿状核和小脑的白质区可见特异性的实质损害表现。

(5)尿液质谱分析主要可见葡萄糖醛酸胆烷醇升高。

诊断与鉴别诊断

1. 诊断

(1)尿液胆汁酸质谱分析:下列情况时需考虑先天性胆汁酸合成缺陷,进一步行尿液胆汁酸质谱分析:①胆汁淤积症,尤其是不伴瘙痒;②非梗阻性黄疸,胆固醇及总胆汁酸水平正常或偏低,γ-GT 水平正常;③脂溶性维生素吸收障碍(佝偻病、血清维生素 E 水平偏低);④肝脏病理表现为巨细胞肝炎,脂肪样变,髓外造血;⑤儿童期和青年期起病的步态不稳、行走障碍、双下肢无力,伴有末梢感觉或膀胱功能障碍等。

(2)基因检测:为明确酶缺陷种类,在已进行血和尿胆汁酸质谱分析前提下需要基因检测进行确诊。对于已经出现新生儿肝功能衰竭的患儿,可不进行质谱检查,直接进行基因检测鉴别。

2. 鉴别诊断

(1)先天性胆汁酸合成障碍 3 型中,遗传性痉挛性截瘫 5A 型需排除其他病因引起的遗传性痉挛性截瘫。

(2)先天性胆汁酸合成障碍 4 型的胆汁和血尿质谱分析结果类似于 Zellweger 综合征等,需与这一类影响胆汁酸合成的过氧化物酶体疾病鉴别。

(3)对于已发生新生儿肝功能衰竭的患儿,需排除先天性胆道闭锁、先天性感染、半乳糖血症、囊性纤维化、脑肝肾综合征、希特林缺陷症、α_1- 抗胰蛋白酶缺乏症和阿拉日耶综合征等。

治疗

1. 先天性胆汁酸合成缺陷 1 型、2 型 早期可口服鹅去氧胆酸(chenodeoxycholic acid,CDCA)和 / 或胆酸(cholic acid,CA)替代治疗,补充脂溶性维生素如维生素 A、维生素 D、维生素 E、维生素 K_1 等,上述处理后临床症状大多显著缓解,预后较好。CDCA 和 / 或 CA 的治疗剂量可从 10mg/(kg·d)开始,根据尿液质谱分析的结果进行调节。

2. 先天性胆汁酸合成缺陷 3 型 服药物替代疗法疗效差,肝移植是目前治疗的唯一选择。遗传性痉挛性截瘫 5A 型目前尚无特殊治疗方法。

3. 先天性胆汁酸合成缺陷 4 型

(1)采用 CA 替代治疗可使转氨酶水平逐渐接近正常,新生儿使用还可避免出现神经系统并发症。

(2)控制饮食中植烷酸和减少摄入植烷酸,对于预防异常脂肪酸的神经毒性非常重要。

4. 固醇 27- 羟化酶缺陷

(1)长期口服 CDCA 治疗可使胆汁酸合成接近正常,胆汁及血尿中异常代谢产物消失,血浆和脑脊液中的胆甾烷醇浓度恢复正常,神经系统症状改善,但头颅 MRI 检查改善不明显。

(2)单独应用 β- 羟基 -β- 甲戊二酸单酰辅酶 A(β-hydroxy-β-methylglutaryl-CoA,HMG-CoA)还原酶抑制剂或联合 CDCA 也可降低胆汁醇水平,临床症状也可改善,但肌损伤存在。

(3)神经系统症状需对症治疗。

(4)辅酶 Q_{10} 可使肌无力症状改善,补充维生素 D 和钙可改善骨质疏松。

参考文献

[1]　HEUBI J E, SETCHELL K D R, BOVE K E. Inborn Errors of Bile Acid Metabolism. Clinics in Liver Disease, 2018, 22(4):671-687.

[2]　DAWSON P A. Biochemistry of lipids, lipoproteins and membranes. 6th ed. Netherlands：Elsevier Science, 2016.

第五节

肝豆状核变性

概述

肝豆状核变性（Wilson disease,WD,OMIM 277900）是一种常染色体隐性遗传性铜代谢疾病,由于 *ATP7B* 基因突变所致,导致铜的转运和排泄障碍,使其过量沉积在肝脏和脑等组织中。WD 患者多数是复合杂合突变。WD 主要表现为肝、肾、眼部、血液、骨骼及皮肤症状改变,以及神经系统和锥体外系症状。本病若及早干预大多可达到临床治愈,但由于铜在上述器官组织中沉积的速度、程度各异,以致 WD 早期症状复杂多样,极易误诊、误治,所以早期诊断的治疗尤为重要。

WD 的全球发病率约为 1/30 000 ~ 1/100 000,致病基因携带频率为 0.3% ~ 0.7%,在各种族人群中广泛分布,但亚洲高于欧美,日本和中国的发病率较高,在近亲婚育人群中的发病率也明显提高。

发病机制

铜是一种人体必需微量元素,主要的吸收部位在十二指肠和近端小肠,然后由门脉循环到达肝脏,其中一部分铜被用于代谢所需,在肝脏合成和分泌铜蓝蛋白,其余的铜则通过胆汁排入肠道。正常人体内,约 90% ~ 95% 的铜以铜蓝蛋白的形式存在,并在全身各器官发挥功能。ATP7B 蛋白由位于染色体 13q14.3 的 *ATP7B* 基因编码,在铜的代谢中起着极为重要的作用,*ATP7B* 基因突变引起其功能缺乏或降低,使得铜堆积在肝细胞内然后造成肝损伤。过度蓄积的铜随后将进入肝外组织如脑、肾脏、角膜、骨骼及皮肤等部位。各器官组织的细胞内铜过多将引起不可逆损伤,发生细胞凋亡,最终出现一系列临床表现,如脑部尾核、豆状核的铜沉积引起神经精神症状;铜在角膜沉积则出现角膜 K-F 环;在肾脏沉积可引起蛋白尿等。此外,铜离子不能进入高尔基体,引起新合成的铜蓝蛋白无法荷铜。未荷铜的铜蓝蛋白(ceruloplasmin)极易发生降解,半衰期短,从而造成大多数肝豆状核变性患者血液中铜蓝蛋白降低。

肝脏病理变化最早期为局灶性肝细胞及糖原核坏死、轻度脂肪变,自身免疫性肝炎的典型病理改变也可见。在病程进展中,逐步演变为肝纤维化,严重时还会出现肝硬化,且常为大结节性肝硬化。电镜下,早期可见线粒体形态多样及显著增大,晚期可能出现含铜颗粒,呈紫褐色。在发生急性肝功能衰竭时,肝细胞坏死呈大片状,特征是肝细胞凋亡。

临床表现

WD 患者生后就开始出现铜排出障碍,但铜蓄积到一定量才表现出各种临床症状。铜首先在肝脏沉积,然后才逐渐在中枢神经系统、肾脏、眼睛、骨骼等器官沉积,因此患者往往因肝功能异常就诊时无意中发现此症。年龄越小,以肝病症状起病的患者越多。多数初期表现为肝病或神经精神症状,5 岁前即可出现相关症状,但低龄发病相对较少。

1. **肝脏表现**　肝脏的表现常见无症状性转氨酶升高,可在正常体检(如儿童入园或入学体检)或非肝脏相关原因进行肝脏生化检查时(如住院常规检测肝功能、手术前、输血前等)被发现。

最常见的就诊原因是慢性肝炎表现,可有食欲不振、嗜睡、腹痛及黄疸,生化检查见肝功能异常。出现下列症状或体征提示慢性肝炎性病变并有发生肝纤维化或肝硬化的可能:水肿、多关节痛、青春期延迟、闭经、男性乳房发育、轻度的肝大或肝脾大、杵状指、腹水、蜘蛛痣等。另外一个常见就诊原因是肝硬化及其并发症,这种情况下起病常隐匿,往往仅出现黄疸或脾大。肝硬化程度较严重时可因常见的慢性肝炎表现以及脾大、自发性腹膜炎、体重减轻、出血倾向、肝肾综合征等就诊。进展到肝癌的可能性很低。

部分患者因急性肝炎表现就诊,常见症状为乏力、恶心、黄疸、陶土样便及尿色深,生化检查可见转氨酶及直接胆红素升高,但白蛋白和凝血酶原时间(PT)正常,少数患者可短时间内完全恢复正常。还有部分患者表现为急性肝功能衰竭,急性黄疸型肝炎在短时间内发展到极严重的黄疸、腹水、肝性脑病、嗜睡、严重出血倾向、肾衰竭,如果不尽快进行肝移植,可在数周内死亡。此种情况仍与病毒性肝炎所致肝衰竭有所区别,包括 AST 升高程度明显超过 ALT、转氨酶水平相对较低而碱性磷酸酶降低。

另外,还存在因胆石症、自身免疫性肝炎、脂肪肝起病就诊的患者。

2. 神经精神表现 以较大儿童多见,多在肝病症状发生后数月、数年出现。既往报道约 50% 的患者以神经或精神症状而就诊。神经症状多变,最初症状常轻微,较难发现,包括行为改变、学习困难、精细运动能力降低等,然后逐渐出现特征性神经系统异常,主要表现为锥体外系症状,包括步态异常、共济失调、以震颤为主的假性硬化、类似于帕金森病的运动失能 - 僵硬综合征及肌张力障碍综合征。部分患者可有构音障碍、流涎、吞咽困难、写作困难和运动迟缓。

接近 10% ~ 25% 的患者首发表现为精神异常,包括抑郁、注意力缺陷或精神分裂症样表现、痴呆、人格改变等,甚至出现精神错乱、反社会行为等精神病症状。

3. 眼睛病变 眼睛的病变常见 K-F 环。K-F 环是铜沉积于角膜边缘区域出现的棕黄色、棕灰色或绿色改变,最初见于角膜的上下极,最终形成环状,需要通过眼科裂隙灯检查才能发现。K-F 环还可见于新生儿及慢性肝内胆汁淤积症、原发性胆汁性肝硬化、隐源性肝硬化等,但在排除胆汁淤积等病因后,K-F 环在 WD 的诊断中仍有高度特异性,故应作为常规检查。K-F 环在有症状型 WD 患者的发生率明显高于无症状儿童,神经型患者几乎均可见到 K-F 环,肝病型或其他症状起病者约 75% 可见此环。年龄越小,阳性率越低,无症状 WD 患儿中小于 10 岁的阳性率约 5% ~ 12.5%。无 K-F 环不能排除 WD。眼睛病变相对少见的特征性表现是铜沉积在晶状体中央前囊下的盘状混浊,呈棕灰色向日葵样白内障。上述两种病变均不引起视力减退。

4. 肾脏表现 铜沉积于肾脏可出现肾脏异常,表现为血尿、蛋白尿、糖尿、磷酸盐尿等,少数病例以血尿首发。部分患者可有肾结石,还可有范科尼综合征表现,严重的肾功能不全可出现在急性肝功能衰竭和终末期肝病患者。

5. 血液系统表现 最常见的是血管内溶血,库姆斯(Coombs)试验阴性,可单独发生,或伴发神经系统或肝病症状。严重溶血时可能同时发生暴发性肝功能衰竭,甚至死亡。肝硬化并发门脉高压导致脾大,可能引起脾亢,引起血小板减少。

6. 心脏表现 心电图异常可见,包括左室肥大、ST 段压低和 T 波倒置。部分患者可发生心律失常或直立性低血压。

7. 骨骼表现 常见骨质减少及足、膝、踝关节的疼痛,可有自发性骨折、成人型佝偻病、骨软化、骨质疏松、骨软骨炎、早发型骨性关节炎、早发性膝和腕关节的退行性关节炎等,这与肝肾功能受损影响维生素 D 的生成及吸收有关。许多患者还存在大关节僵硬。

8. 其他表现 皮肤改变包括胫骨前皮肤色素加深、黑棘皮病等。极少见指甲根部变蓝，但是这是 WD 的一种特征性改变。其他不常见改变有甲状旁腺功能不全、不育、反复流产、糖尿病等内分泌紊乱。

实验室检查

1. 血液生化检查 除极早期患者外，多数患者转氨酶升高，但转氨酶升高程度和病情严重程度无相关性。早期患者血 γ-GT 和胆红素正常。发生肝硬化时，转氨酶轻微升高，γ-GT 可明显升高。在失代偿性肝硬化时，可见血清胆红素升高和 / 或白蛋白降低。累及肾脏时，尿酸可降低。

2. 血清铜蓝蛋白（ceruloplasmin，CP）测定 正常婴儿从出生至 6 月龄 CP 可低至测不出，儿童早期约 300 ~ 500mg/L，成人时期约 200 ~ 600mg/L。CP 明显降低（< 20mg/L）强烈提示 WD 可能。但由于 CP 在炎症、怀孕及其他应激反应状态下会升高，因此 CP 正常不能除外 WD。CP 降低也不仅出现在 WD 患者中，肾病综合征、严重终末期肝病、营养不良等情况下也可见。此外，WD 致病基因的携带者中约 1/5 也可有 CP 水平降低。

3. 血清铜测定 WD 患者血清铜可正常或降低，但 WD 引起急性肝衰时可显著升高，其升高也见于急性肝功能衰竭、慢性胆汁淤积和铜中毒。血清游离铜依赖于血清铜和 CP 测定的准确性，对于 WD 诊断价值有限，可作为 WD 排铜治疗监测指标，< 50μg/L 表示治疗过度，但不如 24 小时尿铜测定直接方便。

4. 24 小时尿铜测定 在收集标本过程中必须避免铜污染，尿液收集时间必须准确。正常人一天中排泄量 < 40μg，症状性 WD 患者治疗前多 > 100 ~ 1 000μg，杂合子多在 40 ~ 100μg。目前多提倡以 40μg 为诊断界值。但最近数据显示，无论是否为 WD 患者，尿铜排泄量和年龄显著相关。WD 患儿若年龄较小，24 小时尿铜与杂合子相符，有些甚至低于 40μg。因此对于年幼 WD 患儿，不能单纯依赖 24 小时尿铜作为筛查指标。此外，胆汁淤积性疾病和自身免疫性肝炎等患者的 24 小时尿铜也可高达 100 ~ 200μg。行青霉胺驱铜试验曾认为有助于诊断儿科患者，但后续研究发现其结果判定并不可靠，尤其在慢性淤胆性肝病患者。

5. 肝脏铜含量测定 WD 患者每克烘干肝脏铜含量常超过 250μg。每克正常肝脏的含铜量不超过 50μg，杂合子铜含量介于两者之间，因此每克烘干肝组织铜含量超过 250μg 是 WD 较好的诊断依据。年龄较小的儿童或疑诊病例需要进行肝铜测定，肝铜含量不超过 50μg 基本可除外 WD 诊断，每克肝脏铜含量介于 70 ~ 250μg 需要进行进一步检查。但由于铜在肝内不均匀分布，且并发结节性肝硬化时肝脏含铜不均衡，所以活检误差可能造成漏诊。此外，儿童期肝铜含量升高可见于足月新生儿、原发性硬化性胆管炎、胆道闭锁、家族性胆汁淤积综合征、阿拉日耶综合征、肝外胆管阻塞、肝硬化、先天性糖基化病等。

6. 基因检测 WD 基因诊断方法主要有单倍型分析和 *ATP7B* 基因直接突变分析。单倍型分析用于检测先证者一级亲属(包括患者同胞及子女),而 *ATP7B* 直接基因突变分析多用于疑难病例诊断,包括检测热点突变和 *ATP7B* 基因全外显子测序,但并非每个基因突变都致病。另外,现可通过全基因测序分析突变,对于不能临床及检查确诊的患者应给予测序分析。

诊断和鉴别诊断

根据典型三联症:肝病、神经系统异常、角膜 K-F 环来诊断 WD 并不困难,或者肝病、血清铜蓝蛋白低下、角膜 K-F 环也可确诊。然而近 50% 的肝病患者表现并不典型,这需要临床医生高度警惕。2009 年,梁秀龄提出并修正了诊断标准,凡 3 ~ 55 岁(也有 1 ~ 3 岁的患儿),出现下列情况者均高度怀疑:①原因不明的肝病,除外病毒性肝炎可能,最常见于儿童。例如转氨酶持续升高,但无肝脏症状;不明原因的肝脾大、黄疸、肝硬化、食管静脉曲张甚至破裂出血、暴发性肝功能衰竭伴或不伴溶血性贫血等。②原因不明的神经精神疾病。例如出现可排除其他病因的锥体外系症状,尤其是肢体震颤、吞咽困难、流涎、发音含糊不清或声音低沉等,但无肌无力症状,也无脑神经损害。③不明原因的共济失调。④肝病史和 / 或肝病症状、体征伴精神症状。⑤其他原因不能解释的肾小管病变或骨骼病变。⑥其他原因不能解释的溶血性贫血。⑦家族中有相同或类似患者,特别是先证者近亲(例如同胞、堂或表兄弟姐妹以及子女)。需要综合临床、实验室检查和病理检查结果,以及进一步基因检测来明确诊断。此外,急性肝功能衰竭的患者若出现以下情况,则要考虑 WD 可能性:① Coombs 阴性的溶血性贫血;②对维生素 K 无反应型的出血倾向;③急进性肾衰竭;④起病初期转氨酶轻微增高;⑤血清碱性磷酸酶正常或明显减低。对于疑诊为 WD 的患者,可按照 AASLD 指南流程诊断:初步筛查血清铜蓝蛋白、尿铜、K-F 环,再根据检测结果进一步诊断。2003 年,Ferenci P 等提出了肝豆状核变性的评分法诊断,亦在临床上应用较多。

WD 分为三型:肝病型、神经型和其他型。肝病型指确诊时经过详细的临床神经科检查排除神经、精神症状者,又分为急性肝病型(H_1)和慢性肝病型(H_2)。神经型指确诊肝豆状核变性时具有神经和 / 或精神症状,可伴有肝病(N_1,有肝病症状或在诊断之前或过程中发现存在肝病基础),或不伴肝病(N_2,无肝病症状或肝穿刺病理无肝病证据),或不确定型(N_x,不能明确是否伴肝病时)。其他型为具有肝病和神经症状以外表现的病例。

治疗

1. 治疗原则 WD 的治疗取决于患者在诊断时的临床症状、实验室检查结果、组织学进行性损伤的证据、分型。若患者就诊时存在临床症状或处在疾病活动期,目前初始治疗仍较多推荐使用驱铜药,部分使用锌剂也能取得较好的疗效。驱铜药首选青霉胺,但在国外推荐曲恩汀作为一线治疗药物的建议日益增加,包括用于肝病和失代偿性神经疾病患者。驱铜药和锌剂联合治疗(注意分开服用)理论上疗效更佳,但是否优于单用驱铜药仍需进一步研究。通常经过初始治疗(约 2 ~ 6 个月),患者症状消失或生化指标稳定以后,可减量为维持剂量的驱铜药或停剂。症状前患者可直接用锌剂治疗。除非选择肝移植,WD 患者均需终身服药,随意停药可导致病情反复和肝功能衰竭。WD 所致肝衰竭多需要肝移植才能存活。

2. 饮食 不需要严格限制饮食,但通常应该避免食用高铜饮食,如贝类、甲鱼、蘑菇、巧克力、坚果和动物内脏,尤其是在治疗的第一年。无铜饮食虽会延缓疾病发展,但不能单纯依赖饮食疗法。另外,如果饮用中铜含量过高,应该使用过滤措施,或直接改为饮用纯净水。避免使用铜制餐具。

3. 治疗药物

(1)二巯丙醇(dimercaprol,BAL):是第一个有效治疗 WD 的药物,因为用药方式为肌内注射,且注射痛感显著,现已基本淘汰。

(2)青霉胺(D-penicillamine):为铜离子螯合剂,主要作用是促进铜经尿液排泄,同时诱导金属硫蛋白。此外,青霉胺有免疫抑制作用。

1)青霉胺口服吸收效果较好,但应避免与金属同服,以免影响药效。

2)青霉胺临床疗效确切,但少数患者在治疗初期可出现神经系统症状加重。对肝病症状患者,肝脏合成功能恢复多可在治疗 2 ~ 6 个月之后发生,黄疸、腹水等体征也可得到改善。继续治疗效果更佳。擅自停药的患者多在停药后 1 年内出现显著进展的肝病或肝衰竭,严重时可导致死亡,只有及时进行肝移植才能存活。

3)青霉胺副作用较多,约 30% 的患者常因副作用停药。服药第 1 ~ 3 周可有早期过敏反应,多表现为发热、皮疹、蛋白尿、淋巴结肿大、中性白细胞减少症或血小板减少症。一旦出现早期过敏反应,则应立即停药。后期不良反应包括肾毒性反应、狼疮样综合征、骨髓抑制、皮肤衰老等。出现肾毒性时要立即停药。长期副作用包括肾毒性、味觉丧失、多发性肌炎、停药复治后的严重过敏反应、重症肌无力、免疫低下、浆液性视网膜炎等。过度治疗可出现中性粒细胞减少症、铁粒幼细胞性贫血、肝铁沉着症等。

4)治疗宜从小剂量开始逐渐加量,可提高患者对青霉胺的耐受性。成人最大剂量 1.0 ~ 1.5g/d;儿童 20mg/(kg·d),分 2 ~ 4 次服用,总量不超过 250mg/d。维持剂量成人 0.75 ~ 1.0g/d,儿童 10 ~ 15mg/(kg·d),分 2 次服用。餐前 30 分钟或餐后 2 小时服用效果最好。建议同时口服维生素 B_6 25 ~ 50mg/d。

(3)曲恩汀:1969 年作为青霉胺的替代品在国外开始上市。作用与青霉胺一致,用于对青霉胺不耐受的患者。用药初期也可能出现加重的神经系统症状,但发生率显著低于青霉胺。也可用于包括失代偿性肝硬化的初始治疗。

曲恩汀的剂量和服用方法与青霉胺相同,但副作用较少,因为服用青霉胺产生的副作用也常在换用曲恩汀后消失。但应注意避免与铁剂同服,以免产生毒性复合物。过度治疗可能造成体内铁蓄积,发生铁粒幼细胞性贫血。

(4)锌剂:主要是诱导金属硫蛋白,减少铜在肠道的吸收。锌剂副作用少,主要是胃肠道反应。葡萄糖酸锌和醋酸锌通常有更好的耐受性。可致血脂酶和淀粉酶升高,但无引起胰腺炎的倾向。偶有报道肝病加重,但神经系统症状加重少见。

锌剂主要用于维持治疗、无症状及症状前患者的初始治疗,偶有用于症状性患者的初始治疗。较大儿童和成人,以元素锌计 150mg/d,分 3 次口服;体重低于 50kg 的儿童,以元素锌计,5 岁以下 50mg/d,分 2 次口服;5 ~ 15 岁 75mg/d,分 3 次口服。剂量调整可个体化。建议锌剂和食物同服,虽然会降低疗效,但可较好地保证依从性,可予加量。

4. 治疗监测 治疗监测的目的是了解临床和实验室检查结果的改善程度、维持依从性,并及时发现副作用。治疗初期(约 2 ~ 6 个月)应密切随访,之后至少每年 2 次。随访包括进行临床症状、体征及实验室检查(包括铜代谢指标)。青霉胺或曲恩汀治疗初始,24 小时尿铜排泄可显著升高,维持治疗期间需接近 200 ~ 500μg。尿铜排泄低于 200μg/d 提示停药或减药可能,或过度治疗,需结合非铜蓝蛋白结合铜判断。前者血非铜蓝蛋白结合铜高于 150μg/L,后者低于 50μg/L。口服锌剂时,需根据患者症状及检验结果改善及 24 小时尿铜进行剂量调整。有效的治疗状态下,24 小时尿铜排泄应小于 75μg/d,血非铜蓝蛋白结合铜浓度趋向于正常。也可通过检测尿锌检验依从性。

5. 特殊情况下的治疗

(1)无症状或症状前患者,使用驱铜药或锌剂可预防症状出现及疾病进展。3 岁以下儿童首选锌剂。

(2)失代偿性肝硬化患者可予驱铜药和锌剂联合用药。通常每天均口服 2 次驱铜药(每次 500mg,或 10mg/kg)及锌剂(成人每次 50mg 元素锌,或儿童 25mg 元素锌),每次服药间隔 5 ~ 6 小时。若治疗有效,可在 3 ~ 6 个月后改为单用驱铜药或锌剂治疗;若无效则要尽快考虑肝移植。

(3)急性肝功能衰竭大多需要肝移植,具体取决于病情的严重程度。在等待移植的过程中,血浆滤过或透析可保护肾脏。

(4)妊娠期治疗:妊娠期药物治疗不能中断。若原先采用驱铜药治疗,应减到最小必须剂量,尤其在分娩前 6 周,以免影响伤口愈合。若口服锌剂则无须减量。治疗期间应更密切随访。口服驱铜药的产妇不建议母乳喂养。

(5)急性肝功能衰竭或失代偿性肝硬化的患者,若药物治疗效果欠佳时应进行肝移植。肝移植后不需要继续 WD 的药物治疗,神经系统症状也可逐渐缓解。携带者可以作为供肝来源。

参考文献

[1] BANDMANN O, WEISS K H, KALER S G. Wilson's disease and other neurological copper disorders. The Lancet Neurology, 2015, 14(1):103-113.

[2] SCHILSKY M L. Wilson disease: diagnosis, treatment, and follow-up. Clinics in Liver Disease, 2017, 21(4):755-767.

[3] ZEID C A, YI L, KALER S G. Clinical and translational perspectives on Wilson disease. Elsevier, 2019.

[4] CAITLIN M, JEFF M B. Wilson disease. Neurologic Clinics, 2020, 38(2):417-432.

（肖　昕）

第六节
门克斯病

概述

门克斯病（Menkes disease，MD，MIM 309400）也称为 Menkes 卷发综合征（Menkes kinky hair syndrome）、钢发综合征及灰发营养不良（trichopoliodystrophy），是由于 *ATP7A* 基因突变导致铜代谢障碍引起的致命性多系统受累的结缔组织及神经系统遗传病，临床表现以进行性神经系统变性和结缔组织异常为特点，是 X 连锁隐性遗传。因 1962 年 Menkes 等人首次描述此病而得名。经典型 MD 于婴儿期内（一般生后 3 个月左右）发病，大多数患儿在 3 岁前死亡，但也有儿童期及成人早期发病的极轻型 MD，又称之为枕角综合征（occipital horn syndrome，OHS）。

欧洲及日本报道 MD 发病率均约 1/300 000 活产婴儿，澳大利亚发病率较高，为 1/40 000 活产婴儿。作为 X 连锁隐性遗传病，MD 大多累及男性，但也报道过少数女性病例。国内仅有报道数量极少，尚无资料统计发病率。

发病机制

MD 的主要病因是 *ATP7A* 基因突变，使得转运铜的功能障碍和以铜为辅酶的酶活性降低，使血浆、肝和脑组织中铜含量降低，而在某些组织如肠道、脾、骨骼肌、肾及胎盘等器官中蓄积过多，从而出现了 MD 的一系列临床表现。典型 MD 中，基因突变严重，功能蛋白合成因此完全受阻;轻症型者突变的 ATP7A 蛋白仍具有部分铜转运活性,原因多为错义突变。主要的铜依赖酶活性降低可出现如下临床症状:MD 患者神经系统损害如肌张力减低甚至肌无力可能由细胞色素 C 氧化酶活性缺乏引起,这也可能是 MD 的主要神经病理因素;皮肤、毛发色素含量低多是因酪氨酸酶缺陷引起;毛发卷曲由单胺氧化酶缺陷所致;骨骼改变多因抗坏血酸氧化酶缺陷引起等;胃息肉、膀胱憩室、一些器官结缔组织的强度显著降低及血管扭曲均可因赖氨酰氧化酶活性降低引起;而儿茶酚胺水平降低、神经系统症状、眼睑下垂、低血糖及体温不稳定大多因为多巴胺 -β- 羟化酶缺陷导致。

MD 患儿的毛发改变非常有特征性,显微镜下可见卷发(发干扭曲)、念珠状改变、结节状脆发症(发干横断)及羽样脆发症(发干纵裂)等。患儿卷发扭转的周期有别于正常的自然卷发。

大脑皮质和小脑的神经细胞凋亡是 MD 患者脑内标志性的病理改变,除此之外,严重的脑及脊髓内脱髓鞘、线粒体增生、浦肯野细胞(Purkinje cell)营养障碍及脑血管扩张也是常见改变。有研究发现铜的螯合作用促进海马神经元的凋亡。此外,MD 另一重要的病理学改变是电镜下大动脉和微小动脉内膜缺乏弹性蛋白纤维,其缺损造成动脉扭结。

枕角综合征的"枕角"是与枕骨角连接处的胸锁乳突肌和斜方肌的肌腱钙化所致。

临床表现

不同 ATP7A 基因突变类型不同,导致临床症状各异,根据严重程度可将 MD 分为三型:①经典型 MD;②轻型 MD;③极轻型 MD,又称枕角综合征(occipital horn syndrome,OHS)。

1. 经典型 MD 患者多于生后 2～3 个月发病,其中约 1/3 为早产儿,多数于 3 岁内死亡。其典型临床特征为:

(1)神经变性:常见神经功能进行性变性、运动功能减退、智能发育落后进行性加重及癫痫发作等;国外研究认为 MD 患儿癫痫发作分为三个阶段:婴儿早期(平均年龄 3 个月)多为局灶阵挛性;中期(平均年龄 10 个月)多为顽固的婴儿痉挛;晚期(平均年龄 25 个月)多为肌阵挛、强直性痉挛和多灶性癫痫。

(2)结缔组织障碍:关节韧带松弛、肌张力降低、泌尿系统畸形,如肾盂、输尿管积水和膀胱憩室等。

(3)特殊面容及毛发特点:面容肥胖短宽,鼻梁低,腭弓高,两颊潮红,牙齿萌出较迟;出生时头发颜色外观正常,但逐渐变浅、扭结,质脆易断,外观触感如同钢丝,偶见眉毛、睫毛受累。国外报道发现男性患者均呈卷发改变,但女性患者仅 43% 出现异常卷发。光镜下可见念珠状或结节状脆发(毛发多处分段折裂),并可见毛发扭曲。

(4)其他表现:体温不稳定是突出症状,还可有喂养困难、体重不增等。另外,文献报道的眼部异常包括不同程度视神经萎缩、斜视、视力减退甚至失明等。

2. 轻型 智力正常或轻 - 中度发育落后,小脑功能障碍程度轻,癫痫出现时间常较晚,头颅 CT 多正常,多数有毛发改变,皮肤松弛、色素浅,骨骼改变较轻,但关节过度伸展多见,动脉造影可见血管迂曲。

3. **极轻型**　即枕角综合征(OHS),临床表现以结缔组织异常及骨骼改变为主。与 MD 经典型的主要区别在于头部侧位 X 线片上可见典型枕骨角(对称性枕骨外生向下骨疣)。患儿出生时即可见皮肤松弛,体查可见脐疝或腹股沟疝。几天后可能出现低体温、黄疸、肌张力低下及喂养困难等临床表现。随后可出现难治性腹泻或反复尿路感染。此外可见关节过度伸展、膀胱憩室、血管迂曲,但程度比经典型者轻,智力正常或轻度落后,可有家族性自主神经功能异常如直立性低血压、低体温,可伴运动发育落后。身高一般正常,但经常可见骨骼改变如躯干偏长、肩膀及胸廓偏窄、漏斗胸、胸腰椎后凸或侧弯等。肘关节活动受限,容易发生脱臼。

实验室检查

1. **血清铜及血浆铜蓝蛋白测定**　患者血清铜和血浆铜蓝蛋白均减低(< 200mg/L)。MD 血清铜 0 ~ 55μg/dl 低于枕角综合征 40 ~ 80μg/dl;门克斯病血清铜蓝蛋白 100 ~ 160mg/L 低于枕角综合征 110 ~ 240mg/L。由于血铜及铜蓝蛋白浓度在正常新生儿可以很低,因此这些生化标志在 6 月龄以上儿童的诊断中才有参考价值。培养成纤维细胞铜转运试验显示细胞内铜增加,胃肠道、肾及胎盘中铜浓度增高。新生儿和胎儿血浆胎盘铜浓度增加及儿茶酚胺浓度异常是新生儿期 MD 快速、可靠的生化诊断指标。

2. **儿茶酚胺测定**　患者血浆和脑脊液中儿茶酚胺浓度异常,血清中多巴及 2,3- 二羟基吡啶(2,3-dihydroxypyridine)的比值(DOPA/DHP) > 5(正常值范围:1.7 ~ 3.3),脑脊液中 > 1(正常值范围:0.3 ~ 0.7),尿中 3- 甲氧 -4- 羟基苯乙酸 / 3- 甲氧 -4- 羟基扁桃酸(HVA/VMA) > 4,上述结果均表明多巴胺 -β- 羟化酶缺乏。

3. **头颅影像学等检查**

(1)典型的 MD 头颅 MRI 提示脑白质损害,表现为髓鞘形成延迟和脑白质脱髓鞘,弥漫性脑萎缩,脑室增大,血管扭曲,伴硬膜下血肿、渗出,易伴有颅内出血等。磁共振质子波谱提示乳酸峰升高,N- 乙酰天冬氨酸 / 总肌酸(NAA/CREA)的比值减低。

(2)磁共振血管造影(MR angiography,MRA)检查可见脑血管"螺丝锥"样改变。

(3)超声心动图检查可见冠脉发育异常。

(4)X 线片提示长骨干骺端和沃姆骨(缝间骨)的骨刺形成,还可提示肋骨骨折 / 骨膜增生。同时可见先天性多发骨折、骨质疏松、长骨干骺端增宽等。

(5)脑电图检查异常多为中 - 重度,但也可有正常记录。

(6)视觉诱发电位提示振幅减低或消失;视网膜电流图提示振幅减低,暗适应较光适应受损更严重。

4. 基因检测 现可行的快速诊断 MD 方法之一是 PCR 扩增基因测序,为症状前诊断及遗传咨询提供了可靠方法。

诊断和鉴别诊断

1. 诊断 通过典型临床表现(特殊面容及毛发改变、智能发育进行性落后、痫性发作等),实验室检查(血清铜及血浆铜蓝蛋白减低),结合影像学及基因学检查可确诊本病。光镜下检查头发形态学迅速、直观、经济、无创,结合实验室检查可作出快速简单的诊断。此外CT、MRI、动脉造影、膀胱输尿管造影等检查可发现此病相应器官系统的改变。确诊 MD 主要通过放射性铜元素进行培养的成纤维细胞铜蓄积试验来完成,但世界上仅有少数机构能完成此项检查,故结合基因检测更为可行。

典型症状及体征往往在生后 3 个月才出现,而即使立即开始治疗神经系统损伤已不可逆,预后改善也不明显,因此早期诊断非常重要。但健康新生儿血清铜及铜蓝蛋白水平偏低,神经系统及结缔组织改变不典型,这些都增加了临床诊断难度。为提高早期诊治率,需要对有高危家族史的男性胚胎或新生儿进行严密监测,有早产、先兆流产、伴随较大头颅血肿的活产儿、低体温及低血糖需要治疗、病理性黄疸、毛发异常、先天性多发性骨折、漏斗胸、脐疝、腹股沟斜疝等情况需要进一步检查明确诊断。产前诊断可测定羊水细胞铜摄取量和基因检测。早期诊断也可测定血中铜依赖相关酶如多巴胺 -β- 羟化酶的活性。

为了解疾病的严重程度,诊断 MD 后需要对患儿生长发育、营养状况、喂养进行评估。OHS 诊断后需要检查有无轻度认知障碍、血管迁曲、自主神经异常(慢性腹泻、直立性低血压)、膀胱憩室及腹股沟疝等。

2. 鉴别诊断

(1)肝豆状核变性:又称威尔逊(Wilson)病,也是铜代谢障碍引起的疾病,因铜的转运和排泄障碍,导致过量的铜沉积在肝脏和脑等器官组织所致,多于青少年期起病。某些 MD 患者的临床表现不典型,仅有智能减退和共济失调,易造成临床误诊。

(2)其他婴儿期起病的神经发育疾病:如有机酸尿症、氨基酸尿症、生物素酰胺酶缺乏症、线粒体肌病等相鉴别。OHS 需要与弹性蛋白等基因缺陷引起的皮肤松弛病变相鉴别。

治疗

1. 铜替代治疗 因为 MD 为肠道铜吸收障碍所致,所以口服铜治疗无效,需肠外给予硫酸铜或组胺酸铜等替代治疗,早期诊断后越早开始皮下注射铜,治疗效果越好,可以早至胎儿期。最新的研究表明,铜注射只有在生后数天内开始,才可能改变疾病进展。硫酸铜的推荐剂量为 < 1 岁:250μg,每天两次皮下注射,> 1 岁:250μg,每天 1 次皮下注射。治疗期间必须监测血清铜离子浓度及铜蓝蛋白水平,以保持血清铜浓度在正常范围 75 ~ 150μg/dl 内,避免过度治疗。ATP7A 功能未完全丧失者对治疗反应好。治疗开始后 2 ~ 3 周血清铜和铜蓝蛋白含量恢复正常,需要注意的是铜替代治疗不能治愈门克斯病,患儿需终身治疗。研究发现约 50% 患儿铜替代治疗无效,部分严重患儿虽然完成症状前诊断并且进行早期铜替代后仍然不能阻止病情进展,而部分患儿经治疗寿命可以延长多至 15 岁。有研究提示脑室内注射组胺酸铜可能成为一种新的 WD 治疗方法。

2. 对症治疗 包括应用抗癫痫药物,胃造瘘维持能量摄入、进行营养支持,使用抗生素可能预防膀胱炎的发生,手术治疗膀胱憩室炎,对生长发育落后进行干预治疗等。

预防

在母亲孕中期(孕 16 ~ 20 周)时检测绒毛或羊水细胞 *ATP7A* 基因有无缺失、插入、点突变等异常以进行产前诊断,预防 WD 患儿出生。

(肖 昕)

参考文献

[1] AHUJA A, DEV K, TANWAR R S, et al. Copper mediated neurological disorder: Visions into amyotrophic lateral sclerosis, Alzheimer and Menkes disease. Journal of Trace Elements in Medicine and Biology, 2015, 29:11-23.

[2] VAIRO FP E, CHWAL B C, PERINI S, et al. A systematic review and evidence-based guideline for diagnosis and treatment of Menkes disease. Molecular genetics and metabolism, 2019, 126(1):6-13.

第七节
嘌呤代谢障碍

概述

嘌呤核苷酸是细胞的自有物质,参与能量的传递、DNA、RNA 的合成和代谢调节。嘌呤一般由两条途径合成:①从头合成,为用磷酸核糖、氨基酸、一碳单位及 CO_2 等简单物质为原料合成嘌呤核苷酸的过程;②补救合成,为利用体内游离嘌呤或嘌呤核苷经简单反应过程生成嘌呤核苷酸的过程。通常情况下,前者占优势,且在如脑、骨髓的部分组织中只能通过此途径合成核苷酸。嘌呤最终的代谢产物为尿酸,其水溶性差,若浓度超过 0.47mmol/L,则可形成结晶,引起一系列临床症状。

发病机制

嘌呤代谢障碍性疾病分为三类:

1. 嘌呤核苷酸从头合成障碍 包括磷酸核糖焦磷酸合成酶活性增强症(phosphoribosylpyrophosphate synthetase superactivity,MIM 300661)、腺苷酸琥珀酸裂解酶缺乏症(adenylosuccinate lyase deficiency,MIM 103050)、ATIC 缺乏导致 5-氨基-4-咪唑羟酰胺核糖尿症(AICA-ribosiduria due to ATIC deficiency,OMIM 608688)。

2. 嘌呤核苷酸补救合成障碍 包括次黄嘌呤-鸟嘧啶-磷酸核糖转移酶缺乏症(hypoxanthine guanine phosphoribosyl transferase deficiency,MIM 300322、300323)和腺嘌呤磷酸核糖转移酶缺乏症(adenine phosphoribosyl-transferase deficiency,MIM 614723)。

3. 嘌呤核苷酸分解代谢障碍 包括肌肉 AMP 脱氢酶缺乏症(myoadenylate deaminase deficiency)、腺苷脱氨酶缺乏症(adenosine deaminase deficiency,OMIM 102700)、黄嘌呤氧化酶缺乏症(xanthinuria,type Ⅰ,MIM 278300)、嘌呤核酸磷酸化酶缺乏症(immunodeficiency due to purine nucleoside phosphorylase deficiency,MIM 613179)。

临床表现

1. 磷酸核糖焦磷酸合成酶活性增强症 此症使得嘌呤的从头合成增强,导致尿酸增加,尿酸结晶形成,从而产生临床症状。本病多见于成年男性,表现为痛风性关节炎、尿酸性结石病。患者血液及尿液中的尿酸水平均增高,其中血尿酸可高达 0.60 ~ 0.90mmol/L。偶见 1 岁以内发病者,患儿可能出现包括肌张力异常(过高或过低)、运动发育落后、共济失调、感音性耳聋及自闭等在内的神经系统异常症状。

2. 腺苷酸琥珀酸裂解酶(adeny-losuccinate lyase,ADSL)缺乏症 为常染色体隐性遗传,患者的精神运动发育迟缓为中-重度,1 岁后常出现惊厥及如重复行为、不能眼对眼交流和性情暴躁等的孤独症样表现,严重的生长迟缓罕见。ADSL 缺乏致使患者尿和脑脊液中 N-琥珀酰-5-氨基咪唑-4-甲酰胺核苷酸、琥珀酰嘌呤、琥珀酰腺苷堆积,可通过尿代谢产物检测筛查此症,确诊需要基因检测。目前本病无有效疗法,只能进行对症治疗,有报道口服核糖 10mmol/(kg·d)可降低惊厥的发生频率。本病预后与 ADSL 缺乏程度相关,轻者可存活至成年,重症者多在生后 1 个月内因抽搐频繁而死亡。

3. 次黄嘌呤鸟嘌呤磷酸核糖基转移酶(hypoxanthine-guanine phosphoribosyltransferase, HPRT)缺乏症　本病是一种 X 连锁遗传病,又称为莱施 - 奈恩综合征(Lesch-Nyhan)综合征(自毁容貌综合征),该酶基因缺陷引起嘌呤核苷酸补救合成障碍,造成中枢神经系统发育不良。患儿生后 3 ~ 4 个月即开始出现如发育迟缓、智力障碍及舞蹈样手足徐动的神经系统症状。随年龄增长,患者出现肌张力减退、反复呕吐及便秘、构音障碍,出牙后开始出现强迫性自毁行为(包括咬自己的嘴唇、手指和脚趾),50% 的患者伴有抽搐。本病常见的症状之一是痛风性关节炎,年长儿可有痛风结节。患者红细胞中 HPRT 的活性几乎为零,尿酸水平升高,晨尿中尿酸 / 肌酐比值远超过正常。可用别嘌呤醇降低尿酸水平,以减轻肾脏损害,但神经系统症状不能改善。

4. 肌肉 AMP 脱氨酶缺乏症　本病极为罕见,在高加索人中发病率为 1% ~ 2%,患者大多无临床症状,少数表现为运动后的肌无力、肌痉挛、肌痛,可伴有肌酸激酶(CK)的升高和肌电图异常。筛查本病可用运动试验,确诊需要进行肌活检以检测 AMP 脱氨酶的活性,患者 AMP 脱氨酶的活性仅约为正常者的 2%。患者应尽量不运动,有报道分次口服核糖 2 ~ 60g/d 可改善肌肉的耐受性。

5. 腺苷脱氨酶(adenosine deaminase,ADA)缺乏症　本病的发病率为 1:(100 000 ~ 500 000),ADA 缺乏可导致严重的联合免疫缺陷病(combined immunodeficiency disease,CID)。大部分患者因体液免疫和细胞免疫缺陷导致生后即出现反复感染,严重时可危及生命。感染主要发生部位为皮肤、呼吸道和消化道,可影响生长发育。大于 6 月龄的患儿体检时可发现淋巴组织缺如或发育不全,50% 患者可伴有肋骨和肋软骨连接处关节突出的骨骼畸形,影像检查畸形呈杯状。实验室检查可见淋巴细胞缺乏,体液免疫降低。ADA 活性测定常在正常者 5% 以下。确诊后可给予酶替代治疗,骨髓移植可根治本病。

参考文献

[1]　JOSEPH P D, SANDRINE M, MARIE-CÉCILE N. Disorders of purine biosynthesis metabolism. Molecular genetics and metabolism, 2022, 136(3):190-198.

[2]　VIDHI P, ANTHONY M P, STEPHEN J B. Human de novo purine biosynthesis. Critical Reviews in Biochemistry and Molecular Biology, 2021,56(1):1-16.

[3]　BECKER M A, PUIG J G, MATEOS F A, et al. Inherited superactivity of phosphoribosylpyrophosphate synthetase: Association of uric acid overproduction and sensorineural deafness. The American Journal of Medicine, 1988, 85(3):383-390.

(肖　昕)

第八节
嘧啶代谢障碍

概述

嘧啶的合成有两种途径:一种为从头合成;另一种为补救合成。嘧啶分解代谢产物为β-丙氨酸和β-氨基异丁酸。嘧啶合成和分解代谢途径中酶的缺乏可引起嘧啶代谢障碍,临床上非常罕见,临床表现及体征多样且无特异性,可能影响神经系统或生长发育,在恶性肿瘤中也可出现,诊断非常困难,目前高效液相色谱及串联质谱技术的联用已成为检测这类疾病的首选方法。

1. **UMP 合成酶缺陷症(遗传性乳清酸尿症,orotic aciduria,OMIM 258900)** 属常染色体隐性遗传,由于 UMP 合酶缺陷使嘧啶从头合成障碍,导致乳清酸在体内大量堆积和嘧啶核苷酸缺乏,影响细胞分化,导致巨幼红细胞贫血和生长发育迟缓。患者生后数周至数月即可出现症状,外周血涂片及骨髓检查符合巨幼红细胞贫血表现,尿中也可检出大量的乳清酸。治疗上可给予尿嘧啶分次口服,起始剂量为 100 ~ 150mg/kg,此后监测尿中乳清酸的水平进行调整。患者的巨幼红细胞贫血口服铁剂、叶酸和维生素 B_{12} 无效。

2. **二氢嘧啶脱氢酶缺乏症**(dihydropyrimidine dehydrogenase deficiency,OMIM **274270**) 为常染色体隐性遗传,患者在儿童期起病,表现为癫痫、精神运动发育迟缓,伴有自闭症行为、肌张力低下、反射亢进和小颅畸形。患者组织活检可见血液、肝细胞和皮肤成纤维细胞中二氢嘧啶脱氢酶(dihydropyrimidine dehydrogenase,DPD)活性完全或近完全缺失。本病无有效治疗方法,患儿常在婴儿期死亡。

(肖　昕)

参考文献

JURECKA A. Inborn errors of purine and pyrimidine metabolism. Journal of Inherited Metabolic Disease, 2009, 32(2):247-263.

第九节
家族性低磷性抗 D 性佝偻病

概述

家族性低磷性抗维生素 D 佝偻病(familial vitamin D resistant rickets) 又称骨软化症 (osteomalacia)或低磷性佝偻病(hypophosphatemic rickets),是常见的儿童代谢性骨病,因家族性遗传性肾小管功能障碍引起。患者的肾小管对磷酸盐的重吸收障碍,导致血磷降低和骨矿化障碍。儿童期起病的患者多因遗传,包括常染色体显性遗传性(ADHR,MIM 193100)、常染色体隐性遗传性(ARHR,MIM 241520、MIM 613312)、X 连锁遗传(XLHR,MIM 307800)、伴高钙尿症的遗传性低磷性佝偻病(HHRH,MIM 241530)等。而表现为范科尼综合征、肿瘤相关性低磷性骨软化症(tumor-induced osteomalacia,TIO)等的多为获得性。此病病因较多,但临床特征及生化改变相同,表现为典型的佝偻病的骨骼异常、低磷血症、高碱性磷酸酶血症。

1939 年,Albright 首次发现 X 连锁低磷佝偻病是 X 连锁显性遗传性疾病,是最常见的遗传性佝偻病,发病率为活产婴儿的 1∶20 000,占家族性低磷佝偻病的 80% 以上。低磷性佝偻病总发病率约 1∶25 000。

发病机制

骨-肾磷代谢的调节过程复杂,受许多激素、蛋白、调节因子的调控。正常情况下,磷的代谢受甲状旁腺素(parathyroid hormone,PTH)、1,25-$(OH)_2D_3$ 及调磷因子——成纤维细胞生长因子23(fibroblast growth factor,FGF23)的调控,通过肠道、骨骼及肾脏调节磷的平衡。1,25-$(OH)_2D_3$ 作用于小肠上皮Ⅱb型钠-磷共转运体(Na-Pi Ⅱ b),促进肠道吸收磷,也促进肾脏重吸收磷。甲状旁腺素作用于破骨细胞,使磷从骨骼中释放,并抑制肾脏重吸收磷。FGF23 通过减少肾脏重吸收磷,促进尿磷的排泄。

低磷性佝偻病的发病机制与肾脏近曲小管对磷的重吸收障碍,导致磷由肾脏大量排泄有关。FGF23 的过量表达或降解障碍参与了大部分低磷佝偻病的发病。在 XLHR、ADHR、TIO 患者血中均表现出 FGF23 水平升高。

FGF23 由成骨细胞合成,高磷及 1,25-$(OH)_2D_3$ 促进其合成与分泌。FGF23 结合和信号转导通过成纤维细胞生长因子受体(fibroblast growth factor receptor,FGFR)IC、3C 和 4 实现,辅助受体 klotho 是 FGF23 表现生物活性必需的。FGF23 降解近端肾小管刷状缘膜上的Ⅱa型钠-磷共转运体(Na-Pi Ⅱ a),并减少该蛋白 mRNA 表达,从而减少肾脏对磷的重吸收,磷随尿液排出。FGF23 抑制 1α- 羟化酶活性,使 25-OHD_3 转化为无活性的 $24,25\text{-(OH)}_2\text{D}_3$。

FGF23 的表达受 *PHEX*(与 X 染色体内肽酶同源的磷调节基因)、DMP1(牙本质基质蛋白 1)的调控。*PHEX* 是一种调节磷代谢的内肽酶基因,与 X 染色体内肽酶基因具有同源性。*PHEX* 基因表达主要分布在软骨、成骨细胞和牙本质。*PHEX* 调节 FGF23 的表达及稳定性,*PHEX* 失功能性突变导致了 FGF23 的过量表达。DMP1 为富含丝氨酸的酸性蛋白,结构中有大量的磷酸化位点,在非依赖酪蛋白激酶 II 信使系统中起作用,其信息对牙本质矿化是必需及特异性的。*DMP1* 基因突变与 *PHEX* 失功能性突变一样,出现 FGF23 的过量表达。

ADHR 的发病是由于 *FGF23* 基因的错义突变(R176Q,R197W,R179Q),替换了原有的精氨酸残基,FGF23 在 RXXR 基序中弗林蛋白酶水解区域裂解位点的突变,掩盖了内肽酶识别位点,影响内肽酶对其的裂解,使 FGF23 降解减少,延长了活性,致使尿磷排除增多。

XLHR 的发生是由于 *PHEX* 基因失功能性突变,不能激活 *PHEX* 基因编码的金属蛋白酶切小肽类激素。这类小肽类激素并不直接分解 FGF23,其下调 FGF23 的机制目前尚不明确。*PHEX* 基因突变促进 FGF23 的合成,导致 XLHR。

ARHR1 型的发生是由于 DMP1 失活性突变所致,这种蛋白在成骨细胞增殖和下调 FGF23 中发挥重要作用。

ARHR2 型的发病与外核苷酸焦磷酸酶 / 磷酸二酯酶 1(recombinant ectonucleotide pyrophosphatase/phosphodiesterase 1,ENPP1)功能失活性突变有关,导致尿磷排除增多,引起低磷性佝偻病。ENPP1 生成无机焦磷酸(inorganic pyrophosphate,PPI),一种生理钙化抑制剂,与异位钙化紊乱有关。在 ARHR2 型患者体内未发现有异位钙化的表现,推测是以其他的机制导致发病。

HHRH 是由于编码 Na-Pi II c(*SLC34A3*)基因突变致功能丧失所致肾脏对磷重吸收障碍,使尿磷、尿钙排泄增多。

范科尼综合征可来自多种因素,包括常染色体隐性遗传、常染色体显性遗传、X 性连锁遗传、胱氨酸病、Dent 综合征、眼脑肾综合征、药物、Fanconi- Bickel 综合征等。病理改变为肾脏近曲小管广泛功能缺陷,磷的重吸收障碍,也累及氨基酸、葡萄糖、磷酸盐、尿酸、钠、钾、碳酸氢根与蛋白质的代谢异常。

TIO 是由于高磷酸盐间质瘤的混合性结缔组织(PMTMCT)起源,瘤组织可分泌排磷素 FGF23,抑制近端肾小管对磷的重吸收,引起低磷性佝偻病。TIO 肿瘤提取物抑制 1α- 羟化酶活性,$1,25\text{-(OH)}_2\text{D}_3$ 合成减少。引起低磷性佝偻病的肿瘤有长骨间质瘤、下肢远端、鼻窦、鼻咽部、腹股沟等部位肿瘤,多呈良性,生长缓慢。肿瘤切除后,$1,25\text{-(OH)}_2\text{D}_3$ 水平上升,FGF23 下降,佝偻病改善。

临床表现

遗传性低磷性佝偻病发病较早,多在婴幼儿期学走路时被发现,ADHR 及 XLHR 显性遗传发病可呈家族性。男女均可发病,但男性较女性严重,有些女性无临床表现,只有肾小管重吸收磷减少。临床表现主要为骨骼与牙齿矿化不足和骨骼外钙化。

与营养性维生素 D 缺乏性佝偻病表现不同,XLHR 患者几乎没有典型的颅骨软化和佝偻病串珠,6 个月左右可能仅有一些前额改变,然而患儿开始行走之后,肢体畸形将日益显著。患者生长发育落后呈非匀称型身材矮小,主要为四肢短小。下肢更容易受累,表现为髋内翻、膝外翻、膝内翻表现。牙齿发育和矿化不良,常见畸形,这也是经常被最早发现的临床表现,包括非龋牙脓肿、牙釉质缺损、牙髓腔扩大和长冠牙。骨骼外钙化也是低磷性佝偻病的临床特征,在肌肉的骨骼附着点及关节周围和韧带常有钙质沉着,可见耳聋。肾脏也可有钙质沉着。ARHR 可能发生广泛动脉钙化。

ADHR 可分为两个亚型:一型是在儿童时期发病,类似 XLHR 的表现;另一型表现为青春期和成年期的骨痛、乏力、假性骨折,但是骨骼畸形不常见。儿童期发病的 ADHR 部分患者的生化异常可能在青春期后自发缓解。ARHR 患者的临床表现、生化改变和治疗与 XLHR 类似。

HHRH 儿童期出现佝偻病表现,成年时期发展为肾结石,常见骨痛、肌肉无力和假性骨折,但尚未出现牙齿异常的报道。

与低磷性佝偻病有关的范科尼综合征除佝偻病的表现外,临床上有广泛的代谢异常,表现为近端肾小管性酸中毒、尿糖增多而血糖正常、低磷血症、低尿酸血症、低血钾、广泛的氨基酸尿、低分子量的蛋白尿等。TIO 可以在任何年龄发病,表现为持久的骨痛和肌肉无力。症状可能会在早期出现,且容易被误诊。肿瘤相关性低磷佝偻病生化表现与 XLHR 类似。

实验室检查

1. 钙、磷、碱性磷酸酶检测　血清磷异常降低,常低于 1mmol/L。尿磷排泄增加,表现为肾小管最大重吸收磷明显减少,肾小管最大磷吸收/肾小球滤过率(TMP/GFR)比值减小。血钙浓度正常,血清碱性磷酸酶升高,尿羟脯氨酸排泄量与碱性磷酸酶活性相关,与骨软化程度无关。

2. 甲状旁腺素、维生素 D、FGF23 检测　甲状旁腺素正常或稍升高。多数患者的血 25-OHD$_3$ 和 1,25-(OH)$_2$D$_3$ 正常,但与低血磷症不相称。XLHR、ADHR、TIO 患者血 FGF23 浓度升高。HHRH 生化特征为低血磷时,FGF23 的水平正常。

3. 骨骼 X 线检查　骨骼有普遍骨软化表现,长骨干骺端膨大,呈杯口状,干骺端边缘呈毛刷状,严重时干骺端边缘模糊不清呈毛玻璃状。可见各种骨骼畸形和假性骨折。患者骨密度测量有明显的骨矿物质含量减少。

诊断和鉴别诊断

1. 诊断 低磷性佝偻病的临床诊断根据为:幼儿期或儿童期出现佝偻病的表现,多有家族史;血磷明显降低,尿磷排泄增多,TMP/GFR 比值减小,单独给予大剂量 1,25-(OH)$_2$D$_3$ 治疗无效果,需同时补充磷制剂才可使佝偻病骨软化症状改善,但尿中磷酸盐排泄增加和低磷血症改善不大。

2. 鉴别诊断

(1)营养性维生素 D 缺乏性佝偻病:该病是由于各种原因导致婴幼儿体内维生素 D 不足,致使钙磷代谢紊乱而引起的骨矿化障碍。发病早,多见于小婴儿。早期有神经兴奋性增高的非特异性表现,如多汗、兴奋、激惹、睡眠不安的表现。骨骼的改变多发在生长较快的部位,如头颅、胸部、干骺端等。表现为颅骨软化、方颅、肋骨串珠、郝氏沟、手足镯等。实验室检查可见血清 25-(OH)D$_3$ 水平降低、血钙降低、碱性磷酸酶升高,继发性 PTH 升高,尿磷增加,血磷降低。维生素 D 治疗有效,可以与低磷性佝偻病鉴别。

(2)遗传性维生素 D 抵抗性佝偻病(hereditary vitamin D-resistant rickets,HVDRR):该病分为两型,均为常染色体隐性遗传。Ⅰ型是由于 1α- 羟化酶缺乏,使 25-OHD$_3$ 转化为 1,25-(OH)$_2$D$_3$ 障碍,引起血钙降低,继而导致甲状旁腺亢进、尿排磷增多,出现继发性低磷血症。该病发病早,25-OHD$_3$ 升高,而 1,25-(OH)$_2$D$_3$ 降低,两者呈分离现象。在治疗上对生理剂量的 1,25-(OH)$_2$D$_3$ 治疗有很好疗效,据此可与低磷性佝偻病鉴别。Ⅱ型为维生素 D 受体(vitamin D receptor,VDR)基因突变,对维生素 D 不敏感。临床上除佝偻病表现外,许多患者伴有头发稀少或秃头,血清 1,25-(OH)$_2$D$_3$ 水平明显升高,有继发性 PTH 升高,而尿磷酸盐排泄正常,TMP/GFR 值正常,可以与低磷性佝偻病鉴别。

(3)干骺软骨发育不良(metaphyseal chondrodysplasia):多在婴儿期发病,短肢体型矮小,肋骨串珠,关节膨大,下肢弓形,步态蹒跚。血磷降低、碱性磷酸酶升高。但 PTH 降低或正常,在婴儿期出现高钙血症,尿羟脯氨酸及 cAMP 升高,与低磷佝偻病不同。X 线干骺软骨模糊膨大,干骺端呈毛刷状。皮质骨侵蚀样破坏,骨膜成骨,颅盖骨呈特殊的网状结构,可以与低磷性佝偻病鉴别。

治疗

低磷性佝偻病的治疗目标是纠正或改善患儿骨软化、影像学异常及骨畸形。并防止继发性甲状旁腺功能亢进、高钙血症、高钙尿症。低磷性佝偻病治疗的国际方案是补充磷酸盐混合制、活性维生素 D(骨化三醇或阿法骨化醇)。在足够的药物治疗疗程之后,可考虑骨骼整形治疗。儿童生长至成年骨骺闭合,骨转换降低,磷酸盐补充减少。部分无症状成年患者可能不需要药物治疗。

1. **磷酸盐制剂** 国际临床医师指南推荐低磷性佝偻病磷酸盐给药剂量为 20 ~ 40mg/（kg·d）（最多为 2 ~ 3g/d），每天分 3 ~ 5 次服用。磷酸盐剂量应逐步增加，以避免因不耐受而引起腹泻。磷酸盐制剂多选用中性磷酸盐，我国常用的配方有：$NaH_2PO_4 \cdot H_2O$ 18.2g + $Na_2HPO_4 \cdot 7H_2O$ 145.0g 加水至 1 000ml 时，磷浓度为 20.8g/L；或 $Na_2HPO_4 \cdot 12H_2O$ 73.1g + KH_2PO_4 6.4g 加水至 1 000ml 时，磷浓度为 0.779g/L。过去以维持血清磷在正常低限范围内、碱性磷酸酶正常化的治疗目标，在低磷性佝偻病患儿身上很难达到。因为使血磷及碱性磷酸酶正常化，患者需过度服用磷酸盐制剂，会导致继发性甲状旁腺功能亢进。

2. **活性维生素 D** 骨化三醇的给药剂量为 20 ~ 30 ng/（kg·d），分 2 ~ 3 次服用。可在最初的几个月使用较大剂量的骨化三醇 [50 ~ 70 ng/（kg·d）] 以加快骨矿化的反应，之后逐步减低骨化三醇剂量以减少尿钙过高及高钙血症的发生。治疗过程中需要每 3 个月监测血清钙、磷、肌酐及尿钙 / 肌酐比值及 PTH 水平。如果尿钙与尿肌酐的比值大于 0.4，说明维生素 D 的剂量太大，应及早减量，以减少中毒的机会。肾钙化是骨化三醇治疗的严重并发症。在用药之前和用药以后的每年都要做肾脏超声检查。

3. **外科整形** 手术整形的主要适应证是单用药物治疗难以纠正的严重胫骨扭转或弯曲。6 岁以下的儿童通常不选择矫正截骨术，因为发育阶段往往还有机会使用药物纠正骨质畸形，手术可延期到生长近结束时进行，但严重的畸形需要专科评估，尽早手术治疗。

4. **口腔护理** 部分低磷性佝偻病患儿极易发生口腔脓肿。因牙质缺乏、牙釉质减少可减弱其对牙髓的屏障作用，从而使得微生物进入其中形成脓肿。必须严格进行口腔护理，应每天刷 2 ~ 3 次牙，并定期到口腔科随访。

（肖　昕）

参考文献

[1] FELDMAN D, EERDEN B C J V D, MALLOY P J, et al. Genetics of bone biology and skeletal disease. 2nd ed. Academic Press, 2018.

[2] CHAUSSAINMILLER C, SINDING C, WOLIKOW M, et al. Dental abnormalities in patients with familial hypophosphatemic vitamin D-resistant rickets: Prevention by early treatment with 1-hydroxy vitamin D. The Journal of Pediatrics, 2003, 142(3):324-331.

[3] LAMBERT A S, LINGLART A. Hypocalcaemic and hypophosphatemic rickets. Best Practice & Research Clinical Endocrinology & Metabolism, 2018, 32(4):455-476.

中英文索引